李赛美 □ 主编

经方讲录（第六辑）

名师

中国中医药出版社

·北京·

图书在版编目（CIP）数据

名师经方讲录 . 第六辑 / 李赛美主编 .—北京：中国中医药出版社，
2017.12

ISBN 978-7-5132-4574-6

Ⅰ.①名… Ⅱ.①李… Ⅲ.①经方—文集 Ⅳ.① R289.2-53

中国版本图书馆 CIP 数据核字（2017）第 264846 号

中国中医药出版社出版

北京市朝阳区北三环东路 28 号易亨大厦 16 层
邮政编码　100013
传真　010-64405750
廊坊市三友印务装订有限公司印刷
各地新华书店经销

开本 787×1092　1/16　彩插 0.5　印张 28　字数 438 千字
2017 年 12 月第 1 版　2017 年 12 月第 1 次印刷
书号　ISBN 978 - 7 - 5132 - 4574 - 6

定价　89.00 元
网址　www.cptcm.com

社 长 热 线　010-64405720
购 书 热 线　010-89535836
维 权 打 假　010-64405753

微信服务号　zgzyycbs
微商城网址　https://kdt.im/LIdUGr
官 方 微 博　http://e.weibo.com/cptcm
天猫旗舰店网址　https://zgzyycbs.tmall.com

如有印装质量问题请与本社出版部联系（010-64405510）

名师经方讲录（第六辑）
编　委　会

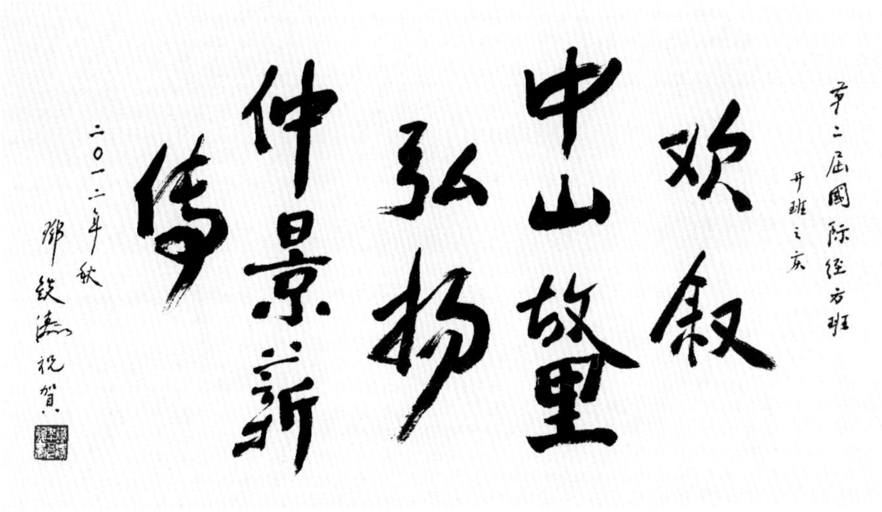

图 1　国医大师邓铁涛教授为第二届国际经方班题字

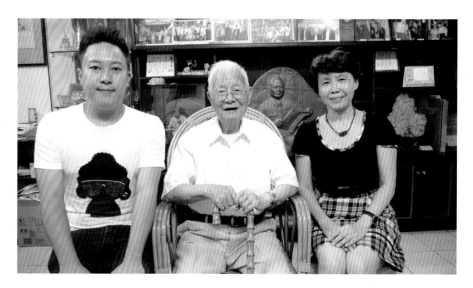

图 2　国医大师邓铁涛教授接受第二届国际经方班视频演讲录像

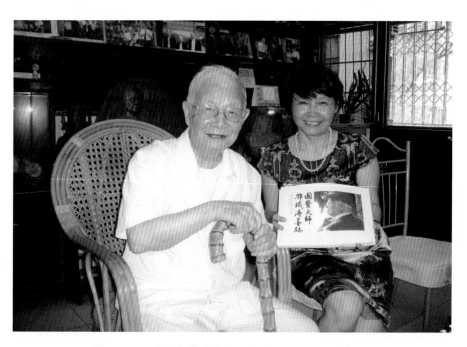

图 3　2012 年教师节李赛美所长看望国医大师邓铁涛教授

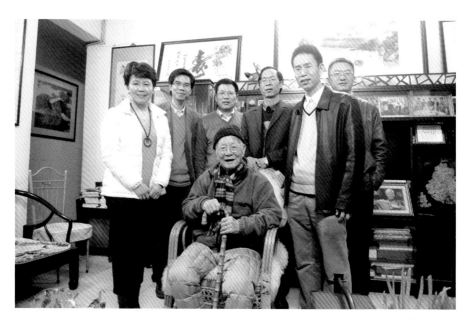

图4 2012年春节经典临床研究所成员看望国医大师邓铁涛教授

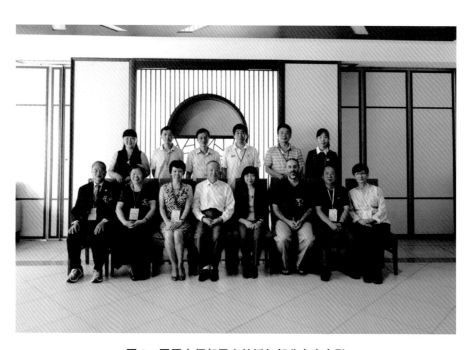

图5 国医大师郭子光教授与部分专家合影

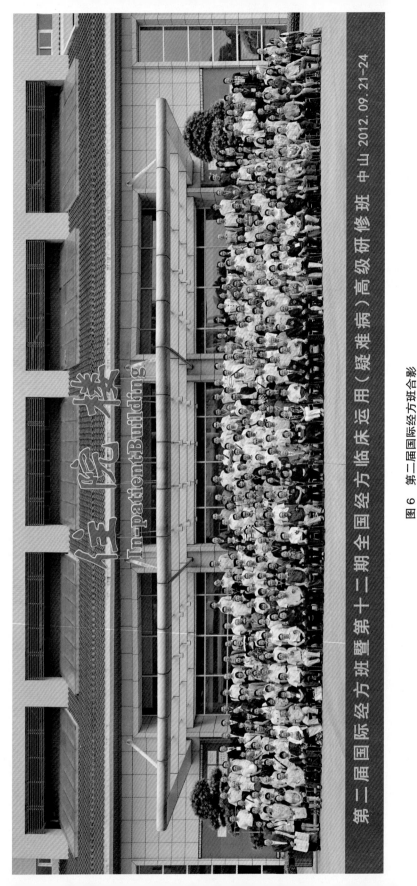

图 6　第二届国际经方班合影

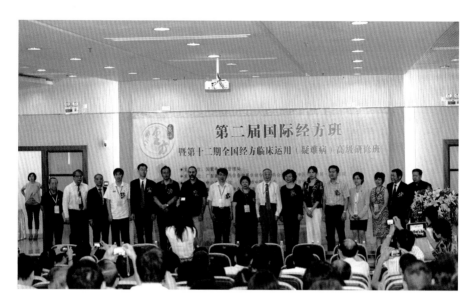

图 7 第二届国际经方班专家、嘉宾合影

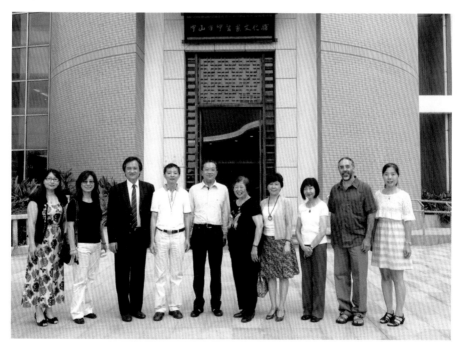

图 8 部分海内外专家合影（一）

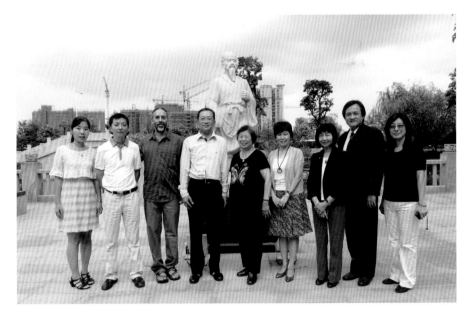

图 9　部分海内外专家合影（二）

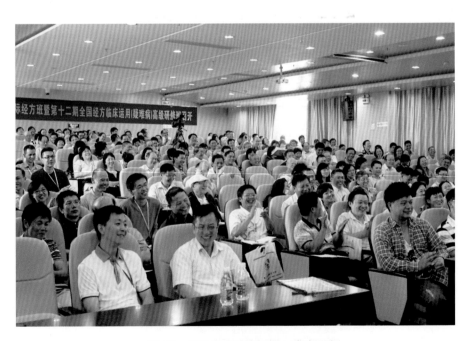

图 10　学员会场认真听课，掌声不断

前　言

　　2012 年 9 月 21 ~ 24 日，由国家中医药管理局主管，广东省中医药学会、广州中医药大学第一附属医院主办，广东省中山市中医院、中山市中医药学会、海南省中医院、香港注册中医学会、香港中医骨伤学会、台湾财团法人张仲景文教基金会、新加坡中医师公会、马来西亚中医师公会共同承办的"第二届国际经方班暨第十二期全国经方临床运用（疑难病）高级研修班"，在伟人孙中山先生的故里——广东省中山市隆重开班。来自中国大陆 19 个省市（自治区、直辖市）和中国香港、澳门、台湾地区，以及新加坡、马来西亚、美国、澳大利亚等国家的 400 余名专家、学者参加了这个国内学术性最强、规模最大、最具中医特色的中医研修班。

　　秉承"崇尚经典，立足临床，推广经方，推动学术"的原则，高屋建瓴，授人以渔，本届国际经方班特邀海内外知名仲景专家郭子光、仝小林、熊继柏、张再良、刘方柏、黄仕沛、金世明、孙晓生、李赛美、徐汝奇、古丹（美国）、杨洁德（澳大利亚）、陈旺全（中国台湾）、董延龄（中国台湾）、赖荣年（中国台湾）、钟箎礼（中国台湾）等授课。经方班为期 4 天，上午、下午及晚上均授课，共安排主会场 16 场，查房 12 场，专家访谈 8 场，围绕"疑难病"主题，在理法方药量、脉证并治、临床、预防、调护、海内海外信息交流等方面进行深入探讨。国医大师邓铁涛教授题字"欢聚中山故里，弘扬仲景薪传"，并视频致辞，张步桃老生平回顾视频给经方班增添了浓浓仲景情、经方暖。80 岁高龄的国医大师郭子光老亲临授课，国家 973 首席科学家仝小林教授又带来新的见解与惊喜，为经方班增添了最亮丽的光彩！广州日报、羊城晚报、南方都市报、中国中医药报、中国中医药通报等媒体均对经方班进行了相关报道。

　　第二届国际班原定于台湾台北举办，由于张步桃老病重而临时移址于广东中山。海峡两岸经方大师聚首中国革命先驱孙中山先生故里，意义非同寻常。治国、治人，良相、良医，其道一也；再念国父之旨，为中华谋福祉，为中医创未来。

张步桃老作为台湾经方大师，广州中医药大学客座教授，德艺双馨，蜚声海内外，是著名的中医学家、中医教育家。老人家为中医事业、为仲景学术推广，呕心沥血、鞠躬尽瘁。由于过劳，谢世于2012年7月4日。噩耗传来，天地悲恸！籍第二届国际经方班开班之际，主会场举行了简短而隆重的追悼仪式，寄托哀思……值得欣慰的是，张老在有生之年，勤于笔耕，著作丰奂，为后学留下了一笔宝贵的精神财富。近日，张老之子张闿运、张老六弟张书陆均通过广州中医药大学博士论文答辩，义女曾素贞也顺利通过硕士论文答辩，学有传人，也是对张老祭拜最好的礼物。记得当时在台湾举行研究生开题报告，张老带病亲临指导，其场景仍历历在目，难以释怀……本人作为研究生导师，其立意、立题均以总结张老临床经验和学术思想为主，而今三位的论文获得专家一致好评，算是完成了张老的重托，心灵也获得许些慰藉。张老未尽的事业，我们一定会更加发奋，更加坚持！

本次国际经方班如期举办并获圆满成功，归功于广东省中山市人民政府、中山市中医院全力投入并精心策划，归功于海内外全体经方人齐心协力，矢志不渝。经方班形式隆重，中医味十足！专家的传授，犹如陈年老酒，甘醇而浓烈。"闻"起来让人如痴如醉，一个字"爽"！400余名学员，来自海外者逾半，是名副其实的国际班！真正体现广州经方班平台的国际化、高品质！

是书整理完稿之际，正值神舟十号航天飞船载人飞行发射成功，也是世界非物质文化遗产——中国端午节，可谓振国威，强民心！举国上下，一片欢腾！中国人"可上九天揽月，可下五洋捉鳖"，难道还怕困难么？

将具有数千年辉煌历史的中国国粹——中医经典传承好，运用好，并推向全世界，造福全人类……中医梦，也是中国梦！

李赛美　撰于广州中医药大学

2015 年 5 月 5 日

目 录

上篇 名师讲座篇

中篇　名师查房篇

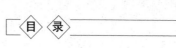

名师讲座篇

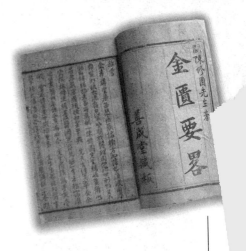

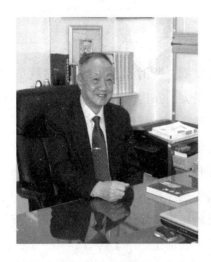

【名师简介】

　　郭子光，成都中医药大学教授。全国首届国医大师、全国老中医药专家学术经验传承工作指导老师、中华中医药学会终身理事、享受"国务院政府特殊津贴"专家、四川省首批学术技术带头人。从事伤寒论、中医内科学、养生康复学和各家学说教学、科研与临床近60年。提出"病理反应层次"学说，并以其解释六经方论，被认为是伤寒新说；还提出创立"六经辨证新体系"作为发展伤寒学说的远景目标。在全国率先开掘中医康复学科领域，提出创立"现代中医康复学"的框架构想。2009年获中华中医药学会"终身成就奖"。临床主张"病证结合"，提出"临证八步骤"，擅治中医内科疾病，尤其对外感疾病、心脑血管和血液疾病、肾脏疾病以及癌症的中医诊治有较深入研究。

用经方治疗疑难病症的临床探讨

成都中医药大学　郭子光

　　好久没有做讲座了。尊敬的各位专家、教授和同行，上午好！对不起，我还是习惯用四川话跟大家交流。今天跟大家交流的题目是："用经方治疗疑难病症的临床探讨"。西医临床诊断不明的，治来治去最终还是靠经方解决问题。所以我认同，运用经方治疗是中医辨证论治的最高水平。在临床中也有些体会和探讨，借这个机会想和同道交流交流。

一、方证相应求发展

我交流的第一个题目是：方证相应求发展。所谓经方，大家知道就是指仲景《伤寒论》和《金匮要略》所载之汤方。在这两本书之前，经方实际上是指经验方。自从张仲景被称为"医圣"之后，他的书就是经书，而他的方就成了经方。清代张志聪提出"四大经典"包括《伤寒论》《金匮要略》《黄帝内经》和《神农本草经》，这也是我们大家一直公认的四部经典。有些人把温病也当成了经典，但其实温病不是经典，它是寓于伤寒的。每一个经方，包含了一组方药与一组能够反映病机本质的脉症，所以我们通常称为"方证"或"汤证"。其实每一个汤证都是一个个典型事实的真实记录，我们要按照"方证相应"去应用。每一个方证，都是千百年来无数医家，从不同的时期、不同的经验进行修订、规范和完善，把自己的经验和智慧融入其中，不断地发展和完善而得来的。可以说，现在我们的经方，是历代无数医家智慧和经验的集成。只是这些智慧的根基都体现在了张仲景的《伤寒论》里，所以《伤寒论》这本书是一部与时俱进，具有强大生命力的书。这也是为什么到现在为止，我们还没有能够超越。因为它本身就是一个不断发展的过程。这个过程，从各个方面都能看出，主要集中在方证的整合、完善和方药的优化。

举《伤寒论》的方为例，我们说桂枝汤证。桂枝汤在《伤寒论》里有8个条文，它描述的主症是发热、恶风、自汗出、头痛、脉浮缓；副症是鼻鸣干呕。很明显，这些"证候"都是外感病的范围。但是清初柯韵伯把桂枝汤证的证候是这样定下来的："但见自汗出，脉浮缓一证便是，不必悉具。"意思说不是桂枝汤证所有的症状出现才能用桂枝汤，而是只要见到"自汗出，脉浮缓"一证，就可以用桂枝汤。他这个证候指标定下来之后，实际上就把桂枝汤扩大到杂病的治疗，大大地扩展了桂枝汤的运用范围。比如我们在临床上，常常用桂枝汤治疗一些汗证，还有一些功能性的疾病。所以经柯韵伯的确定，桂枝汤升级略，这就是一个发展。

我们再举例，像是白虎汤证。《伤寒论》上面的记载是很不完备的，一共只有三条：一条在太阳病里面，一条在阳明病用白虎汤，提示三阳合病时治疗的先后关系；而后在厥阴病里面，有一条用白虎汤，是反映阳经实热致厥的证候。这几条条文的记载，除了"表有热，里有寒"的"寒"与"热"两个字出现互误外，描述的证候指标也很少，而且大多缺乏特征性。后来的医家根据自己经验和白虎加人参汤证的条文，才进一步明确了白虎汤证的主症：大热，大汗出不解，脉洪大，大烦渴，无表证。它的副症：谵语，或背微恶寒，腹满，如果是热盛还可以出现手足厥逆。其中白虎汤证的主症又称为"四大证"。现代又有医家提出，白虎汤证最核心的证候是"汗"和"渴"这两个证候，算是指标中的"金指标"。大汗出，口渴、特别的烦渴，见到这两个核心症状，就能用白虎汤。而一个高烧的病人，他如果没有大汗出和口渴，用白虎汤，效果不一定满意。我个人也是根据这一点用在临床上，不仅是外感热病，还有内伤杂病，像是高血压、糖尿病等，如果看到大汗出和口渴同时出现，就用白虎汤，常常有很好的降糖、降压效果。后世的发展，实际上就把《伤寒论》治疗外感热病的方法推向到治疗内伤杂病。《伤寒论》从最初治疗狭义伤寒，经过宋代人大幅度的修订以后扩大到治疗广义伤寒（包括温病等），再往后发展到治疗杂病，所以柯韵伯说《伤寒论》实际上是一部伤寒杂病合论，有治疗百病的方法。我们认为《伤寒论》是一部操作性很强的书，只要抓住证候指标，特别是金指标，就不管用来治疗什么毛病都有效。

比如说，黄连阿胶汤证，原文说"心中烦，不得卧"，但是这两个证候，寒热虚实都可以出现。所以我个人主张把它加两个证候：一个是舌质红、苔薄黄而干；另一个是脉细数。临床上，我治疗不同原因的失眠，包括躯体疾病性、生物学性的失眠等，看到心中烦、不得卧，加上舌苔和脉象，就原原本本的用这个黄连阿胶汤：黄芩、黄连、阿胶加上鸡子黄。按照书上的方法煎服，都可以取得即时疗效。当然，我说的是即时有效，吃完当晚就能心不烦，并安然入睡，而不是能够根治他的失眠，因为失眠的原因太多了。

所以这个经方，按照方证相应治疗就是有效，也包括方病相应。但是刚才说的这些例子，其实表明《伤寒论》原著里面方药的证候指标是不完备的，还需要不断地完善。但历代医家所做的工作，大都落在整合这些指标上，而对《伤寒论》方药的完善和优化比较少。可是我们都知道，时下的自然、社会、生活和医疗环境等等，早已今非昔比了！种种因素对人体疾病的成因与过程的影响很大，导致病因发病、病理反应层次和传变转归的复杂性和多样性，引起不少疑难病症。我想以前的环境和看病都比较单一，而我们现在的环境很不一样，气候、生活习性的改变，还有医疗环境的改变，都对疾病的过程干扰很大。所以《伤寒论》里描述的疾病传变转归、发病规律现在都看不到咯。比如太阳病，表不解，水不敷布，可以发生蓄水和蓄血证。但现在还看不看得到呢？已经很少看到了，甚至根本就看不到了。时代不一样，所以我们认识上也要跟上去。根据病情，能够原方"方证相应"的就不加减来治疗，不能相应的就通过加减化裁或合方使用。总之达到"方证相应"，才能有效。

例如讲乌梅丸证的"证候"指标是三个：消渴、久利、吐蛔。当三个中的任何一个出现，加上寒热错杂，我们就可以用乌梅丸。在上一个世纪，乌梅丸都是用来治疗胆道蛔虫病。实际上乌梅丸应用的方面还比较宽，因为它本身就是一张适应寒热错杂病证治疗的方子，可以原方不加减使用而取得很好的效果。下面我举个例子来说明这一点。这是今年7月份的一个病案：先天性巨结肠术后长期腹泻。这个孩子10岁，出生后两个月因腹胀、不大便，在某省级医院诊断为"先天性巨结肠"，于2006年先后在广东中山医院、北海、南宁做过3次手术治疗，术后出现腹痛腹泻，大便稀溏，1日数次，而且排便不畅，经过中西医多方治疗效果不明显，所以专程到成都来治疗。他看病的时候主要是腹痛明显，一痛就腹泻，大便稀溏，1日3、4次，但是排出来又不顺畅，吃冷的东西腹泻次数更多。比平常人畏冷，觉得胸部特别冷，容易受凉咳嗽。乌梅丸原文说是"胸中疼热"，而他是冷，就这样的一个病案要怎么处理？我们分析，他是厥阴久利，寒热错杂。用原方乌梅丸，没有加减：乌梅20g，北细辛3g，川黄连10g，当归10g，党参20g，川椒10粒，干姜12g，制附片15g（先煎40分钟），桂枝10g，黄柏10g。6剂，1日1剂，水煎2次混匀分3次服。10岁的娃娃，附片可以稍微重一点，但也不是用几百克那么厉害，适当就可以。他吃完这原原本本的6剂乌梅丸汤药，效果很明显，腹不痛了，大便每天1～2次，成形。但这娃娃还是说胸部怕冷，不敢吃冷的食物，察看舌淡苔白润，脉细弱，代表阳虚很明显。所以我们在他腹痛腹泻缓解以后，用附子理中汤来继续调治，温中散寒、健脾，巩固疗效。

又比如，《伤寒论》中如果太阳病不解，可以有蓄血、蓄水证。这两个证的共同点是什么呢？少腹急，就是少腹紧张。不同点呢？蓄水证，小便不利，指膀胱蓄水；小便利，就指膀胱蓄血。而我们根据有关抵当汤证的条文叙述，归纳它的主症：少腹急满硬痛，小便利，脉沉结或涩；副症：发狂，发黄，健忘，大便结或易而色黑。这是一组下焦蓄血（即瘀血）所致的证候，瘀久则化热，可以出现发狂、发黄等副症。在临床上遇到难治疾病，只要宏观上相应，那我就用抵当汤原方或者略微加减治疗。当然，我也探索着合方治疗微观检查被认定有属下焦瘀血的存在，却没有上述宏观"证候"的疑难杂病。如慢性肾炎，各种病症引起肾功能不全，病久不愈出现尿检有红细胞、隐血等，我们认为有"久病入络""出血必有瘀，瘀血致出血"这样的规律，所以虽然没有宏观症状，但只要检查上面发现这些，就认定存在下焦瘀血病机。其实，像这类慢性久病，通常都是多因素导致，多层次受损，多病机演变，只有合方治疗，才能"方证相应"。下面这个病案是最近刚治好的，情况比较单纯：膀胱三角区炎症久治不愈。这个病人，59岁，2004年下半年因"小腹部急胀"被某省级医院收入住院治疗，确诊为"膀胱三角区炎症"，先后用抗生素、中药等治疗，稍微有些缓解，不久又复发，到现在时轻时重已经7年多了，但小便通利。一月前，在医院又做检查，报告说：尿道通畅，膀胱三角区黏膜充血。因为用了西医方法没有效果，所以来求治中医。他来看病的时候，说小腹急胀难受，有时扩展到脐部也胀满；小便通利，但灼热而黄，大便干，每天或隔天1次，其他情况都正常。我触诊他的少腹部比较板实，不柔和，轻微压痛，舌质暗红而苔黄腻，脉沉细滑数。所以认为他是下焦蓄血、瘀热夹湿，用抵当汤加味：生大黄10g，水蛭5g，虻虫5g，桃仁15g，丹皮15g，黄柏15g，金钱草30g。4剂，1日1剂，水煎服。抵当汤是原原本本用上去的，大黄、水蛭、虻虫和桃仁，考虑他郁久化热，所以还加了个丹皮。复诊的时候，病人说吃了上面的方4剂，效果很好，小腹急胀明显缓解，一天大便4～5次。后来因挂号不容易，又用原方在当地配药吃了8剂，自己觉得腹部已经没有不舒服，只是稍微有些口干，喝水多。看他舌淡红少津，脉细略数，考虑可能是通利伤了气阴，就用知柏地黄丸加桃仁善后。

再举个病案，慢性肾功能不全。这个病平常遇得比较多，像高血压、糖尿病等各种原因都可以引起它。这个病人是 50 多岁，今年 5、6 月份来看病，因为"高血压病"引起肾衰 1 年多。他高血压病史 6 年余，常吃西药降压，血压控制的还不错，所以也没有怎么在意病情。直到 2011 年 8 月，因"双下肢浮肿"去医院检查，诊断为高血压病导致肾衰引起，用了西药治疗，浮肿逐渐消退，但肾功能改善不明显。所以另外求中医诊治，吃了中药及"金水宝"等中成药，还是没有明显效果。来看病前 1 周作肾功检查：肌酐（Cr）162（参考值 53 ~ 106 μmol/L），尿素氮（BUN）12.1（参考值 2.9 ~ 6.4 mmol/L），尿酸 582（参考值 210 ~ 450 μmol/L），尿蛋白 +++，隐血 +++，白细胞 +++。来看病时，病人自诉特别畏寒怕冷，怕空调、冷风，容易感冒，要比平常人多穿衣服，常常腰脊软痛乏力，头不痛，口不干苦，胃口好，大便正常，夜尿 3 ~ 4 次，总尿量每日约 1500mL 左右，睡眠还可以；每天按时吃降压西药，并自测血压，保持得很稳定。我看他体形中等，精神不错，下肢不温但不浮肿，舌苔白润，脉沉细。辨证考虑是肺肾虚损、肾阳虚、下焦浊瘀，所以用抵当汤、肾气丸和玉屏风散化裁。我在临床上看到那些慢性肾功能不全的病人，发现他们的基本病机就是肺肾虚损，下焦浊瘀。所以他们容易感冒，而且肌酐随着感冒又容易上升。还有怕冷，腰脊酸软，夜尿多，都是属于肺肾虚损。当然，这个虚损有偏阳虚、偏阴虚，偏阳虚的好治些，偏阴虚的治疗起来要难一点，但普遍都是由于下焦浊瘀。不过，我认为有瘀的依据不是尿血，而是根据显微镜检查有隐血，或者红细胞。因为我们认定"出血必有瘀，血瘀致出血""久病入络""久病入肾"。对这个病人按照这个思路进行辨证，然后给他原原本本开了一个抵当汤：大黄 15g，桃仁 10g，水蛭 5g，土鳖虫 5g。这里用土鳖虫代替虻虫，因为水蛭、虻虫和土鳖虫活血破血的力量差不多，但是土鳖虫的性质比较平和，水蛭和虻虫都偏苦寒一点。这个病人阳虚，于是改成土鳖虫。在抵当汤的基础上用金匮肾气丸，但因为他没有水肿，所以不需要用桂枝化气行水，反倒加了淫羊藿来温肾填精。同时合用了玉屏风散：生大黄 15g，桃仁 10g，水蛭 5g，土鳖虫 5g，黄芪 60g，防风 20g，炒白术 20g，制附片 20g（先熬 1 小时），山茱萸 15g，山药 20g，牡丹皮 10g，熟地黄 20g，茯苓 15g，车前仁 15g，杜仲 20g，淫羊藿 30g。7 剂，1 日 1 剂，浓煎。并且提醒他说如果这个大黄用了，出现 1 天腹泻 5 次以上，就减量到 10g 左右，总之保持大便 1 天 3 ~ 4 次，但质地不是很稀就比较好。病人带方回去后共喝了 14 剂，1 天大便 5 ~ 6 次，但没有把大黄减量。喝完以后查肾功能检查报告，提示肌酐 83（参考值如前，下同），尿素氮 8.8，尿酸 516。尿液分析：尿蛋白 +-，隐血 ++，白细胞 +++，而且精神要好一点，畏寒怕冷等症状明显改善，不再怕空调，其他也没有什么不舒服。这个病人到现在一直都坚持巩固治疗，肌酐一直很稳定。因为这个病人，表现为肺肾虚损、下焦浊瘀，已经涉及了三个病理层次的阴阳失调，如果我们只采取一个方就很难实现"方证相应"，所以用抵当汤治疗下焦瘀血、泻浊通瘀，用肾气丸补肾温阳，玉屏风散甘温益气、固表实卫，三管齐下，达到真正的"方证相应"，效果就很好。我临床治疗慢性肾功能不全，一般最多是 14 剂的药，就叫病人去复查肾功能，结果肌酐一般都会下降。所以在慢性肾功能不全的早期，中医的疗效是肯定的，能够让病人不进入第三时期（透析），这很有意义啊！而且这个阶段恰恰是西医的空白。当然，即使到了透析阶段，我们按照中医辨证论治也可以减少他透析的次数，这个辨证又是另外一回事了。

二、寒温合法是必然

接下来我跟大家交流的另外一个题目是：寒温合法是必然。我长期住在四川，根据我的观察，寒温在临床上没有绝对的界限，不仅外感病通常寒温合邪两感，即使内伤杂病也大多是寒温互相渗透，或者是在疾病过程中不同阶段上表现或寒或温而已。因为仲景《伤寒论》里"寒"说得比较详细，而"温"的内容比较少，所以在明末清初无数次疫病流行中，逐渐形成寒温分治的温病卫气营血辨证论治体系，被吴鞠通说成是"羽翼伤寒"，适应临床需要。不可否认，这确实是中医治疗外感热病的一大发展。到了近、现代，有俞根初、丁甘仁在前，万友生和国医大师裘沛然在后，相继提出"寒温统一论"，作为中医治疗外感热病的发展方向。其实，伤寒六经方证"为百病立法"，不专为伤寒（外感）一科已是公认的事实。我在临床中深切感受到，采取"寒温合法"治疗外感内伤杂病，是拓宽经方适应范围，解决疑难病症，提高疗效的势所必然。

我们也举两个病例来说明这个观点。

第一个是不明原因的恶寒高热。这个病人也是今年7月份来看病,主诉是每晚定时恶寒发热1个多月。病史是这样:糖尿病、高血压、冠心病6年多,每天注射胰岛素3~5次控制血糖,并服用西药等控制血压。3年前又发现"口腔扁平苔藓",舌烧灼痛,只能进食5~6℃低温流质饮食,稍热就疼痛难忍,医院让他含漱药水,但效果不明显,被认为"很难治"。同时长期大便秘结,每天必须使用西药"开塞露"才能解。1月前的一个晚上,可能因为不慎受凉,突然出现恶寒发热,全身不舒服,体温39℃,立刻在当地医院打针,像是用的头孢之类,同时吃中西药治疗,住了半个多月院,做过多种检查,但诊断不明确,治疗没有效果,就自动出院,转去了另一家医院诊治。照例每天晚上8~9点开始恶寒,一身不适,接着发热,体温38.5~39℃,头痛得厉害,吃了"解热止痛片"后,大概30分钟到1小时,出一身大汗,然后热退身凉,头痛缓解,每天都是这样。他来看病的时候仍然每晚8~9点恶寒发热,体温38~39℃,夜热早凉,休作有时,口苦咽干,口渴欲饮温水,太热太凉都舌痛,大便秘,需要"开塞露"才能解,小便黄。我发现他形体比较瘦弱,少神,叙述有条理,神志清楚,气息平和,舌红、光如镜面无苔而干,脉细弦而数。于是辨证为寒温两感,病涉少阳阳明,开阖失司,腑气不行,邪伏阴分,罹久而伤阴。治疗应该寒温合法,和解少阳,兼清阳明,合温病芳香清透、滋阴入络法,方用小柴胡汤、白虎汤与青蒿鳖甲汤,其中柴胡用到20g。柴胡是一味很好的药,但过去有医家提出"柴胡劫肝阴",使得后来的人都不太敢用了。其实柴胡是一个能升降阳气的药,因为它气质很轻、能升,而性味比较苦寒,又能降。但是它的作用跟它的量、它的配伍有很大的关系。如果要用来退热、通便,20~30g才有效。而用来疏肝、升阳、解郁,主要是利用它司开阖的作用,一般是15g。这个病人,我们用小柴胡汤原方加青蒿、鳖甲、石膏和知母:柴胡20g,黄芩20g,法半夏10g,太子参30g,炙甘草6g,生姜10g,大枣10g,青蒿20g(后下),制鳖甲30g(先熬30分钟),生石膏30g,知母15g。4剂,1日1剂。每剂水煎2次,混匀于上午9点,下午4点,晚上8点分3次服毕。并且他的降糖降压药继续常规使用。到了8月1日,他妻子代诉说,喝完2剂上面的方药,就热退身凉,所有症状都缓解,不再出现恶寒发热,也没有头痛了。把4剂药喝完,患者自己观察到，原来是镜面舌的舌面，有薄薄的白苔出现，舌痛也有所缓解，说周日会过来复诊治疗其他疾病。我们具体分析这个病例，往来寒热，休作有时，具备少阳定证。什么是少阳定证？少阳病，四个定证：往来寒热，胸胁苦满，心烦喜呕，口苦咽干。张仲景说这四大证"但见一证便是，不必悉具"，意思是只要看到其中一个症状，就可以用小柴胡汤。这样一来，小柴胡汤的应用范围就很大略。出现大便秘结，是阳明腑气不行之指征；而夜热早凉，表明邪热主要伏在半里之阴分，所以罹久不愈而伤阴。如果只用小柴胡调节开阖，加石膏、知母清泻阳明，而不用滋阴清热、入络搜邪的青蒿鳖甲，那么伏于半里阴分的邪热必然流连不解，而这也正是他长久不愈的原因所在。相反，如果只用青蒿、鳖甲清透滋阴，忽视调节开合和清泻阳明，那么他流连半里阴分的邪热也透达不出，同样难以取效。由此可以看出，寒温合法，有相得益彰的妙处。

第二个是 2010 年 4 月一个阵发性睡眠性血红蛋白尿的病例。这个 31 岁的男性，目睛发黄，小便呈酱油色，反复发作 5 年余。当时他说的病史是这样：2005 年 5 月，一次感冒后出现面色、目睛发黄，小便呈酱油色，特别疲乏，于是入住某省级西医院，经过血液、骨髓等多种检查，确诊为"阵发性睡眠性血红蛋白尿"，用泼尼松等治疗，症状缓解后出院。但不到 1 周又复发，就入住华西医科大学附属医院，又经过各种检查，诊断没有异议，肝脾也不大，排除了"再障"，仍然用激素滴注及环孢素等支持疗法而缓解出院。此后频繁复发，2005 ~ 2007 年间，几乎每月都要先后去不同西医院住院治疗，诊断结果都相同，但那时肝功能已经有损伤，黄疸（目黄、面黄、小便黄）始终不能消除，贫血也始终没有恢复。便去请省级某中医院名医诊治，看到他黄疸很重，认为是脾湿内盛，用藿朴夏苓汤加减治疗，吃了很多剂后黄疸减轻，肝功能也有好转，但贫血严重没有改善。这个中医就把思路来个大转弯，用大剂量补气血的方药，像人参、当归、黄芪、熟地这一类，兼用利湿，这样一来的话，引起发作更频繁，贫血更严重。没办法的情况下，这个病人又去西医院治疗，进行输血及其他支持疗法。同时，几家西医院都建议进行骨髓移植术，以免发展成"再障 –PNH 综合征""白血病"或"骨髓异常增生综合征"等。病人自己在网上也查到，全血降低发展成"再障 –PNH 综合征"的可能性大，但对骨髓移植犹豫不决，情绪非常悲观。后来在住院期间，他偶然遇到一位病友谈到并介绍我，就主动要求出院过来就诊。他来看病的时候，每月仍然发作 2～3 次，目睛发黄从未消退过，小便一直呈深黄色，前一日晨起出现小便酱油色，疲乏无力，无发热，口苦，咽干，头眩，耳鸣，心悸气短，腰腿酸软，饮食一般，大便稀溏。我看他形体中等，精神萎靡，情绪低落，面色萎黄无华，目睛黄染，舌质红苔黄厚滑腻，脉滑数。所以当时辨证是这样：少阳三焦湿热蕴结，枢机不利，开阖失序，久之气血耗损之证。治疗当和解少阳，调节枢机，清利湿热，畅利三焦，方用小柴胡汤、茵陈蒿汤化裁：柴胡 15g，黄芩 15g，法半夏 10g，党参 20g，生姜 15g，大枣 10g，生甘草 6g，茵陈 30g，栀子 15g，炒稻芽 20g。7 剂，1 日 1 剂，水煎 2 次，分 3 次服。同时嘱咐他忌辛辣酸腥食物，保持情绪平稳，勿过劳，服中药即停服西药。2010 年 4 月 15 日来复诊，病人说喝完上面的方 7 剂，感觉精神好转，没有再出现酱油色尿，口苦、咽干等症状也有缓解，认为我的方药对路。我观察他神情喜悦，露出有希望的感觉，目睛仍黄染，睡眠饮食跟以前一样，舌苔仍黄厚滑腻，脉滑数。考虑上方分消湿热，畅利三焦的力量不足，这次寒温合法，开了小柴胡汤与甘露消毒丹化裁服用，就是下面这个方：柴胡 15g，黄芩 15g，法半夏 15g，党参 20g，生姜 10g，大枣 10g，生甘草 6g，茵陈 40g，藿香 15g，白豆蔻 10g，连翘 10g。是小柴胡汤原方加茵陈、藿香、白豆蔻、连翘。4 月 29 日三诊，他觉得更有好转，服中药以来即停西药，却没有出现酱油色尿，同时小便颜色变浅，面目黄色减退，睡眠饮食都好。诊查舌苔淡黄润泽，脉滑略数。效不更方，继续二诊方加神曲 15g 治疗。我们加这个神曲，一方面它有化湿的作用，但更主要的是，以往病人来看病，医生开一张处方，一味药都不加，他心里就感到不踏实，所以加一味药心就安定下来。后来这个病人是这样子，从 2010 年 4 月至 6 月，每周复诊 1 次，到以后半月、1 月、半年来复诊 1 次，病情由频发（1 个月 1～4 次以上）变成偶发（间隔 2 月或以上 1 次），所服方药都遵循寒温合法，用小柴胡汤加芳香清利湿热之品，或合用四物汤养血生血，或因容易感冒合用玉屏风散，每天 1 剂或隔天 1 剂。直至 2012 年 3 月 5 日前来复诊，他说这段时间断断续续吃药，甚至没有吃药，但觉得一切正常，复查血常规也是正常。等到 5 月份，他打电话来说一直都没有服药，也没有复发，做了骨髓检查等一切都很正常，而且正在筹备搞一家公司，觉得精力充沛，表示非常感谢。他还讲了一个小插曲，当他去做检查的时候，刚好碰到当年的主治西医生，看到他的状态这么好，非常惊讶，所以问："去做骨髓移植了吗？"他说："我没有做骨髓移植。"那位西医关心他现在吃了什么药物，还叮嘱他说："你不要吃中药哦，中药成分不明确，还怕有毒性。"但很明显，我们用寒温合法，正好治疗了这个疑难病案。所以我感到经方化裁，一个是寒温结合，一个是宏观与微观结合，都是我们经方化裁的方向，也是必然的发展趋势。我的讲解到此结束。谢谢大家！

【名师答疑】

问：您刚才讲的第一个病例，10 岁的小男孩，用了制附片 15g，能不能跟我们分享一下用附子的经验？因为我们平时给 10 岁的小孩用 15g 附子用得很心慌。

答：我一般都是用制附子，主要是根据阳虚寒重的程度来决定具体的用量，如果寒很重，那么附片可以适当多用一点。这个小孩子用 15g，熬了 40 分钟，吃了以后没有出现啥问题。当然，我们西南用药的量比江南这边要大得多，好像越往远海处，量就越大。这可能和各地气候环境不一样有关，比如说昨天这边气温 30℃，而成都只有 20℃，比较寒一点。

问：听了郭老的课，我有很多感触，郭老对经方的运用真的是非常娴熟啊！我想提一个问题，我们可不可以用六经辨证体系归我们现在的中医教学呢？

答：我认为完全用六经辨证是不够的。把中医分成七个科比较好，而不宜分得太细，一味地跟西医走。如果像西医那样心血管搞个科，肾脏搞个科，那么就剥离了中医的整体观念。我们经常遇到一些病人，提了一大堆西药过来看病，都不晓得怎吃那些药。比如说一个冠心病心绞痛的病人，本来就吃着心脏病的药，然后最近觉得喉咙紧绷绷地痛，就去看五官科，发现有点慢性咽炎，开了一些药，后来觉得牙齿痛，跑去看牙科，又开了一堆药，这三堆药放在一起，病人头都大了。所以我们要重视中医的整体观念。中医的七大分科集合了历代中医的经验，分别是内、外、妇、儿、骨伤、咽喉五官和针灸。如果完全用六经来统这些分科，我认为统不了的。

因为张仲景当年的观察是比较单纯的，这个条文摆在那个条文的后面，其实反映的是当时的传变，出现这个汤证以后就会发生那个汤证，而现在时代不同了，病太多太复杂，往往是多因素所致，多病机演变，多层次受累。所以我们还是要适应时代的需要，恰当地分科，不断地使中医发展。

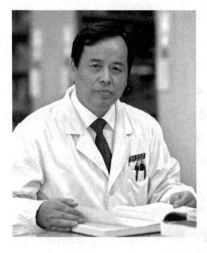

【名师简介】

　　仝小林　中国中医科学院广安门医院内分泌科主任医师、教授，中国中医科学院首席研究员，国家中医药管理局内分泌重点学科带头人，国家临床基地糖尿病联盟主席，国家"973"项目首席科学家，兼任中华中医药学会糖尿病专业委员会主任委员，国家药典委员会委员等职。先后主持"973"、"十一五"等 20 余项国家及省部级科研已申请专利 28 项，授权 17 项，转让专利及新药处方 14 项。先后获国家科学技术进步二等奖 2 项、2011 年何梁何利科学与技术进步奖——医学药学奖，省部级科技进步一等奖（含著作）4 项及"全国优秀科技工作者"、卫生部"有突出贡献的中青年专家"等多项奖励，享受国务院特殊津贴。

论中医诊疗的艺术

中国中医科学院广安门医院　仝小林

　　尊敬的各位专家，各位同道，各位来宾，大家下午好！我看今天是坐得满满的，觉得这个经方班确实很有魅力，经过十几年的举办，应该说在国内乃至在国际上都有一定的影响。我们可以看到很多国外的友人都来参加这个班。有机会能和大家一起交流，我很高兴！今天带来的题目是："中医诊疗的艺术"。

　　这个题目看起来好像有点文绉绉的，但实际上，中医在诊疗过程中，非常强调诊疗的方式和方法。中医是一个个体化的治疗，和西医的群体化治疗不一样，需要很高的诊疗艺术。我们一般从临床的角度，强调医德和医技。作为一个医生的基本要求，医德主要是从道德的层面讲，这方面孙思邈有很多的论述。医技主要是治疗的技术，是个科学层面的东西。能不能把病人的病治好，光靠医德显然是不够的，光靠一个良好的愿望和态度是不够的，还必须有医技。但是我们说，做一个真正的高级临床医生，还需要一个很重要的"医道"。那么医道是什么呢？医道就是一个艺术层面，代表你怎样去思维，怎样去临证的判断，怎样去解决实际的问题。中医，它既是一门科学，因为无论从生理上、心理上都确实能够治好病。它也是一门艺术，因为整个中医治疗中，有诊断的艺术、用量的艺术、煎煮的艺术、炮制的艺术、配伍的艺术、组方的艺术和治疗的艺术等等。这几方面艺术对于中医来说，要求越是临床的水平高，越需要有一个很高的修养和训练。

一、诊断的艺术

当一个病人站在你面前的时候，首先对他进行的是一个诊断，既包括中医，也有西医。除了望闻问切以外，还有很多包括手诊、目诊等等方法获取诊断信息，而最后还是要交给大脑来总诊断。这个诊断就是我们要给疾病做一个画像。我记得以前看过一个报道，美国的一个很高级的侦探，根据在现场发现的犯罪分子的蛛丝马迹，将它们连在一块，就能够给这个犯罪分子画出一个像，而按照这个像找人和抓人的准确率非常之高。那他靠什么呢？靠的就是对犯罪分子的画像。当我们中医看病的时候，需要对病人的整个历史，包括整个疾病、疾病的历史、疾病和疾病之间的关系、疾病和人之间的关系、人和生活环境的关系等，都要有一个非常清楚的认识。那就是说，对于疾病，要知道它的时间，它的空间，也就是知道它的时空观。我们在临床上碰到一个复杂性的疾病，首先给病人做的就是画像。像《伤寒论》的平脉辨证、方证对应，就是可能抓住一两个关键的症状，或抓住一个关键的脉象，就可以考虑诊断。但这种诊断其实是一个画像，是在多年临床经验的积累和对于这个疾病的深刻认识的基础上，通过抓住一两个关键的症状，做出精确的诊断和判断。

我们来看我学生记载的这个门诊病例。他是一个糖尿病患者，糖化血红蛋白原来很高是 11.5%，而经过我们中医药治疗以后，现在降到了 6.1%，控制得比较好。那么这个疾病它是怎么来的，是什么样类型的糖尿病呢？我们一起看一看，这个病人主要是因为胸腺瘤导致重症肌无力，出现眼睑下垂，然后用大剂量的激素进行治疗，之后开始出现糖尿病，那么他的情况就是类固醇性的糖尿病。像我们在林主任那查房，那个病人是乙型肝炎病史 30 多年，继发肝硬化，后来出现糖尿病，那么就需要重点考虑是肝源性的糖尿病。对于这个类固醇性的糖尿病病人，治疗上要有一个整体考虑、一个思维。他的中医表现：手心热，脉滑数，汗出等等，理论上糖化 6.1% 的时候不应该再出现手热、脉滑数、汗出这些症状，那么为什么会出现呢？这是激素导致的。所以治疗的目标，就得发生调整，不是直接的去对抗血糖，而重点可能放在对抗激素的一些副作用上。我们知道，激素本身既容易产生湿邪，相当于西医说的水钠潴留；同时又是一个火毒之品，在湿热的基础上能够伤人的阴液。通过这样一个勾画之后，在开方的时候，就应该整个考虑，不能单纯当成普通的 2 型糖尿病来思考。

下一个例子，在上世纪九几年的时候，有一次团中央、人民日报社办义诊，地点在军事博物馆。一个中年妇女到我这个诊台看病。当时我一边给她摸脉一边问道："你怎么不舒服啊？"她不吱声。我又问她："你怎么不舒服啊？"她还不吱声。当第三遍问她之后，唉，我一看才发现这有问题，怎么问她都不说话。她只管把手往我诊台上一放，让我搭脉，意思是等搭出脉之后，才会跟我说话。我心想："哟，来了一个考我的呢！"我正视了她一眼，看到她满脸的愁容，简直是几十年的郁闷、郁滞都沉积在脸上，而且还带一个大围巾。当时我问她："你甲状腺怎么样啊？"她说："哎哟，我刚因为甲状腺多发结节做了手术切除。"我问她："你乳腺怎么样啊？"她回答说："乳腺增生。"我又问她："你的子宫检查过没有？"她回答说："子宫肌瘤。"说完这几个问题后，她惊奇到："哟，你这是看病的还是算命的？"其实我并不是从脉象上看到她怎么样，而是从这满脸的愁容，感觉几十年来都受气的样子，就推断她就会有这样的一个结果：郁结。说到郁结，男性和女性是不一样的，在男性走的是肝和胃，当男人生气的时候，吃不下饭，病出在肝胃。所以"文化大革命"的时候很多人挨批斗，结果很多人得胃癌、得肝癌。而女性就不一样，当她们生气的时候，长期的郁滞走的是个菱形，也就是甲状腺、子宫和乳腺。这个情况非常有规律，这也是我们多年来观察之后，得出这样一个结论。现在我们医院有一个妇科的副主任医师，正在研究这个课题，今年还中了一个国家自然基金。所以在临床上，看到女性整个情志郁结以后，内分泌失调，就是甲状腺出现结节，就是子宫出现肌瘤，或者卵巢的增生、卵巢的囊肿，然后就是乳腺的增生。我们已经做了一个相对病例数比较多的观察，确实有这样的规律，一致性和重合率很高。

还说一个关于舌下络脉的例子。现在很多医生不关注这个，但实际上它是非常的重要，尤其在那些肿瘤、糖尿病的并发症还有很多比较深重的病症中，能够提供一个重要的提示。具体是什么呢？当舌头伸出来之后，舌下有两条血管，是比较粗的静脉，如果病人在这两条血管边上是小脉络成网络样分布的，颜色比较紫暗，或者暗红，这种情况叫络滞，说明病人的血脉瘀阻情况刚刚开始，还不是特别的严重。如果病人那两条粗粗的静脉出现明显的增粗，变成迂曲和发黑，那就叫络瘀，说明需要考虑用一些具备比较明显活血化瘀作用的药物。如果病人两个静脉旁边的那些小络脉是断线的，或者是点点的、成片成片的，看起来互相之间是隔绝的，那就是络闭。今天上午，我们在林主任那看的一个舌象，就是典型的络闭。那个病人糖尿病史15年，一伸起舌头来，在两条静脉的旁边，都是不连续的一块块斑块。这就告诉我们一个很真实的东西：这个病人的整个循环到了一个什么样的程度，提示他的疾病到了哪一个阶段。之前提到络滞的阶段，血管刚刚有点瘀滞，所以我们用一些辛香走窜的药物，比如降香、川芎这一类轻浅的，它们本身有香气，有挥发油成分。而到了整个静脉都是增粗、迂曲、发黑的络瘀的时候，就需要活血化瘀，用桃仁、红花之类的。如果到了络闭的地步，看到整个络脉点点的，或是斑块斑块的，就必须真正破瘀，用水蛭、地龙、三七这一类比较强烈的化瘀药。我们遇到这种情况的时候，三七的剂量往往都比较大，如果煎汤的话就用15g左右，粉剂就用3g左右。假如这个病人体内有大的包块或癌症等，三七用的剂量还会加大到30g。

再讲讲我们用经方治疗糖尿病。临床上，我们经常会碰到糖尿病的一些实证。所谓实证，就是这个病人真的是疾病的初起阶段，处于糖尿病的早中期，以实证为主，而且主要是吃出来的病，病理中心在胃肠。说到在胃肠的疾病，我们治疗经常用这样几个方子。一个是表现为肝胃郁热，也就是情绪很烦躁、很急躁，大便偏干，口干口苦，要用大柴胡汤来治疗。如果说病人一伸舌头，是一个非常厚腻、黄厚腻，或者腐腻苔，那就要用小陷胸汤来治疗。如果病人是口干口苦加大便秘结，没有什么典型的肝热症状，那么就用大黄黄连泻心汤。假如这个病人，血糖挺高，特点是大便非常黏腻，舌苔又非常的厚腻，这种情况就要用葛根芩连汤。所以说对疾病的判断非常重要，首先需要给它做出一个准确的画像。像是对糖尿病实证病人，先要给一个基础定位：属于早中期，基本病理中心在胃肠，然后在这个前提下，考虑到底以哪个表现为主：是偏于肝热、偏于肠热，还是偏于小陷胸汤的痰热，再决定用哪个方，这样治疗下来就会很精确。但我们带学生看病的时候，经常发现他们比较困惑，有的人说这舌苔腻是痰，有的人说舌苔腻是湿，还有的人说舌苔腻是浊，那么到底怎样去区分这个湿、痰、浊呢？事实上，在临床上区分湿、痰、浊并不是靠脉象，因为脉象是不可能那么精确的，而真正判断湿、痰、浊主要是靠舌象、舌苔。当用舌苔判断的时候，首先我们给它定义两个极端，一个是特别细腻的，属于湿；另一个是特别粗的腐苔，就是浊。而痰就是介于腐、腻之间的舌苔。跟学生这样解释以后，他们就很好理解。像葛根芩连汤证，就是典型的湿，辨证要点是黄腻苔和大便黏腻。我们说肠道湿热是糖尿病非常常见的一种类型，病人常常解很多黏腻的大便，挂在池子上不容易冲掉。曾经请上海交大生命科学学院的教授专门测过这些黏腻的大便，用它们做细胞培养，结果细胞很快就死掉了；相反，用那些清亮干净的大便做细胞培养就没事。这就说明那些大便之所以黏腻、臭，是因为本身含有很多毒素。所以抓住大便黏臭、舌苔黄腻，就足可以用葛根芩连汤治疗肠道湿热型糖尿病。

过去讲"望而知之谓之神"，但现在医生要是"望而知之"，望一眼就给病人开方子，肯定被说不负责任。因为觉得没有给他搭脉，或者说只搭了一侧的脉，几乎将把脉当成中医的一个标志性的基本工作流程。事实上，真的有很多中医可以做到"望而知之"，根本不需要搭脉。记得我当年上大学的时候，跟了一位老师，他是中国最后一代皇帝溥仪的御医，很少搭脉，一般病人来了之后，他看一眼，方子就出来了。遇到病人主动要求说："哎呀，陈老，给我搭个脉吧。"就等方子开完以后，把手伸出来给病人搭脉。我觉得这种情况就应该是到了一个层面："望而知之谓之神。"这个层面的基本功夫，就是谋万人面，识万人心。怎样谋万人面呢？这就是不断地进行观察各种各样人的相貌，并记在心里面，留下各种类型的画像。有一次门诊，一个从长春来的病人进来之后，我就开始分析他的情况，准确率很高，把他说得特别服气。为什么呢？因为看到这个病人的时候，我脑海里出现了一个以前细致观察过，和他在相貌、眼神上都高度一致的类型：那是一个艺术家，思想非常活跃，同时也非常神经质。只要按照类型进行推断，就能很快反映出他的情况。所以中医说不是所有东西都可以传承，不是所有东西都可以标准化，必须要有自己的悟性。另外，"识万人心"必须大量接触各种各样的人，既包括病人，又包括正常人。当各种职业、年龄、疾病和非疾病的性格都装在脑海里的时候，才有可能做好这个画像。

二、治疗的艺术

中医的治疗，很多治则治法和兵法有相通的地方，比如说有些疾病需要"四两拨千斤"，有些疾病需要"重剂起沉疴"。什么情况下用"四两拨千斤"呢？四两拨千斤，实际上是顺势而为，如果一个疾病的整体趋向是向外，那么可以借着这种力量向外发散；如果疾病的整体趋向是向下，就可以通腑泻下；如果疾病在膈上，需要向上，那就想办法吐出来。这种情况下，常常很小的剂量就能解决很大的问题，主要是因为顺着疾病的走向。但临床上经常会有判断不准确的时候，逆着疾病的走向治疗，比如疾病本来往下走，治疗却非得让它往上来，本来往里走，治疗却要它往外散等，往往得不偿失，而且越治越重。那么，什么情况下用"重剂起沉疴"呢？就是在危急重症中，需要给病人很强大的力量反转时运用。就像在天平砝码严重失衡的情况下，必须给轻的这边一个很重的力量，才有可能把天平的倾斜状态扳过来，甚至矫枉而过正。还有一种情况——借力打围，很多时候我们使用的药物，并不是专门治疗相关疾病，而是给病人增添一个砝码，让"体内自有大药"来调整平衡。我们早年研究温病的时候，用清瘟败毒饮治疗以高热为主的流行性出血热，很多病人一喝完药就马上大量出汗，然后脉静身凉，体温正常，病治好了。但回过头来，用清瘟败毒饮做抗病毒实验的时候，效果却非常差；做诱发干扰素的实验，效果也非常差。看着这些实验结果，很多人奇怪清瘟败毒饮是如何把病治好的。实际上，关键就是靠"体内自有大药"。虽然中医可能现在都没有一个完全针对病毒来治疗的药物，但在 39～40℃ 的高热状态下，体内原有的免疫功能发挥不了作用，我们可以想办法通过中药的发汗把体温降下来，让免疫重新活跃起来抗病，这就是"体内大药"。别小看有时候我们针对某个症状的用药，看起来可能是治标，却能够对疾病起到至关重要的作用。又比如《伤寒论》中桂枝汤后面要求"药后啜热稀粥"，也是借力打围，借助谷食扶养正气。

中医有很多治法来源于自然现象，像治疗痢疾的逆流挽舟法，治疗便秘的增水行舟法等。用这些思想进行治疗，有时候会起到非常好的作用，因为它符合自然界的规律。像当年我们研究糖尿病的时候，一直苦苦思索着用什么药能够降血糖。按照自然现象，我们把糖尿病看成一个"甜"的病。因为糖尿病病人血糖特别高，却没有办法被细胞利用，反倒让大量的糖从尿里面出来，形成尿糖高。糖就是甜的，中医叫作"甘"，所以糖尿病本身就是一个甜病。那么自然界里，什么是和甜真正对立的呢？这就是苦，现代药理研究也发现具有降糖作用的中药，绝大多数是苦药。比如药里面苦的黄连、黄柏、黄芩、栀子、龙胆草、苦参等，食物里面最苦的苦瓜，茶里面的苦丁茶，都可以降糖，因为苦和甜是一个天然的对立。那么什么是甜的天然中和呢？这就是酸，比如炒菜的时候糖放多了就加点醋，醋放多了就加点糖，调和一下，味道就比较好。把这样一个简单的道理应用到糖尿病的治疗，我们在早年提出"苦酸制甜"。现在看这个根据自然提出的治法还是很有道理，而且临床效果也非常不错。因为糖尿病病人常常有热象，而热最容易耗气伤阴，我们将很多酸味药配合苦寒药使用，能够起到敛气、敛阴、敛汗、敛尿、敛神的作用。

中医辨治方法包括辨证论治、对症论治、审因论治和辨病论治。但由于近几十年学院派的教育，辨证论治已经深入人心，而且印在脑海里面，所以大家每天应用都只是讲究辨证论治。根据我的临床体会，光靠辨证论治是治不好病的。像是古代中医四大疑难症：风、痨、鼓、膈，其中痨病病机很明显是阴虚热盛，辨证治疗用益气养阴，或者滋阴清热的药，理论上没有任何问题，但为什么治不好而成为几千年中医们头痛的问题呢？其实，这并不是辨证本身出了什么问题，而是没有办法抗结核菌，所以没有办法解决这个疾病。我早年曾经看到一位老先生治疗一个患癔病的女孩，印象非常深刻。这是一个24岁的女孩，每星期都有1～2次突然晕倒，但晕倒的时候神志非常清楚，知道谁过来抢救她、谁来怎样把她搬走等等。老先生进行辨证论治，看女孩脸色白白的，明显是气血不足，所以按照补气血的思路，整整治疗1年，却毫无效果，这个女孩该昏扑昏扑，该倒地倒地。最后是一个山东的老先生，用1个星期就治好这个病。后来我问女孩用什么方法医治，她说吃了一些小药粉，早1包，晚1包，就没事了。后来了解到那个药粉就是矾金丸，枯矾加上广郁金，就把这个怪病治好了。而且据说山东那位老先生是一个学校的校医，专门找他看病的人非常多，尤其是看癔症的特别多。所以一个病往往有一个专门的治疗，一个专门的治法，或者一个专门的药物，而并不是辨证论治包打天下。但我们强调说，辨证论治是中医的一个特色，主要是区别于西医的对症论治、审因论治和辨病论治。因为中医强大的就是辨证论治，而在其他三方面西医都占优势。西医不需要管表里寒热虚实阴阳，它有强大的对症论治、辨病论治和审因论治，考虑结核就抗结核治疗，考虑链球菌就给抗链球菌治疗，转氨酶高就把转氨酶降下来，头痛就治头痛，脚痛就治脚痛，效果也很好。这就是为什么整个医疗市场中绝大部分被西医所占领。那么这种情况下中医如何发展呢？今天上午开幕式的时候，咱们市里的副市长跟我挨着坐，就问我中医到底能够解决什么问题，因为在他的印象中，中医都靠西药：一般西药先治疗，然后再配合中药。领导提的这个问题非常值得我们思考，目前确实是这样一个情况，所谓中西医结合，就是中医拿不下来的，先上西药，然后配合一点中药。所以，现在很多时候我们只是看到一些表面的繁荣，像是中医院不断地扩大，床位数不断地增多，病人不断地增加等等。这些表面现象背后的原因有两个：一个是中国政府正大力地扶持中医；第二个是随着人民的生活水平提高和健康意识增强，有病就选择即时看病，所以不管中医院还是西医院都在增加。回到刚才中医能解决什么问题上，有人说研究高血压，但只是在降血压的西药基础上中药配合配合；有人说治疗糖尿病，却全用上降糖西药，然后中药配合配合；有人说治疗痛风，也是用别嘌醇为主，回头用中药配合。几乎都是这样的配合配合，让中医自己把自己降到了辅助治疗的地位。虽然这个情况也不是短时间内形成的，但是新中国成立以后的几十年里，应该说有很大的一个下滑。为什么会在中医诊疗技术上出现这么大的下滑呢？我觉得最关键的就是过度强调辨证论治，而忽略现在医疗形式下对症论治、辨病论治和审因论治的重要性。如果我们中医在这些方面没有长足的进步，就很难去跟西医去抗衡。

比如说对症治疗，实际上中医在这方面有非常强的优势，只不过现在比较忽视。如果一个病人因为头痛来看病，是不是要先治疗他的头痛？如果腹泻来看病，是不是要先治腹泻？头痛的时候说先温肾阳，腹泻的时候说先补脾阳，那能来得及吗？所以说，在辨证论治的基础上，一定要强调对症论治。比如治疗更年期的汗证，常常汗出非常厉害，到了晚上整个衣服都湿透了，现代医学对这个没有什么好办法，但中医却是非常拿手。通过治疗把汗止住后，病人的体力、睡眠一下子就好了，整个病情都发生很大的变化。再比如夜尿多的病人，每个晚上起来 8 ~ 10 次，甚至更多次，睡不好觉，整个人到第二天精力、体力等各方面都不行，这种情况西医没有任何办法，没有任何药可以开，但中医却有非常好的疗效。一般情况下我们治疗半个月左右就能让病人的夜尿次数明显减少，因为这主要是肾小管功能的减退，完全可以用中药治疗迅速改变症状。

中医辨病论治，现在很多情况下不被西医认可。这很大程度是因为我们在辨病上拿不出来很过硬的客观指标。如果说辨病治疗高血压，那么必须把血压降下来；如果说治疗糖尿病，就必须把血糖降下来。否则，光说治疗时的某些症状改善，是不能被承认能够治疗这个病，只能说是改善某些症状和体征。我们在评审的时候，就碰到过这种问题。那个答辩的人专门研究高血压治疗，我们问他能够降多少血压，他说收缩压大概能够降 5mmHg。5mmHg 是什么概念呢？如果晚上回家用热水泡过脚，都能降到这个数字。所以，要是中药治疗高血压只有这样的一个效果，那么西医显然没有办法认可这种中医辨病治疗。但追本溯源，中国古代并不能提供很多可以借鉴的辨病论治方法。因为过去没有检验，古人不会知道肝功高了，蛋白尿多了等等。所以在这一方面，必须要很好的探索。我们这些年探索的总思路，是充分利用现代药理研究成果。现代药理研究的结果已经告诉我们哪些药物的哪些成分，可能对某些疾病的指标有很好的效果，而我们临床处方的时候，只要直接进行转化就很可以了。我建议大家能看一下我写的那篇文章，2007年《江苏中医杂志》特约的稿件——《论现代药理研究成果的临床回归》，就是通过我们长期的思考和实践，如何找到辨病的特效药。比如说刘耕陶院士发现五味子醇提取物能够降低转氨酶，进而研制出联苯双酯，现在广泛用于临床吧？说明五味子里面有很好的成分可以降转氨酶。但是，刘院士没有告诉我们临床处方的时候，用多少五味子可以降酶。这是一个大问号啊！我们经过多年的研究，当转氨酶升高一倍的时候，15g五味子就可以降酶；当转氨酶超过两倍以上的时候，需要30g；如果说转氨酶更高，像1000多，那可能用到60g、90g，能够可靠地迅速地降酶。再比如说，胆红素增高怎么处理呢？老祖宗只是说黄疸，并没有告诉我们胆红素增高是什么样的，对吧？但其实，黄疸本身就是胆红素高嘛。所以现在很多病人胆汁郁滞，总胆红素、直接胆红素很高，但是没有出现黄疸，这个时候我们还是可以借鉴茵陈蒿汤。用多大的剂量呢？总胆红素比正常高限高二分之一的时候，大概15g茵陈就够了；如果指标更高的话，可能需要用到30g，甚至45g。再比如说，大家临床上可能经常会用到血脂康这个降脂药物。血脂康是从传统中药红曲里提取精炼而成的生物制剂，现代药理研究表明它的有效成分主要是洛伐他汀，而他汀降脂本身就是西医非常肯定的事情。但是血脂康是一个成药，我们给病人开药的时候，不可能直接用在中药处方里，所以怎么办呢？我们直接让药房进购红曲，当需要降脂的时候，就直接开红曲。这就是转化医学的思路，也就是说把现代药理实验室研究的成果，转化为临床的处方。所以辨病论治在中医来说还是一片蓝海，需要大家去进行更好的探索，可以研究究竟哪一个药加进去之后对哪一个指标起到很好的降低或治疗的作用，效果绝对不输给西医。

再一个是审因论治。这是我们中医一个很传统的治疗方法，而现代医学也给"审因"提供了很好的思路。举个例子，1996年的时候，我还在中日友好医院工作。有一个从沈阳来的病人，患绿脓杆菌性肺炎，反反复复已经半年，转了几家医院，5种抗生素联合应用，始终控制不了。他每天还是发烧，有黄绿色痰，一做痰培养就是绿脓杆菌。古人遇到这种情况的话，没有办法知道是什么疾病，但我们现在可以知道这是绿脓杆菌感染。不管是发烧，还是咳嗽，基本原因都是这个绿脓杆菌，而治疗的关键是要找到一个能够抗绿脓杆菌的药物。试过西医的抗生素，也按照中医痰、热、咳、喘的辨证论治过，但是都没有效果。最后我们给他想出个什么办法呢？雾化。当时考虑这是呼吸道的疾病，雾化的话，深吸之后气体可以直接达到病位——肺泡，就能有一个直接的治疗作用。但是用什么来雾化呢？是按照中医辨证论治还是直接对因治疗？我们选择了后一种方法，直接在中药的书上找到 4 种在体外实验中对绿脓杆菌有非常强烈抑制和杀伤作用的药物，然后把它们煎煮，过滤，用生理盐水稀释成一种雾化剂。结果用了 1 周这种雾化的方法，病人的绿脓杆菌肺炎就彻底康复。所以，我觉得在辨证论治基础上，还应该把过去我们老祖宗的对症药物、审因药物和辨病药物进行更好地发展和研究，才能增加我们治疗的本领。

此外，临床上我们要看到中医的长处，更要看到中医的短处，并且在这些短处上好好地琢磨，下一些功夫，才有可能提高疗效。因为今天讲治疗的艺术，所以再举几个例子。

一个是心律失常的病人。他心律失常非常严重，不仅频发期前收缩，而且心率非常低，甚至低于 40 次 / 分。当时正在心血管科住院，因为心率太慢，抗心律失常无效，所以已经下了病重通知书。在没有办法的情况下，家属要求请我们中医科过去会诊。一看这个病人满脸的愁容，我就问："家里有什么不开心的事？"他说了两个，一个是跟儿媳妇天天吵架；第二个是楼上的邻居总把家里的脏水和脏东西往他家阳台上扔。这两个都不是一天两天的困扰，而是常年存在，所以看他的样子就是特别郁闷，恨不得要爆发的感觉。然后我问他："你多大岁数了？"他回答说 67 岁。我说："你家里面父母都还在吗？"他说都去世了，而老母亲是一年多前刚去世。我问："那你什么时候扫墓去啊？"他说很快就得去扫墓。我就跟他爱人讲，带他去扫墓，而且到时候任由他爱怎么哭就怎么哭。结果，他爱人真的领着他去扫墓，他在母亲墓前号啕大哭，等哭完以后，病一下子好了 60%，心率恢复，期前收缩少了，整个人的精神状态也好了很多，像是心里面的疙瘩给解开了。回过头来看，这个病人的心律失常其实只是一个表象而已，根在郁结，所以必须提供一种宣泄的方法。当我们看到他的郁闷处于要爆发的状态，就要顺势而为，找到一个契机、一个支点，让他去给母亲扫墓，用大哭给长期以来积压的郁气发泄的出路。

另外再讲一个病例，关于多代谢紊乱。病人是一个公务员，因为心衰送来住院。当时我还在中日友好医院当病房的主任。这个病人主要是喘，在当地医院误以为是感冒，结果治疗了几天以后都没有效果，转到我们医院才诊断出来是左心衰，用药物很快就纠正过来。但经历这些以后，这个病人感到自己的病已经到了一种严重的程度，非常的恐惧，所以来到我办公室求救，强烈希望我们可以给他支招，并且保证说怎么做能治好病，就积极配合着怎么做。我就领着他去病房转了转，看了几个病人。看些什么样的病人呢？一个是糖尿病晚期截肢的，一个是透析的，还有一个是老太太眼睛瞎的。他看完之后，很震惊，也非常害怕，急忙问我到底应该怎么办。我给他的办法就是改变生活方式。这个病人 1.67m 的个子，230 斤，属于严重的肥胖；有高血压，吃着两种降压的药也降不下去；还有高血脂，检查甘油三酯、胆固醇都高，即使吃着降脂的药还是控制不理想；加上糖尿病，用了三种药物降糖，但餐后血糖还是 15mmol/L 以上。我认为这些都是生活方式的病，所以必须好好地从根本上治疗，彻底改变不良的生活方法。他非常有信心地保证说："我一定从这次心衰开始，改变我的身体状况，改变我的命运。"从那以后，他每天坚持快走 1 万步，大概 5 公里的样子，并且推掉了很多应酬，吃饭以素为主，加上每天吃中药调理代谢综合征。过了一年，他的体重从 230 斤减到 156 斤，血压和血脂不需要药物都控制得很好，降糖药去掉了两种，只剩下半片拜糖苹。再过了几年，他所有的药物都停掉了。到现在已经 10 多年，但身体都保持得非常好。曾经有一次我去上糖尿病的电视节目，就把他带去现场，让他和观众讲一讲体会。这一类生活方式疾病，光靠药物很难从根本上解决，所以必须在服用中药过程中配合生活方式的改变。这也是一种审因论治，就是要充分发挥病人的主观能动性。

下面这个是水肿的病例。4 年前，病人眼睛周围出现严重的皮肤红疹，西医诊断是"淀粉样变性"，用了泼尼松治疗，既往还有"肺间质纤维化"。半年前，病人开始水肿，越来越严重，已经发展成重度；皮肤非常绷紧，而且左下肢不断地向外渗水，一天甚至可以渗出 3L 水；呼吸非常困难，喘憋严重，夜间不能平卧，自己不能翻身，生活上基本不能自理。查看舌苔是黄腻的，舌底是郁滞的。所以辨证属于气、血、水的问题，用参附汤加葶苈子为主治疗，其中葶苈子 30g（包煎）。因为水肿非常严重，就用车前子 90g 配上云苓 120g；还考虑整个舌下络脉非常的郁滞，达到瘀闭的状态，就用了三七 30g。处方：附子 30g（先煎 2 小时），红参 15g，葶苈子 30g，车前子 90g，三七 30g，桃仁 15g，酒军 6g，云苓 120g。3 剂。嘱咐病人分成早、中、晚、睡前 4 次服用。最初只开了 3 剂试药，想看一看有没有效果。结果病人吃了 3 剂药以后，渗水明显减少，喘憋缓解，但双下肢仍然水肿，所以在原方有效的基础上，继续增量，制附子加大到 60g，红参加到 30g，继续服用。14 剂药以后，这个病人下肢的渗水基本消失，双下肢水肿减轻 50%，呼吸困难、喘憋缓解 60%，夜间已经能平躺。这个时候就需要开始减量，进行慢慢地调整，一系列治疗后他整个情况都保持得不错。所以在疾病的严重阶段，我们要用大剂量，而在疾病的缓解阶段，就要减为中剂量，甚至小剂量。

还有这个病人，48 岁，糖尿病合并自身免疫性肝炎。发现糖尿病 12 年，先用二甲双胍等口服药治疗，后来改成胰岛素治疗，但血糖控制得不太理想；曾经出现过左眼底出血，做了玻璃体切割术。她最大的特点是对黄连极度过敏，即使沾一点黄连的边都会产生过敏。最初的时候，检查肝功能 AST 32U/L，ALT 75U/L，我们试着开小剂量的大柴胡汤给她试一试：柴胡 9g，黄芩 15g，黄连 9g，生姜 3 片，三七 6g，五味子 15g，酒军 3g。虽然黄连只用了 9g，但病人吃了 28 剂后，肝功能一下子就上来了，AST 131U/L，ALT 218U/L，同时血糖也升高。根据这个情况，我们开始换方子，用茵陈蒿汤来改善肝功能的问题：茵陈 30g（先煎 1h），酒军 3g，五味子 30g，三七 6g，生姜 3 片。经过 3 周以后，肝功能降到正常，血糖也有所下降。我们当时还不知道这个病人对黄连的过敏，所以给她调整了一张以生姜泻心汤为底子的处方，加上一些调肝的药物治疗：生姜 30g，清夏 15g，黄连 6g，黄芩 15g，三七 6g，茵陈 15g（先煎 1h），五味子 15g，炒杜仲 45g。结果 1 个月后，肝功能又一下子上来了，AST 210U/L，ALT 417U/L。她在肝病专科医院做了一个肝脏相关检查，最后确定是自身免疫性肝炎。我们的治疗只好回到原来的茵陈蒿汤：茵陈 15g（先煎 1 小时），三七 6g，水蛭粉 3g（分冲）。以此方为基础，后加怀山药、葛根、知母等。过了 1 个月，指标又都恢复到正常水平。所以黄连应用的不良反应，有时候并不是因为剂量的问题，而是病人本身对药物某些成分的过敏。这种过敏属于自身的免疫反应，用中药进行调整的话，还是能够很快恢复肝功能。在我印象中，这个病人后来停掉了所有的中药，肝功能都维持得很好，但有一次腹泻时用了一点小檗碱，肝功能就再次上来了。新加坡儿科教授曾经报道过缺乏 G6PD 酶素的新生儿服用小檗碱，就会引起严重急性溶血及黄疸，所以新加坡政府禁止使用黄连。但是我们觉得大多数的病人应用黄连，其实问题不大的。只是对于少数病人，特别是某些可能存在自身免疫缺陷的病人，应用黄连的时候要非常小心。而刚刚说到这个病人，因为害怕她以后碰到黄连会再过敏，所以有意识地反复尝试，想看一看到底是不是真正的黄连过敏。临床上，应用黄连确实会出现毒性的问题，主要是肝毒性，而对肾功能没有什么大影响，所以在黄连的配伍各方面还是要小心一点。

三、组方的艺术

组方，本身就是非常讲究艺术。现在经常看到的处方，几乎开所有的药都是 10g、15g、10g、15g，完全不符合仲景本身处方的艺术。因为仲景非常讲究君臣佐使的搭配，像葛根芩连汤，葛根半斤作为主药、君药，黄连、黄芩各三两而作为臣药，甘草二两作为佐药，这样的组方看起来就很到位。而现在开方都是千篇一律的 10g、15g，根本看不出来君臣佐使，也看不出来眉眼高低，不知道哪一个是君药，哪一个是臣药，哪一个是佐药，哪一个是使药。

所谓君药，《黄帝内经》中提到"主病之谓君"，但我觉得应该改成"主治之谓君"，意思是君药针对最主要想治的部分。如果我想针对某些症状，比如头痛，那么治头疼的药就是君药。如果想治疗这个病人，并没有什么特别的症状，而只是某个指标的异常，比如刚才提到那个自身免疫性肝炎的病人，只是转氨酶特别高，那么降转氨酶的药就是君药。臣药，负责兼治或者辅治。兼治是当君药去打击矛盾主要方面的时候，臣药来治疗矛盾的次要方面。辅治是当君药打击力量还不够的时候，用臣药配合来增强力量。在处方君臣药的时候，如果能够和辨证论治的表里、阴阳、寒热、虚实这八纲相对应，就是最理想的。但临床中，我们经常对不上号。比如说治疗神经的疼痛，我们特别希望用川乌来止痛，但病人很可能表现出四肢灼热，这样一来，用乌头就和辨证论治不一致，怎么处理这个情况呢？其实没有关系，君药还是可以选择乌头止痛为主，而依靠佐药来体现出辨证论治。佐药的作用在于佐治，因为主打的君药、臣药常常会有很多偏性（偏激），或者不符合辨证论治的情况，需要佐药把整个方佐回到八纲中。所以，《黄帝内经》中讲："君一臣三佐五，制之中也。君一臣三佐九，制之大也。"为什么要用到那么多的佐药呢？关键就是利用佐药把方佐回到辨证论治这条轨道上来，让它符合辨证论治中的寒热虚实。在真正治疗的时候，君药、臣药就是根据我们之前说的审因论治、辨病论治、对症论治这些情况，抓住病人的主症，或是主病，或是主因，然后依靠佐药把辨证论治佐回来。使药的重点是引经。拿犀牛来打比方，在攻击的时候，它的头部就可能是君药，前肢往前拱是臣药，后肢是佐药，而最后的尾巴，可以帮它调整往哪走的方向，就像掌舵的，成为使药。比如麻杏石甘汤，如果主要任务是治喘，那么可能麻黄就是君药，杏仁是臣药；如果主要是治咳，那么可能杏仁就是君药，麻黄变成臣药；如果是用来治热，那么反过来，可能石膏是君药。所以根据主治的不同，方剂的君臣佐使可以相应调整。又比如大黄附子汤，它是一个非常好的排浊毒方子。我们用它治疗尿毒症的时候，大黄经常用到 15 ~ 30g，生大黄 15 ~ 30g。或许有人会疑问：这个病人虚到这种程度还能够用这么多的大黄吗？但我们用这个方法治疗了几百例的各类型肾功能衰竭，说明是完全可以的。这周星期二门诊就有这样的病人，1 年多前刚来看病的时候肌酐将近 700 μmol/L，而这次复查肌酐是 592 μmol/L，主要就是靠大黄和附子的配合。我们需要自己掌握好用量，一般是 15 ~ 30g，保持大便一到两次，不要泻得太厉害。同时，在临床上我们发现越实的病人，对大黄的反应越强烈，泻得越厉害，而越虚的病人反倒不强烈。所以需要排除浊毒的时候，大黄的剂量不能少。而如果尿毒症的病人表现为热象，出现口干口苦等胃热症状，就考虑用大黄黄连泻心汤。

再说说精方和围方。所谓经方，最具代表性的当然是张仲景的方剂，那是经典的方子，属于经验的"经"。而我们把它叫作精方，是精简的"精"。围方的话，主要是打围，属于军团作战。临床上看到的大多数方剂就是这种围方，很少在8味药以下，原因有两个。第一是因为剂量搞错了，因为张仲景的方虽然药少而精，却药专量大力宏。一代代传承错误，把仲景方搞成小剂量，认为一两等于3g，直接导致经方不管用，然后把经方的一味药用若干味药代替使用。比如说经方中一两等于13.8g，那么桂枝三两就应该是40g左右，足够解决表虚自汗的问题。但因为剂量传承的错误，把一两等于3g，造成桂枝三两只用到9g，显然力量不够，只好加上荆芥、防风之类的药物，用几味药顶一味药，所以变成了围方。第二个原因是很多慢病的调理就需要这种围方。在张仲景时代，整个生活水平很低，人们的平均寿命都很短，所以慢病就比较少见，但到了唐朝以后，尤其大唐盛世的时候，生活水平整体提高，平均寿命延长，就会出现很多的慢病，需要用围方来多系统、多脏器、多层面地来解决问题。围方虽然是军团作战，但并不是说没有君臣佐使，它可以分成若干的团队，每个团队来代表君臣佐使，所以我们现在治疗上提出合理的用量，不是一味的大剂量，也不是说一味的小剂量。当遇上急危重症时，还是要用精方，而且用原本的剂量，就是一两等于13.8g；而在一些慢病治疗中，方药可以用小剂量，用围方。

这是一个糖尿病周围神经痛的病人。神经病变主要分为两种情况：一种是脏腑寒，经络也寒，非常适合用黄芪桂枝五物汤。另一种经常碰到的是脏腑热，经络寒，像我们这个病人。"经络寒"表现为疼、麻、木、凉，"脏腑热"表现为口干口苦、大便干结等，所以这种情况下治疗非常矛盾。我们可以通过合方把这种矛盾在一个方子里面体现出来：治疗脏腑热的时候用清热的寒药，经络寒的时候用温药热药。而且经过长期应用发现，这些药物都是各自走经发挥作用，并不会互相影响，往往血糖降的时候，疼、麻、木、凉也有所改善。神经病变中还有一个比较头疼的症状，就是疼、麻、木并不是都属于凉，也有很热的情况。热，指烧灼感，有些病人甚至为此而多年都没有盖过被子。但这种灼热感和李东垣所描述的"扪之烙手"并不是一回事，"扪之烙手"指摸皮肤的时候烫手，但摸这些糖尿病末梢神经病变的病人，皮肤的温度是正常的。这是支配温度觉的神经受损情况，所以病人自觉特别特别地热。治疗上，如果摸皮肤是真正的"扪之烙手"，就需要发散，主要用升阳散火汤把郁在体表的热散出去；如果摸皮肤温度是完全正常的，那么就用黄芪桂枝五物汤。这是因为辨证不一样，所以治疗方法也不一样。

下面这个病人 78 岁，是胆汁郁滞性的肝硬化。这个病是由于某些原因导致胆汁郁滞，最后整个肝纤维化，属于世界疑难病。现代医学有一些药物可以治疗，但费用很贵，效果也有一些不理想。这个病人的症状主要是间断腹胀，每天腹泻 5 ~ 6 次，腹部非常凉，夜尿多。夜尿多考虑是老年人肾小管功能减退引起的。正常人一般白天的尿多，超过夜尿，年轻人大概是 3 ~ 4 : 1，50 ~ 60 岁大概是 1 : 1，而 70 岁以后就可能夜尿超过昼尿，出现 1 : 2 等等。当然，也可以再详细查尿的情况，比如尿比重、尿渗透压、尿糖等。而这个病人，主要还是一个老龄化退行性病变。做了一些检查，血分析：WBC 2.14×10^9/L，HGB 98g/L，PLT 41×10^9/L，提示三系都低，考虑可能和肝脏的损伤有一定的关系。查肝硬化的指标，HA 135ng/mL（< 120），P Ⅲ P 15.4ng/mL（< 12），C Ⅳ 157.2ng/mL（< 140），三项都有轻度增高。而肝功能的情况，TBIL 39.3μmol/L（5.1 ~ 22.2），DBIL 9.8μmol/L（0 ~ 8），TBA 41.7μmol/L（0 ~ 10），总胆红素超过将近一倍，说明这是胆汁郁滞性肝硬化。另外，这个病人有门静脉高压，食管静脉重度曲张，脾大和腹腔积液的情况；以前还发作过一次 1000mL 以上的大出血，引起失血性的贫血。因为这个病人病情很复杂，所以合病合方，当时开了一个比较复杂的方子，用附子理中汤和茵陈蒿汤加减：黑顺片 30g（先煎 2 小时），生姜 15g，茵陈 30g（先煎 1 小时），赤芍 15g，三七 15g，丹参 30g，马鞭草 30g，莪术 30g，党参 30g，炒白术 30g，五味子 15g，生牡蛎 30g（先煎），红参 9g；仙灵脾 15g，巴戟天 15g，云苓 30g。并嘱咐病人分早、中、晚、睡前 4 次服用，另加大黄䗪虫丸 9g。4 次吃药的最大好处是能够减少药物的毒副作用，同时相对来说，能够使血药浓度保持得比较平衡。用上面的方子治疗 4 个月后，除了腹部少量积液，大多数情况都有明显的缓解，各项指标也有所降低，像 TBIL 降到 19.6μmol/L，肝硬化三项指标：HA 73.8ng/mL，P Ⅲ P 5.7ng/mL，C Ⅳ 67.2ng/mL，都已

经在正常范围之内。1年以后，腹腔积液消失，肝硬化三项的指标维持正常，连 TBIL 也降到正常。我记得自己早期治疗胆汁郁滞性肝硬化是 20 世纪 90 年代初在日本。当时房东的女儿就是得这个病，出现黄疸、腹水、脾大和门静脉高压，被日本医生认为已经没什么可治的。结果我让她长期服用大黄䗪虫丸。通过不到 4 年的时间，她恢复得非常好，检查肝硬化指标等全部都正常。我们已经利用中医治疗这种类型的肝硬化 20 多例，总体效果都非常不错。

接着讲讲便秘的治疗。我们经常碰到一些很顽固的便秘，也成了一个头疼的麻烦事。印象中有一个 20 多岁的女孩子，很多年来都是一个月解一次大便，不知道体内的那些粪便到哪里去了。还有一个 84 岁的老太太，需要用开塞露加抠才能解大便。后来我们给她开了增液承气汤，照用大黄和芒硝，结果大便变得非常通畅，并且大便通了以后，几十年都居高不下的血糖也开始稳定。这个病人维持治疗了 4 年，一直都是增液承气汤，天天吃着 6g 玄明粉、15～30g 大黄，精神状态非常好，大便保持通畅，血糖维持平稳，很多口服西药也逐步减掉了。所以不见得老年人就不能用芒硝和大黄，辨证准确，该用的时候就用，没什么太多的顾忌。不过，后来因为我离开中日友好医院，所以这个病人后续的情况就不太知道了。PPT 上讲的是一个 2 年前前列腺热切手术后便秘的病人。曾经服用增液承气汤、补中益气汤等药物，都是开始的效果好，后来就无效，发病以来体重下降了 20kg。现在的情况是排便困难，非灌肠不下，左小腹痛，晚上经常因腹疼而痛醒。肠镜报告大肠多发息肉、大肠黑病变，病理是增生性的息肉，管状腺瘤局部的腺体轻度不典型的增生。我让学生查文献研究大肠黑病变到底有没有致癌的倾向，结果是目前还没真正的报道说有增加癌变这种趋势。所以，我并没有因此而顾忌大黄的应用，选择了桃核承气汤，又考虑他 60 多岁，体质比较虚，所以加了 45g 黄芪：桃仁 30g，厚朴 45g，枳实 30g，生大黄 30g，黄芪 45g。这个汤剂早、中、晚服用 3 次，加上元明粉 6g 每天晚上冲服 1 次，3 剂就把他大便通下来了。以前我在中日友好医院的时候，外科会诊特别多，治疗了很多急性不完全性肠梗阻的病人，用的剂量大多数都是：生大黄 30～60g，玄明粉 6～10g。因为找我会诊的病人经常都是以前做过手术，已经有明显的肠粘连，遇上第二次肠梗阻，如果 1 剂药喝下去大便通的话，就不需要切一刀；如果喝下去没有效果，那么就得马上进行二次手术，可能更加重肠粘连，甚至以后肠梗阻会更严重。所以那个时候，我们常常是 1 剂药用大黄 60g，让病人分成 4 ~ 6 次服用，每小时 1 次，直到大便通下来就停止。另外，那些因为流行性出血热而肾功能衰竭的病人，肌酐一天天往上涨，我们也用桃核承气汤的这个剂量治疗，但是分多次去服用以保证安全性。往往等大便一通，小便就像流注样出来了。这个大黄的应用一般有三种，一种是用酒大黄炮制，比较柔和；一种是熟大黄，比酒大黄厉害一点；还有一种是生大黄，泻下作用强一点。不过生大黄有后下和不后下的区别，后下的主要目的就是让病人泻得快。一般多长时间能泻下来呢？每个人反应情况不太一样，大约是 4 ~ 8 个小时。如果不后下的话，大概是 8 ~ 12 个小时。所以用的时候要根据目的来决定。比如说治疗便秘的时候，我们往往让病人 1 天吃 1 次药，什么时候吃呢？晚饭后吃 1 次，而且不用后下，这样大概在 8 ~ 12 小时以后开始大便，也就是在第二天清晨解第一次大便，可以慢慢建立在早上解大便的习惯。有些医生让病人早上吃 1 次，晚上吃 1 次，甚至 1 天吃 3 次，那么什么时候大便就说不上了，反正赶到哪个点儿是哪个点儿，没有规律，所以大家要清楚剂量和给药时间。

我们来看下一个病例。这是一个糖尿病前期很轻的一个病人，整体血糖都不太高，餐后血糖是 9.7mmol/L，以调理为主。所以我们按照教科书上"经方一两等于 3g"来治疗：酒军 6g，黄连 9g，生姜 3 片，花粉 30g。我一个博士的毕业论文，把《伤寒杂病论》里全部的方子进行统计，算出每个方的平均药味数，具体数值我记得不太清楚，大概是 4 点几，这说明仲景的方子是相当精的。而我们用这么精的方子治疗时，需要根据不同的疾病来考虑不同的用量，才能起到良好的效果。这个病人服汤剂 1 个月后各方面情况都很好，所以后来改成水丸：干姜 90g，黄连 135g，知母 270g，西洋参 135g，生大黄 45g。每次 4g，每天两次，相当于每天有 1.5g 黄连，病情控制得很不错。我们治疗初发糖尿病，血糖控制下来之后，一般就像这样服用水丸，一般每次 9g，每天两次维持。如果间断出现血糖控制不好，就改成每天 3 次，等到控制好了再减回来两次。使用这个方法效果非常好，很多病人都可以保持很多年不用任何西药。

四、用量的艺术

说到用量的艺术，"随证施量"是一个基本思想，就是根据证本身的轻浅来选择剂量。如果是证轻的时候，就没有必要用那么重剂；而重证的时候就一定要用到重剂。像乌头桂枝汤方后面注释说："初服二合，不知，即服三合，又不知，复加之五合。其知者，如醉状，得吐者，为中病。"这是无效的时候不断加量的过程，而"如醉状，得吐者为中病"才是真正有效、有感觉的时候。但临床上，我们看到服用乌头出现这种症状，立刻吓得不得了，认为是乌头中毒，并且赶紧抢救，其实这只是"知"的表现。我以前碰到过两例类似的情况。其中一个是用60g乌头的病人，本来在我们医院抓药时吃得非常好，第一个月后疼痛等各方面症状都明显减轻。但是第二个月的时候，病人忽然给我们一个学生打电话，说是吃药以后非常晕，感觉天旋地转，同时胃难受得吐了。学生转告我的时候，我说让他赶紧去急诊室看一下，结果去了之后没有什么问题，也没有什么特别处理，慢慢地症状就自动过去了。后来把他的药拿过来仔细看，发现是在他当地保定抓的药，乌头完全没有炮制，是生的，所以才会出现这样的情况。但其实他的晕和吐就是"如醉状""得吐"的表现，提示着方药有效。临床上我们见到病人有一些不良反应的时候，不应该立刻被吓得要死，不应该马上就停止用药，而是要有一个正确的判断，因为这可能正是一个恰到好处的有效症状。我举个例子，马钱子，一般用0.6g以下，最大剂量是0.9g。当时病房有个病人，护士拿了4包马钱子粉给他，并嘱咐分4天吃，每天1包，也就是0.9g。结果他把4包放在一块，一下子冲来吃了，相等于用了3.6g马钱子。吃完药就开始出现比较兴奋，特别爱说，多言多语。这个症状刚好被我查房的时候发现，觉得有点意思，这个病人怎么会忽然如此爱说，经过询问才知道那个吃药的过程。其实，这正说明3.6g对他是一个比较有效的剂量，所以才会出现多言多语和相对兴奋。但往往出现这种情况后，大家都怀疑是不是中毒，而不敢再继续用下去。如果可以在有效剂量和中毒剂量之间准确地把握药物，那就是高明的医生。比如说瓜蒂散，"不吐者，少少加，得快吐乃止。"曾经有一个县委书记，打嗝得特别厉害，当时我就用这个催吐，等他吐完以后很快就好了。再比如白头翁汤，"温服一升，不愈，更服一升。"麻子仁丸，"饮服十丸，日三服，渐加，以知为度。"
这都说明张仲景在那个时代里，已经能够把药物的剂量掌握得特别精确，
非常值得我们好好学习。另外，张仲景非常讲究方药的服法，不是千篇一
律地跟病人说："回去吃吧，早上吃半付，晚上吃半付。"而是分为 1 天
吃 1 次的，1 天吃 2 次的，1 天吃 3 次、甚至多次的，或者睡前服、饭前服、
饭后服等等，关键就是调整药物的剂量和血药浓度。

我最近经常思考药物有效无效的剂量问题。不管是用伤寒的方，还是
用其他的方都好，经常会遇到没有效的情况，尤其是那些"10g、15g"的方子。
而到底这些药物多少克有效？我们不知道。多少克有毒？我们也不知道。
这种既不知道有效是多大剂量也不知道有毒是多大剂量的情况下，大家到
底是怎么用的药呢？老师教我们桂枝用 6g，那么桂枝就用 6g；老师教我们
白芍 9g，那么白芍就用 9g，这种一代一代传承下来的用药方法，实际上是
几百年、甚至几千年的稀里糊涂地用药。所以我们提出来要成立方药量效
研究分会，把药物学、临床、基础、西医和中医弄在一块，专门用来认真
研究药物的最低起效剂量、有毒剂量等。但不一定都是在人的身上，也可
以改在动物身上试验，在最低起效剂量和有毒剂量之间找到一个最佳有效
剂量，既能真正有效，又能保证安全。我认为中医一定要走向量化的时代，
把宝贵的经验进行数字量化，才能够精准，才称得上一个真正的有效的科
学。具体用经方的时候，到底一两等于多少克呢？我觉得大致的规律是这
样：如果是急危重症的话，就按照一两等于 13.8g、15g 来考虑；比较轻的
病，就按照一两等于 3g 考虑；而那些既不是急危重症，又不是非常轻的病，
可以按一两等于 9g 考虑。

先来看一个心衰的病例。这个病人 69 岁，双下肢重度凹陷性水肿，
而且用了利尿剂之后，效果不佳，被推来看病的时候，胸闷憋气，少尿，
心率 140 次 / 分，属于很明显的心衰。我辨证考虑阴虚水热互结导致，所
以选择猪苓汤：猪苓 120g，茯苓 120g，阿胶珠 15g，滑石 30g（包），生
甘草 15g，西洋参 30g，黑顺片 30g（先煎 2h），丹参 30g，三七 9g，葶苈
子 15g，生姜 3 片，大枣 5 枚。7 剂，分早、中、晚、睡前 4 次服用。利用
120g 猪苓和 120g 茯苓同治气、血、水。7 剂药后，这个病人的胸闷憋气明
显减轻，双下肢水肿减轻 60%，心率降到 84 次 / 分，于是开始减量，将猪

苓、茯苓各减为 30g，黑顺片减为 15g，继续调理。所以说在重症阶段，方药该出手时就出手，而不要犹犹豫豫。记得曾经被问道：开出这种超过剂量的方子，如果出了问题，病人反过来告你的话，该怎么办才好？这些医疗矛盾应该怎么解决？有人认为全教授是名医，所以才不担心被病人告。其实不见得是这样，名医也能被告。但我们可以采取一些策略来防患未然。第一条就是正确判断病人的情况，如果一看病人就是事多的，看病的目的就是告医生，那么就千万别去招惹；如果看到病人就是真正想治病的，而且是真的没辙，把我们当作救星，那么就要来治疗。但是这种重症的情况下，我们必须把病情的严重性、治疗之后可能出现的副反应等问题都一一跟病人说清楚。另一个比较狡猾的方法，就是一天开 2 ~ 3 剂，1 剂 1 剂的用，第一剂不行就再来第二剂，看着病情去应用，也能够避免一些矛盾。

　　下面这个是糖尿病重度胃瘫的病人，2009 年体检发现血糖升高，确诊是成人晚发的 1 型糖尿病。2010 年出现严重腹泻，2011 年 7 月怀孕后出现严重呕吐，终止妊娠后仍然频发呕吐，平均每个月呕吐 25 天，每天呕吐 20 ~ 30 次，甚至呕吐到虚脱，导致意识丧失。而且呕吐前出现剧烈的胃痛，觉得胃是冰凉的，像冰块一样，即使敷很烫的热水都没有什么感觉。总的来说，这个病人存在糖尿病酮症，胃肠自主神经胃病，周围神经病变，糖尿病肾病和眼底病变的问题。当时考虑是中阳大虚，胃气衰微，用了附子理中汤合旋覆代赭汤、吴茱萸汤加减：黑顺片 30g（先煎 4 小时），红参 30g，炒白术 30g，诃子 30g，代赭石 15g，生姜 30g，苏藿梗各 9g，吴茱萸 9g，黄连 1.5g。其中红参用了 30g 的大剂量来扶助正气，附子也是 30g；代赭石 15g，比较小剂量。因为已经胃下垂的情况下不要用太多的重的矿物药。还用了一个反"左金丸"，虽然也是 6 ：1 的比例，但是吴茱萸 9g、黄连 1.5g，因为这个病人属于胃寒。同时，我们使用的服药方法是："不拘时，小口频服。"就是让病人一小口一小口频繁服用，就算喝了就吐也没有关系，只要一天之内能把这一付药喝完就行了。病人服了 10 付药以后，呕吐发作前的胃痛症状明显缓解，呕吐的剧烈程度减轻，腹泻减少到每天 5 ~ 6 次，胃部也不觉得凉了，喝下热水能有些感觉。这个时候我们有效增量，把附片加大到 60g 继续治疗。过了 1 个月，这个病人过来复诊，说吃了 28 付药后，1 个月才呕吐 4 次，能够进食；腹泻消失，大便能成形；

剧烈胃痛完全消失，并且胃部有温热的感觉。然后就开始减量维持。其实临床上还有很多这样剧烈胃痛的例子。印象最深刻的是有一个病人，即使每天打 4 次杜冷丁（哌替啶）也止不住疼痛。但用黄芪建中汤，其中大剂量用红参，往往 1 剂就能马上减轻疼痛。因为胃痛常常是寒到一定程度引起胃痉挛导致的。还有一个很好的方药：当归生姜羊肉汤。我们让那些虚寒性胃痉挛导致剧痛的病人回家去吃当归生姜羊肉汤，生姜用 30 ～ 60g，甚至 120g，往往吃了之后，疼痛马上缓解。生姜非常入胃，所以胃病的时候用生姜或者干姜作引经药是最好的。我们再认真看看上个病人的方药，可以发现即使这么寒的时候，里面仍然有 1.5g 黄连。这里主要是把它当作佐药，配合生姜来"辛开苦降"。因为方子里有 30g 生姜、30g 附片和 9g 吴茱萸，热力完全足够，所以加点黄连不会产生什么问题。

五、炮制的艺术

炮制是一项传统而古老的技术，也是非常关键的一步。如果炮制得好的话，不但不减效，反而还增效；如果炮制得不好的话，那就是减效。我们最近有个"煮散"的课题准备立项，主要就是剂型改良的问题。现在常用的中药饮片，实际上是很大的资源浪费。曾经用葛根芩连汤做过一项比较实验，一组直接用葛根、黄芩、黄连和甘草的饮片煎煮，另一组先把 4 种饮片打成粗粉后再煎煮。结果粗粉煎煮组用 1/2 的量就可以抵上饮片组的效果，直接节省了 1/2 的药源。而且也节省煎煮时间，粗粉组煎煮 15 分钟就可以达到足够的药效，而饮片需要 1 个小时才能充分煮出有效成分。这种"煮散"其实是早在宋代就大量推广使用的一种剂型。当时面临兵荒马乱和药源的极度紧缺的情况，政府开始推行"煮散"，所以在《和剂局方》《圣济总录》等书中比比都是煮散。而现在我们也面临着药源紧缺和药价不断攀升的困境，那些药物几乎一年一个价，导致人家说只有贵族才看得起中医，让"简、便、廉、易"和中医无缘了。所以建议将来大家可以广泛地试一试"煮散"的方法。如果病人家里有打黄豆之类的机器，就可以让他回去把饮片打成粗粉后煎煮，这样 1 剂药可以吃两天，节省下很多的药源。

上面讲的是炮制对节约药源的作用，其实它还可以改变药物的品性。

像《伤寒论》里讲乌头的炮制要用白蜜煎煮来降低毒性。大黄可以酒炙，或者用熟大黄，使泻下力减缓。杜仲盐炒，因为咸入肾，可以增强补肾。还有黄芪，生用利水，蜜炙补气，但是临床上糖尿病的病人不适合吃太多的蜜，所以基本都是生黄芪。其实，生黄芪经过煎煮以后差不多就是炙黄芪，起到的效果也很好。下面也举几个病例。

这个病人 56 岁，便秘 3 年，主要情况是大便干结难解，每天需要喝香油，用开塞露，解的大便呈羊粪状。当时用的是增液承气汤加减：玄参 90g，生地 90g，麦冬 90g，生大黄 9g（后下），玄明粉 6g，太子参 30g，生姜 5 片。一般我们都是开 28 付药给病人治疗，结果整个排便稍微好一些，但还不够理想，大便仍然干结像羊粪一样。所以在原来的基础上加火麻仁 60g，生大黄改为 15g。这样的方又继续服用 28 付，然后病人可以自主排便，大便不再干结。

下面这个病人糖尿病肾病 4 年，出现乏力、双下肢浮肿等情况，检查 24 小时尿蛋白定量 2.35g，Crea 260.7μmol/L，BUN 16.64mmol/L，UA 562μmol/L，TG 2.95mmol/L，TC 6.77mmol/L。当时用了抵当汤合大黄附子汤加减：酒军 20g，水蛭粉 3g（分冲），附子 15g，黄芪 60g，丹参 30g，云苓 60g，芡实 30g，党参 30g。病人连续服用了 2 个月，水肿明显减轻，复查 24 小时尿蛋白定量降到 1.45g，肌酐降到 214.1μmol/L。接着继续调整处方，把熟大黄（即酒军）减到 15g，病人服用后 24h 尿蛋白定量和肌酐都在一路下降。8 个月后再次复查，24 小时尿蛋白定量 0.22g，Crea173.2μmol/L，BUN 12.33mmol/L。一般到了这种程度的肾病，肌酐只能降到一定程度后长期维持，而不可能恢复正常水平。同时，要特别注意复发的问题，一个感冒，或者一次腹泻，或者过度疲劳等情况都非常容易导致复发。比较这个病人前后指标的情况，除了肌酐外，尿酸、血脂都在同时下降，这也是中医治疗多代谢病的特色所在：经常一张方子就可以改善代谢综合征的多代谢紊乱问题。

有一个 36 岁的女同志，雷诺现象 4 年，主要表现是四末冰冷，双眼睑、双手浮肿，头痛，特别怕冷。这是一个结缔组织病，当时用的方子是：制川乌 60g（先煎 8h），黄芪 60g，川桂枝 45g，白芍 45g，鸡血藤 60g，羌活 30g，炙甘草 15g，生姜 5 片。主要是大乌头汤和黄芪桂枝五物汤的配伍使用，但剂量上用的是试探量，需要试探一下病人对药物的反应情况。连续服用 14 剂以后，病人的冰冷症状改善了 30%，头痛明显减轻，所以进行有效增量，把制川乌改为 120g（先煎 8h），川桂枝改为 45g 继续治疗。坚持服用 1 个月后，病人已经不再怕风怕冷，四末冰冷缓解 80%，头痛消失。所以有时候治疗结缔组织病等顽固性疾病，剂量太小可能就是杯水车薪，根本攻不动这些病，需要用到大剂量。

六、配伍的艺术

中医的配伍，实际上就是 1 加 1 要大于 2，既可以增效，又能减毒。比如乌头配甘草、白蜜、生姜等，可以减少毒性。半夏、干姜配黄连、黄芩，可以辛开苦降。桂枝甘草汤辛甘化阳，芍药甘草汤酸甘化阴，麻黄附子甘草汤补散相配，附子配干姜守走相应。配伍，其实就是找到一个恰到好处的支点。

我们治疗了很多例桥本氏甲状腺炎的病人，其中一个最难点的问题就是如何降抗体。西医在这方面也是无计可施。下面这个病人主要是用雷公藤来治疗。他的情况是：3 年前因为甲状腺肿大、疼痛去做检查，病理切片说是"恶性病变"，于是做了左叶切除手术。切完以后变成甲减：FT3：1.64pg/mL（正常值 1.7 ~ 3.7）；FT4：0.66pg/mL（0.7 ~ 1.48）；TSH：58.44mIU/L（0.35 ~ 4.94）。同时伴有抗体的增高：aTG 113.2IU/mL（0 ~ 4.1）；aTPO > 1300IU/mL（0 ~ 5.6）。当时主要是针对少阳，针对甲状腺、淋巴来用药，方子是消瘰丸加雷公藤：雷公藤 30g，鸡血藤 30g，生甘草 30g，玄参 30g，浙贝母 15g，生牡蛎 30g（先煎），夏枯草 30g，柴胡 9g，黄芩 15g，黄连 9g。我们对雷公藤的使用体会比较多，它煎药的有毒剂量是 30g，主要表现是肝毒性，所以如果使用雷公藤就一定要监测肝功能。我们一般监测得比较全，要求病人每个月复诊的时候都必须查肝功、肾功、血常规和尿常规等，根据指标才能继续调整用药。这个病人喝了 1 个月药后，甲状腺肿痛消失，复查指标：FT3 1.86pg/mL，FT4 0.98pg/mL，TSH 32.66mIU/L，aTG 56.88IU/mL，aTPO > 1000IU/mL。这个时候把雷公藤增加到 45g 继续治疗。当然，我们也要特别注意 45g 雷公藤可能出现的毒性反应，所以把夏枯草也加到 45g，另加五味子 15g，同时密切监测各项指标。3个月后，再看这个病人的情况，各类不适症状都消失，复 查 FT3 2.30pg/mL，FT4 0.82pg/mL，TSH 16.72mIU/L，aTG 5.32IU/mL，aTPO 48.97IU/mL。同时肝功能和肾功能都非常稳定。所以当我们做有毒药物的治疗时，有效性和安全性之间的把握是取得疗效的关键。

我们还尝试着用雷公藤治疗其他疾病。自身免疫性糖尿病，尤其是成人迟发型糖尿病，表现也是各项抗体的升高，如谷氨酸脱氢酶抗体、胰岛素抗体、胰岛细胞抗体等。这个病人48岁，男性，发现糖尿病3年余，乏力易倦，口干，血糖控制不理想，查胰岛素自身抗体提示：胰岛细胞抗体（ICA）（＋），胰岛素自身抗体（IAA）（＋），谷氨酸脱羧酶抗体（GADA）（－）。我们试着用葛根芩连汤加雷公藤治疗：雷公藤15g，鸡血藤30g，生甘草15g，五味子15g，葛根72g，黄芩27g，黄连27g，干姜4.5g。结果服药2个月后，不但不适症状消失，血糖很好地降下来，而且复查抗体指标都转阴。

前面两个都是用雷公藤后抗体下降的病例，非常有意思，很值得进一步探讨，也提示着中医可能对这些西医束手无策的疑难点有新突破。因为时间关系，后面还有一些病例就不再详细讲解。面对现代社会疾病谱的新变化，特别是一些慢病的出现，需要不断去探索，用经方治疗来适应这种变化。我个人的观点是经方不要骄恣，不要刻舟求剑，而是要适应新的形势，用出新的高度。特别是在对很多疾病知识深化的基础上，更好地继承、挖掘和发扬审因论治、辨病论治和对症论治。任务是非常艰巨的，但前途是非常光明的，希望我们能够在新的形势下，为中医药的发展事业做出新的贡献！谢谢大家！

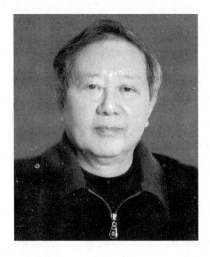

【名师简介】

熊继柏　男，1942年生，湖南省石门县人。湖南中医药大学教授，湖南省名中医，湖南中医药大学第一附属医院学术顾问，广州中医药大学博士生导师，香港浸会大学荣誉教授，全国老中医药专家学术经验继承工作指导老师，中华全国中医学会内经学分会名誉顾问。长期中医临证50余年。从事《黄帝内经》等中医经典教学30年，担任湖南中医药大学校内经教研室主任、中医经典教研室主任及中华全国中医学会内经专业委员会委员，内经教学研究会委员。已撰著、主编及参编中医学专著20部，发表学术论文100余篇。其所著《内经理论精要》一书，已先后被英国牛津大学图书馆、大英博物馆和美国国会图书馆列为藏书。担任副总主编及分主编所编写的《黄帝内经研究大成》一书，曾获国家新闻出版署科技图书一等奖。

中医治病必须辨证施治

湖南中医药大学　熊继柏

国际经方班的同学们，大家好！广州中医药大学已经举办了很多期经方班，我也是来了一次又一次，在座很多同学都见面多次了，所以就不讲客套话了。上次李赛美教授邀请我去井冈山经方班，我本来答应去的，但是因为当时病了，所以没去成，后来也有很多朋友打电话过来问我为什么名字公布却没有出现。实在是对不起大家！这次来这里也是排除万难，因为身体不太好，精力有限，所以我尽力能讲多少就讲多少。

我今天要讲的题目是：中医治病必须辨证论治。为什么讲这个题目呢？因为学习中医经典，不仅是学习它的方、证，更重要的是学习它的治病法则。虽然中医经典的精华在于方和证，但如何掌握治病法则是根本的重点。我想分两方面讲：第一是为什么要辨证论治，第二是怎样辨证论治。

一、为什么要辨证论治

（一）辨证施治是中医经典确立的根本法则

我们先回归到《黄帝内经》中，它一再强调要"审察病机""谨守病机"。病机是什么呢？张景岳讲："机者，要也，变也，病变所由出也。"要，是疾病的关键；变，是疾病的变化；病变所由，是疾病的缘由，就是病因；病变所出，是疾病的传变和去向。疾病的关键、变化、原因和去向，这四个内容在《内经》里就称为"病机"。掌握如何审查病机、如何谨守病机，严格把握病机的理念、形成病机的分析，就是《内经》的根本思想。比如病机十九条，其中属于五脏的五条，属于上下的两条，属于六气的十二条，归纳起来就告诉我们怎样分析五脏、上下和六气的病变。

我们看看第二部书，张仲景的《伤寒论》。表面上看是六经辨证，实际上是以阴阳为总纲，换句话讲，也就是以八纲辨证为总纲。《内经》上讲："阳虚则外寒，阴虚则内热，阳盛则外热，阴盛则内寒。"把这四句话的顺序排列一下，就可以得出八个字：阴、阳、表、里、内、外、虚、实，这就是八纲辨证的来源。张仲景运用八纲辨证法则，创立了以六经为纲的辨证论治体系。三阳病是阳的、表的、热的、实的，三阴病是阴的、里的、寒的、虚的。尽管《伤寒论》里制定了397法，但按八纲罗列下来，实际上都是一个辨证的思想："观其脉证，知犯何逆，随证治之。"

我们再看看《金匮要略》。它是中医最早的内科学，是以脏腑经络为纲，对杂病进行系统地辨证论治。比如《金匮要略·脏腑经络先后病脉证第一》篇中，告诉我们如何进行脏腑辨证、经络辨证、先后辨证。比如说"虚虚实实，补不足，损有余""夫病痼疾，加以卒病，当先治其卒病，后乃治其痼疾也""诸病在脏，欲攻之，当随其所得而攻之"，都是在讲辨证。

再看看温病学。叶天士提出卫气营血辨证，吴鞠通提出三焦辨证，这两者都是一种创新，形成外感温热病和各种急性热病的辨证论治体系。因为现在我们习惯讲的古代经典都是指唐朝以前，所以温病学不列入经典的范围。但是温病学的临床价值跟古代经典是等量平齐的，不可小视。尤其是治疗急性病、传染病、外感热病等，更离不开温病学的辨证法则。

上面讲的这几部中医经典：《黄帝内经》《伤寒论》《金匮要略》《温病条辨》和《温热论》，自始至终都贯穿着辨证论治。这就是我要讲的第一点，辨证论治是中医经典确立的根本法则。

（二）明确中医与西医治病各有不同的注重点

第二点，我们要明确中医和西医治病各有特点。在座的各位同志都懂西医，特别是国内的中医，工作中几乎是西医70%、中医30%，应该对西医了解很深。现在好多中医院都被西化了，挂着中医的招牌，实际上是中西医结合医院，而且以西医为主，甚至有些是100%采用西医。到底中医和西医区别在哪里呢？这一点我们必须明确，西医注重微观和解剖，中医注重器官和功能。比如我们讲心、肝，并不局限在单纯的心脏、肝脏，而是讲心的功能、肝的功能，这点和西医完全不一样。那么中医和西医治病的依据是什么？西医治病必须依据实验室的检验和仪器检测结果。比如来了一个病人，西医不能先下结论说是什么病，必须先去做实验室和仪器检查，照个CT是个脑肿瘤，检测出转氨酶升高就是肝病，指标是多少就是多少，拿这个做依据看病。中医不是这样，如果只是拿着西医的依据，那是开不了处方的。中医以什么为依据呢？中医治病必须以病人四诊表现来综合分析，也就是说辨证分析的结果才是我们中医治病的依据。比如中风病，西医首先做CT来搞清楚是脑梗塞还是脑出血，而中医不用CT检查，而是先辨证分析这中风是中脏腑还是中经络：凡是中风昏迷的病人就是中脏腑；如果没有昏迷，而出现半身不遂、口眼歪斜的病人就是中经络。接着辨证是以风为主，以痰为主，还是以火为主的。这里注意一点，不一定所有的中风都是瘀血导致，给每一个中风都开补阳还五汤是绝对错误的。临床上以痰为主的中风占60%，所以说"中风以痰为先"。但也有风为主的，除了外风外，更应该注意内风。再比如关节炎，西医分为风湿性、类风湿性、痛风性等，甚至红斑狼疮、关节退行性病变也可以出现。中医不是按照西医病名去辨证，而是辨清楚到底是以风为主、以寒为主、以湿为主、以火为主，还是气血虚弱兼有风寒湿、肝肾亏虚兼有风寒湿等虚实夹杂，或者是久而久之的痰瘀互结致病。这就是中医的辨证，比西医更讲究，比西医更复杂。所以不能以西医模式指导中医治病，凡是以西医模式治病的中医水平一定不高。

为什么要辨证论治呢？我主要讲上面两点，第一点明确辨证论治是中医经典确立的根本法则；第二点要明确中医西医治病各有侧重点，中医治病特点就是辨证施治。有人曾经在这个"辨证施治"的字眼上做研究，觉得应该是辨证论治。这不是在做文字游戏吗？这对学中医有什么用呢？中医的生命力在于临床，能否发展、能否提高的根本都取决在老百姓心中有没有威信。那么威信是怎样确立呢？就是看中医到底有没有真本事。有真本事，能治好病，老百姓就相信中医。有一次在一个很隆重的名医大会上，我就很直白地讲了什么是名医。现在国家封了很多名医，有国家级名医、省级名医、市级名医，有第一批、第二批、第三批，甚至挂着联合国牌子而封了国际名医。还有好多名医是自己封的，趁着胡子长，头发白，或者走路不稳，就说自己是老中医，是名中医。其实我说这名医政府封的不是，自己封的更不行，关键要谁封呢？对，要老百姓封的才算数。如果一个门诊下来，只看三五个病，拿张报纸在那里看，算什么名医呢？如果一个门诊，上百人来看，挂号的时候还不断有人插队捣乱，这才差不多了。只有老百姓相信，才会有威信，才能算有资格的中医。那西医会相信中医吗？好多人说西医不相信中医，其实无非就两点原因：第一，这个西医水平不高，不了解中医；第二，这个中医自身有问题，所谓"正气存内，邪不可干"，这是《黄帝内经》原话啊。你有本事了，谁不相信你？西医治不好的病人跑到你这里治好了，他可能嘴巴上不相信。为什么呢？要面子嘛。但他绝对在心里服气了，下次还会让病人过来。这样下去，中医就有生命力了嘛。我们学了中医以后并不是为了吹牛皮，不是为了发表几篇文章，更不是为了做做样子，而是要看好病，锻炼真的硬功夫，是为人民服务，真正体现我们中医学的价值。

二、怎样辨证论治

（一）全面仔细地诊察是准确辨证的前提

要想准确地辨证论治，必须做好详细的诊断。换句话说，只有详细地诊察才能准确地辨证，详细地诊察是准确辨证的前提。现在有些中医诊察疾病的时候，不是用中医的望闻问切，而是拿着血压计和听诊器，试问这些能够告诉你寒热虚实吗？显然不行的。中医离不开自身的望闻问切，只有全面仔细地诊察每个病人，把资料全部掌握，把特点全部抓住，才能准确地辨证。我算是中医界的老兵了，已经当了55年医生，中间从没有间断过，一个星期4次门诊，一上门诊就是一百来号病人，所以学生帮忙统计过我至少治过80万人了。看多了以后，必然就有独特的经验，而这些经验能产生敏感度，包括望、闻、问、切等各方面。人家说熊老师在门诊看病的时候，耳朵能拐了弯。比如诊室里的人都不知道下雨，我却能听到外面拐弯前台那里有病人说外面下大雨了，之间至少30m的距离。所以说上门诊都是充满电，敏感得不得了。看病过程中，可以在短短时间内接触病人，把他的症状特点、隐晦症状等每一项都想清楚，然后做出准确的判断。至于有没有失误呢？这也是有的，不可能100个病人都不失误。

我举个例子。今年有个小孩发风疹块，病程1年多，每到热天就厉害，一动就发风疹块，像搞体育活动、洗热水澡都会发，所以跑到我这看病。当时考虑他发风疹块是遇热则生，马上想到：这不是消风散的证嘛？所以用了消风散，还加了黄连、黄柏等。按道理应该是很有把握，但病人吃了10付药以后，一点也没好，还提到最怕的就是洗热水澡和活动的时候。当时我就考虑为什么吃了10付药没有好呢，明明应该是个热证。因为来的时候也没发风疹块，只好继续问诊：疹块是什么颜色？有没有比如说牙流血、流鼻血之类的其他症状？结果病人说疹块是成片成块的，呈紫红色，同时有流鼻血的症状。再看舌脉，舌红苔黄脉数。于是想到这个热不在气分，而一定是热伤营血了。鼻衄、洗热水澡发作都是特点。所以我就用了标准的化斑汤：石膏、知母、粳米、甘草、玄参和水牛角，一下子思路调整得很远，不是治风疹，而改成治斑疹。尽管疹块会痒，但《内经》有解释：

"诸痛痒疮，皆属于心。"这是因为心火引起的痒疮，加上心主血脉，火热在血脉也可以出现疮疡。这个病人吃了这次的 10 付药后，明显好多了，除了洗热水澡的时候会发作，像是在学校晒一下、热一下之类的其他情况下都不会发作。接着又给了 15 付药，就连洗热水澡都不会发作了。这个病例看起来很简单，但是说明一个非常重要的问题：临床诊断疾病的时候，尤其是一些疑难病、稀奇古怪病的时候，病人表现的某一个特点就是关键。

我再举一个例子。有个病人，晚上因为意外事故把腿的骨头断了三截，于是到医院开刀把骨头接了回去，但是出院以后，先是受伤的腿又肿又疼，然后发展成两条腿都肿痛。前前后后看了很多医生，所有医生都是按照伤口后遗症来治疗。后来慢慢变成走路都很困难，找到我看病。结果一看舌头，舌苔黄腻，说明显然不是伤口后遗症的问题，而是湿热阻滞经络。因为腿受伤以后局部血液循环不通畅，湿热阻塞了，牵连到另外一条腿，所以造成两条腿都浮肿、疼痛。后来用了加味二妙散清湿热就好了。中医看病要用心，不论是看脉、看舌头、看症状、望形态，都是要非常详细的，非常全面的。有人质疑我看病看得太快，一般 15 分钟一个。我确实是快，有时疑难杂症也是 10 来分钟，但是我有本钱快啊。这本钱就是敏感，如果不敏感的话，怎么快得了呢？一摸脉就清晰了，知道是浮脉、结脉、数脉等等。望个舌象一眼就可以了，还需要望 3 次吗？病人的症状一般都是自己直接问。比如我问："哪不好？""头痛。""头痛多久？""3 个月。""哪个部位在痛？""太阳穴旁边。"可以看到这三个简单的问题就解决三个关键点。第一问，抓主证，是头痛；第二问，问多久，解决是外感还是内伤；第三问，知道是哪个部位，属于厥阴、太阳还是阳明经，属于痰饮还是瘀血等。问三句话，这些关键就都到手了。再来问一个兼症情况：口苦不苦？大便干不干？怕不怕风？怕不怕冷？寒热就搞清楚了，辨证就可以敲定了。

我讲一个"快"的故事给大家听。湖南有个乡下医院的老医生，他儿子 3 岁多，高烧 40 天，即使在医院住院都没有退烧。当时我们学校的一个教授是他的同事，到他家里看他们，那小孩子一见人就哭，每天上午 38℃以上，下午 40℃左右，不知道应该诊断什么疾病，所以介绍我去看病。结果那位老先生说了一句话：西医看不好，还看什么中医啊？但最后还是过来找我，我本来不想看，但是冲这句话，赌这句话，我让他带着儿子到我家看看。我问："怎么啦？""发烧。""多久啦？""40天。""那医院下什么结论了？""也没有结论。""除了发烧，还有什么症状？""吃不下饭，肚子胀。""哪里胀？""大腹胀。""大便怎么样啊？""稀的，一天2~3次。"然后我就不问了，看舌，苔黄腻，摸脉，沉滑有力。整个过程就2分钟，充其量3分钟，就把问题搞明白了，接着开方，我写字也快，一边跟那老先生调侃，一边方开完了。整个病看完就5分钟。我让他回去抓药，给儿子吃上5付，但他还不想走，焦虑地看着我。下楼以后还说我坏话，觉得我看得太快。连我朋友也问我是不是太快了。我说："你烧40天，难道要看40天吗？！"让朋友和那位老先生说：熊教授有个特点，看病越快，越好得快，越看得慢，越好得慢。其实就是，看得快的话代表灵感好，看得慢的话代表老年痴呆上来了。说白了，有些医生看一个病要半个小时，写处方的时候，每开一味药都要停下来想一会。或许病人称赞这个医生用心了，开处方都开了半小时。但大家内行都知道，这就是老年痴呆了嘛，没老的就是少年痴呆。因为他们搞不明白，所以才会慢嘛。我们开方，一写就出来了，再进行加减，所以很快。但是，快绝对不能粗心。像这个病人高烧40天，热退而复热，上午低热，下午高热，便溏，腹胀，说明邪在肚子里。是什么邪气在肚子里呢？看舌苔黄腻，这明显是湿热交结在肠中。叶天士讲："里结于何？在阳明胃与肠也。亦须用下法，不可以气血之分，就不可下也。"所以湿热夹滞，里结肠腑，热退而复热，我们用下法。像这个病人，尽管曾经用了大量药消炎，但控制了还会反弹，就是因为湿热未去。但是这个下法绝对不是大承气汤，而是温病学的方法，是叶天士讲的"此多湿邪内搏，下之宜轻。伤寒大便溏为邪已尽，不可再下；湿温病大便溏为邪未尽，必大便硬，慎不可再攻也，以粪燥为无湿矣。"这个病人本身是大便溏，那么下到大便干就好了。《伤寒论》里有阳明腑实证，出现潮热、谵语、腹满和大便硬，就是要下到大便溏为止。这种情况下，如果大便溏的时候继续下，估计要拉到床上了。所以这是两个不同法则。这个病人属于标准的湿热交结肠中，所以用枳实导滞丸：枳实、大黄、黄芩、黄连、神曲、茯苓、泽泻、白术。就这几味药，一下子就开完，根本不用1分钟啊。所以他们说我开处方开得太快，但像这样的话，怎么能慢慢来嘛？后来有一天，我正在看病，那个老先生突然来鞠躬，说谢谢我救了他儿子。我说："你敬什么礼啊,别说我坏话就好了呗。"

我喜欢跟病人开玩笑,他们都很有意思的。很多病人一来,我问:"哪里不舒服呢?""头痛。""具体哪里?""这脖子痛。"却又指着背痛,或者突然指到腿痛,或者又跑到肚子痛。再问一次,又变成了牙痛、掉头发等等。女病人常常回答说月经不好,接着可以一下子讲出30个病。还有一种人,一来就讲血压高、血脂高、转氨酶也高,又是脂肪肝、痛风等,一大堆的西医名字。如果问还有没有其他的情况,他就说还有前列腺炎、神经官能症、内分泌失调等等。我说我本来不糊涂,但他们一下子把我给搞糊涂了,搞糊涂了有什么好处呢?所以我们临床看病的时候,经常遇到病人不停地讲很多东西,他们思维不清楚,而我们必须保持清醒。别人糊涂,我们自己不能糊涂嘛,因为一糊涂的话就肯定看不好病啊。诊断的时候,望、闻、问、切一定都要非常敏锐,尤其是问诊,必须一针见血,并不是每个人来了都把"十问歌"问全。虽然我们学中医基础课的时候要按部就班,但临床运用的话就要掌握技巧。比如咳嗽的病人,主要看咳嗽多久、喉咙痒不痒、有没有痰、痰是什么颜色和样子等,这样就可以一下子辨证清楚。这就是临床的敏感度。一定要具备这个功夫,我们没有这个功夫的话,想当一个上工是不可能的。上次我题了一个词:"要当中医上工"。要做到"上工",必须具备三点条件。第一,扎实的理论功底。从哪里来这个功底呢?就是要读书,读中医经典,包括《内经》等。就是要对中医的方、药和诊断绝对的熟。中医几千年历史,积累了古人几千年的经验,汗牛充栋,书非常多。能看得完吗?能掌握得了吗?首先把《伤寒论》《金匮要略》《内经》这些背下来就相当难了。有些研究生,教授叫他背500个汤方,结果叫苦连天,甚至还有的说会背死人。如果500个汤方就能背死人,那么中国多少医学生死了?哪里有背书背死人的?不可能嘛,中国历史上都没有听说有背书背死人的例子。我不知道自己到底背了多少书,但明显不死也这么多年了。中医就是要背的,不背的话,哪里有理论功底?第二,丰富的临证经历。临证经历不是一年两年就可以具备的,也不是十年八年就可以具备的,而是需要长期的实践。经验需要慢慢地积累才能丰富。有些医生看三天就说自己是老中医,有临证经验,这不是自欺欺人吗?中医就是要长期临床,不临床的话,哪里有临证经验?有了前面两条,才有第三,就是敏捷的思维反应。符合这三条标准，才有资格当一个"上工"。"上工"是什么意思？《内经》里面就要求："上工十痊九""中工十痊七""下工十痊六"。这个标准很高，下等医生看100个病人，要有60%见效，而上工要达到90%。我没本事达到这个标准，尽量做到80%就非常不错了。但是现在情况也比较复杂，常常有些乱七八糟的名堂。比如开什么药，病人就偏偏不吃什么药；要求忌口不吃什么，病人就偏偏吃什么；还有假药的因素，所以想要达到80%都非常困难。但是，我们当医生就要当好，吴鞠通讲："学医不精，不若不学医也。"学医就要学精，学精才能救人。而庸医其实是杀人，小病治过来变大病，大病变成死家伙了。

（二）临床辨证的关键是辨清病性与病位

接下来讲第二点：中医临床辨证关键是什么？我们学习辨证，有八纲辨证，有脏腑辨证，有经络辨证，有六经辨证，有卫气营血辨证，有三焦辨证。这么多的辨证方法真是够复杂，那么临床上究竟怎么运用呢？其实就是八纲辨证。各个不同的辨证法则都是从不同层面去认识八纲辨证，所以归根到底它们的总纲就是八纲辨证。仔细推敲一下八纲辨证，是阴阳挂招牌，但真正的是表里寒热虚实。临床上分外感病和内伤病两大块。其中，外感病首先要知道是表还是里，其次是寒还是热，所以重点应该要摆在表里寒热。内伤病不是讲表里，而是先搞清楚是正气虚还是邪气盛，其次是寒还是热，所以重点摆在虚实寒热。那么是不是临床辨证都是按这样的方法进行呢？不是这样，临床上要搞清两个关键：病邪的性质与病变的部位。对于任何一个疾病，这两个都是至关紧要的核心。举个最简单的感冒，有风寒感冒，有风热感冒，有夹燥感冒，有夹湿感冒，有夹暑感冒，这不是性质吗？还有部位，比如吴鞠通的银翘散和桑菊饮是如何区别使用的呢？如果感冒是以全身症状为主的卫分证，发热、畏风、自汗、口渴、甚至头痛等，就用银翘散；如果是以上呼吸道为主的症状，发热、口渴、咽痛、咽干、鼻干、咳嗽、甚至痰中带血丝等，就用桑菊饮。一个是以全身症状为主，一个仅仅是上呼吸道症状，这就是部位的区别点。一个感冒都要分部位，更何况其他病呢？像我刚说的头痛，有太阳头痛、阳明头痛、厥阴头痛、少阴头痛和少阳头痛，就是不一样。又比如说痛证，有上肢疼痛，有下肢疼痛，有单侧痛为主，有双侧痛为主，也是不一样的情况。还有五脏的部位。中医讲部位和西医讲部位不一样，西医讲的是解剖部位，所以很微细很微观，而中医是讲系统，认为人体是以五脏为核心，五脏有各自的功能：心主血脉、肺主气、肝主筋、脾主肌肉四肢、肾主藏精，并且通过经脉让五脏相通，把整个人统摄起来。通过看哪一个地方有病，哪一个部位有病，哪一个方面有病，我们就可以知道是哪一个脏器病。这就是我们所讲的部位。所以说临床辨证要搞清两样东西：第一是病邪的性质，是寒、是湿、是热、是虚、是实、是痰饮、是瘀血还是食积等；第二是病变的部位，重点除了表里外，就是五脏、经脉的部位。下面我举几个例子给大家听听我们临床是怎么辨证的。

有个朋友，他是湖南电视台的一个老总，给我打电话说有事要来我家里。原来是带了一个同事来看病。当时 10 个人把病人抬到我家，一会说是大叶性肺炎，一会说是病毒性肺炎，总之是非常危重。这个病人是个中年人，46 岁，在医院治了 20 多天，高烧，喘促，咳嗽痰多，胸闷，坐不稳，已经下了病危通知。照片显示肺部有少量积液，排除了肿瘤，主要怀疑大叶性肺炎或病毒性肺炎。一看他舌头，苔黄腻而厚，马上觉得这个病应该好治啊，因为寒热虚实非常明显，没有可以怀疑的地方。这个病人就是痰热，是非常典型的实证，而没有虚证。而且痰热在哪里呢？痰热在胸肺。大家都是医生，帮我想想这个病人怎么解决？我觉得应该是这样来分析。如果这个病人高烧、喘促的时间是个把星期左右，那就是痰热在肺，要用宣泄的办法，至少开一个麻杏石甘汤。可问题是他烧了 20 多天，将近 1 个月，还是开肺吗？已经没有必要了，因为根本没有恶寒，没有表证了。这个病人舌苔黄腻而厚，脉滑数，说明是表里俱实，痰热壅滞胸肺。肺和大肠相表里，这个时候的痰热只能从大肠去解决，绝不能宣肺治疗。我相信西医在用退烧办法的时候，已经让他流了很多汗，因为西医退烧一般一打针就流汗退烧了，但停两个小时后马上又发高烧，就这样反复打。所以西医早就用过宣肺发汗的方法，我们关键从大肠论治。用的什么方呢？主要是两个方。第一个方就是张仲景的小陷胸汤。《伤寒论》里的小陷胸汤是用来治小结胸病的，"小结胸病，正在心下，按之则痛，脉浮滑者，小陷胸汤主之。"但这个病人心下并不痛啊，为什么还是用这个方呢？我们要知道小陷胸汤是治疗痰热结聚在胸膈所引起的心下痛，这种"心下痛"被张仲景起名字为"小陷胸"。小陷胸汤的主要作用是清泻胸膈痰热，不是泻下。这个病人不正是痰热结聚在胸膈吗？那为什么不能借用呢？尽管他的主症不是心下痛而是喘促，但我们针对他的病邪性质和病变的部位，就可以借用来治疗的。温病专家王孟英说过，舌苔不黄腻黄花，小陷胸汤不可用。为什么讲这个话呢？因为小陷胸汤，黄连、半夏和瓜蒌，是针对痰热结聚胸膈治疗的。如果舌苔既不黄腻也不黄花，那就标志着不是痰热结聚，当然不能用小陷胸汤。现在这个病人舌苔黄厚而腻，加上喘促不止，先有咳痰多后有心胸闷，这些不是"小陷胸"的症状的话，是什么症状呢？所以就用了小陷胸汤。吴鞠通还在这个方上加了一味药，叫小陷胸加枳实汤。实际上就是加了降的作用，中医称为"辛开苦降"。所以第一个方实际上用的是小陷胸加枳实汤。还有第二个方是用谁的呢？吴鞠通的宣白承气汤。《温病条辨》里讲："喘促不宁，痰涎壅滞，右寸实大，肺气不降者，宣白承气汤主之。"主症是喘促不宁，痰涎壅滞和右寸实大。右寸实大是指肺脉实大，意味着肺热壅盛，肺气不降。"肺气不降"这个话要怎么理解呢？《内经》里面有条理论叫作："五脏不平，六腑闭塞之所生也。"因为"五脏藏而不泻，六腑泻而不藏"，所以五脏多虚证，而六腑多实症。五脏不平就是五脏有实证，往往由六腑闭塞引起。换句话讲，六腑闭塞可以导致五脏的壅滞。这是什么理论呢？因为五脏六腑是相表里的，五脏有实的话必须通过六腑往外排，而六腑是以空为用，以降为顺。那么现在肺热壅滞，为什么会肺气不降呢？就是大肠不通利，这个热没有办法去别的地方嘛。所以要从大肠找出路，于是用宣白承气汤。宣白承气汤：杏仁、生石膏、瓜蒌皮、生大黄。药看起来很轻扬，却能够同治肺与大肠。所以这个处方就是：黄连、半夏、瓜蒌子、枳实、杏仁、生石膏、生大黄。7味药。病人服用1个星期后，高烧全退，不再需要人抬，可以自己走动。第二个星期症状全都好了，第三个星期可以上班了。看起来治疗很简单，但其实一点都不简单，为什么呢？首先我们要抓住这个病人的病邪性质和病变部位，部位是胸肺热连及大肠，性质是痰热结聚，才能准确选方，运用小陷胸汤和宣白承气汤。这个病例告诉我们，治疗这种疑难病，必须搞清病邪性质和病变部位，那是我们辨证的关键。

下面再讲第二个病例。张某，男，72岁，持续发热4个月，在医院诊断怀疑是血液系统肿瘤。我不管到底是不是什么肿瘤，只抓住这些关键情况：发热4个月，年龄72岁，大家来想想应该是个什么情况呢？仔细询问他的发热情况，结果是每天发作多次，每次发作之前必定有恶寒，寒热交错，寒热往来。同时还有自汗，畏风，脘闷欲呕。从这些症状可以推敲一下这是什么病呢？我们先不讲他的舌和脉，来看看这几个症状是怎么回事。发热必恶寒，说明有表证，"有一分恶寒，便有一分表证"。自汗、畏风也还是一个表证。而寒热往来，脘闷欲呕，显然是少阳证嘛。再来看看脉象，脉细，这是因为发烧时间太久了，加上70多岁的老人家，所以不可能有浮脉，不能有弦脉。给这个病人开方很容易，一看就是太阳和少阳的综合，也就是《伤寒论》讲的"太少并病"。用柴胡桂枝汤治疗一个星期后，这个病人就退烧了。至于是不是肿瘤就不关我的事了，医院请我帮忙就是想把烧退下来，烧退就算是忙帮尽了。这个病人的关键就是抓住主症，如发热恶寒、日发多次、自汗畏风等，然后根据主症特点引用相应的方。所以第二个病例仍然是告诉我们，抓住病人的主症，辨别病人的病情性质，对于临床治疗是至关重要的。

（三）临床论治的关键是因证选方

接下来讲第三点，中医临床治病的实质关键到底是什么？我们通常讲中医是理、法、方、药，其中理就是辨证，法、方、药就是实质。而法、方、药这三点里面以谁为最重要呢？"方"是至关重要的。现在有些人写病历只写理法，其实理法是文字上的功夫，并不能用去治病。比如说一个病人风热头痛的话，开消风止痛；抽筋的话，开止痉消风；血压高的话，开降压息风；肚子痛的话，开理气止痛。这话确实是好讲啊，但是讲得再好，能让病人好了吗？关键还是要用药啊。那么我们怎么用药呢？关键是选方。所以辨证医治的关键是因病选方。什么是因呢？因就是凭借，意思是凭着病人的病，依据他的病证来选一个方。这个选方并不是孤一的，每一个人都可以选好多个方。比如说气虚，可以选四君子汤，可以选六君子汤，可以选五味异功散，可以选补中益气汤，可以选升阳益气汤，还可以选益气聪明汤，选举元煎等一系列的方。但是在这么多方里面，一定要选准其中一个。比如说我要从在座那么多人里面选一个人去开会，能不能随便选择一个人呢？说你个子高就让你去开会，这样子行不行呢？要选一个人去开会，并不能随便选，像是把我选去就麻烦了，我连飞机都不知道怎么坐。所以选方是相当有学问，有前提的。第一，背方。对于方，不单是背，更重要的是了解掌握它的作用。比如我们要知道麻黄汤是做什么的，小青龙汤是做什么的，桂枝汤是做什么的，大青龙汤是做什么的，小陷胸汤是做什么的，大陷胸汤是做什么的，五苓散是做什么的，桃核承气汤是做什么的，乌梅丸是做什么的，吴茱萸汤是做什么的，黄芪桂枝五物汤是做什么的，肾气丸又是做什么的。不然光是背那些词句有什么用？现在有些人不愿下苦功，背不住方，最后就只背了三个，所以什么病来了都是开这三个方。我的天啊，这能看得好病吗？有人开银翘散，写了银花、连翘以后，记不起来了，想想就加了个党参、黄芪、当归、白芍，这还能叫银翘散吗？甚至还有人干脆开自拟方，比如自拟当归汤、自拟陈皮汤等，这哪有这个道理啊？古人开方是有原则的，需要长期使用检验后确实有效，才能形成一个方。第二，讲究君臣佐使。第三，遵守配伍的基本原则，不能随便乱搞，乱搞就是大杂烩。比如之前说的病人有 30 个症状，处方开了 80 个药，能够治得好病吗？绝对治不好病，而且吃到肚子里还会搞出问题。所以临床上治病首先是辨证，然后就是选对那个方。古人强调"方证相配"，就像音乐一样，词要和乐谱相配。如果方证不相配，那么即使辨证对了也是白辨，所以选对方药是至关重要的。

下面我讲一个选方的例子给大家听听。有一个当村长的年轻朋友，春节以后应酬多，基本上一餐饭一餐茅台，突然一天倒了，而且一倒就 12 个小时昏迷不醒。家里人送他去当地医院检查，发现肺上有占位，于是马上送到湖南省中医院治疗，复查很多次以后确诊是肺癌。但是他这个肺癌比较特别，因为肿块的部位特殊，所以一不能开刀，二不能化疗，只能做放疗。结果放疗半个月后，出现了一个怪事，他两条腿像蹬水车一样，不断蹬打，没有办法控制，同时也影响继续做放疗，所以就来找我看病。他从进来之后，坐在椅子上两条腿一直在乱打，打得地板"啪啪"声响，就像在跳"迪斯科"一样。但是神志很清楚，问他具体的病情，回答说两腿不疼、不麻、不胀、不抽筋，就是不停地乱蹬，要等到睡着以后才没事。

让他走了一下路，结果是摇摇晃晃。但是他没有头晕，也没有咳嗽、气喘、吐血、胸痛等肺癌症状。不过有一个很有意思的现象，我发现他已经坐了半个小时，但头上还是一直冒冷汗，而两脚不停地乱蹬，身上却没有汗。这个病人的叔叔一直很紧张，我就说："我也没见过这种病，古人也没有见过，哪有放疗后两腿乱打的呢？这肯定是风，是肝风。"肝的经脉起于足下，肝风内动就能让两条腿震颤。我们讲肝风内动有很多种：肝阳上亢，口干口苦，头痛项强，舌苔黄，脉象弦数，这个病人没有；吴鞠通讲阴虚动风，手足蠕动，舌红无苔，手足心热，这个病人也没有。所以他没有典型的火热，也没有典型的肝肾阴虚，就是一般的肝风内动。要用什么方呢？镇肝息风汤，张锡纯的方子。看他头上猛冒汗，不就是肝阳上亢吗？虚阳上亢，就需要潜阳。但为什么不选择天麻钩藤饮，不选择大定风珠呢？因为他既没有火热之象，也没有肝肾亏虚之象，只需要平肝潜阳，所以就用了标准的镇肝息风汤。考虑到是肺癌，所以还加一味药——犀牛黄，它不只是治疗肺癌的药，还能止痉息风。最后就是10付镇肝息风汤加一味犀牛黄治疗。说实在的，我自己没有半点把握。但后来这个病人给我报喜，说两条腿不乱弹了。这个消息一下子就轰动乡下，乡下医院的医生都来参观，抄下我的方。估计他们以后碰到这个就用这方了。这个病人治好的情况给我一个经验：为什么选择镇肝息风汤，而没有选择其他方药，这就是选方的重要性。我们临床上选方一定要选对。我常讲，看一个中医有没有入门，关键看他的处方里面有没有汤方，这就是中医的第一道基本功。我们当中医的，要想提高诊疗水平，提高威信，就必须扎扎实实地做，就是要在临床上下一番狠功夫。怎么做呢？主要有两点：第一，辨证要准确，专注病邪性质与病变部位。第二，选方要准确。对于古人的方，不仅要背、要掌握，而且还要用熟。当用熟了以后，遇到新病情，就会懂得有所变化，这也是对古人的经验进一步发展。由于时间关系，我今天就讲这么多，谢谢大家！

【名师答疑】

问：熊教授，您好！这里有一个病例想请教您该如何治疗：50岁男性，外伤引起截瘫1年，下肢麻木无力，上肢活动自如，腹胀但大便软，精神饮食可，舌苔厚腻，脉无力。

　　答：外伤性截瘫是最不好治疗的，因为一般已经伤及脊椎。病人久而久之，出现下肢肌肉萎缩，麻木不仁，属于中医"痿证"的范围。中医讲痿人分为很多种，有湿热引起的，有肝肾亏虚引起的，有瘀血引起的，有阳明微虚、气血失养引起的，《医宗金鉴》里面还有湿热夹阴虚引起的。而这个病例，从舌苔厚腻看来应该是湿热夹瘀，我建议用两个方：第一个方是加味金刚丸，第二个方是加味二妙散。这个二妙散的组成是苍术、黄柏、牛膝、防己、萆薢、龟板、当归。加味金刚丸有些什么药呢？萆薢、杜仲、肉苁蓉、菟丝子、牛膝、木瓜、巴戟天、天麻、僵蚕、全蝎、蜈蚣、乌贼骨，还有一味药马钱子。不过我劝大家不要乱用马钱子，因为它是毒药。我以前常常告诉学生，不能随便用毒药，如果不出事的话还好，万一出事的话就没办法解释了。治好病一定要用毒药吗？拿性命开玩笑有必要吗？我当了50多年医生从来没用过毒药，但照样能治好病。所以这个病人我建议先煎服加味金刚丸，再煎服加味二妙散，谢谢！

　　问：请教熊教授，不同的方能治疗同一个病吗？

　　答：同一个方可以针对不同的病，不同的方也可以针对同一个病，但要搞清楚这个"病"是针对病人的病理表现，而不是病机。一个方可以治疗多种病吗？我举个例，《金匮要略》里面讲："男子消渴，小便反多，以饮一斗，小便一斗，肾气丸主之。""治脚气上入，少腹不仁。""虚劳腰痛，少腹拘急，小便不利者，八味肾气丸主之。""问曰：妇人病，饮食如故，烦热不得卧，而反倚息者，何也？师曰：此名转胞不得溺也。以胞系了戾，故致此病，但利小便则愈，宜肾气丸主之。""夫短气有微饮，当从小便去之，苓桂术甘汤主之。肾气丸亦主之。"随便一念就有这五条了，金匮肾气丸能治这五个病吗？又是脚气，又是消渴，又是妇人妊娠后不尿，又是短气，又是腰痛，它为什么可以治这五个不同的病呢？因为尽管这五种病的症状表现不同，但病机相同，都是肾气不足，水饮内生，所以可以用肾气丸温肾阳、补肾阴。再比如说补中益气汤，可以治疗脱肛，可以治疗女性的子宫下垂，可以治疗气虚引起的自汗、气短、乏力、口水多等，因为这些病的病机都是同一个：气虚下陷。一个病可以用多种方吗？我举经方的例子。张仲景外寒伤人用葛根汤，外寒伤人后从热化用葛根黄连黄芩汤；脾胃虚寒用理中汤、四逆汤；寒热夹杂用半夏泻心汤、甘草泻心汤；下利，久了用桃花汤、枳实汤，寒热夹杂用乌梅丸。为什么一个病可以用不同汤方呢？就是因为病证不同，就是我今天讲的病邪不同，病位不同。我们治疗感冒，为什么可以用银翘散，可以用桑菊饮，还可以用新加香薷饮呢？为什么可以用九味羌活汤，可以用参苓白术散，还可以用桂枝汤乃至于麻黄汤呢？就是因为性质不同。我讲的就是这个道理，谢谢！

问：我想请熊教授谈谈经方对慢性腰腿痛的治疗经验。

答：首先，我觉得用方只有一个原则，就是针对病人的病情施治，采取最合适的方，而不要局限于只用经方。不能说我是张仲景的传人，就只用张仲景的方；或者说我是叶天士的徒弟，不是叶天士的方就不用。我们这不是武当派，不是少林派啊！做一个好医生，绝不能只读一本书，而是书读得越多越好。像在南方、广东当医生，包括在东南地区当医生，温热派的要掌握，清凉派的也要掌握。因为各个地区还是有一些差别的，比如说东南之地是温热之地，西北地区是高寒之地，所以我们要根据地理环境、人的不同体质来进行治疗，要求选方一定要全面。至于有多少方能选，就取决于自己的功夫了，掌握了多少才有多少可以用。像腰疼，肾气丸可以治腰疼，甘姜苓术汤也可以治腰疼，是不是只有这两个方治腰疼呢？远远不止啊，肾阴虚的就是用左归饮，如果肾虚有热的呢？知柏地黄丸嘛。如果是单独的肾气虚腰疼，伴夜尿呢？用加味四斤丸嘛。还有一种风湿腰疼，如果是寒湿为主的话，可以用独活寄生汤。临床上也有因为扭伤导致的腰疼。我自己前天早上从北京讲学后坐火车回长沙出门诊，吃完早餐，一咳嗽，腰就扭伤了。我给自己开了个通气散，大家可以去查一查通气散有好几个方，我用的主要是小茴香、牵牛、桃仁、旋覆花等。关于腰疼，我就讲这样一个大概，切记要辨清病邪性质的虚实，而最重要就是辨证施治。谢谢！

【名师简介】

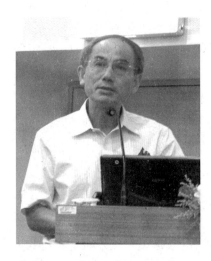

张再良　男，1952 出生，博士，教授，博士生导师。1975 年毕业于上海中医学院医疗系，1987 年获医学硕士学位，1991 年获医学博士博士学位，师从殷品之教授，从事中医的教学、临床与科研工作 30 余年。现为上海中医药大学基础医学院教授，中医临床基础学科学术带头人，曾任基础医学院院长。对中医经典的临床应用、教学与研究积有一定的心得与经验。目前主要以中医病证与治法方药的研究为主。曾主编《金匮指要》《中医古典临床精华》《中医日语》《中医基础理论》（日语版）、《中医临床经典概要》等教材，担任过《新世纪教材·金匮要略》《中医药高级参考丛书·金匮要略》《金匮要略案例式教材》《金匮要略的理论与实践》等书和教材的副主编，另有《读解伤寒》《读解金匮》《金匮要略释难》《温病心悟》《经方世界》等著作。

关于经方的基本认识

上海中医药大学　张再良

尊敬的主持人，尊敬的各位专家、学员，大家上午好！首先，非常感谢这次经方班的主办人——李赛美教授，如果没有她的邀请，我就没有机会来到这里跟大家交流。我一直是搞金匮的，但是很喜欢伤寒。这里是一些各地仲景的图片。裘沛然讲："最好的书，还是《伤寒论》。"姜春华也讲道："我们读《伤寒论》，不是读《圣经》。"当今科研盛行，为什么还要提经方呢？经方是古代传统经典，和它相对的是现代科学（技术），而科学没有经典可言，因为特定的科学很快地、越来越快地过时，特定的经典永不过时。高科技只有现在时，经典却是过去与未来的当下交织。科学的重复只是结果的验证，经典的重复却是不断发生。相比于现代科技的工具化，经典是语言化的。所以必须要讲经典，讲经方。讲到经方，就必须提《汉书·艺文志·方技略》中的这段话："经方者，本草石之寒温，量疾病之浅深，假药味之滋，因气感之宜，辨五苦六辛，致水火之剂，以通闭解结，反之于平。及失其宜者，以热益热，以寒增寒，精气内伤，不见于外，是所独失也。故谚曰：有病不治，常得中医。" 很明显，经方是一种运用药物治疗疾病的技艺。今天我想讲的就是关于经方的一些基本认识，我认为这些观点或问题必须要认真考虑。

一、经方来自于人体对药物直接体验的漫长过程

皇甫谧在《针灸甲乙经·序》中讲："夫医道所兴，其来久矣。上古神农始尝草木而知百药。""伊尹以亚圣之才，撰用神农本草以为汤液。""仲景论广伊尹汤液为十数卷，用之多验。近代太医令王叔和撰次仲景遗论甚精，皆可施用。"可以把上面这些内容归纳成三句话：伊尹撰用神农本草以为汤液，仲景论广伊尹汤液用之多验，叔和撰次仲景遗论皆可施用。皇甫谧是生活在汉末晋初的人，《针灸甲乙经》成书于晋太康三年，而王叔和是西晋太医令，具体出生死亡不清楚，这样看来仲景、叔和、皇甫谧三个人生活年代相近，故上面那段序文的参考价值还是大。我觉得可以当作临床药物治疗的源头。神农本草讲药物的性味，讲寒热温凉补泻；后来就讲药物的对症对病，讲止痛、止呕、止泻、止咳、安神、开窍、息风等；然后是药物与脏腑经络气血津液，讲理气、理血、祛湿等等。

二、经方主要形成于热病诊疗的具体实践中

在古代的临床实践里面，外感热病的诊疗是医生必须面对的现实。在中国历史上，疫病流行曾经有三次高峰——汉末魏晋、金元和明清时期，在那些时代都产生了划时代的医学著作，最明显的就是汉末的《伤寒论》和明清的温病学论著。从伤寒到温病，首尾2000年，中医临证的基础是热病，

而热病治疗的基础在六经。在不知道病原，没有特效药物的前提下，怎么治疗热病呢？当时只能靠观察病人的不同反应和区别疾病的不同阶段，来做相应的治疗，这就是六经辨证的方法，也就是我们现在习以为常的表里、寒热、虚实的基本辨证纲领。《伤寒论》奠定了辨证论治的基础，但是用在临床上远远不够，所以又有了后来的卫气营血、三焦辨证等做进一步的发展和补充。我们讲中医对外感热病的治疗，特别是对温病和瘟疫的治疗，有一个主要的脉络，下面列举了一些方剂，大家一起看一看：

①《伤寒杂病论》：麻黄汤、桂枝汤、越婢汤、白虎汤、大承气汤、泻心汤、陷胸汤、抵当汤、白头翁汤、茵陈蒿汤、小柴胡汤、理中汤、五苓散、四逆汤、黄连阿胶汤、百合地黄汤、升麻鳖甲汤、蜀漆散等；②《千金方》：犀角地黄汤等；③《外台秘要》：黄连解毒汤等；④《宣明论方》：防风通圣散等；⑤《太平惠民和剂局方》：凉膈散、苏合香丸、藿香正气散、至宝丹、紫雪丹等；⑥《东垣十书》：普济消毒饮、清暑益气汤等；⑦《万病回春》五瘟丹、普济消毒散等；⑧《证治准绳》通圣消毒散等；⑨《伤暑全书》：升降散等；⑩《温疫论》：达原饮、三甲散等；⑪《伤寒温疫条辨》：升降散、增损双解散、小清凉散等；⑫《疫疹一得》：清瘟败毒散等；⑬《温热经纬》：甘露消毒丹、神犀丹等；⑭《随息居重订霍乱论》：蚕矢汤、燃照汤等；⑮《时病论》：雷氏宣透膜原法等。

三、必须注意伤寒的广义与狭义

概念的广和狭是相对的，如果太阳伤寒是狭义的，那么《伤寒论》的伤寒就是广义；如果把历史上的整个热病当作广义，那么张仲景当时经历的"伤寒"就是狭义了。我们知道，仲景所处的那个年代，气候寒冷，战乱频繁，疫病流行，同时临床的治疗经验积累也达到了一定的水平。现在有很多文章在探讨张仲景所经历的伤寒到底是什么病，像是从当时的政治、经济等出发，也算是《伤寒论》研究的一个重要内容。最近有文章讲"克罗米亚—刚果出血热"，就是新疆出血热，就跟伤寒传经过程表现非常相似，特别是疾病的转归方面完全一致。《伤寒论》从汉代到宋代，开始传播得很广，向广义方向提升，变成临证的指导。虽然宋元以后温病学派兴起，和广义伤寒看上去像是对立起来，把伤寒挤到了狭义的一边。表面上看，寒温各占一半。但其实六经首先是治疗热病的核心和灵魂，然后从热病走出来，成为我们临床上辨证论治的基础和准则。广义伤寒、六经辨证的原则，在临床上始终是立于不败之地的，温病只是它的补充，甚至现在西医的临床各种治疗也可以拿过来做补充。所以说我们要重视对伤寒六经的理解，对伤寒六经的现代解读，理解了伤寒的广义和狭义才能从整体上把握住临床的证治。

这里我向大家推荐一下有一点时代气息的三本书：杨麦青的《伤寒论现代临床研究》，李同宪的《伤寒论现代解读》和吴宜兴的《伤寒论方证新识》。杨麦青是上个世纪西学中的代表，后来搞《伤寒论》研究，那本书大概是90年代出版的，最近好像中国中医药出版社有兴趣要再版。它凝聚了当时研究伤寒、研究经方的一批前辈的心血，有一些像我们现在讲的中西结合，不是单纯的条文理解。后面两本书也蛮有意思，《伤寒论现代解读》是第四军医大学出版社出版，《伤寒论方证新识》是第二军医大学出版社出版。它们都是从临床出发，结合一些现代人的认识，与时俱进，也蛮重要。我们搞经方的人要开放，各种知识都能了解一点。什么道理呢？因为我们是搞临床，面对病人，所以方法越多越好，知识面越多越宽越好，越能快速有效解决问题。

四、在热病证治中形成和提炼出来的六经框架

接下来的话题讲，在热病证治中形成和提炼出来的六经框架。原来应该叫"六经病"，或者"六经"这个名称也没有，而是三阳、三阴病。后来为了方便叙述，就干脆统一叫"六经"。那么我们现在有人把这个变得更加简单一点，叫"六经辨证法"，而和它对立的就是卫气营血辨证。或者有人说"六个证候群"，虽然看起来比较容易理解，但站在中医的立场，往往不太容易接受这个名字。事实上，在临床处理问题的时候，总是越方便越好，不要搞得太繁琐，叫人摸不着头脑。那么讲到"六经"的话，就要考虑这几个问题：六经是从哪里来的呢？六经是从热病中来的。临证为什么必须用六经呢？因为六经是辨证论治的基础，没有它的话，我们就没法做事情，没有方向了。那么下面我要讲讲六经的框架是什么。比如说发烧，可以由很多病引起，轻的像一般感冒，重的像癌症，中间一点的像流行性

出血热等。当一个发烧的病人来看病，作为一个医生，我们必须要把握和鉴别他的情况。现在可以做血液化验，做透视，做很多其他的检查，非常方便，能让我们心里有底了。但是在古代，只能靠察言观色，中医的望闻问切才能做出诊断，这样就产生了六经的应对方法。

大家一起来看看下面的图（图 1），当一个病人来了，鉴别到底是太阳，是阳明，是少阳，是太阴，是少阴还是厥阴。本来应该是个"S"形状，可惜做得不太好。

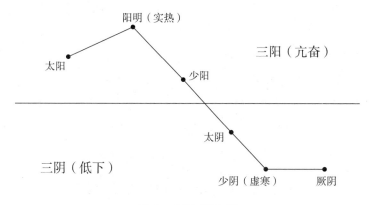

图 1　六经"S"图

病人一开始走过来的时候，头痛，可能还没有高烧、怕冷，很明显的没有汗或者有一点汗，叫热病的初期，属于太阳。如果这个病人初期没有治过来，已经高烧了，出汗了，烦躁了，甚至有腹部症状了，那么看他还是太阳吗？不对的，应该是阳明。现在讲的阳明，应该像激流勇上，高烧不退，一天、两天、三天一直持续下去。这个时候就不得了了，要想办法退烧。但是如果这个烧并不是那么明显、那么厉害，反倒是起伏的，像是现在西医说的弛张热、间歇热、双峰热等，像是中医说的寒热往来，就是少阳。如果这个病人出现胃肠道症状，像胃纳差等，或者全身的情况一下子低下，像少阴讲的"脉微细，但欲寐"，手脚冰凉，甚至摸脉都没有了，这个时候是需要急救的，中医有没有办法呢？少阴寒化的话，就可以用四逆汤治疗。热病分为初、中、晚期，如果到了第三步，身体情况很复杂，或许出现多脏器的功能障碍或者衰竭，所以变数很多，可以向好的方向走，也可以向坏的方向走，如果处理得不好就要当心可能出问题。这就是厥阴，我们叫厥热胜复。我想六经大体上就是把热病开始、中间和最后的过程分为六个不同的阶段，后来还有归纳成三个，甚至于一个的。这样归纳是为了什么？实用！方便！《伤寒论》里面清清楚楚地讲，在太阳用什么方，在阳明用什么方，在少阳用什么方，在太阴用什么方，在少阴用什么方，在厥阴用什么方。这些方其实就是打好基础，被叫作基础方、代表方。然后做一些拓展，叫类方，比如一样都用麻黄、桂枝，变化一下，就是青龙汤或者葛根汤等。而到了临床上，我们要应对一个具体的病人，该怎么办？他们千变万化，不那么死板，不可能有一个统一的所谓的"方证相对"，所以要变化，要加减。

下面是我做的一个简化表格。六经在里面，最上面的一层的一二三都是太阳；中间的一二三不一样了，两边是对立的太阴和阳明，中间是少阳；然后再往下看，最下面的一层，少阴在两边，一个寒一个热，厥阴在中间。我把它叫作"三三六九"，一共有九个方块，横过来是一二三，往竖一看也是一二三，属于三个不同的阶段，三个不同的层次。

表1　六经证治治法方药的基本框架

1. 麻黄汤（温散）
2. 桂枝汤（调和营卫）
3. 越婢汤（凉泄）
4. 理中汤（温补）
5. 小柴胡汤（扶正达邪）
6. 白虎、承气汤（寒泻）
7. 四逆汤（回阳）
8. 乌梅丸（寒热虚实兼顾）
9. 黄连阿胶汤（救阴）
（框内外序号对应）

1. 太阳寒	2. 太阳中	3. 太阳热
4. 太阴	5. 少阳	6. 阳明
7. 少阴寒	8. 厥阴	9. 少阴热

我们《伤寒论》的六经，是一个根本，然后进行九分，有九个治法：一边是温，一边是寒。温药至少分成三块：上、中、下，寒药也是一样的分成三块。我们来看看上面的图表，用温药的地方是温散、温补和回阳，凉药的地方是凉泄、寒泄和救阴，现在习惯上讲辛凉、苦寒和咸寒。然后中间的方是调和营卫、扶正达邪和寒热虚实兼顾。

（一）麻黄汤、越婢汤

麻黄汤，我们很熟悉，但是用得很少。和麻黄汤相对的是越婢汤。麻黄汤是麻黄、桂枝同用，越婢汤是麻黄、石膏同用。《伤寒论》里讲桂二越一汤，《金匮要略》直接说越婢汤，它是治疗风水的方。病人发烧，头面部肿，就考虑这个越婢汤。那么越婢汤能不能代表一点辛凉的意思呢？我这里写的是凉泄，辛是开泄、是宣散，所以可以换成大家现在比较习惯的叫法——辛凉。在辛凉这个位置上，现在几乎都是讲银翘散和桑菊饮这些温病的方。而经方里面，除了越婢汤外，还有哪些主要是麻黄、石膏同用起效呢？麻杏甘石汤也是这一类。而像大青龙汤，虽然也用石膏，但里面麻黄、桂枝同用，发汗力量比较大，所以还是靠在麻黄汤那边，不能跑到越婢汤这个地方来。所以这个地方叫作凉泄，是寒凉药的一个应用。临床上叫辛凉解表，实际上就是一个清热法。但是有些老师不同意啊，认为要解表要发汗就得都用温药，麻黄、桂枝才能发汗。我觉得这种讲法也有一定的依据，它从反面告诉我们用辛凉法的注意事项。当最初给发烧的病人用寒凉药的时候，我们要注意不能用得太重。这是什么道理呢？因为用得太重会妨碍愈合人体的正气。表证一开始的时候，刚刚发烧，咽喉痛，出汗，脸色红红的样子，这是我们讲的风温、风热，属于表实证，要用凉药。但是这个时候的凉药要手下留情，不能把苦寒药用得太重，不要一步到位把阳明的药给用出去了，得先留一点。为什么呢？因为病人的抵抗力还可以的。用什么把他的抵抗力激发一下呢？温药。辛，就是我们俗话讲的"辣"。把辣的东西吃下去是要冒汗的。所以我们这个时候稍微用一点辛。用一点的意思是什么呢？就是把正气保护一下，把正气往上拉一拉，如果能够顶住邪气、解决问题就是最好的，那么下面的药就不用了。像吴鞠通就干脆把白虎汤从阳明拿上来，叫作"辛凉重剂"。20世纪50年代，我们治疗脑炎，就是按照这样提上去的方法，用的方不是越婢汤而是白虎汤。这个是什么意思呢？就是把阳明的药提上来拿到太阳这个位置，因为石膏是辛寒，而不是苦寒，所以在表证发烧的时候也有用。这样来看，我们就会理解，经方治疗疾病的初期有两端，一个用温，一个用凉。当时没有银翘散或者桑菊饮之类的方，张仲景照样可以应对，这就是麻黄、石膏的用法。

（二）桂枝汤

我们看一下在中间的"太阳中"，桂枝汤。大家习惯上把桂枝汤和麻黄汤放在一起，归为辛温发汗剂。但是放在一起有个不好的地方，容易造成一个误解，那就是：桂枝汤和麻黄汤是一样的吗？临床上麻黄汤很少用，因为禁忌很多，那么桂枝汤怎么样？王叔和编次的《伤寒论·伤寒例》中讲"桂枝下咽，阳盛则毙"，吓得大家都不敢用桂枝汤。其实我一直在讲，桂枝汤是我们临床上最常用的方，是基础方。桂枝三两，芍药三两，一个是辛温，一个是苦寒，这样才是调和，才能叫调和营卫。如果是辛温一边倒的话，就像我们两个人打架，一个人已经把另一个人按住了，那显然是打不成的，必须是两边都用力，互相拉开。现在对桂枝汤的话题很多，大家不要以为它只是治疗发烧，其实它还能治疗肠病等，用武之地很多。桂枝汤既走表里，又走寒热，这样原封不动就是一个基础。在这个基础上，桂枝可以加倍，芍药可以加倍，还可以加附子，可以加苦寒药。所以桂枝汤实际上是提供一个平台，给我们一个思路，可以向两边包括表里、寒热等去移动。我们在临床上不要冷落它，很多问题往往都可以从桂枝汤这条路上下手。或许有人觉得桂枝汤太简单、太平淡，但我想"平淡中间显神奇"，第一步一般尽量走常规去解决，而不要老是想找些奇形怪状的方式去对付疾病。经方和六经看起来都是很平常，很平淡，但是我们一定不能忘记这个基础，要对它们确信不疑，按照它们的方式去实践。

（三）理中汤

第二层的第一个比较容易理解，太阴寒，要用理中汤驱寒。《伤寒论》原文里并没有讲太阴病用理中汤，只是说"宜四逆辈"。我们一般把"四逆辈"理解为用附子干姜这一类，就是四逆汤类。这种是直接用上了附子，现在临床上也有附子理中丸，很管用。其实看上面的图，表示得很清楚，太阴的虚寒在中，四逆汤的虚寒在底下。通俗一点讲，一个是脾胃的虚寒，一个是肾阳的虚衰。肾阳虚是一个全身的问题，脾胃虚是一个局部的问题，所以用药有所讲究，局部的问题一开始一般出手不要太重了。理中汤就是解决这个局部的问题。当然，有时候想取效快一点，或者病人时间比较久，身体相对差一些，那么出手可以重一点，可以把下面的药提早用，也就是把附子放进去。叶天士有一句话叫"先安未受邪之地"，这就是用药上的一个思路和技巧。用药没有一个固定的东西，但是又有一个固定的模式。像六经是固定的，但用的时候不要固定，要活起来，要让它攒动起来。

（四）白虎汤、承气汤

太阴的对面就是阳明，一个虚寒一个实热，对应得很好，用的方法要反过来的。这个时候不能用温补了，而是要用苦寒药。遇到高烧，邪热弥漫全身的病人，我们一般习惯用白虎汤治疗。而当发烧的同时又有腹部症状，那么光是退烧是不行的，还要通便。大便通了以后，热毒也会排下来。这个西医大概不懂，我一个从浙江过来的朋友曾经讲过一个案例。当时在一个地方的西医院里面，有个病人发烧2个礼拜，用了很多抗生素，却一直没有退烧，就请他这个中医去看看。一问病人，发现大便十天没解。可能之前病人没讲腹部的难受程度，所以医院没有重视这个问题。当时才用了一天的大承气汤，体温就降下来的。这方面我自己也有体会，也是碰到发烧。一个80多岁的老人，5天没有大便，即使用着最好的抗生素，体温还是不断往39℃以上跑，也是用大承气汤通便，大便一解第二天烧就退了。西医看到这些都感觉很惊奇，其实我想这些就是借用阳明病的做法，很实在很方便。有时候周围的亲戚朋友遇到类似的问题，也照着指导诊治，都解决得很好。

（五）小柴胡汤

小柴胡汤走在中间，下面拖一张半夏泻心汤。小柴胡汤是管发烧的，偶尔伴有消化道的症状，出现寒热往来、胸胁苦满、默默不欲饮食、心烦喜呕等。这种发烧不是阳明的高烧，而是一个起伏的，往来的，一般拖得时间比较久的，体力稍微有点下降的，同时有消化道症状的发烧。这个时候就要用小柴胡汤。我们讲小柴胡汤是和解剂，和解少阳邪气，要注意"和解"这两个字。上面桂枝汤是调和营卫，一般理解营卫在体表是气血的流动。我们习惯上表述少阳叫半表半里，实际上相对桂枝汤来讲已经是往里走。但是同时有寒热，直接用阳明的方法应对不行，用太阳的方法也不行，就需要好好动脑筋想办法。这个就是小柴胡汤。柴胡、黄芩和解少阳邪热，是主要的药。而正气有所不支，相对有一些虚的问题，就用人参、大枣、甘草等药垫底，邪正兼顾，扶正达邪。从药物的配伍上去看，因为用温药是往上升，用寒药是往下降的，而柴胡、黄芩是寒的，半夏、生姜正好是温的嘛，所以温升寒降，有了升降的调整，形成对全身气机的调整，对上、中、下的调整。像《伤寒论》里面说吃了小柴胡汤以后汗出了，通利了，人就舒服了，其实就是讲的调升降。

（六）半夏泻心汤

为什么中间要在下面拖一张半夏泻心汤呢？《伤寒论》《金匮要略》里面都有记载这条方，它是治疗什么的呢？心下痞，"痞"是什么意思呢？它相对的有一个"结胸"，结胸是痛证，而这个"痞"就是不怎么厉害的疼痛，但上腹会有一点胀闷，同时可能有消化道症状，像是呕吐、肠鸣、腹泻的情况。这个时候的应对就要出一张半夏泻心汤。半夏泻心汤也是一个基础方，它是从哪里来呢？我想可以和小柴胡汤联系起来看。现在是腹部症状为主，不需要退烧，所以柴胡就不用了；把黄芩留下，然后加黄连，它们俩的苦寒力量强；半夏和生姜变成半夏和干姜，显然温的力量加强了。这样看来，整张方升的力量加强，降的力量也加强，所以调整的力量加强。半夏泻心汤主要是应对腹部的症状，而不是应对发烧，情况更复杂了，寒热有，虚实也有，所以温的药可以从理中汤走过来，寒的药可以从阳明走过去，交汇在一起，就像我们平时描述的病机叫"寒热错杂"。临床上，比较错杂的情况一定要走中间，比较单纯的就走两边，这样就都解决得比较快。现在我们把这一张方用在什么地方呢？比如治疗慢性胃炎，我一直把它作为一个基础方。如果觉得黄连、黄芩太过苦寒，可能让病人接受不了，那么黄连留下来，可以把黄芩换成蒲公英。我一般用30g蒲公英，3～5g黄连配合，基本就把这个降的意思使用到位了。至于方里面半夏、干姜等其他药，变化也可以灵活，但要注意一个准则：辛温、苦寒和甘补。黄芩、黄连是苦寒药，半夏、干姜是温燥药，人参、大枣、甘草是健脾补中药，要照这样的搭配去变化。

（七）四逆汤、黄连阿胶汤

继续往下走就是少阴。少阴有两端，一个是四逆汤，一个是黄连阿胶汤。这个比较容易理解，都是比较重的情况，或者在热病的后期。当阳受到损伤，暴脱而衰，那么就要回阳，要救逆；如果阴液受到损伤要怎么办呢？阴液损伤到后期也是一个问题，这里用的是黄连阿胶汤。现在滋阴、育阴的时候，我们习惯上用温病的东西比较多。但《伤寒论》里面的方其实是把这个基础打下来了。我们一定要有这个感觉：《伤寒论》经方的六经框架是那么平稳，布局是那么合理。

（八）厥阴病

下面一层走在中间是厥阴，习惯上用乌梅丸，但又常常受局限。乌梅丸治蛔厥，治久痢，所以用来治肠胃疾病的很多。我把它用到呼吸系统的疾病，效果也蛮好，关键是要抓住它的药物配伍，它的治病准则。你一定要这样想：为什么用乌梅？为什么要用黄芩、黄连？为什么要用人参、当归、肉桂？为什么还要用附子、细辛、干姜这一些药物呢？把这些道理想明白了，就能在临床上左右逢源。怎么用药是非常有讲究的，每个人都要积累经验，或者参考其他老师的经验，而六经就是给我们怎么用药的基础。如果从热病的角度出发，就像热病到了最后，病人出现手脚冰凉等休克状态，要怎么办呢？怎么处理？厥阴在中间，所以可以往两边走。在临床上，碰到手脚凉、血压低、要休克的病人，毫无疑问，要从少阴寒化走，要用附子，或者参附一起用，就是把四逆汤的做法拿过来。那么如果这个病人又发烧了，甚至出现脑部症状的呢？毫无疑问，就要往阳明那边走的，把阳明的治法移过来。像少阴有三急下，也是用了阳明的方法，那么厥阴用阳明的方法也可以。这个地方我们还可以把温病的方法也拿过来打通。整体看下来，问题很清楚，虽然《伤寒论》中间厥阴的方法不太多，并没有很多方和药，但是后人会填补上去的。或许少阴的方法也不太多，阳明的方法也不太多，少阳的方法也不太多，但是后人可以补充。最重要的是什么呢？经方把房子的地基和框架都打好了。如果后人不满意里面的装修内容，可以继续填进去。这样一路填到明清时期，好像看上去马马虎虎可以了，但实际上我们今天还在补充。临床上的事情往往没完没了，我们的认识难道可以到今天为止了吗？明天又有新问题，无穷尽，没有止境。但是总体的框架，基本的原则，关键的根本，早在两千年前或者一千八百年前就打好了，有形了。所以你看中医多伟大！我是搞金匮的，一直在教金匮，但是最近这些年我也讲讲伤寒，讲讲温病，讲到后来，忽然发现其实这些都是一回事，根都在《伤寒论》。所以我去开仲景年会的时候，我经常不忘记要讲一句：我是搞金匮的，但是我喜欢伤寒。

《伤寒论》六经是药物治疗的基础，不管是有意识还是无意识，都会朝着这个方向走。就像任由孙悟空本事再大，也跳不出如来佛的手掌心。有意识按照六经走，显然治疗比较方便，比较有效。没有意识的情况，即使走偏，也最终会被动地往六经走。举一个例子。民国时期，大概20世纪30年代的样子，我们上海滩上有个儿科名医，叫徐小圃，平常用时方比较多。他的小孩发烧了，后来手脚冰凉，实在搞不定，走投无路，就请上海另一个名医祝味菊看病。大家应该知道祝味菊吧，又叫"祝附子"。当时他看了病人，认为是阳虚易脱之象，而不是中热毒，所以少阴病要用附子，如果用黄芩、黄连这些阳明的方等于是雪上加霜。当时徐小圃躲在房间里面不敢出来，说反正快要死了，随便你了。当天半夜家里人敲门，徐小圃不敢看是什么情况，问孩子什么时候走的。结果是孩子好多了，能动了，可以喝一点水了。从此以后，徐小圃拜祝味菊为师，他的小孩也是跟着祝味菊学医，都说佩服得不得了。佩服什么？就是佩服经方，佩服六经。要把实方和经方对比起来，把寒温对比起来，怎么可以呢？这是不行的。经方是四平八稳的，寒温平和的。想象一下临床上，有光用寒药，或者光用温药的医生吗？显然不会的。六经的框架，是有意无意地就出现在诊疗过程中。

讲完了六经的框架，接着必须要补充两点：第一个是六经传变，第二个是合并病。传变，就是一个热病要走的路线，今天是太阳，也许明天是阳明，也许明天是少阳，也许今天就出了阳明，又也许直接就是太阴，都有可能。我们在教学生的时候，必然会碰到这样一个问题。《内经》里面讲"一日一经说"，今天太阳，明天阳明，后天大概是少阳。但是中医基础理论讲少阳是半表半里，太阳是表，阳明是里，那么按病位算是不是应该太阳少阳阳明？为什么《内经》里面是太阳阳明少阳？这个问题确实不好回答，为什么不好回答呢？因为热病的万千变化，或者是有万千的疾病不同的表现，想要用一个框架、一个模式去规范它，显然不行的。如果人家要问的话，我建议回答是不确定的。因为没有办法讲怎么传变，一定是具体病具体病人具体分析，比如流行性出血热、感冒、厉害的传染病或者其他身体问题。但是总要讲一个大概，像是初、中、晚总可以吧。如果是一般的感冒，太阳比较多，有些发发烧就好了，没有结胸、没有蓄血、没有少阴，也不用到阳明。如果是一个厉害的传染病，一出现就是阳明，有高烧，那么就是温病想办法了：要么是伏邪温病，由里往外拉；要么是新感温病，表证很明显地往里走。讲传变，都要有一定的针对性，如果忘记了这个前提就不好讲了。同时，还一定要理解热病的移动非常快。所以我前面强调，六经必然是从热病中间来，经方治疗的基础必定是从热病中间来，而不会是从我们现在的慢性病而来。如果要观察一年、两年甚至十年，在古代有可能吗？今天也不大可能吧。一个热病，一周、两周就观察完了，一切都在眼皮底下。今天太阳，明天阳明，后天突然之间变成少阴了，或者后来怎么样变化了，都非常容易观察，不然怎么总结？《伤寒论》不是张仲景在书斋里面拍脑袋拍出来的，序里面讲"勤求古训，博采众方，撰用《素问》《九卷》《八十一难》《阴阳大论》《胎胪药录》，并平脉辨证，为《伤寒杂病论》合十六卷。"六经是读书读出来的？不是的，是临床总结出来的。也许那个时候是无意识的，那么后人是有意识的，当看到那个东西那么好，就把它推广发扬光大，就把它定下来，就由六经走向所有的疾病，变成"百病之六经"。

前面画的那个框是很好，非常整齐，非常简便，界限清楚，但是你不要上当。那个框架是归纳出来的东西，是有点理想化了的东西。我不知道张仲景或者是我们的前人有没有那么清楚的这个意识，但我自己至少是动脑筋，看了很多资料以后，觉得"三三六九"能够很好地做出归纳。归纳是为了方便理解，归纳出来的东西更是典型的，但是在使用上会带来不便。临床上会出现得那么清楚吗？不是太阳就是阳明，不是阳明就是少阳，显然这是不可能。临床大概50%以上甚至80%～90%，都是不典型的。我们知道了典型，就要马上想到不典型。《伤寒论》和《金匮要略》这些书，要解决的重点不在典型，而是在不典型。我们在学校里读书的时候，教的都是典型，比如内科讲的一个病几个证，归纳得清清楚楚，但是每天临床上碰到的都是不典型，所以常常问老师到底该怎么办。其实，认真看《伤寒杂病论》的原文，里面就在教不典型，典型的东西反倒不太多。讲个典型的麻黄汤证，《金匮要略》里面它是有变化的啊，比如麻黄加术汤，或者麻黄汤把桂枝拿掉，或者麻黄汤再加上什么药等等。所以讲到合并病，就是补充那些不典型的东西。在临床上，都是重叠的东西比较多，比如太阳阳明，或者三阳合并，或者太少两感等等。因为《伤寒论》在这方面做了很多的发挥，我们可以去仔细理解。有人说用经方就要原封不动，我反对这样的讲法。我同意的是，处理不典型的时候，就不能原封不动地用一张方。如果认为经方的应用就是不能动，那是要出问题的。因为这样一来就变得太僵化，就没有后来的发展了。经方在临床上也许更多的是要变化，叫"合方加减"。我们要了解合并病，然后学以为用，知道怎么变化使用经方。

我去年有一本书叫《经方世界》，学苑出版社出版的，"世界"就是全世界里面的世界。这本书的本意是想讲药物运用的领域，把经方都归纳起来。其中六经的基本方是10张方，然后扩展一点的话是60张方，再做一个扩展的话是400张方，再做扩展的话可以是无限的。只要愿意归纳、愿意整理，那么可以由一个核心放射开来。一般是中间的方比较多，比如说阳明的方就很多，有的地方我把温病的方也拿进来，甚至后世的其他方也都可以拿进来。六经是一个很大的框，非常包容，不拒绝的，好的东西都可以进来。所以我今天重点就向大家介绍了这个六经框架，也是我的一点心得。看上去好像比较抽象，好像没有用，因为没有去讲具体某张方的用法，或者具体什么病的治疗。我当时选题目的时候，看很多老师都讲具体的治疗，就估计像这一类的内容不太多，所以还是坚守我认为的真谛。我一直拼命宣传的就是经方的框架问题，因为我认为它是走上面的，千万不要以为它没有用。这个叫"无用之用"，看看没有用，但了解了以后就有用。六经是帮助管理临床所有的方向，提供临床的思路，让我们心里有一个底。作为临床医生，面对病人时首先是观察他，从症状上辨证辨病，诊断他是什么病。那么光诊断还没有用，像西医那样全部都检查完了，然后带着所有的报告来找你看病，要怎么治疗呢？诊断有了，治疗没有，病人还是失望啊！所以医生有两件事的，一个要诊断，一个是治疗。以前的医生，自己在后面开一个药房，手中的兵和将都很了解：药物从哪里来，吃下去什么感觉，有什么作用。经方是在诊断和治疗两边都有作用的，有了六经框架以后，方药的问题心里就有底了。稍微再扩展一点的话就是，六经从热病中出来，然后走向所有的疾病，像是古代医家说的"六经乃百病之六经""六经钤百病"。现在很多中医讲八纲，讲阴阳表里寒热虚实，但我们必定要讲六经，始终要坚守经方，强调传统。我们要让现在的年轻人都知道六经的问题，知道这个根永远不会动摇。尽管六经中间也有八纲，或者说六经也是从八纲中间来的，但我认为光讲八纲的话太肤浅，还是要讲经方、讲六经。

这里举了一个吴鞠通的例子，关于温病传变的。"痘"，小孩子比较常见，不好讲具体是什么病，也许那个时候有天花，或者有水痘。现在打预防针以后，这些病比较少见，所以没有这类经验，但是清代、民国期间的那些医家依然是要处理的。我觉得这里写的讨论蛮好，即使吴鞠通是搞温病，还是躲不开六经。他讲："痘证初起，形势未张，大约辛凉解肌、芳香透络、化浊解毒者十之七八。本身气血虚寒，用温煦保元者十之二三。"我们都知道温病是用凉的，但真的到了临床上，也要用温。当然，这个比例不一样，就像传染病用凉的可能性多，但是也不能否定温。吴鞠通讲："治痘若专主于寒热温凉一家之论，希图省事，祸斯亟矣。"就像刚才举的祝味菊的例子一样，我们要知道只用一边是不行的，不能只用凉，或者只知道温法。现在南京经方沙龙投入的力量很大，黄煌教授在里面讲的一个观点比较实在："我们在讨论经方时，要寻找一种更快捷的方法。同时也要在中医提倡一种更直白的、更规范的、更实证的表述方法及现代中医语言。要让青年们一听就懂，一用就会，对错一试就明，而且能不断充实，不断发展，不断修正。"这段话让我感触很深，所以把它写下来告诉大家。我们讲经方是什么目的，是为了用，是为了方便，是为了快捷，不是越搞越复杂。经方的东西短小精悍，简洁明了，有自己的基础。我们把这些基础掌握以后，看看后来的发展，然后再回头比较，就会发现原来关键还是那些基础。所以我们临床治疗，一定要知道了解、熟悉明白经方的问题是一个基础的问题。

五、存在于经方中的证治体系

讲完六经，我们再稍微扩大一点，讲经方的诊疗证治体系。六经是一个核心，它是要解决什么问题呢？我们平时总是讲六经或者讲《伤寒论》奠定了中医临床辨证论治的基础，这句话是对的。中医看病要辨证论治，那么有了六经以后为什么还要有金匮呢？按照六经辨证论治不就可以了吗？六经可以包治百病吗？所以讲有基础是对的，但是还不够，不够的情况要怎么办呢？意思就是我们不只要知道追求的方向，还要知道追求的到底是什么问题。这个问题就是病。《金匮要略》讲的是杂病，里面有数十种病，有的是专病专方，有的没有，有的病甚至在今天看起来不称为病，所以总体觉得好像比较粗糙，好像还不到位。但是我们要注意，书里讲追求的方向是对的，讲对病的认识是对的，所以不能放弃。我们现在讲辨病的话，大部分是踩在现代医学基础上的，这样一来，在经方打下的基础上，西医也能来帮忙，现代医学可以帮忙填充，把中医没做好的事情做好。因为我们肉眼有限，看不见体表或者再往深的那些东西，不太了解病原、细胞等，而现在的疾病诊断刚好可以补充这部分。古代也有病的诊断和治疗，就是病、症、证的关系。首先还是辨证，然后是辨病。辨病要把它拉开来，要不断补充，比如有没有专病专方，有没有特殊性，有没有通用的方等。比如讲排石用排石汤，或者急性胰腺炎要找一张通用现成方，或者其他病要有通用方。临床上，有的医生用协定方，名字叫一号方、二号方等，初听初看上去好像和中医辨证论治背道而驰，但其实它有时候也起到弥补的作用，把中医简单化了，所以不要轻易否定它。不要忽略这一类方，了解它一定比不了解要好，毕竟也是人家的一种经验总结，能告诉我们某一个问题用某一些药物就往往有效。我们学习名家经验，很多都是学习药物使用的经验，并且了解得越多越好。药物的使用有的是针对证，有的是针对疾病，有的是针对症。所以我大概总结这样三点：一是辨证为主，辨证的基础方就是六经。二是辨病为次，也是不可缺少，治病要找通用方。现在市面上有很多书，我有时候会去翻一下，也蛮方便地看到一些方。比如说结石用排石汤，安徽有个医生的一张方蛮好的，可以原封不动地用。隔壁邻居检查发现有肾结石、尿道结石，过来找我看病，我没有辨证论治，直接把那张方抄给他，结果一个礼拜后他说结石排出来了。而且还把这个方告诉其他人，那些人连面都没有见过，只是吃这个方，过了一段时间就有信息回馈说吃了也蛮好。所以我们不能否定辨病的方，也需要了解一点，因为其中的药物配伍也会有一定的道理，不要随便去变动。当然，话又讲回来，如果面对的病人很特殊，那么变化一下也是可以的，或者试下来没有用的，也一定要变通，不要让病人拼命地、无休止地吃下去。所以，临床上的事情是没有绝对的。三是对症治疗，讲的是有没有常用药能够对症，缓解某个症状用某个药物比较好，像《金匮要略》里面都有这样的一些痕迹。我们选用药物的时候，主要的问题还是辨证。我一开始讲的药物寒热温凉等性味，是升的还是降的，这些很重要。对症治疗的时候不能违背辨证的原则。如果病人是一个寒体，再用很寒凉的药去对症处理，大概要出问题。所以还是讲，辨证是基础，六经是百病的六经。

六、关于方证相对

药物有很多种，其中对证的也许七八个、八九个，甚至几十个，我们运用的时候要把握住原则，记住还是六经。大家都很熟悉方证相对，所以这个话题我想简单跳过。北京胡希恕先生有句话让我印象很深：方证是辨证的尖端。这个尖端就是末端、终端，意思是当一个病人走过来，表现出某个证，然后从方证相对出发，开一张方出来最终解决问题。当我们不太熟练的时候，或者最初教学生的时候，没有办法从六经开始走，而是先找方向，再找类方，再取加减变化，或者对应的方。现在中医基础教的是先要怎么样，再怎么样，按部就班地来，像是写病案，证属什么，治以什么，最后用什么方。但是走熟了以后，就没有这么繁琐，我们就可以注意到这样的现象：病人走过来的时候，脑子里面跳出来就是一张方，直接打中要害。这就是方证相对。所以不熟练的时候，可以多去翻一下书。汉唐时期很多都是方书，讲方证相对，治什么证用什么方，但是后来越搞越麻烦，想要翻阅检索不太方便。像张仲景的书翻起来文字不太多，还是比较合适的。

七、关于经方时方

我一开始就强调过经方和时方的概念。原来没有时方的讲法，因为金元宋以后用药有一些变化，或者后世医家有一些其他的强调，特别是温病，才造成经方、时方这两个概念。我们不要简单地对号入座，认为经方是伤寒，时方是温病，而是要了解到：经方在前，是基础，是核心，是骨架；时方在后，是后世方，是扩展，是补充，是细化，这样认识才能一体化。我们不能只强调经方而贬低时方，不能认为讲温病是没有用。我们心里要明白，经方是一个基础，时方是后来的补充，两个并不是水火不能相容的。所以，对于经方派或时方派，我们应该有清醒的认识：经方好，时方也好，经方、时方合一更好。

八、以经方为基础在临证中努力沟通古今东西

我一直的观点都是，经方是运用中药治疗疾病的临床，是传统，是经典。经方蕴含着临床的思维，处理的方法，所以经久不衰，从以前一直到现在，甚至到将来还管用。为什么刚才要介绍像杨麦青、李同宪的书呢？就是因为他们在与时俱进地解释《伤寒论》，用经方把现代医学包容进来。一方面补充了很多检查的手段，以前没办法只能用肉眼，现在用 CT、用血液检查等让我们看得更细了。另一方面补充了很多治疗的方法，像用抗生素，用激素等等。我们临床的时候，面对的是病人，而不是一个抽象的病，比如说我们不会讲进来一个感冒，而会讲进来一个有名有姓、年纪大或年纪小的人。有一句笑话讲，中医是治患了病的人，西医是治疗人患的病。西医不用看病人，就看了检查结果以后，马上处方一开，头也不抬让病人走了。这个不是医疗啊！我们中医讲医疗是有人文的，需要对人表示一种尊重和关怀，要仔细地看一下，和病人讲几句话，安定病人的情绪。所以，很多人都喜欢到中医这里来看病。这一点西医也要纠正，要向中医学习。我们经方要走向所有的西医院校去宣传，去讲述中国古代传统的临床到今天还是管用的。如果只是学了解剖、生理、病理、药理等，就去做医生，这样肯定会害人出事情的。所以说要用经方把现代医学包容进来，以经方

为基础在临证中努力沟通古今东西。

最后再讲几句结尾的话。我以前强调过，至今也还是这样认为，经方的重要在于它的基础性。经方不是一个流派，一个学说，而是中医临床药物治疗的基础，它所包含的病证症、法方药是整个临证的基础。我们伤寒金匮的老师，或者对伤寒金匮感兴趣的人，每年都有一个聚会交流，叫仲景学说学术研讨会。我发现在那里面，越来越多的临床医生对经方感兴趣了，以前在读书的时候没有学懂《伤寒论》，后来经过实践以后再回过头读《伤寒论》。所以一定要认识到经方是基础。经方的伟大在于它的包容性。经方不是封闭的，凡是好的方都要。经方的证治体系放之四海皆准，后世的扩充发展都可以在经方中找到出发点，根都在经方。经方的实用在于它的有效性。主方、类方、加减方，辨证、辨病、对症，既具体又实在，既简便又可操作性强，有章法可依，进退自如。这些效果是经过数千年的实践检验，从人体上过来的。所以经方的构造，也就是基本方不能动，像五苓散、承气汤、柴胡汤等不能动。我们一定要把它们背下来，而且一定要理解它们。经方中的六经证治、病证体系是经方的核心和灵魂，理解和掌握了这一点，就能够在临床上执简驭繁，左右逢源。这里有三句话，方有执讲："方法俱备者，唯仲景此书。"柯韵伯讲："仲景之道，至平至易；仲景之门，人人可入。"陆九芝讲："学医从《伤寒论》入手，始则难，既而易；若从后世分类书入手，初若易，继则大难矣！"意思都是讲学习、理解和掌握好经方，是中医临床的基本功，也可以说是事半功倍的捷径。后面是我们发表的一些论文：《关于伤寒的广义和狭义》《六经框架位置说》《存在于经方中的诊疗体系》和《思考＜伤寒论＞成书的疾病背景》；出版的一些书：《读解＜金匮＞》《读解＜伤寒＞》《＜金匮＞释难》《温病心悟》《经方世界》《中医临床经典概要》和《六经九分法与伤寒新解》，都是议论《伤寒》、《金匮》、温病的比较肤浅的看法，对和错无所谓，主要是帮助启发一些思路，也希望大家多批评指正。因为时间关系，我的讲话就到这里结束，谢谢大家！

【名师答疑】

问：张教授，您好！想请您分享一下治疗便秘的心得。

答：我这里介绍一个方——补中益气汤，大家可以试试看。一般升麻、柴胡各5g，当归10g，陈皮15g，党参15g，生黄芪30g，白术起手要30g。我曾经治疗过一个个子高高的病人，做了心脏手术后，长期服用西药，引起的一个副作用就是便秘，让他非常苦恼。我给他开了一张补中益气汤，效果相当好，从此以后我就开始注意用补中益气汤来解决便秘的问题。我的经验是，白术通便的效果很好，要重用，有时候可以用到80g，甚至100g。我觉得关于药量的把握，不是要全部墨守成规，都是10g、15g，或者都是3g、5g。有时候需要我们去变化，比方说肾炎的病人茯苓可以用到50g，严重失眠的病人半夏可以用到30g等等。凡是有效的用药，我们都要去了解，有时候也可以试试看。刚才说便秘，除了用白术以外，还可以再加30g枳壳或者枳实，如果仍然不放心的话，后面还能再加点药。我习惯上加点杏仁、桃仁、麻仁，甚至薏苡仁等，用量比较小一点，一般是10g，一起来配合，效果会比较好一点。如果疗效不理想的话，我有时候会用到5g、10g生大黄。有个20多岁的年轻女性找我看病，说恶心呕吐，习惯性便秘，大便解不出来，每次都要用开塞露，我也是用补中益气汤治疗。我觉得用这个方有一个前提，就是病人寒象、热象都不太明显，或者是稍微偏虚寒一点。这一类病人的问题是什么呢？一个是少动，还有一个就是没有养成良好的排便习惯。所以这个时候不光是开药，还要让病人明白医生只能是帮忙，解决问题的关键在于他们自己。要告诉病人纠正生活习惯，告诉他们什么时候排便最好。习惯性便秘还有一个简单的方——芍药甘草汤。芍药用30g、60g，甘草用10g、20g。我以前看到一个病人，吃这个方吃了一两年，芍药用60g，每天要拉3、4次肚子，搞得人很消瘦。因为这个方子最早是从一个名医那里得来的，但是要再找那个名医看病又很不容易，所以病人每次都接着抄原来的方抓药吃，吃得人也瘦了，脸色也白了。我后来让他把芍药改成30g试一试，大便就变成每天一次了。为什么呢？因为芍药是苦寒药，药性往下走。所以遇到习惯性便秘的病人，大家可以试试这两个方子，有些一两个礼拜就好了。当然，也有用了不好的病人，需要再想别的办法。

问：想请教张教授如何运用乌梅丸，谢谢！

答：《伤寒论》里用乌梅丸治疗厥阴病，《金匮要略》里也有治疗蛔厥病，我觉得如果单纯讲"蛔厥"和"久痢"的话，就限制了乌梅丸的临床应用。我前天想到，乌梅丸的定位停在厥阴，而厥阴是少阴病的最下一层。怎么把乌梅丸用活呢？我觉得关键是要了解它所在的构造和拓展。乌梅酸收，这个时候要考虑这些收敛的药物有一些什么样的作用。好像对久泻、久咳之类的含"久"字的病症，一般就要考虑收敛。我有时候跟同学交流的时候说，药物的归类其实是一种误导，也是一种无奈。比如说收敛药，有五味子、金樱子等很多什么什么子之类的，其实大家看看这些子是什么呢？是果实，是精华。它们收敛的是什么呢？是人的精华。因为很多慢性病会让身体的功能低落，而治疗这方面中医占优势，西医没办法。比如说感冒吃了很多抗生素以后，有些病人咳嗽几个月，甚至几年，找西医老是治不好，就过来让中医调理，我就想到用乌梅丸治疗。乌梅丸是走在小柴胡汤、半夏泻心汤的下面，配伍上用温药重一点，但是没有排除苦寒药，既用了附子、细辛、干姜、肉桂、人参、当归等，又用了黄连、黄柏等，体现了中医看人的本质。病人整个身体低落了，能不重用温药吗？只要能把病人拉上去，病情就好了。所以临床上用乌梅丸不能太局限。

问：关于六经和八纲，六经辨证和卫气营血辨证，应该如何去区分应用？比如说一个发烧的病人来了，要用哪一个辨证呢？

答：我觉得问这个问题有点外行了，不应该这样子的问法。因为六经辨证和卫气营血辨证是一回事情，六经辨证在前面，卫气营血辨证在后面，是对六经的补充。如果SARS来了，应该是温病来看，还是应该伤寒来看呢？我们把历史的源流梳理一下，其实六经是一个基础，一个框架，把所有的东西都包含其中。在六经的基础上细化、细化、再细化，具体辨证是要走气血、津液，还是要走脏腑、经络。我们现在的教科书把上面的部分都分开来讲了，但是事实上能分得这么清楚吗？分不开的呀！六经和八纲是什么关系呢？我想用这样的一句话来归纳：六经是传统的，八纲是现代化的。八纲是后世为了方便表述得更清楚而产生的。比如说太阳病，有学生就疑问说："太阳也能生病啦？"容易产生了误解和过于玄妙的错觉。但是我们自己搞中医的不能这么想，也不能躲开伤寒六经，一定要花时间去搞清楚、弄明白，这样以后才能越搞越清楚。**谢谢！**

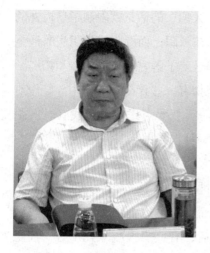

【名师简介】

刘方柏　主任中医师，全国老中医药专家学术经验继承工作导师，全国优秀科技工作者，四川省干部保健特聘专家，广州中医药大学第一附属医院经典临床研究所客座教授，燕山大学生物医学工程研究所特聘教授。长期从事仲景学说和疑难病证研究，在基础理论研究上，发掘发现了《内经》关于大循环，小循环，门脉循环和微循环的框架论述；在仲景学说研究上，开创了对仲景思维品格研究的全新切入面；在疑难病研究方面，率先对疑难病明确提出了界定：病因不明，病机难辨，病情复杂，症状罕见，表现怪异，辗转治疗无效，或公认的难治病症。临床 50 多年，累计诊疗病人 50 多万，具有运用纯中医手段救治急重病证的丰富经验。出版有《刘方柏重急奇顽证治实》等专著。参编专著 10 余部，发表学术论文 80 多篇。

疑难病辨治经方选用的临证思维

四川省乐山市中医院　刘方柏

尊敬的大会执行主席，各位专家、各位教授、各位同行，大家好！今天能站在这里讲一些我的临证经验，我感到非常的荣幸，首先是因为这里是一个充满神圣的殿堂。说它充满神圣起码表现在以下三个方面。第一，在知识爆炸的今天，在西医的鼻祖希波克拉底仅仅成为一个精神符号存在的今天，我们中医学的创始人之一张仲景在 1800 多年前创造的理论体系和治疗经验，仍然有效地、切实地指导着临床。这在世界医学史上，甚至在科学史上，都是一个奇迹。第二，在西医快速发展的今天，在现代科学技术如此昌明的今天，西医完全无法认识，乃至无法解决的很多病证，通过我们中医治疗都豁然而愈，让病人和很多其他学科的学者纷纷感到神奇。我看在座的很多老专家可能都有这个经历，或者曾有这种体会：中医真神奇，真神奇！而且很多其他学科的，比如核物理、数学方面的学者，他们都说真神奇，即使不能理解，但是承认我们的疗效。这是从病人、从其他学科的学者口中喊出的神奇，也是我们在座诸位以及全国临床中医人所创造的神奇。第三，我们李赛美教授所领导的这个团队，把全国经方培训班办到了第十二期，规模越来越大，范围从国内扩展到国外，影响从国内波及国外，这是一个神奇啊！为什么呢？在文化多元的今天，在社会普遍浮躁的今天，在人们的价值取向都倾向于功利的今天，这是一个大神奇啊！我们在座的诸公不远万里来到这里，是为了什么？为了共同探讨仲景学说，为了共同提高我们的临床疗效。所以我在这里要感谢李赛美教授团队，为了这个班而长期做出的努力。她本人公务非常的繁忙，教学、科研都非常的辛苦，却能够以充足的精力和忘我的精神坚持下来，而且越办越好，我真是深深的感谢！而且我见到过她团队里的很多年轻人，他们的办事能力和忘我的工作态度也很值得我们学习。

今天我同大家交流的主题是：疑难病的辨治和经方选用的思维。我们百万中医大军里有搞临床、搞科研、搞教学、搞文化、搞出版、搞翻译、搞制药等等，都在为中医事业做出自己的贡献。其中临床无疑是最观乎全局、最重要的。临床的生命在于疗效，没有疗效，就等于没有了一切；疗效不高，那么整个价值作用和地位都会跟着下降。我们讲的这种疗效，不只是在常见病、多发病上，更主要是表现在疑难病上，因为疑难病是中医最能与西医一决高下的一块领地，也就是说挑战世界的一块领地。从这个意义上讲，我们每一个临床中医人，如果能在解除病人痛苦的同时，在疑难病研究方面有所建树、有所突破，那么我们不只是在守卫中医阵地，我们也在扩展中医阵地，收复中医阵地。这是非常非常有意义的、伟大的一个事业，所以我们每一个中医临床人都应该把提高临床疗效作为毕生奋斗的最高目标。不管怎么讲，任何一个到我们手里的病人，都要努力去医好。

我们现在是埋首干我们自己的，世界哪一个承认我们这个是世界性的创造，是世界性的疗效标杆？总会有些人可以看到。胡适讲过："在困惑和迷茫的时候，我们不问收获，只问耕耘。"我们要带着这样的精神去追求，其实在我们看不到的地方已经开花结果了。

经方治疗疑难病的神奇疗效是公认的，但是要在最佳状态下发挥经方的作用，需要做到两点。第一点，坚实的仲景学说研究功底。这一点大家都明白，如果自己迷迷糊糊，本身没有什么积累的话，也就谈不上什么应用。第二点，就是我今天要着重讲的：必须有正确的临证思维。对于疑难病的治疗，我个人，甚至大家可能都有这个经验，那就是有时候（当然不是全部的时候）临床的疗效不是依靠坚实的学术功底和秘而不传的学术绝招，而是难在思维上面。思维开阔可以最大限度地调动我们的知识体系，调动我们的知识积累，从而在临床产生效果、发挥作用。如果临床思维比较死板，那么就算知道理论上是什么样子，临床上也不会运用的。那么，如何把经方应用临床呢？可以从哪些方面入手呢？首先是要有坚实的文化基础。医生和医家的根本区别点在哪里呀？医生也能治病的，但不能称为医家，因为他没有坚实的文化功底，文化底蕴不够。有些医院是有技术但没有文化的医院，具体例子就不举了。有些医生是有技术医好病人但没有文化的医生，只能是属于医匠，就像我们木匠能够修桌子、板凳，但是修高楼大厦却是不行的。所以文化积累非常重要。20世纪60年代，我曾经接触了一个老先生，他挺能背《伤寒论》，对每一个条文都很清楚，但是他就是不能治病，什么原因呢？这叫作食古不化。学医的最忌讳食古不化，根本谈不上思维的问题。其次，忌讳的就是食古能化，但思维不活跃。比如说，张三和李四同出一个师门，医学知识和医学技术也差不多，而张三治不好的病，李四一下子就治好了，等张三再拿回李四的方来看，心想：那不是很简单的方吗？我当时学的时候也是背这个方啊。那么为什么李四能用，张三不能用呢？关键就是虽然医学水平相近，但张三的临证思维不如李四。所以我们今天着重就是强调这个思维问题。如果思维广阔的话，我们就可以变难为易；但是如果思维局限的话，那么纵然知道理论也想不到运用。那么经方怎么在最佳状态下发挥作用呢？就思维角度讲，我个人认为有以下五个方面：第一是方证角度，第二是特效角度，第三是气化角度，第四是病机角度,第五是经时方角度。这五个方面呢,又有两到三个思维切入点,因此我把他们通称为"五纲十二目"经方运用思维法。今天我们是用粗线条勾勒这个理论,把理论勾出来以后,框架也就可以了,然后举一些病案比较详细的讲一讲,目的是让大家知道能够怎么用,力争把大家带入诊断的现场,就像站在病人的旁边,看他是怎么回事,怎么用经方。所以理论上我就基本上画一个轮廓。

一、从方证角度考虑

第一个问题,从方证角度考虑。方证相对,是仲景处方的基本原则,只要把握好它,我们用经方就有了基础。所谓方证相对,就是条文怎么说,就怎么用。具体有以下三个方面。

(一)有是证,用是方

方证相对是历经了上千次实践的结晶,具有无穷的奥妙。使用好方证相对,不需要仔细探究病机、方义和理论上的逻辑证明,不用再去管其他的了。这个方,这个病,病机是什么,方义是什么,哪一种药起什么作用,哪一个逻辑、推理环环紧扣,都不需要考虑,只要依照条文就行了。我们的张步桃老师,那次跟他同时在海南讲课,他讲到他每天看病怎么看呀,就是用这个办法:有是证,就用是方,照着条文就行。比如,我们大家常记的:"太阳病,头痛发热,身疼腰痛,骨节疼痛,恶风无汗而喘者,麻黄汤主之。"这里面讲"麻黄八证":太阳病,头痛,发热,身疼腰痛,骨节疼痛,恶风,无汗而喘者,只要见到它,那么不管是东南西北的人,不管是春夏秋冬的日子,就用这个方,肯定见效,就是这么简单。再比如我们记的:"热利下重者,白头翁汤主之。"不管下利是脓多是血多还是后重,程度怎么样,只要断定是"热利下重",就用白头翁汤,就是这么简单。这样类似的条文:"干呕,吐涎沫,头痛者,吴茱萸汤主之。""伤寒脉结代,心动悸,炙甘草汤主之。"不管心动悸是怎么样,是期前收缩还是房颤,根本不需要管,只要是符合"伤寒脉结代,心动悸",只要有这个指征,就用这个汤。当然,第一步是要熟读条文,要非常明白条文,就像电脑一样,可以一按就出来。当我们一看这个病人,就知道是哪一个方,或者就在几个方里徘徊，再挑选，再仔细排列一下，找出最适宜的是哪一个方。这种病人还是比较单纯的，还有一种就是比较不是那么单纯的，疾病比较杂。我把疑难病界定成病因不明、病机难辨、症状复杂、表现怪异、辗转治疗无效和公认的难治之病。很多疑难病都表现出怪异的，纷繁的症状，所以牵涉到一个提取的问题。怎么在这些纷繁的症状当中提取出主证，然后寻找出病机呢？这个时候就是要看个人的能力了。我下面举一个例子。

有个杨姓的女病人，57 岁，当时是"感冒"不断两个多月，在北京大医院反反复复治疗，感到没效，身体非常虚弱，于是回到四川老家。回来之后，找我看病的时候，她首先是从后脑到背心完全冰冷，然后是大汗，常常是涎腻汗，从头到背到下面，感觉全部身体都大汗滴淌。同时上半身的肌肉不停地跳动，这里跳、那里跳，心中阵阵发慌，走路不稳，站着要发抖；怕风，在看病的时候不断地打哈欠，2 个多月里体重长了 20 多斤。这个病要怎么治啊？当时我主要从三个方面考虑：第一，这是所谓感冒日久，营卫失和，卫气亏虚明显的一个汗证。第二，这个病人是发自夏季。暑病有三大特点：一是耗气，二是多汗，三是夹湿。这三个全部具备了，就可以诊断为暑病，对不对？第三，这个病人背凉，短期内身体长了 20 多斤，明显是湿嘛，所以还可以诊断为痰饮。但是我们按照这三个考虑去分别治疗，就会错了另两个，而用方证相对，就可以一下子解决三个问题。大家还记得《伤寒论》第 82 条条文吗？"……心下悸，头眩身眴动，振振欲僻地者，真武汤主之。"这个病人不是头眩吗？不是肌肉跳动吗？不是站起来就要倒下去，走路不稳吗？这不就是正符合真武汤证吗？于是直接用真武汤和桂枝加龙牡汤治疗。这个病人只吃了两付药，症状就基本上减轻 80% 了，只是口里有点流涎，尤其晚上比较多，所以就多加了个半夏、陈皮。加半夏、陈皮干什么呢？口里多涎，说明本身她是有痰湿的，加入了这两个药，合上本身方里面有的茯苓和甘草，就等于加入了二陈汤。我们把这个叫作复方加减思维，加一种药并不是单纯为了加这种药，而是加入一个方。这个病人再吃三付药，也就是前后 5 付药，病就痊愈了。看看这个病在北京治了多少个医院啊，都没治好，但我们用 5 付药就解决问题了。所以讲"方证相应"是非常简捷的，非常快速的，只要有是证，就用是方。典型的病人我们这样做，不典型的病人我们就抓出典型来这样做。

（二）把握基点，联类可及

我们诊治疑难病的时候，最忌讳被西医的诊断印定眼目。西医来一个诊断，说这个是甲减哦，这个是间质性肺炎呀，常常让我们在思维上发生问题。我昨天和几个主任聊天，他们讲因为长期搞病房，要求按照中西医的系统治疗、写病历，所以思维练就成首先是找什么病，排除什么病。这个是不错的，但是我们更要深化到找出是什么证，中医怎么治，这样才能够真正地进入高疗效阶段。如果只停留在"病"的那个阶段，那就仅仅是照着教科书上应付了，看肺炎怎么治，上感怎么治，只能停留在那个水平了。所以我们要全力寻找"证"作为基点，作为选方的要素，才能另辟蹊径，收到很好的效果。

我治疗一个 10 岁的小孩，当她来看病的时候，头就不断地摇，摇到后面连脖子都受不了了，非常疼。然后说话也不能连续，因为头不断的摇摆，我们问什么，她根本就不能连续地说。这个情况已经 3 天了，家里的大人非常着急，找西医给她做了头颅 CT，结果没有什么问题，后来又做了经颅多普勒，发现血管有些痉挛，所以西医就按脑血管痉挛治疗，但是根本没效。这个病人来的时候，已经摇了 3 天，不断地出汗，看上去比较虚弱，面色苍黄没有光彩，所以当时我就考虑这个病是"独头动摇"，就是《金匮要略·痉湿暍病脉证治第二》上面记载的"身热足寒，颈项强急，恶寒，时头热，面赤目赤，独头动摇，卒口噤，背反张者，痉病也。"当时张仲景没有处方，这个条文后面没有处方，它后面接着是讲桂枝汤，但不是治这个病的。那么这个病应该怎么治呢？当时就用把握基点，联类可及的方法。这个病人的病位在项部，而足太阳经经脉循行是从巅顶入里，络脑，再回出下行到项部。所以病位在颈部，经络是在太阳经。联想到太阳经颈部的强直用葛根汤，它的整个病机就是太阳经输不利，经脉失养。于是我就用葛根汤加防风、全蝎，考虑到入血的问题，还加了四物汤一起治疗。这个病人服 3 付药后，头摇就大大地减轻，只是间断稍微有一点点。然后再吃 3 付，加起来一共 6 付，就全部好了。这就是如果症状不是非常典型的话，就要按照联类可及来思考，再考虑怎么用比较恰当的方剂。

再举一个例子，我想要跟大家多讲一讲临床上的东西。有个女学生，

19岁，流涎6年，完全止不住，先是每天几次，后来是十几次。曾经在我们全国最有名的华西医院住院治疗，虽然做了什么反流性胃炎啊，功能性胃炎等很多诊断，但治疗完全不管用，没效。这个病人本身不是来找我看病的，而是因为父亲的怪病陪同他来找我治疗，效果很好，然后就说："刘老，帮我看一下可以吗？"6年来，她不仅是流涎，同时还干咳、呕吐，几乎每天晚上都是又吐、又咳、又流涎，很是难受啊，在很厉害的华西医院治疗都没有治好，所以她也没有信心了，就想试一试中医。我说："可以呀，你这能治啊，怎么不能治啊？"看这个病人长期流涎、呕吐和干咳，已经非常的瘦弱，当时诊断是肝胃虚寒，饮邪内伏。找到这个病机后，就好找方了。我常常讲，什么是能看出中医水平的呢？关键就是理法方药能不能一线贯穿，能不能反映出临证思维，同时看方子也可以反推思维过程。肝胃虚寒，一下子就想到吴茱萸汤了，痰饮内伏就用五苓散，所以用了吴茱萸汤合五苓散，然后加个伏龙肝去治疗。结果这个病人服6付药后，流涎就全部止住了，咳嗽、呕吐也止住。然后再服6付药继续调理。3个月后，她陪母亲来看病，说病已经完全好了。6年的病，就是6付药就痊愈了。这里特别讲一下伏龙肝。我们年轻医生可能不是很清楚这个药是什么成分，它就是灶心土，也就是土灶底部中心的那个焦黄土块。土灶不能是烧煤的那种，因为煤里面的化学成分是有毒的，而是要用山里面烧柴火、烧灰、烧草的那种。我们挖一块灶心土出来，然后用水泡化，接着多搅几遍，放着澄清，用那个澄清的水来熬药，非常好用。我上次在北京讲关于冷僻经方的临床应用，就提到这个问题。《伤寒论》113方，其中一个有名无方，所以实际上是112方；《金匮要略》有200多个方，扣除和《伤寒论》重复的，有人统计过是261个方。这些方当中有很多方是没有用的，历来都没有人用，现在更没有人用，为什么呢？我当时就是研究这个问题：都是仲景的方，冷僻经方为什么成为冷僻呢？这个有很多原因，我们发现其中一个就是找药不是很方便，有些药因为时代因素而变成太老土了，比如说童便，比如说我刚刚讲的灶心土。现在城市里都烧煤气了，哪里还来的灶心土呢？所以它就成了冷僻。但是我们在座的责任，不是让已经有的方成为冷僻，而是要把冷僻的方挖出来，使它们成为临床常用的方，因为这当中有很多有特效的。比如这个病人，除了辨证准确外，考虑用伏龙肝起了非常重要的作用。所以，很多方我们都不能够轻易放弃。这个病案也不是直接按照原来条文治疗，但也是方证相对。找到"证"的思维点，就是把握基点，联类可及。

（三）条文义近，数方合用

《伤寒论》和《金匮要略》出的方都有明确的针对性，但其实并不是各自孤立的。有时候条文相近的可以数方并用，增强它们的疗效，像我们现在用的抗生素有两联、三联、四联，就是同一个意思。

我治了一个70多岁的老干部，顽固性呃逆，病程2年多。一年356天，他有300多天在不停地呃逆。因为呃逆声音太大，家里的人根本不能跟他在一个房间里睡觉，病房里的人一个都不愿意跟他同病室。他每年都住几次院，比如解放军总医院、华西医大医院，还有中医研究院的附院等等，几乎这里的大医院都住过，但都没有办法，基本上每次出院的时候都是动员他自动出院，说："我们已经没有办法了，请你在其他医院看。"他各种检查也做了，查出有胃溃疡啦，反流性食道炎啦，脑缺血、脑萎缩、高血压等等很多病，但是中西医治疗都没有办法。这个病人来找我的时候，我考虑他的病机实际上比较简单，并不是很复杂，就是肝胃失和、胃气上逆，但是我们要研究一下为什么就是反复治不好呢？难道那些医生没有想到这个病机？当时我就采用了条文义近，数方并用的方法。大家都知道张仲景讲："伤寒发汗，若吐，若下，解后，心下痞硬，噫气不除者，旋覆代赭汤主之。"但是，旋覆代赭汤主要是降逆化痰和胃，针对胃虚痰阻，所以只是治疗他胃的问题。而这个病人还有个什么问题呢？就是肝气，所以还必须要解决肝气。想到了治疗肝气郁结、气机不利的四逆散，一个是降胃气，一个是活肝气，才能准确地针对病机。于是把这两个方合用，再加入公丁香、柿蒂、瓦楞子和牡蛎一起治疗。这个病人神奇在什么地方呢？当天他就吃了一次药，一付没吃完，就在沙发上睡着了，呃逆也跟着停止了，连续吃完两付后他基本上就没有再呃逆了。他的保姆第二天就惊喜若狂说："哎呀，这个人真是神奇啊，昨天怎么就这样没事了！"但是这个病人是没有根治的，以后还有一些反复，但是情况好很多：一是症状比较轻，不是很严重；二是时间很短；三是每次发作的间隔时间延长，而且发作的时候每次服用这个方都有效。所以这个病人已经感觉到效果是非常不得了了。

所以我们讲"方证相对",就是上面三个思维切入点,关键就是一个"熟"字。要熟悉条文,才能够选用,才能够左右逢源,才能够游刃有余。

二、从特效方角度考虑

张仲景有很多实例,介绍了很多特效方,当中有些方虽然针对性很强,但方义比较难理解;还有些方的特效隐藏在常法之外,也就是常法并没有提到它有这个作用范围、这个适应证,但后来就发觉它的这个新用途。我觉得,凡是疑难病,一般病程都比较长,过来找我们看病的时候,肯定是常法治疗过的,所以一般是不再考虑常法的。比如说人家已经治疗了好几个月的咳嗽,我们还能只考虑用止嗽散吗?肯定不行的。一个好几个月的头痛,再用川芎茶调散,能治得好吗?肯定是要另起思维的,肯定要抛开常规思维去考虑,去辨证。当我们在临床上遇到疑难病症,没有特效方可以选用的时候,特别要考虑到发掘的问题。具体怎样发掘呢,主要讲下面两点。

(一)专病专方在于发掘

中医主要讲辨证论治,这一点肯定是很对的,但是专病专方也不能忽略,不能抛弃,不能否认。有些病就是用专方,比如讲:"热利下重者,白头翁汤主之。"这就是一个专方,只要是热利下重,就用白头翁汤。有些专方由于各种原因,用的人很少,所以我们要加以发掘。

比如,有一个姓朱的病人,血小板减少10多年,经常降到2万多,容易出血,全身很多瘀斑,又剧烈疼痛,四处治疗都没有效果。后来找我看病,这个要怎么治呢?我首先从经方里面排除,发现没有挺常用的方,而时方里面我们常用的归脾汤,健脾统血,对这个病人肯定也是不行的,所以也排除。后来忽然想到《金匮要略》里面有条文讲"阳毒之为病,面赤斑斑如锦纹""阴毒之为病,面目赤,身痛如被杖",意思就是阳毒之为病,脸上起斑,阴毒之为病,身上起斑,同时像被人用棒子打过一样的,跟这个病人不是正符合吗?他既起斑,又疼痛剧烈,不就是阴阳毒吗?那么阴阳毒怎么治疗呢?张仲景明确讲的就是"升麻鳖甲汤主之"。升麻鳖甲汤里面有雄黄，上次我在北京听那边老师讲在北京买雄黄是限售的，但我说我们是常用的，（雄黄）只要不见火，只要冲服就不会有毒性。而且使用的量很小，一般每次 0.5g，这在升麻鳖甲汤里面是必用的。还有花椒，最早我考正高的时候，主考老师就问我一般花椒用多少，我说了平常的用法，他说不麻口吗？我说花椒炒过以后，再煎煮就不会麻口。因为当时他要看我治疗疑难病的能力，所以问得很详细，还问一个完全插胃管的病人治疗等等，一直到确认我是个疑难病的高手。考完 3 天之后，那个主考老师就带上了自己的博士生去我那里来求教，医院问要不要接待，他说不用接待，就是带着学生来向刘老师讨教的。我们讲每一个方，都力求大家回去以后可以直接用。比如雄黄，我们那边五月五端午的时候用来搽脸，而用到方剂里面量不能多，多了就有毒，而且不能见火，就是冲服。这个病人吃了药以后，血小板很快地升到 8 ~ 9 万之间，并且以后都比较稳定，身痛消失，斑块消失。所以我从那以后就确认升麻鳖甲汤是一个治疗阴阳毒，也就是治疗以发斑、疼痛为主的血小板减少的一个特效方。疑难病症为什么疑难啊？很大原因就是因为没有一个对应的方药。找不到对应的方药，我们要去挖掘呀！所以特效方的选用，第一就是需要我们再发掘。

前面我讲的是从方的角度发掘，现在讲从证的角度去做。有个姓罗的病人，50 岁，一直肛门潮湿，潮湿到什么程度啊？肛门流水，当他坐下后起来，凳子上就有很多一块印子。多丢人啊！所以这个病人很难受，也很自卑。当他过来看病的时候，我觉得真的是个怪病啊。肛门流水，肯定是"水"致病，而且与气相关。我当时考虑他本身就是下焦水湿留滞。那么为什么会下焦水湿留滞呢？很大的原因就是气不化水。正常情况下，化气行水，就能使水归位，从正常渠道排泄。所以很简单，我用五苓散加麻黄、杏仁等化气行水、兼宣肺气来治疗。结果这个病人吃了两付药，肛门就没有流水了，只是还有些潮湿，后来让他断断续续服用一个月的药就痊愈了。这就是从证的角度来挖取。

（二）依据原文，加以发挥

经方的针对性很强，但是我们依据条文，还是可以拓展应用。我有过一篇研究张仲景思维学说的文章，里面讲到张仲景挺自信的。大家看看他序言是怎么写的，他是怎么评价自己的？"虽未能尽愈诸病，庶可以见病知源，若能寻余所集，思过半矣。"讲的是他这本书虽然不能包医百病，但是可以见病知源，让大家看了这本书以后，能够找到犯病的源头，肯定可以解决大部分的问题。因此我们就要"思过半矣"，一定要思啊，不能够紧紧地墨守成规。

我治疗一个口渴的病人，病程 3 个多月了，不断地饮水，消瘦，小便浑浊，大便干结，血糖 14.1mmol/L 以上，舌质干红，脉弦而细数。前面的医生用清热生津、益肾养阴等方法治疗了 2 个多月，都没有什么效果，血糖也没有怎么下降。当时我考虑这个病人，糖尿病（消渴）是无疑的，症状比较复杂，已经波及三焦。三焦有三大功能：一是运化水谷精微，二是通调全身水道，三是调整周身气化。这个病人即使症状再复杂，关键还是三焦气化失司。这种情况用什么方治疗恰当啊？《伤寒论》第 230 条讲了吃完小柴胡汤以后："上焦得通，津液得下，胃气因和，身濈然汗出而解。"所以就用小柴胡汤通调三焦，再加上竹叶石膏汤治疗。结果这个病人吃了半个月药以后，症状消失，血糖降至 6.7 mmol/L，而且保持得非常稳定。顺便讲一下竹叶石膏汤，只要有阴虚的糖尿病，治疗效果都挺好的，大家可以回去用一下。还有石膏，人们总把它看成是清热的，但实际上并不完全是清热，而且药性比较平和，可以用到几十上百克都没问题，是一个非常好的药。上面就是依据条文，我们可以拓展方的应用。其实，关于这方面的内容挺多的，比如说外科使用清胰汤治疗坏死性急性胰腺炎，把这个病的死亡率一下子下降了几十个百分点。清胰汤实际就是从大柴胡汤来的，也就是拓展应用。

前面讲"方证相对"，说要抓住一个"熟"，如果不熟条文的话就不行。那么现在讲特效方，关键就在于一个"挖"。我们依据条文的精神，常常可以挖出方的新用和治疗证的新方。

三、从气化角度考虑

前面两个方面的理论我讲得不多，只是画个轮廓，知道就行，主要讲用的内容。但是这个方面，我们就要稍微讲一下理论上的问题了，因为我们年轻的听众可能并不是很熟悉。六经气化学派，是以张志聪、陈修圆、黄元御等医家为代表的一个学派，推崇气化。气化是怎么回事呢？就是从标、本、中见、从化等理论进行推理，进行论证。六气为本，以三阴三阳为标。六气为本，比如说"太阳之上，寒气治之"，那么寒气是本，太阳就是标；"阳明之上，燥气治之"，那么燥气就是阳明之本；相应的还有"少阳之上，火气治之""厥阴之上，风气治之""少阴之上，热气治之""太阴之上，湿气治之"等。这就是标本的概念，本就是病性，我们掌握了本就可以掌握病性，掌握了大门。比如说我们进了中山市中医院的大门，那么大方向就对了，不管进来以后找我也好，找张主任也好，都已经进入了这个地方，已经进入到这个环境当中。我们可以把标本可以看作是标签、标志，代表着这个病。然后就是中见和从化。所谓中见，就是表里，两经表里就互为中见。比如说阳明经和太阴经互为表里，那么燥气和湿气就互为中见。所谓从化，就是疾病变化后从何而化，演变的基本规律是什么。我们可以明确一个基本规律就是："少阳太阴从本，少阴太阳从本从标，阳明厥阴不从标本，从乎中也。"当然，作为一个学派，这些理论自有用处。比如说，本标中气，能够说明每个病都有一个现象、本质和转化的问题。掌握标本，我们可以明确反映病性的标志。掌握中见之气，我们可以明确脏腑、经络间的生理调节和病理影响。正常时两个是互相生理调节，比方说少阳胆经和厥阴肝经，如果肝经的风没有少阳的火调和，那么风就是寒风。而生病的时候，病理上相互影响。掌握从化，我们可以明确疾病诊断、治疗的重点。比如说根据"少阳太阴从本，少阴太阳从本从标，阳明厥阴不从标本，从乎中也。"可以掌握疾病的演变规律，有先见之明，可以预料到下一步变化。当然，作为一种学说，诊治疾病的程度究竟达到多少可信性，我们有待进一步探讨。但是我个人考虑，在临床上，这种学说起码在辨证的时候有指向拾遗的作用，在论治的时候有相当的调剂作用。下面主要讲两点。

（一）从本从标，指幽析微

六气为本，三阴三阳为标，临证的时候一定要究其"本"，也就是究六经的属性，然后断定是哪一经的证候。

有个青年女子，刚分娩13天，从分娩后第三天开始小便完全解不出来，滴沥不出，医院里面没办法，给她导尿，保留尿管，可保留4天后测到有感染，没办法只有拔管，但拔管后仍不能排尿。这个病人几天不排尿，膀胱极度充盈，后来没办法就再次导尿，导了3500mL，然后不敢拔管了，拔了以后又解不出来。已经请了全科的医生，还有内科、妇产科、泌尿科医生全部会诊，但根本没有办法，于是找到我来看病。老实说，很多病我都是比较自信的，所以无论是什么怪病，我从来都不推辞病人。这个病人怎么治啊？当时医院内外各科治疗都没有效果，我考虑这个病实际上很简单的，就是《伤寒论》太阳病篇里面讲的"小便不利，微热而渴"，所以是属于太阳病。太阳病本寒标热，从本从标，这个病人发热是标热，小便不出是本寒，客于膀胱，该怎么治呢？治疗也应该从本从标，用五苓散加人参、黄芪、枳壳，结果服了两付药之后就小便全部正常，再吃两付整个病就痊愈了。临床上很多这种病人，不知是怎么搞的，产后解不出小便，我都是用两付药就搞定的，而且这个药大家也不觉得很奇怪。下面病例我讲过很多次了。20世纪50年代的时候，有一次周总理解不出小便，请中国科学院那些老专家治疗，结果没有效果，膀胱极度充盈，没办法的情况下只有导尿。但是谁也不敢去导尿啊，如果导出小便红细胞就是反革命了，要住监狱的。所以找中医来想办法。当时的中医研究院，岳美中、蒲辅周这些老中医都在，他们开始讨论怎么治疗。蒲辅周也是我们四川人，他走过来就说："哎，总理这个病用个春泽汤就可以了。"春泽汤，其实就是五苓散加人参。蒲辅周就是到了一定的意境了，一般医生到一定程度就不是按部就班，而是一看病人就知道是怎么回事。我常常跟学生讲，当一个病人进来，看他的语言、神态等各方面，大体判定情况，然后听他讲具体是哪里不好，再问上两句，一个是为了排除，一个是为了肯定。比如说排除是不是风寒，有没有伏饮，比如说肯定是风热上扰等，只需要两三付药就可以了。排除加肯定，周总理这个病就是这么简单，所以说蒲辅周是个很高明的医生啊。后来蒲辅周感冒生病，周恩来曾到家里面去看望他，当时我们医生的身价是很高的。蒲辅周去世以后，最先打电话慰问的也是这些国家领导人。我以前经常跟蒲辅周的儿子一起开学术会，他是梓潼县中医院的，曾经亲自跟我讲一个很感人的事情。当时周恩来要把蒲辅周的子女调到身边来，结果这个老先生这么讲的："他懂什么，不用调。"后来人民日报专门发表文章，说我们老中医真是高风亮节呀，总理要把他儿子调到身边，结果他觉得不行，而实际上他儿子水平也很高的。我们中医队伍里很多同志都缺乏自信，也不知道自己是金子，实际上我们能够治好世界级的难题，包括刚刚讲过的老专家们，也包括我们在座的大家。而我们才花费多少钱？我刚才已经讲过的病例，都是3付药几付药就解决问题，每付药最多几十块钱，那么几付药才多少块钱啊！比较一下西医治疗是多少钱？其实，我们在座的各位为经济做的贡献也是挺大的。

（二）互为中见，治重调整

这个是讲中见的问题。中见其实就是中气，两条经相表里，那么两条经就互为中见，互为中气。治疗疑难病证的时候，我们准确把握中气，就是利用时机，因势利导，化险为夷。

有个病人，上腹暴痛，呕吐苦水，内有蛔虫，四肢厥冷，脉结，很显然是厥阴病的蛔厥证。觉得这很简单，用乌梅丸重加姜桂附治疗。虽然病人用过药之后，疼痛很快减轻了，但是问题也来了。第二天开始，这个病人高烧寒战，眼睛昏蒙，看东西不清楚，呕吐，把家里人吓坏了，赶紧跑来找我看，说："刘老师，这个可怎么办好啊？"我看这个病人，第一，虽然高烧寒战，发热较多，而寒冷很少，就心中有底了。厥多还是厥少是厥阴病的判断重要指标，这个病人"厥少热多"表示是正气来复。第二，"呕而发热"，这是少阳病的典型症状啊。少阳与厥阴互为中见，由此我看到了一个转机，这个病人正处于深入厥阴之邪向少阳转化的过程中。抓住这个从化的关键点，用1付大柴胡汤，稍微配了点竹叶、石膏，身热就平复了。如果换成是没有经验的医生，看到这个病人昨天找你治，今天就高烧，就是不得了的事情啦。但实际上，这是从化关系，用大柴胡汤，深入厥阴，外出少阳而解。

这部分我们讲得稍微多一点，从气化角度，我们关键要掌握一个字："悟"。领悟气化精神实质，在辨证疑难病时留心这方面，加以辨析。不要因为气化比较神秘，平常没有什么人用，就把它废弃了。

四、从病机角度考虑

相同病机可以表现为完全不同的见证，这才有了我们的异病同治。异病同治就是病机相同，表现不同。很多疑难病都是异于常情的表现，所以我们要从病因、病位、病性、证候、素体、脏腑气血虚实等多个方面来辨析，认识"变象"，明确把握好病机，才能跳出条文，灵活地运用经方。这当中也主要有两点。

（一）病机同则不拘字句

只要病机相同，我们就不用去考虑《伤寒论》原文是怎么写的。我之前讲的那个食古不化的老先生，他能背《伤寒论》原文，但是不能用。他食古不化，我们就要食古能化。当表现没有条文可以对应的时候，我们只要找对了病机，就可以针对这个病机所出的经方加以应用。

有一个8岁的小男孩，他的母亲也不知道他是从哪年哪月开始就全身自汗不止，而且每天晚上遗尿。大家想想，白天大汗长流，晚上遗尿，小孩子能长好吗？这个病人面色苍白，口渴神疲，根本不想说话，才8岁却根本没有生机。这个小孩家里也没钱，想治疗也一直没有办法，后来就找到我看病。我研究这个病，他每天晚上遗尿，然后自汗，汗和小便都一样是水，自然属于同类。本来汗和尿都是要固涩的，但是这个病人都不能固涩。我们首先就要抓出他的病机，要怎么抓呢？这个病人从婴儿的时候就开始发病，考虑因为他本身肾阳不足而不能治水的可能性很小，那肯定就是气不化水，水液失于蒸腾，既不能散津以四布，又难于循常而受约。所以用了五苓散合莲枣麦豆汤，再加黄芪、龙骨、牡蛎、益智，化气行水，益气固摄。结果这个病人只吃了4付药就痊愈了。五苓散大家都熟悉了，这里解释一下莲枣麦豆汤，它是陈修园的《医学从众录》的一个方：莲米、大枣、浮麦、马料豆，马料豆就是胡豆。这个方治疗盗汗的效果挺好的，大家也可以用一用。用在哪里呢？遇到盗汗病人，热象不明显，或者身体比较虚弱，不能用当归六黄汤这类的东西清热，就可以用这个方，效果都挺好的。

（二）方义明，可据以审证

有些病证很奇怪，不知道从哪里入手辨治，那么我们就可以通过联想，找到功用贴近的方，再根据这个方的证候进行反推，从而据证遣方。

有一个病人，双下肢内踝至大腿内侧沿血管线瘙痒，只要轻轻一挠，就会出现成团状的红斑块，病程半个多月了，但去皮肤科治疗下来都没有效果，所以过来找我看。这个病要怎么治呢？我想到，他这个情况不是像冻疮吗？冻疮就是成团的，瘙痒不止，越瘙越痒。冻疮用什么方最好啊？当归四逆汤治疗冻疮的效果挺好的。那么用当归四逆汤的病机反推这个病人的情况，是什么啊？对，血虚寒凝。所以我们反推这个病机就是血虚寒凝，兼感风邪，就用当归四逆汤加消风散治疗，两付药搞定了。大家临床上经常用当归四逆汤，也常用消风散，但是遇到这种病人，要能想到把两个方结合起来，就需要灵活的思维知识了。

从病机角度考虑，我们也要掌握一个主要的问题，那就是一个"变"字。如果病人的证候没有什么变证，那么直接用方证相对就可以了。另外，如果条文上找不到、没有相对的症状变化，那么也是掌握这个"变"，在条文当中寻找类似的，再移方施治，往往可以收到很好的效果。

五、从经时方角度考虑

所谓经时方角度，实际上就是在临证的时候，把仲景学说同各家学说综合考虑加以应用。关于寒温，有人主张是不同体系的，有人主张是同体系的。这是一个大问题，我们今天暂时不去深入探讨。每一个学派，对寒温的关系、经时方的关系，判别标准不一样，认识差别也是很大的。今天仅仅从临床选方的角度来看一下我个人的思维习惯，这当中主要掌握三点。

（一）寒温辨治可互补

我们认为寒温辨治可以互补，伤寒是温病的源头，而温病是对伤寒的补充和发展。这两个治疗各有侧重，临床上把寒温融为一体，有时候可以收到桴鼓之效。

我治疗一个姓刘的女性，48岁，双下肢浮肿及全身皮下胀硬10余年，指痛，伸屈不利。已经排除了硬皮病和类风湿性关节炎，近两年来还出现脚心发热，胀硬，先后在很多家大型医院看病，诊断是"特发性水肿"，住院治疗没效。我让他就别去住院了，西医治疗一般就给利尿药，今天吃了，肿一消，明天是很轻松，但往后又是很麻烦的。我对这个病是怎么考虑的呢？这个病实际上有两个证候：第一是风邪夹水湿。用什么方呢？张仲景的防己黄芪汤。第二是湿热蕴阻经络，但张仲景就没这个对应方了，反正我没看到过有记载湿热蕴阻下肢的方。这个时候就需要用吴鞠通的方了，选了中焦宣痹汤。吴鞠通在《温病条辨》中有两个宣痹汤：一个是上焦宣痹汤，治上焦气机郁闭的；另一个是中焦宣痹汤，用蚕沙、赤小豆、半夏等，治湿热入经。于是我就用防己黄芪汤加中焦宣痹汤治疗。结果这个病人10多年的病，吃了两付药后，肿胀减轻，身体感到轻松；再服用原方十多付，水肿全部退掉，脚心热及皮下胀硬等症状都消失。

我们把寒温有机地融合起来应用，效果是很好的。再讲一个淋巴瘤的病例。这个病人也是住川渝的，全身淋巴结长得很大，后来经过不断地化疗，淋巴结大大地缩小，但是有个问题却解决不了，就是定时发热，每天晚上11点开始一直发热，持续几个小时，热得很难受，完全没有办法休息，住了很久院治疗也没有办法。结果他跑回乐山来找我看病，我说这不是一个小柴胡汤证吗？非常简单，就是一个小柴胡汤证啊！但是这个病人舌苔黄厚，所以还要加个三仁汤。三仁汤出自《温病条辨》，是湿温初期的一个方，但是我们不用拘泥于这一点，只要是舌苔厚腻，尤其是黄的，就可以大胆地用。只要认准舌苔黄厚腻的指征，其中厚腻是主要的，黄是次要的，运用效果肯定是很好的。于是我就用了小柴胡汤和三仁汤，再加青蒿、葛根来治疗。这个病人的反应很神奇，吃完3付药之后自己感到很舒服，以前原来完全不吃东西的，现在饮食可以完全正常。为什么饮食好了呢？这当中有两个原因：一个是三仁汤可以化湿，化湿可以醒脾。另一个，小柴胡汤七大应用指征：口苦、咽干、目眩、往来寒热、胸胁苦满、默默不欲饮食、心烦喜呕，本身就可以治疗"默默不欲饮食"。所以这个病人一吃药，舌苔一退，饮食就完全恢复正常，接着烧也退了，而且在烧退的同时，淋巴结也缩小了。这是一个很值得研究的，尤其是在座搞肿瘤的医生可以研究一下。这个病人的淋巴结以前做化疗的时候会缩小，但停止以后就长大，而且其他症状解决不了。而在我这里吃药期间，不仅体温恢复正常，饮食正常，淋巴结也缩小，比之前化疗的效果还好。所以说我们可以寒温并用，伤寒和温病并不是对峙的，而是互相补充，我们完全可以从方的层面，从理论的层面把寒温融合在一起。

（二）经时方据证可兼施

经方时方都有证，大家都明白之前讲的"有是证用是方"，而这个原则不一定指经方，也包括时方，还包括经时方联用。因为《伤寒论》里面的方有时候药味挺少的，像是三四味的占多数，所以我们会担心这些方力量薄弱，可以选择时方一起用。那天全小林教授也跟大家讲了，今天的用药习惯一般都要多加一些，我本人也是这样。

这里讲一个例子。有个姓黄的小孩，8 岁，晚上完全不睡觉，在床上乱爬乱滚，不断地哭叫，已经一个多星期了。他母亲本身就是西医，给他吃了安眠镇静药，也没效，所以过来问我该怎么办。我一看这个病，觉得很简单啊，张仲景不是明确讲过："发汗、吐下后，虚烦不得眠，若剧者，必反复颠倒，心中懊憹，栀子豉汤主之"吗？这就是一个栀子豉汤证，但我怕栀子、豆豉两味药不够保险，所以加用一个时方。用什么？黄连温胆汤，温胆温胆，实际上是清胆。这个小孩当天晚上只吃了 1 次，还不是 1 付药的量，就安静睡着了。

所以很多人都有些认识误区，认为中医慢。其实中医并不慢，我今天举了 10 多个病人，有两个病人是一次就好了，还有些是几付药就搞定，都没有几十付的。我经常跟病人讲，以后发烧不要去输液，来我这里吃中药，看到底是我快还是他快。西医说 7 ~ 8 个小时能退烧，我保证当天晚上就能下来，不信的话可以来试一试。所以遇到高烧的病人，我们千万不要怕治疗。之前有一个持续高烧不退 7 ~ 8 天的病人，西医什么药都用了，却完全没效，也找过医院里的中医开了犀角地黄汤之类的方，并且找到真的犀角入药，却还是没效。所以病人自动出院，跑到我这里来治疗。我一看这个病人，很明显的防风通圣散证，病人吃了药后，当天晚上 12 点烧就退了，就是这么简单。还有很多高烧的病人，只要认定他们是风寒闭郁，那么柴葛解肌汤肯定能够拿下来的，这个我们一定要自信，不要害怕。上次我讲过，一个医生，如果没有见过大病，一见到大病就躲起来，水平能提高吗？我们要经历无数次的硬仗，无论是轻松的胜利，还是险胜，或是惨败也好，这样才有底气呀！平常有学生跟我看诊学习，我觉得最自豪的就是两个：第一，凡是跟过我的学生，不管以前是怎样动摇的，都会说这辈子肯定搞中医了。第二，学生懂得了怎么和病人沟通。我从前年开始上半天班，一年最低都是一万多病人，过去还远远不止，那么从医50多年，哪里没有50多万病人呀？过去不写病历，没有医疗风险，没有制度保护，一张处方就解决问题。我最保守的都是50多万病人，不止50多万张处方，却没有一个医疗纠纷，为什么啊？这其中有很大的原因：第一就是要真心对病人，因为他们都是有痛苦才找到你；第二就是要有沟通方法。比如把握问诊病人的时间就是一个很深的学问。怎么问病，怎么切入都是有方法的。不能没完没了地听着病人倾诉病情，因为后面那么多病人排着的，但是也不可能直接跟病人说："你别讲了，这么多病人排着的。"所以遇到病人没完没了在讲，那么我们可以换个话题问。如果遇到他还在讲，那么也可以轻轻碰碰他，比如说触诊肚子，问："先别说话，我看看肚子软还是胀，看看这里有没有不舒服。"就这样非常巧妙地把病人引过来了。

（三）经方时方，均不偏废

经方具有选药精纯，配伍精当，主证精确，疗效可靠的特点。但时方对方剂学的巨大贡献也是毋庸置疑的。所以我常常说，要把具有哪些经方特点的时方看作是经方一样的重要，从来不要偏废。最典型的莫过于"痰"的治疗了。大家知道《内经》里面是没有提到"痰"字的，《神农本草经》365种药，也没有一种药是治痰的。最早是张仲景在《金匮要略·痰饮咳嗽病脉证并治第十二》里面提到"痰"，但他讲的痰呢，实际上主要是饮邪，痰饮证主要是饮证，里面的方剂全部是治疗饮的，没有治痰的。所以治"痰"是后世的发展。而现在"痰""瘀"已经成为两大重要病因，我们不能不研究，因此要好好研究时方。这种理论的薄弱，方剂缺如的空白，时方进行了完美的填补。

我治疗一个姓张的女性，35岁，春节的时候关在家里，结果煤气中毒，深度昏迷，不省人事，赶紧弄到旁边一个三甲医院进行治疗，经过各种抢救，病人虽然苏醒了，但是一氧化碳引起的脑病非常严重。首先是痴呆，完全不能讲话，然后二便失禁，大小便都是直接流出来，而且运动障碍，瘫痪不起。当时用高压氧等治疗都没效，住院2个月后，医院完全没办法了，于是宣布诊断是"缺氧性脑痴呆"，痴呆、运动障碍和二便失禁可能终生存在。后来几个人用推车把这个病人送到我诊室来看病。我一看这个病人，面色完全是苍白无华的，大小便都是自己流的。想要看舌苔，她自己都不能伸嘴，我就用手捏住她的双颊，才勉强看得见：舌胖大，苔白。当时我诊断属于毒气上扰，痰迷心窍，用了礞石滚痰丸合二陈汤治疗。结果这个病人吃了 3 付药下去，精神就好转了，接着吃 3 付药，可以自己伸舌，叫她张开嘴，她也张开了，神志完全就恢复了。再吃 6 付药以后，就可以自己排大小便了，并且下轮椅，自己能颤颤巍巍地走了，一边特别高兴地跟我说："刘老师，我能走了。"后来坚持吃了 20 付药，这个病人全部恢复了。当时学生都感到很神奇，很奇怪呀，准备终生残疾的人居然完全好了！我说这没有什么好奇怪的，只要准确找到病机，就可以一矢中的呀！

还有个女青年，四肢软弱，蹲下以后就不能起来，起来以后就不能蹲下，上下楼完全没有办法抬脚，已经 5 个多月了。曾经住在一个三甲医院里，经过病理活检，证实是"多发性肌炎"，给予大剂量的激素治疗 3 个月，还是没有多大的改善。这个病人来找我的时候，不仅上面的病证存在，而且听力下降，已经开始有吞咽困难了。我看了她的情况，查脉细数，舌苔基本正常的，辨证是痿证，"治痿独取阳明"，于是用了六君子汤合防己黄芪汤，再加雷公藤、仙灵脾、苍术治疗。结果这个病人服用 8 付药以后，病情的进展遏制住了，吞咽困难消失了。再服 28 付药后，肌酸激酶最初来的时候是 3064U/L，现在降到 207U/L；谷丙转氨酶来的时候是 212 U/L，现在降到了 30 U/L。再服用 25 付药后，病人不借外力，完全能够行动自如，检查各项指标恢复正常。不管经方还是时方，我们只要把握好它们，都会有效的。上面用的六君子汤，其实是很平淡的，但很好用。我曾经治疗一个重症肌无力病例，眼睑下垂，走路的时候必须要自己把眼睑提起来才能走，如果不提起来的话就没法走，用过新斯的明那些药也根本没效。我当时就用六君子汤加味治疗，结果病人全部好了，最近还来过复诊，他说："刘老师真高明啊！"我说这个病例其实很简单的方法就治疗了。脾主肌肉，脾能运化水湿，四君子汤能补气健脾；有痰的话，加陈皮、半夏就成六君子汤；气滞的话，再加砂仁就相当于香砂六君子汤。就是这几个方之间加减运用，对这种病很有效果。

回到我前面讲的，我们用方不一定用什么神奇的，也不一定用什么很稀罕的，疑难病的辨治有时并不是完全依靠坚实的临床功底和秘而不传的临床绝招，难是难在思维上。我们今天重点讲的就是在临床上如何活跃思维。我记得袁枚有一首诗："但肯寻诗便有诗，灵犀一点是吾师。夕阳芳草寻常物，解用多为绝妙词。"意思是只要喜欢写诗，想写诗，那么灵犀一下子就会来的，就会产生诗。夕阳、芳草，谁都见过，是很寻常的东西，但是点化一下就可以是非常生动的语言，非常华美的语言，非常绝妙的词啊！同样的，我们很多貌似非常寻常，非常简单的方，只要掌握了病机所在，非常准确地应用，就能收到绝妙的效果。我们讲经时方并用的关键就在一个"活"字，以经方为中心扩展思维，不要人为地寒温对峙，而要灵活选方，就可以游刃有余。

今天我举这么多案例，关键在于说明两点。一是临证思维活跃才能有效地激活一个医生的医学知识库存。请大家注意一下医学知识的库存，其实我们的脑海就是一个仓库，一个武器库。但是，医学知识库存了多少知识和治疗多少疑难病的疗效是不成正比的，还需要有一个激活剂。如果宝库里没有东西，那么当然激活不了。而有了东西以后也不一定能够很好地运用，因为沉积在仓库里的东西多着呢。我们激活这个知识库就需要一个中间的东西，一个机械的酶。我们讲思维的激发，就是最大限度地把仅有的知识全部调动来对付这个病，有时就会想到办法了。我们要善于把知识库里的东西激活起来，然后在临证的时候最大限度地发挥作用。二是中医治疗疑难病证的作用和地位至今仍是整个时代医学领域的一块高地。请大家注意这个措辞："至今仍是整个时代医学"，也就是说包括所有的医学，中医是一个高地。可惜对于这一点，我们未必有清楚的认识。当我们清楚地认识到了这一点以后，对于当代中医秉性当中所缺乏的自信、勇于竞争的特质，能够取到直接的丰填作用，也就是丰富和填补的作用。西医哪怕有一个小小的发现，都会有个贡献体的地位加以认可，比如说发现一个部位、一个体征或者一个综合征就可以他的名字命名，像 Oddi's 括约肌、墨菲氏征、麦氏点、费克斯斑、巴氏征、尼克氏症、美尼尔氏综合征、格尼巴氏综合征、霍奇金氏病、雷尼氏病等等。这样做一方面可以把个人的贡献标进史册，另一方面也可以作为规范性的东西向全球推广，从而汇聚成了西医医学发展的内在驱动力。根据这种规范性的综合征或是病证诊断，西医的治疗也以一种更规范性的方式向全球推广，以最快捷、最权威的形式传遍全球。这是西医的一个先进性，但也恰恰暴露出一个底线。什么底线呢？就是西医的治愈率和有效率全球也差不多。比如中山和北京差不多，北京和纽约也差不多。除非受到某些条件限制，不能诊断，或者缺乏某种药物、设备治疗，一个病只要已经明确诊断，那么在相同情况下，中山这个地方的医生确定无法治疗，或者只有 70% 的疗效，那么全球的医生也基本是这样的。我们想一想啊，这当中不知道有多少无法治疗，或者无从出手的病人，是被我们中医治好了的啊！我现在每天都遇到很多这种情况，西医开了一大堆的检查单，病人花了上千块钱，结果医生说："这个没法治。"既然没法治，为什么还叫人家检查那么多呢？"人之所苦谓之病"，意思是只要人家有不舒服的地方就叫病，病的定义就是这么来的呀！检查出来有什么病才是病，这不是本末颠倒了吗？其实我们认真思考，可以发现中医的长处很多。比如我们临床对某个方面的疗效，可以说是创下世界纪录的。举个例子，我们仝小林教授治疗 2 型糖尿病，血糖高到测不出来的时候，都可以不用西药全部用中药，然后能够把血糖完全降到正常，并且不反弹，这不是世界奇迹吗？我们李赛美教授参加治疗重症肝炎的研究项目，这个病在日本的死亡率高达 70% ~ 90%，她们却可以降到 40%，这个差距一下子就是 50% 啊，还不是世界奇迹吗？我们经方班来了很多老教授，像是郭子光教授、梅国强教授等，这次我来得很匆忙，前两次我都认真听了一两个教授讲的，他们都有世界级的疗效啊！可惜，对于这一点，不止外界不知，我们自己也浑然不知。当然，这和中华文化提倡中庸、谦让、淡泊名利有关。历代成千上万的医家所做的贡献，我们都没有记载，也没有认真地加以肯定，只有读过那些医家书的人才知道。我们的思维就是只要这个鸡蛋好吃，就只讲鸡蛋好吃，而不问这个鸡蛋是谁生的。其实这种思维很大程度上阻碍了我们学术发展的进步。如果这个鸡蛋好吃，那怎么不找找原因，看看这个鸡生的蛋为什么比其他鸡生的好吃呢？然后我们去推广这种鸡不是更快吗？所以我们要很好地改一改这种思维方式。

我们全行业还没有很清楚地认识到中医的优势，往往带着一种漠视的态度，这不仅反映我们竞争意识的缺乏，也反映了我们对学术价值本身的自贬。当然，这里还有一个问题就是中医的话语权不够。因此，我们更要提高诊治疑难病的水平，要使这个独特的高地更加凸显，要被西医所承认，要为全社会所公认，这样才能不断地争取更多的话语权。所以我每次讲到疑难病，都会很详细地讲疑难病的具体诊治案例和方法。我内心真诚地希望，如果这对大家有一点点小帮助就是万幸了！如果有讲得不对的地方，请各位专家指教。谢谢大家！

【名师答疑】

问：刘教授，您好！想请您讲讲恶性肿瘤的治疗，谢谢！

答：我觉得恶性肿瘤的治疗不要着眼于杀死癌细胞，就像我们治疗感染性高烧不要着眼于消灭病原体之类的一样。因为这些中医是搞不赢西医的，他们认识靶点很清楚。所以我们需要注重的是调节，如果老是想怎么去消散肿瘤，这样的思维是不对的。正确的思维是什么啊？是如何调动身体自身的正气来限制肿瘤，使癌与人共存。就像整个社会不能没有坏人，我们不可能把中山市所有的坏人都抓起来杀掉一样，要怎么办呢？就是在不威胁社会大环境安定团结，不威胁人民生命的前提下，允许继续生存下去，这才是最好的办法。

问：刘教授，有一个病例想向您请教如何治疗：病人前额昏痛10多年，阴蒂瘙痒，舌苔厚，白带多，肛门潮湿。

答：我觉得这个病人呢，关键要看一下中焦脾胃有没有运转方面的问题，比如食后腹胀等。因为她下面白带多，上面头昏痛，然后舌苔又很厚，所以首先要考虑湿滞的问题，而湿滞当中又首先是运化的问题，运化首先要抓中焦。因为我没有看到这个病人本身，所以只能大概讲一下，思维上首先考虑中焦有没有湿，抓住脾胃的运转，使水湿可以运化，气机可以畅达，病情自然就好了。

问：刘教授，请问如何治疗顽固性痤疮？

答：我治疗顽固性痤疮的效果是比较好的，用药和很多医生完全不同。只要是结节大的顽固性痤疮，都可以加一些活血化瘀的药，比如莪术、雷公藤等，严重点的可以加红花，再严重的可以加穿山甲。还有，除了常用的蒲公英以外，都要加生莱菔子，一般10g都没有问题的，没有毒性，效果挺好的。具体的方和药我今天就不讲了，大家可以把升麻、生莱菔子加在常用方里面，效果会很好的。

问：刘教授，能不能请您讲一下经方剂量的问题？

答：我觉得张仲景用经方的量肯定比我们重得多，因为现在一般用的是10g左右。我临床上的用量，基本都是因症而异。比如说桂枝汤，用多少桂枝和芍药得根据临证分析：如果病人出汗多，有点伤阴的症状，那么需要多用点白芍；如果病人卫阳虚的症状比较明显，像是心悸等，那么就多用一些桂枝。但是，我一般不会突破药物的中毒量。因为第一个，使用中毒量的情况下，一旦发生问题，是以药典为依据的，医生会比较吃亏。第二个，一般情况下我们还是要循序渐进。不过，如果对于那种最严重的、大厦将倾的病人，如果采用四平八稳的治疗，那么病人早就垮了。我们必须要找到一个支点，迅速地治疗它，才能保证房子垮不了，才能继续治病。这就说明做事用抓重点，医学是百通的，俗话说："不成良相就成良医"呀！如果在兵荒马乱的情况下，还只是一心想着教化，想着好好学习，好好做人，一步一个脚印地挣钱，能实现吗？有谁会听呢？必须采用严厉的措施，比如说触犯了法律就要杀头，这样才能快速地让人们安定下来。我们治病也是这样，遇到生命危急的病人，眼睛有点干，耳朵有点听不到，或者还有一点喉咙痛，怎么办呢？根本不用去管这些，关键是要维持住生命，把根本问题解决好，再考虑下一步的治疗。剂量也是这样的问题，除了常规运用，还要抓住时机，需要大量就大量。比如说平时我用川芎10g、12g，有时候也可以用到30g；有时候用白芷也可以是20g、30g。提醒大家，要记住不能盲目地乱用。

问：刘教授，您刚才提到曾经治疗过一个重症肌无力患者，能不能再具体讲一讲？

答：我治疗的重症肌无力病人还是比较多的，刚才讲的那个病人是六君子汤加味治好的。一般可以在这个基础上加用雷公藤。大家都知道雷公藤是有副作用的，对肝肾有一定的影响，这里要注意两点：第一，我使用这个药这么多年，10g是不会发生问题的；第二，一定要记住用这个药的时间长短，一年半载长期用是不行的，大概10付药作用就不要用了。而且，要记得隔段时间检查病人肾功能，如果没问题的话再用。此外，用这个方还要看病人气虚的程度。我想无论看什么病，最后都要落实到病机的层面，这样才能准确地遣方用药，才能出一个好方子。所以从方里面也可以反推对疾病病机的认识。一看六君子汤加味，就知道是以治疗脾气虚为主，同时加雷公藤这类特效药，方子看起来很明确。我个人把雷公藤看作是中药里的"激素"，可以治疗很多疾病，比如说类风湿性关节炎、痛风等等，用好的话效果都很好的，如果以后有机会的话再讲给大家听。谢谢！

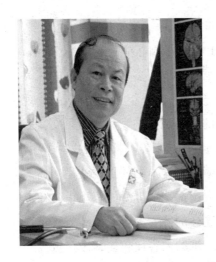

【名师简介】

黄仕沛　祖辈五世业医，副主任中医师，广州市政府命名"广州市名中医"。曾任广州市越秀区中医院院长，广州市越秀区政协专职副主席，广州市越秀区中医院南院名誉院长，中华中医药学会热病专业委员会委员、广东省中医药学会脑病专业委员会顾问、广州市中医药学会常务理事。黄仕沛先生40多年来一直坚持中医临床第一线，有20多年医院管理经验，1974年起兼任广州市越秀区卫生学校中医班班主任，并担任《内经》《金匮》《方剂学》《内科学》等主要课程教学。为广州地区培养了多批中医人才。临床上独尊经方，并以大剂称著，临床处方的经方运用率达95%以上，且不随意加减。力主"方证对应"，善于运用续命汤、炙甘草汤、葛根汤、防己地黄汤、小柴胡汤、柴胡加龙骨牡蛎汤等。著有《黄仕沛经方亦步亦趋录》《梦回伤寒四大金刚》等。

炙甘草汤小议及其在临床上的应用

广州市越秀区中医院　黄仕沛

谢谢主持人！我觉得在中山办经方班是一个非常好的事。因为广东中山，是孙中山的故居，是革命的摇篮嘛，而且还出了一个经方大家，叫程祖培，又有"程阔斧"之称，就是大刀阔斧的阔斧。他是广东经方四大金刚之一——陈伯坛先生的大徒弟，1986年的时候中山市中医院跟中山市中医学会还出版过了他的两本书，一本是医案，一本是医著。所以说中山本身对经方的学术底蕴就非常深厚，是吧？非常深厚。广东的经方医生不多，但都是大家。广东的四大金刚，可以说跟上海的曹颖甫差不多厉害。当然，曹颖甫名闻四海啦，因为他的书出了，是吧？所以要多多宣传广东的四大金刚。我写了一本书，叫《梦回伤寒四大金刚》，今年11月份出版，现在已经付印了。这本书是用小说的形式写的，不纯是枯燥无味的条文，而是把四大金刚的医案写成小说，是一种新的尝试。李赛美教授帮我写了序，邓铁涛老前辈又帮我写了书名，所以非常荣幸。这本书的目的就是弘扬一下广东的经方。在座各位来自全国各地，大家都知道上海的曹颖甫，知道北京的胡希恕等，那么知不知道广东也有这样的经方大家？另外，我觉得这次的经方班有一个特点，就是探讨辨证思维的内容比较多，像李教授、张教授、刘教授这几位大教授都是从怎么样利用中医辨证思维的角度去探讨经方，指导临床，这一点非常好。

我今天也是从炙甘草汤这个小题目来讲一讲经方思维。我觉得《伤寒论》跟《金匮要略》在中医学术上面是自成体系的，跟其他的时方医学不是一个体系。那么不同体系的话，就有不同的思维，成了不同派别了，而不可能每个派别都是通的。每个派别都可以治病，但是每个派别的思维都不一样，好像我们打拳、打功夫，有内家拳，也有外家拳，分成很多派的嘛，是吧？我们不能不承认各个派别的存在。所以，怎么样学经方，怎么学《伤寒论》，怎么学《金匮要略》呢？陈伯坛，就是我刚才说的四大金刚里其中的一个，鼎鼎有名！他写了两本书，一本是《读过伤寒论》。《读过伤寒论》的序里面有一句话："仲景书必跳出旁门可读，犹乎段师琵琶须不近乐器十年乃可授。"就是说仲景是自成一派的，是自己的一个门派，要学仲景的书，就要跳出旁门，就像我本来学钢琴的，中途要去学琵琶，怎么办呢？要不近乐器十年！意思是要离开了其他的学说，才能一心一意地钻到《伤寒论》里面，钻到《金匮要略》里面，钻到经方里面。经方是自成体系的，因为它的组方、它的辨证、它的思维都跟时方是不一样的，跟其他的医学是不一样的。不知道我有没有讲错，不知道大家有没有这种感觉，当我们开一个经方的时候，其他医生总觉得奇奇怪怪的，认为我们开的药怎么会这么奇怪呢，是吧？好像另眼相看，觉得我们开的药到底行不行啊。我有时候说笑，讲我们搞经方的医生好像少数民族，而搞时方的是主流中医，说明现在经时方的地位变了，为什么会变啊？我印象很深刻，清代的徐灵胎讲过一句话："仲景之学，至唐而一变。"就是说到了唐朝的时候，仲景的学说已经变味了，是吧？这个是为什么呢？主要就是思维方法的问题。

我们为什么要学伤寒，为什么要学金匮，为什么要学经方呢？我觉得有三个原因，或者是有三种方法：第一是我们用什么方法去学习；第二是学它的什么东西；第三是学了以后怎么办，有什么用。邓老经常提醒我们要学经典、用经典，那么怎么学，怎么用呢？这是非常值得我们思考的。不是拿着一本书看啊看就叫学，是吧？我觉得，不管有什么方法学，用什么方法学都好，学就是为了用。而用就是我们学的过程里面怎么当张仲景的徒弟。老师开什么药，我们就开什么了嘛；老师的风格是怎么样，我们就怎么样了嘛。先不要想着拔高，张仲景是以法统方，那么需要先学习他的法。当然，这样子也不一定都对，因为什么呢？法是一个大框框，而方是最具体的，是吧？所以老师平常怎么看病的，怎么开药的，怎么对待病人的，我们都要学的嘛。好像昨天李教授举的那个迷途羔羊，我觉得他就是没有掌握好这个学和用。虽然他学了很多东西，会银翘散，会止嗽散，会姜辛味，知道桂枝是解表，也知道有一首方叫半夏泻心汤，但是为什么治个咳嗽20多天都不好呢？关键就是他没有掌握好运用思维。不知道这个批评对不对，我觉得他们的的确确是迷路了。银翘散怎么会加到桂枝汤下面的，是吧？就算他认为的桂枝汤辛温解表没错，那么加上银翘散也是不伦不类的。吴鞠通《温病条辨》里第一首方是桂枝汤，自有他的道理，但不等于叫我们都是这样用，是吧？我们应该是温病就用温病的方，伤寒就用伤寒的方，该怎么用就怎么用。伤寒还有别的辛温解表方，不一定是桂枝汤，光是辛温解表这个法指导不了我们怎么去用药的，是吧？所以中医的弊端就是在这里：整天讲法，不着边，是吧？因此有人提出，不要叫辨证论治了，里面论得太多了，而怎么去治疗讲得太少。《伤寒论》从来没论，但是书名却叫《伤寒论》。所以就有些误导的地方，看起来论多治少，而且有些论不一定是张仲景的意思。如果把握不了每首方，就不知道到底应该怎么用。像李教授说的那个迷途羔羊，咳嗽就用止嗽散，但止嗽散是治什么的呢？经久的咳嗽可以用，痰多可以用。咳嗽嘛，有痰无声谓之嗽，有声无痰谓之咳。而那个病人是干咳，用什么止嗽散呢？效果不好的情况下，又用姜辛味，好像乱了套，而半夏泻心就更无稽了，半夏泻心汤是治脾的方，怎么会搞到去治咳嗽呢？所以方不对证，治疗没效。我们看一些医书，或者是看一些医案，描述这个方跟这个病非常吻合，非常对，我们叫方证相对，不是随意的。但现在有些医生开药很随意的，想到哪里就开到哪里，这就是思维的问题。我们要学好《伤寒》，学好《金匮》，学好经方的话，首先要弄通仲景是怎么想的，他为什么要用这种药。所以我一直有一种观点：用仲景解仲景。陈伯坛《读过伤寒论》的序里面有一句话："注伤寒无异于删伤寒。"就是说乱解《伤寒论》就等于把《伤寒论》删掉了嘛，因为他觉得所有的注家都不是根据仲景的意思去注解。当然，这个观点未免太偏激了，但也有一定道理，的确有些注家不一定是根据仲景的想法去注解。比如我看到一个医案，里面解释麻黄升麻汤的升麻是升清阳，但是仲景根本都不知道什么叫升清阳，他用升麻从来不是把它当作是升阳的一种药，这不就是乱解吗？学老师的东西就一定要知道老师为什么要用它。所以我觉得学伤寒有个关键的问题就是要当仲景的徒弟。当徒弟有两种，一种是老师干什么，我就干什么，是最低级的；另一种是老师还没想到的，我都想到，那么就厉害了。我有本书叫《经方亦步亦趋录》，就是仲景说什么，我们就干什么。虽然想是这么想，但很难做到。所以我觉得今年的经方班的这个特点要突出，就是探讨辨证的思维。刚才说了几个大教授都是从这个入手，那么我主要讲讲炙甘草汤，探索一下仲景是怎么去用这个方，怎么去用这些药，怎么去辨证。

炙甘草汤是经方里面广为人知而又确有疗效的一个方，论述的文章也很多。这个方最主要是见于《伤寒论》的第177条："伤寒，脉结代，心下悸，炙甘草汤主之。"就这么几个字，如果从方证对应入手的话，凡是见到心下悸、脉结代，就可以用它了，就这么简单。曹颖甫的体会很深，曾经说过："脉结代，心动悸，炙甘草汤主之。此仲景先师之法，不可更变者也。"就是见到脉结代、心动悸的时候，除了这个方，就不能用另外一个方的了。所以在曹颖甫《经方实验录》里面记载了炙甘草汤四个病例，其中有一个是附的，里面讲一个病人有心脏病，每年都"买舟"去香港找陈伯坛看病，先生开炙甘草汤，而且用个大锅来煎熬，一般吃几付药就好了。后来有一年，这个病人又发作心悸、脉结代，去找曹颖甫看病，同样是开炙甘草汤。为什么两个医生两地相隔，两个的学术观点也不一定一样，但是都用炙甘草汤呢？这就是方证的问题，证对了，那么就一定用这个方，所以曹颖甫说："不可更变者也。"曹颖甫的徒弟姜佐景也说："吾谓百数十次未有不效。"就是说用这个方不下百数十次，只要对证的，都没有没效的。我用这个方也是这样，凡是有脉结代、心动悸，都用这个方，基本上都有很好效果。我自己大概 5 年前也是频发性室性期前收缩，当时刚好碰到国庆节休息，连续吃了 10 天炙甘草汤，到现在都没有再发作。所以这个方应该是很好的，效果肯定。我碰到一个预激综合征的病人，动不动心率就超过 100、110、120 次 / 分，跳到很厉害，医院叫他做消融术，但是他就是不愿意，所以过来这边吃中药，也是炙甘草汤，结果现在 7、8 年了都没事，效果非常好。

炙甘草汤三见于仲景的书。一个是《伤寒论》第 177 条："伤寒，脉结代，心动悸，炙甘草汤主之。"另一个《金匮要略 · 虚劳》里面有："炙甘草汤一云复脉汤。治虚劳不足，汗出而闷，脉结、悸，行动如常，不出百日，危急者十一日死。"还有《金匮要略 · 肺痿》也提到："炙甘草汤，治肺痿涎唾多，心中温温液液者。"炙甘草汤的组成在经方里面算是大方了，九味药，用清酒煮。具体组成大家都很熟悉了，下面主要是怎么理解这个方证跟病机。

一、关于本方的方证及病机

（一）心动悸

第一个是心动悸。我们知道心悸是一种自觉的症状，就是自己觉得心跳，是一种自觉的心脏跳动的不适现象。仲景没说心悸的心率快或者是心率慢，或者是心率正常。我理解的仲景书里面的"心动悸"跟"心下悸""气上冲""惊""悸而烦""胸满"都可能是"悸"，是"悸"的一些不同程度的表述。因为我们要紧贴临床啊，病人来的时候不会说心动悸，是吧？有可能他来的时候是"我胸闷啊""我觉得很慌啊，很惊啊"，那么我们都要考虑他是不是心悸。像昨天李教授说的第 64 条："发汗过多，其人又手自冒心，心下悸，欲得按者，桂枝甘草汤主之。"这个讲的是心下悸，自己摸着胸口，好像怕心脏跳出来一样的，所以才要按着嘛。再比如说胸满，有时候就是比较轻的心悸。像气上冲也是，有些病人觉得一股气冲上来，其实就是觉得心跳、心悸。不是说温病来源于伤寒嘛，《温病条辨》里面的三甲复脉汤就有一句话。它的方证是怎么样的呢？"下焦温病，热深厥甚，脉细促，心中憺憺大动，甚者心中痛者，三甲复脉汤主之。"我看心中憺憺大动其实也是心悸，甚至有时候痛了嘛。但是炙甘草汤这几个字有别于其他的心悸在什么地方呢？在于一个"动"字，其他仲景描述的心悸并没有"动"。"动"是什么意思啊？"动"是一种他觉，是我们可以看到或者可以摸到他的心脏在异常的搏动。正常的搏动是怎么样的啊？《内经》里面说："胃之大络名曰虚里，出于左乳下，其动应衣。"就是正常的情况下，"胃之大络"我们可以看到"其动应衣"，咚、咚、咚，但是异常的时候就不是这样了。所以我觉得炙甘草汤治疗的心悸是《伤寒论》所有的心悸里面最重的一种。这个"胃之大络"是怎么回事啊？《内经》里有一句话："谷始入于胃，其精微者，先出于胃之两焦，以溉五藏，别出两行，营卫之道。其大气之抟而不行者，积于胸中，命曰气海。""胃之大络"是我们饮食到了胃之后，化生精微物质，集聚于气海，而气海就是营卫聚集的地方。所以如果心动悸正常，说明我们的营卫之气也是正常；如果搏动异常，说明营卫之气也不正常，或者是衰败，或者是衰弱。营卫是什么啊？阴阳气血都叫营卫，所以炙甘草汤的病机已经包含在这个证里面了。为什么岳美中讲"伤寒、金匮察证候不言病理"呢？就是这个意思，其实它的症状里面已经包含了病机，是吧？所以方证辨证，或者叫方证对应，其实里面已经有病机了。但是要怎么理解这个病机呢？不是我们想说什么就是什么，有时候说了等于没说，因为讲错了就是等于没说了嘛。我以前写过一篇文章叫作《不可理喻的经方》，里面说道："有时候经方是不能用一般的理论来说明它的，是不可理喻的。"我等一下会讲到一个病例，用到的方药就是不可理喻，怎么解释都好像不理想，但仲景就是这么用的。心动悸就是心跳得比较厉害，连虚里都感觉到了。这种情况下，他觉、自觉都有异常，并且这个异常是搏动得很厉害，或者是跳得很快，或者是跳得特别慢，或者是跳得特别明显，或者是不明显，很细很沉。而正常的虚里应该是不紧不慢，有节律，均匀的。

（二）脉结代

第二个就是脉结代。《伤寒论》第178条对结代脉作了很清楚的解释："脉按之来缓，时一止复来者，名曰结。又脉来动而中止，更来小数，中有还者反动，名曰结，阴也。脉来动而中止，不能自还，因而复动者，名曰代，阴也。得此脉者，必难治。"说明结脉和代脉是不一样的，那脉结就结，脉代就代，为什么仲景这么糊涂讲"脉结代"呢？大家读伤寒的时候有没有想过这个问题？其实这是一个混称，是对间歇脉的混称。《伤寒论》里面的间歇脉有三种：一种是结，一种是代，一种是促。《伤寒论·辨脉法第一》里面讲："脉来数，时一止复来者，名曰促。"不过第21条里面又说了："太阳病，下之后，脉促胸满者，桂枝去芍药汤主之。"所以有些注解伤寒的医家认为这里的"脉促"不是《辨脉法》里面的促脉。但都是仲景的书，怎么会有两个解法呢？不应该呀。那天我打了个电话给一个江湖医生，请教他对这个促脉怎么理解。他也说是间歇脉，认为数而时止的脉就叫促脉。所以我觉得结合第21条，促脉就是另外一种间歇脉。而脉结代也是一种混称，把所有的间歇脉都说了，包括了促、包括了结、包括了代，应该是这样理解。

二、关于第177条"伤寒"二字

第三个就是"伤寒"这两个字。上海的柯雪帆教授认为，我们临床的时候不应该忽略"伤寒"这两个字。他说有一年病毒性心肌炎发病率很高，他看了很多，他们的后遗症都是心律不齐，都有心动悸，于是用炙甘草汤治疗，效果很好，有时候用一剂就好了。后来他想到，病毒性心肌炎是由外感病引起的，而我们"伤寒"这两个字就是针对外感的吧，所以这个方治病毒性心肌炎的效果好，但是对于风湿性心脏病或者冠心病、高血压等引起的问题就几乎无效。我觉得柯老的观察可能是有点局限。我临床上面，治疗冠心病、高血压引起的也都有效。

三、本方证病机及临床使用指征

那么怎样理解炙甘草汤方证病机以及应用指征呢？我觉得病机是阴阳

气血俱虚，这点是毫无疑义的。我刚才说的，虚里在生理状态下可以说明营卫之气，所以异常的时候也是阴阳气血的问题。但是这种阴阳气血的虚又应该以阴虚血虚为主。这个方的临床使用指征应该以"脉结代"与"心动悸"同时并见效果比较好。如果只有脉结代，没有心动悸，那么效果不一定明显。同样，如果只有心动悸，脉又不结代，有时候也用不上这个方。如果体征、舌象、脉象都说明是典型的阴虚，那么我们用这个方的效果更理想。如果是比较突出的阳虚体征，那么这个方就不一定合适。而如果阴虚、阳虚的体征都不明显，我们也能用这个方。我觉得上面几点就是使用这个方的指征。脉结代、心动悸是它的主症，已经含有阴阳气血俱虚的病机，如果严重一点的话，甚至有脏器衰败的情况。所以我刚才说，其实《伤寒论》的大多方证都已经包含了病机在里面，比如说："手足厥寒，脉细欲绝者，当归四逆汤主之。"里面不是有病机了嘛！仲景书的另外两条条文，一个是肺痿的，一个是虚劳的。肺痿里面讲："肺痿涎唾多，心中温温液液者，用炙甘草汤。"这个方也能治虚劳，但关键也是脉结跟悸，所以其实还是方证的问题。

我们知道肺痿主要有两个方作为代表方，一个是甘草干姜汤，一个是麦门冬汤。但是我治疗一些肺痿的时候，往往两个方都用，因为什么呢？"大逆上气，咽喉不利，止逆下气者，麦门冬汤主之。"但诊断肺痿的主症是吐涎沫，气喘是另外。很多肺痿的病人大多都是吐涎沫，很少没有痰的，所以我往往就加甘草干姜汤一起用。比如现在一些肺功能不全、肺气肿的病人都可以从肺痿里面去考虑。我去年治了一个肺痿的病人，他气喘得很厉害、不能平卧，痰多，胸满、胸痛，先在梅州当地找了一个自命为"火神派"的医生看病。其实那个医生并不能代表"火神派"，只是自己说自己是火神，然后把附子、干姜什么的乱用，结果从8月份治到12月份，把这个病人越治越不行了，变得脸肿了、气更喘了，于是去梅州人民医院治疗，那边医院怀疑是肺癌。后来这个病人奄奄一息啊，没办法转到广州来看病。广州的医院很快就诊断是"放线菌感染"。其实现在"放线菌感染"很少见，所以那个医生能诊断出来都算很不错了。这个病人最主要是在右胸部的乳下已经有一个瘘管，里面有硫黄一样的脓液流出来，所以有经验的医生一看就知道是放线菌。他12月23号在医院里面住院，到1月3号的时候感染已经控制住了，但是气喘不能平卧的症状没有改善。所以病人很着急，于是请我去看。当时我看这个病人气喘不能平卧，杵状指，下肢肿，腹部胀满，唇色稍暗，舌苔厚白而干，脉弦紧滑数，左脉双弦。这里有一个特点我从来没看过，就是双弦脉。他左手寸口脉明显是双峰弦紧，好像有两条动脉并行，这个情况我只看过一次。当时我立刻打电话给我一个徒弟，说看到《金匮要略》里面的双弦脉了。但为什么是脉双弦呢？这个我还说不清楚。后来开了个木防己汤加甘草干姜汤：防己 24g，桂枝 45g，党参 30g，甘草 20g，干姜 10g，石膏 120g（布包煎），高丽参 15g（另炖、兑）。这个病人一看我的方，就问说自己平时都是吃附子的，现在怎么会用石膏呢。我说让他放心吃吧，但是我自己都不知道为什么这个方要这么开，说不清其中的道理。张仲景用石膏最重就是这个方，连白虎汤都没有这么重。白虎汤用一斤，木防己汤 12 枚鸡子大。一个鸡蛋大的石膏大概是 45g，那么十二枚你看看是多重呢？这个方为什么要这样用呢？仲景说了："膈间支饮，其人喘满，心下痞坚，面色黧黑，其脉沉紧，得之数十日，医吐下之不愈，木防己汤主之。"这个病人虽然没有面色黧黑，但是嘴唇是暗的，有杵状指，其实就是肺循环的问题啦。所以我把杵状指当作面色黧黑来理解，开了这个方，但是也不知道吃下去会怎么样。结果他吃了 3 剂药后就能在病房里走动，原来是 45° 不能平卧，原来只能是有气无力地躺着。过不了几天，病人可以在整个医院里面走了。他家里是住六楼，现在上六楼都什么没问题。但由于放线菌感染，造成他大概三分之一的右肺纤维化，永远都好不了了。不过他现在每天都吃麦门冬汤，能够维持得比较好。之所以用麦门冬汤，因为他痰是绿的，很多很浓稠，却还是咽干。这个方里我不用人参了，但是一定要用生半夏。而且麦冬用多少呢？原方里面用 7 升，这是很重的，1 升的麦冬大概是我们现在的 60g。当然，我没有用这么重啦，这个方子用 120g 就已经很贵啦。这个病人是一个国学老师，一直对中医都是很钟情的，好了以后就跟我说："哎哟，我要学《伤寒论》。"我后来送了一本书给他，因为是国学的老师，所以也很容易接受中医。虽然我之前用过很多次木防己汤治疗心衰，效果都很好，但这个病例非常典型。很多人觉得这个效果很神奇，连我自己都觉得神奇。为什么木防己汤会有效呢？为什么要用石膏呢？心衰用石膏，很多时方医生想都没想过，但是原因我说不清啊。可能这个问题有待以后的医生专家去研究啦。清代吴鞠通也很喜欢用这个木防己汤,你看他的医案,有一个病人前后用了一百斤石膏,也是治疗痰饮。但是我们也要注意一下,在《温病条辨》里面有加减木防己汤,那个就不一样啦,是用在痹证里面,而不是用在喘里面,但是他的医案偏偏是用在喘里面,我也不知道他为什么会这样。不过我这里说一说,吴鞠通是一个经方家,他用经方用得非常好。但是他写的那本《温病条辨》就完全不一样了,不知道为什么。我们研究流派的可以去研究一下。

四、炙甘草汤方小议

我们现在讲这个方怎么理解。这个方可以说是桂枝汤的衍化方,是从桂枝汤里面衍化出来的,就是桂枝去芍药汤加人参、生地黄、麦冬、阿胶、麻仁,药是九味,连同清酒一共是十味,所以在仲景方里面可以说是一首大方。仲景的方一般是四味、五味、七味,甚至有些是一味、两味,所以我以前写过一篇文章讲,经方医生的风格从来大多是七八味。为什么现在我们有些医生用药越加越多,十七八味、二十多味,甚至更多呢?我觉得他们就是心中无数,不相信张仲景,不相信老师。如果你相信老师的话,老师这么说就这么用,看到什么证就怎么用,怎么用木防己汤就照用。至于理不理解就是另外一回事,要是等到你理解了再去用,这个病人早不知去哪里了。当然,这个是最低层次的一种方法,但也是最高深的一种方法,因为说明你相信张仲景啊!我们有些医生说:"诶,两味怎么够啊,要多一味。"大家不要理解错误啊,仲景从来没有三重用药的,比如五苓散并不是五种都是利尿药啊,四苓都是各有各的用途。而不是好像我们现在用抗生素,一种不行,两种、三种、四种都一起上,其实这就是心中无数。而经方医生应该是心中有数,好像刘老那天说他很有信心,我觉得经方医生就是要有信心,能估计到预后怎么样,比如会想到用了炙甘草汤就肯定能好。然后为什么要加为什么要减,都是自己心中有数,要不就是乱加减。再讲回这个方,我这里引用了《经方实验录》的一句话:"本方七分阴药三分阳药,阴药为体,阳药为用。"就是阴阳双补,但是偏重于阴虚,动静结合,阴阳兼备,结构严谨,面面俱到。所谓结构严谨,就是几乎不允许我们加减。为什么我们说所有的方是结构严谨呢?因为如果这个可以不用，仲景就不用的，既然用得下去就说明是不能减的，除非有特殊情况才能加减，每一种药都有用。

五、关于本方的主药

这个方什么是主药呢？《内经》讲究君臣佐使，而仲景的方不一定有君臣佐使，但主药还是要有的。这个方的哪一种药才是主药，大家见仁见智，各个人的理解不一样。

（一）方名炙甘草汤，用甘草四两，甘草为主药

首先，既然叫炙甘草汤，那么就把炙甘草当作主药。因为仲景的方很多是以主药为名的嘛，所以有些医家认为炙甘草是主药。而且这里炙甘草用四两，也算是仲景方里用得多的一首方。因为大部分是二两、三两，有些甚至是一两，但是这个方是四两。当然，甘草泻心汤也是用的四两，因为它是以甘草为主。那么这个方如果叫炙甘草汤，可能炙甘草就是主药。但是也有人提出不同意啊，因为这个方最重的不是炙甘草，最重是生地啊，是吧？所以清代莫枚士《经方例释》里说："此方甘草四两，止得地黄四分之一，不应反得主名也。或仲景另有炙甘草汤而逸，后人误以此方当之耳。"意思是这个方里面四两甘草，只是地黄的四分之一，不应该反得主名而叫炙甘草汤，可能仲景另外有一首炙甘草汤的，后人误解了，把它弄错了。虽然他没提出什么根据，不过这个想法也有他的道理。

（二）此方用生地黄一斤，君药为生地黄

本方用生地黄重达一斤，尤令人注目，故多有认为本方君药为生地黄者，如清·柯琴就指出本方："用生地为君。"

我们讲生地黄，就是干地黄。仲景用地黄分两种，一种是生地黄，一种是干地黄，其中生地黄就是我们现在说的鲜生地，是新鲜的；干地黄就是现在我们现在药房的生地。仲景是没有用熟地的，现在把肾气丸里面弄成是用熟地，那是乱套了。这里用一斤生地是令人注目的一点，所以有些人认为这个方是以生地为君。现在有人考证古代的一两等于现在的13.7g，有些人认为是15.6g，那么大概一两就是半两啊，一斤就是半斤啊，一斤生

地就相当于半斤生地，半斤就是八两，大概是220～250g。你看这个方多重，确实用量比较大。不过我们临床上面就有时候是90g，有时候是60g，看情况。仲景一共有10首方用地黄，用量都比较重，其中3首是鲜地黄。比如中风篇的防己地黄汤，用二斤鲜地黄。百合地黄汤用地黄汁一斤，地黄磨成汁的话，一斤就不少了，可能我们要试试多少地黄才能磨一斤地黄汁，是吧？另外一首就是炙甘草汤用生地黄一斤，也是比较重的。所以仲景用地黄最重的应该就是这3首方。其实我的理解，这3首方都是针对心神方面的症状，防己地黄汤治疗"如狂状"，百合地黄汤治疗百合病，炙甘草汤主要是心悸。从"心主神明"的角度来理解，可能生地是方里面一个很主要的药。另外，这里用生地、麦冬、麻仁这些药，一方面是养阴、养营卫之气；而另外一个方面呢，其实就是制约桂枝、生姜等辛燥的药。我们不要忽略这个方面，有些人把经方看得很简单，其实经方经常是寒热并用，达到一个平衡的作用。我们分析一下，仲景所有治疗心悸的方，只有这首是跟养阴药合起来用的。历代的注家没有一个这样说，只有清朝的唐容川这样理解，他在《血证论》里面中说得好："桂枝入心化气，变化而赤，然桂枝辛烈能伤血，故重使生地、麦冬、芝麻以清润之，使桂枝雄烈之气变为柔和，生血而不伤血。"这样就很明白了，因为这个方里面有桂枝，辛烈伤血，所以怕它太燥了，为了平衡桂枝，加些生地、麦冬，使雄烈之性变为柔和，生血而不伤血。

（三）重视生地、炙甘草，忽视桂枝的作用

观绝大多注家只重视生地、炙甘草在本方的作用。而对桂枝的作用仅轻描淡写，一语带过。

为什么阴虚了还要用桂枝呢？所以分析第三个能做主药的是桂枝啦。绝大多数的注家都只重视了生地、炙甘草的作用，而忽视了桂枝的作用，只是轻描淡写，一语带过。我看了这么多注家，只有喻嘉言指出了桂枝是主药，他在《医门法律》里面讲："至于桂枝辛热，似有不宜，而不知桂枝能通营卫，致津液，营卫通，津液致，则肺气转输，浊沫以渐而下，尤为要药。"其实我们很清楚这是桂枝汤的衍化方，那么桂枝当然很主要啦。有些注家，比如尤在泾说这个方其实是小建中汤的变方，是阴阳并调之法。

但我不同意这点，因为小建中汤以芍药跟饴糖为主，而这个方刚好要去芍药，所以不能从小建中汤的角度去理解。我们讲炙甘草汤与桂枝汤有密切的亲缘关系，是桂枝去芍药汤的变化，如果离开了桂枝，这个方要通阳要复脉就无从说起。所以我们要理解桂枝跟心悸的关系。仲景的条文里面，包括我刚才说的"气上冲""心下悸""胸满"等类似"悸"的记载一共有20多处，方剂大概有20首，其中用桂枝的就有16首。比如刚刚说的"发汗过多，其人叉手自冒心，心下悸，欲得按者，桂枝甘草汤主之。"其实桂枝甘草汤是治疗心悸的一个基础方，也是桂枝汤的基础方。但是这个方是针对什么的呢？针对来得比较典型，来得比较急的心悸。无暇，就是没有时间去看其他的附带的症状，附带的病机，就是无暇去顾兼症，赶紧煮了两味药给病人吃。凡是心跳得很急很辛苦的病人，就可以用桂枝甘草汤。桂枝甘草汤是仲景桂枝用得最重的一首方，桂枝四两、甘草二两。为什么说是用得最重呢？桂枝加桂汤是桂枝汤加桂枝二两，就是五两，不是更重吗？但其实桂枝加桂汤是分三次吃，而桂枝甘草汤是一次性吃完的。我有一个徒弟，有一次他的母亲在农村，突然间心跳得很厉害，家人立即把她送到卫生院里面，卫生院没有心电图，只是看情况说是心衰。当时我徒弟在外地，赶紧打了一个电话问我："老师，怎么办啊？"我说快点煮桂枝甘草汤。于是他们一边送病人去县医院，一边用桂枝45g、甘草30g，放少一点水快点煮，煮成以后开着小车追上病人，让她在路上喝，结果去到县医院的时候病人已经好了。所以急、典型的时候用桂枝甘草汤，不用管什么兼症，也不用管阴虚阳虚。同样的，这个方里面桂枝的作用不能少，哪怕是阴虚得很厉害，这个方都不应该去桂枝。《伤寒论》里面还有第21条讲："太阳病下之后，脉促胸满者，桂枝去芍药汤主之。若微寒者，桂枝去芍药加附子汤主之。"寒加附子，没有寒的话，直接桂枝去芍药汤。这个是针对什么的呢？"脉促胸满"，是什么概念呢？我之前说过，胸满有时候是指心跳，只是没有心动悸这么厉害；脉促就是间歇脉，就是脉搏偷停。所以，这条条文可以算作炙甘草汤的另外一个表述。

（四）附带分析芍药的问题

为了更深入理解，我们不妨附带分析芍药的问题。

　　为什么要去芍药呢？很多注家都解释说芍药阴寒酸敛，不利于胸阳的伸展，所以要去掉。但我认为心悸（胸满）和间歇脉并见才是必去芍药的原因。凡是有胸满，有脉搏偷停，仲景都会去芍药。比如说柴胡加龙骨牡蛎汤，其实是小柴胡汤跟桂枝汤的合方来的，但是没有芍药。第106条讲："伤寒八九日，下之，胸满烦惊，小便不利，谵语，一身尽重，不可转侧者，柴胡加龙骨牡蛎汤主之。"有胸满、烦、惊，就是有心跳啦，所以这种情况下，仲景不用芍药是规律。但是为什么呢？有些注家说是心阳虚，所以不能用芍药。但也经不起推敲的哦，比如讲真武汤也有心悸，也是心阳虚啦，连肾阳也虚啦，为什么还用芍药呢？其实心阳虚不是不可以用芍药，当有另外一个症状要用芍药的时候，还是照用。第82条讲："太阳病发汗，汗出不解，其人仍发热，心下悸，头眩，身瞤动，振振欲擗地者，真武汤主之。"其实是"身瞤动"的时候要用芍药，这里并不是说不管心悸，而是因为"身瞤动"更厉害。胸满很多时候是心悸的不同表述，比如柴胡加龙骨牡蛎的胸满可能是心悸，桂枝去芍药汤的胸满可能是心悸。但有些胸满也不一定是心悸，比如小柴胡汤的胸满就不是心悸，我们要理解区分。说到这里，我不由得联想到吴鞠通的加减复脉汤。我觉得加减复脉汤是用他自己的理解去想出来的一首方。当然，这首方是吴鞠通沿袭叶天士的经验，所以也不要把罪名都加到吴鞠通身上。加减复脉汤就是炙甘草汤去人参、桂枝、生姜、大枣，加入白芍。因为津液被劫，真阴亏竭，所以把所有的阳药都去掉，还要加入白芍。而且大家学温病的时候都学过，后来的一甲、二甲、三甲复脉汤和大定风珠都是从这首方变的嘛。如果按照《温病条辨》里面描述，加减复脉汤是治什么的呢？"心中震震""脉结代，甚者脉两至者"或"脉细促，心中憺憺大动，甚则心中痛"。所以这个方证还是没有离开过脉结代、心动悸，只是它有一派的阴虚症状，要怎么处理呢？吴鞠通、叶天士认为是阴虚，所以把那些温阳药都去掉了。但是光治疗阴虚的话，能不能治好心动悸呢？能不能达到复脉的意思呢？我说是不行的。何况，再加芍药实际上违反了仲景的用药规律。这就是思维的问题啦。所以我刚才说，觉得他们这个方是想出来的。其实仲景是逼不得已加了桂枝，放到生地、麦冬这一堆的养阴药里面。这个病人的基础是阴虚，但是也要用阳药，怎么办呢？只能用大量的养阴药，七分的阴药，三分的阳药，就不怕病人受不得了了。但是现在加减复脉汤去了阳药，没有桂枝等，我觉得根本不能起到作用。我后边有一个病例就是明显的阴虚，但仍然用桂枝，就是这个道理。所以我认为虽然温病的医生也研究伤寒，包括叶天士、吴鞠通等对经方都很有研究，但是温病的理念跟伤寒、经方的用药有一定的距离。比如在这个问题上，我就提出一个不同的意见，认为它不对。曹颖甫的徒弟姜佐景说过一句话："若疑生地为厚腻，桂枝为大热，因而不敢重用，斯不足与谈经方矣。"意思是如果怕这个药热，又怕这个药寒，又怕其他什么的，那么就不要谈经方了。经方讲究寒热，但并不是那么强调，关键是重在作用，而不是重在药性，更加没有归经的理论。归经都是后续想出来的，是一种良好的愿望。归经，能归经吗？不能的。我今天去神经病科病房查房的时候讲到，现在西医都还没有靶向的内科药，是吧？那么一千年前能有吗？有人说桔梗能带药上浮，升麻能上升，柴胡也能上升，哪有这样的呢？这些药物本身是什么作用，就是什么作用，而不是升降的问题。一味药怎么能带其他的药上升呢？其实升麻很冤枉的，它叫升麻不等于它能升啊，比如说我姓黄就能入中焦了吗？显然不行的嘛，所以有时候我们要独立思考。

（五）本方其他用药特点

1. 酒

这个方的一个用药特点就是有酒，"以清酒七升，水八升煎煮"。清酒是什么啊？中医跟酒很有渊源，是吧？那天有人说中医的"医"字繁体字——醫，下面就是"酉"字。你看这个字本身好像一个放酒的酒乘一样，酉就是放酒的器皿，加了三点水就是酒了。所以中医这个"醫"字的组成，上面是一个尺，就是针灸针，还有一个刀，就是手术刀，下面是酒。《内经》有一篇"汤液醪醴论"，醪醴就是酒。所以中医不能离开酒啊，仲景的很多方里面都有酒。有些病人说："诶，我不能喝酒的哦。"其实不用怕，因为酒跟药同煮后，酒精就挥发掉了嘛。这个方里面有清酒，清酒是什么呢？大概有清酒就有浊酒，是吧。浊酒好像我们广东客家人家里做的那个糯米酒，开始是浑浊的，如果把酒酿好、封好了，放到第二年的时候，这个酒就清了，叫作清酒。所以清酒是我们现在所说的米酒，不等于现在的蒸馏酒，比如茅台、五粮液之类的，汉代还没有这些酒。我现在大多数是用花雕酒，就是黄酒代替。那么这个酒怎么理解呢？有些注家说能通经，有些注家说能引经上行，但是我们发现仲景用地黄的方都会用酒，比如胶艾汤也有放酒。如果酒是通经的，而胶艾汤是止血的，要怎么通经呢？其实我觉得仲景的本意，不是什么通经、上行的作用，而是一个溶媒的作用，就是把药里面的有效成分充分地溶出来。

2. 麻仁

第二个就是麻仁。麻仁到底是芝麻，是火麻仁，还是胡麻仁呢？现在有些人说胡麻仁是芝麻，但是胡麻仁一般是扁的，一颗很大的，而芝麻是很小的。到底是哪一种？我没有考证过汉代有没有胡麻仁，胡是外来的意思，是吧？现在大多用火麻仁，但不光是润燥通便的作用。有些注家说用枣仁代替，因为枣仁能宁心安神嘛。我觉得这个就是画蛇添足，仲景的方不是这样理解的，麻仁就是麻仁，不要去用枣仁代替，何况枣仁也治不了这个心悸。所以徐灵胎说："一药有一药的性情功效。"这些药物是不能变的，我们对仲景的方不能私心济用，就是说想怎么样就改什么样是不对的。比如我刚才说的木防己汤，如果一想不用石膏那就不对了，但为什么要用，我也讲不清。不过现代药理提到麻仁对心律有好处，能够修复受损的心肌细胞。

3. 大枣

第三味就是大枣。大枣在这里也是最容易被人忽视的一味药，因为每首方都有大枣，所以一点都不奇怪。但是我们要注意，这首方是仲景用大枣最重的一首，用到30枚，像当归四逆汤是用25枚，桂枝汤是12枚。所以这个大枣不光是调和药的问题，而是有它的药理作用。《神农本草经》讲大枣："主心腹邪气，安中养脾，助十二经。平胃气，通九窍，补少气、少津液，身中不足，大惊，四肢重，和百药。"这个问题岳美中也说得好："柯氏只认大枣与生姜相配，佐甘草以和营，直看作如卒徒之侣，不知仲景在大枣、生姜相配之方，从未有如此方为30枚者……各有专职，非寻常姜、枣配伍之例。"我就不具体讲了。

（六）关于本方剂量和煎服法

关于这个方的剂量问题，因为这个方很重，所以这里要明白古代的一两具体等于多少。经过考古，有些人认为是 13.7g，有些人认为是 15.6g，但可以肯定的是仲景当时用药无论如何也不是李时珍说的："古之一两，今用一钱可也。"所以仲景的方没有这么轻，一两大概就是我们现在的 15g。现在有些人用附子 200g、300g，这些不是仲景的意思。仲景用附子，通脉四逆汤也就是"大者一枚"的嘛，是吧？一大枚附子大概是多少呢？ 30g 以下。那么我们现在用附子用到 300g，能有用吗？没有用的。因为什么呢？ 300g 附子用多少水来煎啊？要煎多久才是一碗啊？那个时候把附子的药性都煎没有了，就是有也都成饱和溶液了，是吧？所以无论放多少附子，最后出作用的就是这么多的啦，用 300g 只是自己骗自己。民国的时候，广州有一个医生，曾经批评过大量用附子的问题。仲景用附子不是这么重的，也不是久煎。煎 6 个小时或 7 ~ 8 个小时，还能救命吗？仲景用四逆汤，用 3 升煮成一升二合，去滓，分两次或者一次顿服。如果煎了 7 ~ 8 个小时，那个病人都死了。所以仲景从来没有这么用，而且煎的时间长了，药理作用也没有了。打个比方，广东产妇爱吃什么呢？姜醋。做姜醋是一个大锅，里面十来斤姜都有，还有醋、鸡蛋、猪脚什么的一起煮，而且每天都煮一煮，煮到满月的时候，吃起来姜醋都不辣。所以，姜煎得久的时候都不辣的。同样的，附子煎那么久，还辣吗？所以附子不能久煎，也不能大量，这是仲景用药的准则。不知道我讲得对不对啊，我觉得不是越大量效果越好，也不是越大量越说明会用附子，那是反的、错的。这个方如果按仲景的用量，总剂量是 500 多克，而煎煮以后这碗药很香，很甜，很好吃的。煎服法方面，"上九味，以清酒七升，水八升，先煮八味取三升，去滓，内胶烊消尽，温服一升，日三服。"是要用水酒一起煎的。而且你看多少水啊，8 升要煎很多个小时的。因为这不是急病，不是危症啊，而是慢性病，可以慢慢地熬。

（七）临床病案举隅

我们举几个病例，帮助理解一下。第一个病案是一个老太婆，这个病人我很有印象。2006年的时候，当时我刚好要去香港讲经方，临出门口的时候，一个朋友打电话给我："诶，你能不能帮我母亲看看啊？"我说："我现在要去香港，是什么病啊？"他说母亲是心脏病，心跳得很厉害，住在医院里面一周了，医院建议安装起搏器，让我帮忙看看要不要安装，或者是怎么样治疗。我说："不行啊，我11点钟就要坐火车。"他说开车过来接我到医院，我说坐地铁更快。后来再问具体症状，发现可能是炙甘草汤证。我忽然想到，如果这个病人吃了有效的话，那么明天香港讲课又多了一个活例子讲给大家听，于是带上行李去了医院病房。结果我看到那个病人的时候，她很瘦，疲倦，呻吟，心跳得很厉害，汗出，不想吃东西，脉结代。我用炙甘草汤加减治疗，让病人每天吃两次，然后嘱咐朋友明天9点钟之前给我打电话说说效果怎么样。结果第二天我正在饮茶的时候，朋友打电话过来了，说母亲从来都不想吃饭，但现在很爱吃这个药，而且吃完药后精神很好，已经可以下床在病房里面走了。那天是星期天，当时星期六吃的药，然后星期一我回来的时候立即去看这个病人。结果病房的医生以为我是她的家属，让我去办公室谈话，说这个病人不行了，一定要快点装心脏起搏器。我问装一个要多少钱，他们说大概十几万吧，我就说要回去商量一下。后来我跟那个朋友说如果要做的话，也不要在这里做，建议去省人民医院再看看。这个病人接着又吃了几付炙甘草汤，星期三的时候转到省人民医院英东心脏中心看病，结果那边的医生说不需要装起搏器了，只要平常吃吃药就行了。到现在已经很多年了，这个老太婆又肥又胖，好像年轻了，连皱纹都没有了，非常健康。她常说我这个方好像能增肥的哦！我来这里之前还打过电话来问她的情况，她说没事，挺好的。现在大概是几个月来吃几付药调理，一直保持得很好。

第二个病例，更奇怪，也更能说明问题。病人姓容，女性，86岁，是我们越秀区的一个退休区长，跟我关系很好，平常的时候怕苦又没耐心而很少吃中药。去年8月份的时候，她突然开始腹痛，被发现是淋巴瘤、小肠梗阻，后来做了手术。做完手术之后，我当时出于朋友的礼貌去探望她，并不是帮她看病。当时快11月份了，广东还开着空调的，但是那个老太婆整天地扇扇，觉得很热，口干渴，嘴唇红到干裂，舌红干无苔。因为考虑她平常都不爱吃中药，所以我只跟她女儿说她气阴两虚，要煮点西洋参吃。当时我还以为没什么事，只不过是手术引起的反应。没想到过了几天，也就是11月1号的下午，她突然间胸闷、气促，血压升高，因为在高干区外科病房里面住，所以立即请内科会诊，结果是"急性心衰""房颤""频发性室早"。后来心衰虽然抢救过来了，但是整个人没有好，精神萎靡，不欲饮食，不欲言语，而且还是心跳。所以她女儿打电话叫我去帮忙开开中药。她平常人很活跃的，喜欢讲幽默笑话，但是我这次去病房看她的时候，她不想讲话，嘴唇还是干裂，舌光无苔，只有一小片的燥干白苔。脉是怎么样呢？脉散乱，次数难辨，不知道摸不到多少次，而且参伍不调，有时候快，有时候慢，有时候忽然间跳几跳，有时候沉伏，结代都有。如果从温病的角度来说，就是真阴亏损，元气涣散啊。所以我马上给她女儿打电话说，不能大意了，情况很严重，并且开了炙甘草汤：生地60g，麦冬30g，高丽参10g（另炖，兑药），桂枝10g，大枣15g，火麻仁15g，炙甘草30g，生姜3片，阿胶15g(溶化)。这个病人脉结代、心动悸，所以用炙甘草汤一点都不奇怪。但问题是她嘴唇焦裂，舌红光无苔，一派阴虚的症状，如果从阴阳的辨证来说，就一定要像吴鞠通一样去掉参、桂、枣、姜之类的阳药。但是我觉得这个方不用桂枝的话就不是复脉汤了，不用桂枝的话就完全没意义了，所以当时还是用了10g桂枝，而且让她女儿再配10g备用，如果明天情况好一点的话就再加进去，也就不用怕啦。结果这个病人第二天真的好很多了，精神好转，虽然脉结代，但已经没有散乱的现象了，能数到至数了。不过吃了药后当天晚上腹泻5次，量不多，所以我又把备用的10g桂枝都加进去治疗。等到再过一天，我去看她的时候，精神明显好转，脉搏1分钟只停过1次。当时因为她在外科病房，内科医生会诊后就没有再来看过，而那些外科医生又觉得心衰已经抢救过来了，所以没有管她，没有针对这些症状用西药治疗。这个病例说明什么问题呢？心悸、脉结代本身就是阴阳两虚，加上这个病人元气失神之脉，所以不能不用人参，更不能不用桂枝。另外，病人大便5次，如果再泻下去的话，阴就更减，要怎么办呢？所以我后来就不要生地、不要麻仁，就改成茯苓来治疗：茯苓30g，桂枝15g，麦冬15g，阿胶15g（溶化，兑药），大枣15g，炙甘草30g，五味子15g，生姜3片，花旗参30g，高丽参10g（另炖，兑药）。就是取复脉汤意去地黄、麻仁，说明这个方主药不是生地，主药还是桂枝。其实，我觉得仲景把桂枝当作一种调整心率的药，如果有阴虚的话，就配上那些养阴药；如果兼阳虚的话，就配上附子；如果有痰饮的话，就加上祛饮。所以说仲景治疗心悸，离不开桂枝。

这个病人后面还有一个故事。她之后有几次生病都是阴虚，但是我每次开的方都不一样，都是方证对应，效果很快很好。有一次是失眠，所以我用了黄连阿胶汤，结果很快就好。有一次是声音沙哑，我用麦门冬汤治疗，病又好了。最后一次是突然间中风，也是阴虚，我用防己地黄汤治疗，也是很快好了。后来我跟她说笑，讲帮她打了四次战役，四次战役都打胜了。结果我的学生在经方论坛网站上面写了一篇《四大战役》，记述了整个过程。我的意思，其实是想说明不管是阴虚还是阳虚，都要结合方证，如果离开了方证，那么无从下药。我们不能说阴虚而全用养阴药，好像吴鞠通的加减复脉汤就纯是养阴药的堆砌，那样就不是方了。同样的，我们要扶阳的时候，也还是要看具体的症状，才知道附子配什么，干姜配什么。这里说回我们广东四大金刚陈伯坛的一句话，我觉得很有启发。他说："吴萸、四逆、理中、真武，不可同鼎而烹。"吴茱萸汤、四逆汤、理中汤、真武汤这四个方都是扶阳的方，但是不能放到同一个锅里面去煮，就是不能混熬。因为这四个方各有各的方证啊。如果我们觉得是阳虚的话，光是附子、干姜，那就行了吗？显然不行的，一定要有方证。根据不同的情况用不同的方，才是经方。看病不是分了阴、阳两首方就可以的。如果我是养阴派，就光是养阴的药；你是扶阳派，就一味附子打天下，这样是不行的，不是仲景的意思。像这个病人四次都是用养阴药，但四次都是不同的仲景方，谁说仲景没有养阴的啊？

第三个是病毒性心肌炎的病例。当时这个病人胸闷心悸，乏力，脉结代，所以开始的时候我用炙甘草汤治疗，但效果不行。为什么不行呢？她说吃了药好像有些头晕，心跳更厉害，而且出汗，下肢觉得冷冻。再看舌色如常，口也不渴，才反应过来这是阳虚，不是养阴的问题，更像《伤寒论》第82条"心下悸，头眩，身瞤动，振振欲擗地者"的真武汤证。所以立刻改成真武汤加减：云苓 30g，白术 30g，熟附子 24g，生姜 15g，肉桂 10g，桂枝 20g。结果很快就好了，现在精神爽朗，只是偶发心悸，但并不严重。

第四个也是病毒性心肌炎的病例。一个女病人，32 岁，当时做动态心电图报告："频发室性期前收缩，部分成对出现及呈二、三联律个别伴短阵室性心动过速。"过来看病的时候，她说胸口很闷，全身乏力，口干，大便硬结不通，烦躁，头顶有一块约 3cm×3cm 头发脱落，另外有像扁豆大小的片状脱发。我也是用炙甘草汤治疗，效果很好，这个病人自己停了西药，只吃中药。但是吃了个把月的炙甘草汤，她觉得虽然症状控制了，但是胖了，肚子都胀了。女青年怕肥胖嘛，所以我说干脆就把药减掉，只要桂枝甘草汤治疗，就不会发胖了。

最后这个病例，也是一个干部，是我在政协的同事。她体检的时候发现右上肺肿瘤，后来在中山医肿瘤医院手术切除肿瘤和右肺叶的三分之一，活检结果是良性的肿瘤，没事。但是出院之后，她气喘、自汗、心悸、胸闷，所以又住进了越秀区人民医院治疗。可住了一个星期都没有好转，后来政协那边就通知我去看看她。当时她手术已经 1 个多月了，伤口愈合良好，但是气喘，动一动更明显，心悸、胸闷、自汗口渴、便干。于是我用了炙甘草汤治疗，结果这个病人很快恢复了。我们把这个病当作肺痿或者虚劳都可以，所以仲景把炙甘草汤用在这三个方面有他的道理，关键还是方证的问题。我们只要谨守方证，然后再看兼症是什么，或者是有什么新的情况加减，那么我们的方就用得很活了。比如我刚才说的大便不成形，拉了 5 次，那么再继续用当然不行了，只好去掉生地，去掉麦冬，或者是去掉麻仁都可以。

今天我讲的这个方，虽然是一首大家都会用的方，但还是讲了这么长时间，讲了这么多内容，目的就是一个：我们探讨一下经方的思维是什么？希望大家可以回去想想，到底经方最主要是什么，怎么去当仲景的学徒。我今天就讲到这里，谢谢大家！

【名师答疑】

问：为什么炙甘草汤里麦冬和麻仁的剂量用升来作为单位，而甘草、生地的剂量用两或者斤来作为单位呢？

答：这是仲景的习惯，一般像种子等颗粒状的药物，都是用升来作单位，比如说半夏、吴茱萸、麦冬、麻仁等。而有些是用数量来代替，比如说大枣 12 枚等。其实，仲景当时就是这样用的。

问：黄教授，请问真武汤里面的附子要不要先煎呢？

答：我刚才讲过附子的问题，真武汤里面的附子是炮附子，也就是熟的附子，不是像四逆汤、通脉四逆汤里面用的生附子，所以一般不用先煎。老实说，我觉得现在的炮附子已经是过度炮制了，很多没有附子原来的作用了。再比如说半夏，其实是一种很平常的药，可以把它当作什么使用呢？当作芋头就行了。为什么呢？因为半夏是一种天南星科的植物，而芋头也是天南星科的，它们的毒在于对黏膜有一定的刺激作用，而并不是什么大毒。好像我们平时做芋头的时候，手经常会发痒、发肿，但是煮了以后，芋头很好吃，吃了以后也没有发痒、发肿的情况。半夏也是一样的道理，其实对生命没什么大影响。仲景有时候用生半夏，比如说半夏散及汤，用来治疗什么呢？咽周生疮。其实就是利用半夏刺激相应的病灶。所以半夏散及汤不需要久煎，而是"三沸"。什么叫"三沸"？我觉得"沸"就是广东人说的"滚"，就是要煮开。三沸，就是要煮开三次。说明这里的半夏不是久煎的。因为生疮可能是一种很复杂的病，不是一般的咽喉发炎，所以要用生半夏起到一定的刺激作用。而其他的，比如说小柴胡汤、泻心汤等，里面的半夏需要煮很多的时间，用的水很多，已经没什么毒了。

问：黄教授，能不能请您讲讲用麻黄的心得？

答：我去年讲课的时候已经讲过麻黄的问题。葛根汤原文用三两麻黄，大概是现在的45g，但仲景是分三次服用的嘛，所以每次差不多是一两，也就是15g。大青龙汤原文用六两麻黄，那就更厉害了。我临床上用麻黄，一般从小量开始用，而根据我的观察，一般12g是最安全的剂量。不过，有些特别的人用6g麻黄已经心慌心跳了。我自己曾经试过一天吃75g，是一天，而不是一次吃下去，没什么问题。不过最稳妥的办法还是从小量开始，慢慢增加，今天12g，明天15g，后天18g，如果病人出现心慌心跳的话，就退后3g，是吧？我的体会大概就是这样，谢谢！

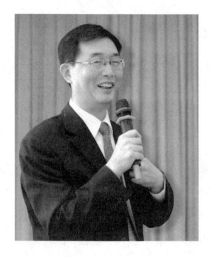

【名师简介】

金世明　毕业于湖南中医药大学，医学硕士，全国著名老中医夏度衡教授的学术助手。现任中华中医药学会理事、中国中西医结合学会理事、政协第十届广东省委员会委员、广东省科学技术协会常务委员、广东省中医药学会副会长兼秘书长、广东省中西医结合学会秘书长、广州中医药大学客座教授、广东药学院客座教授、新加坡科艺中医药学院客座教授。近年来一直从事中医药文化，特别是中医养生文化研究，为广东省优秀侨刊《广州华声》杂志"养生古今谈"专栏作者，先后应邀赴美国、加拿大、德国、瑞士、新加坡、马来西亚、泰国及我国北京、上海、湖南、湖北、福建、海南、甘肃、四川、贵州等省市及香港、澳门地区作专题学术讲座。2011 年 5 月被国家人力资源和社会保障部与中国科协授予"全国科协系统先进工作者"称号，2011 年 10 月当选为中华中医药学会首席健康科普专家。

天人合一——中医学的生命观、健康观与方法论

广东省中医药学会　金世明

尊敬的各位专家，各位同道，大家上午好！因为组委会给的时间有限，下面我就直接进入主题。今天主要是从"天人合一"的角度，谈一谈中医学的生命观、健康观和方法论。

一、中医学是中华文化不可或缺的重要组成部分

首先，中医学是什么呢？回答这个问题前，我们先想想医学是什么呢？很多人认为医学就是自然科学，但其实医学首先是文化。为什么这么说呢？1977年，美国的一个医学家恩格尔先生说："要把单纯的生物医学模式转变为生物—心理—社会医学模式。"我们想想，如果说生物医学是自然科学的话，那么心理医学应该是什么？社会医学离得开人文科学吗？所以医学从来就不是一个单纯的自然科学，而是一个综合学科。而且，任何民族的文化都必须有医学文化。因为古往今来，全世界所有的人都在自觉不自觉地掺入生老病死这个课题的研究中，都在追求健康长寿。从这个意义上讲，所有的人都是研究员，所以讲医学是一个综合学科，而绝不单单是一个自然科学。

那么中医学是什么呢？中医学就是中华民族关于人类生老病死这个课题的思考、实践与总结。因为我们在不断地思考，不断地实践，不断地总结，所以它绝对不会是古董，也绝对不会是一成不变的。随着科学的发展，中医学深刻的科学内涵会越来越揭示出来，也会越来越被全人类所认识。

下面是我们两个科学院院士主编的《中国古代科技史纲》序言中一段重要的讲话："世界上不同的自然地理环境孕育出了不同文明的源头，也形成了不同的对客观世界认识的思维方式。西方的科学注重归纳、演绎、抽象、分析，而中国传统的学术思想则注重有机整体、融会贯通、综合总体和相生相克，以及依靠悟性产生的智慧，深入认识客观世界的本质。这两种学术思想体系的区别，一个最典型的例子有如西医与中医。西医是建立在细胞学说和解剖知识之上；而中医是建立在宇宙人生的阴阳五行学说之上，以调节人体的阴阳、表里、虚实、寒热的平衡、和谐而达到健康。"里面讲到的是中西方科学的不同点，但有些人认为这是有争议的，我倒是觉得这里边讲的意义最为深刻，后面会用实例来解读这些话。其中还讲到中西方两种学术思想的区别，最典型的例子犹如中医和西医。所以西方传授基督教到世界各地，传得最好的是什么？是它的教会医院，是它的医学。同样，今天我们世界各地的孔子学院，我相信不久以后，越来越多会叫中

医孔子学院。像是 2010 年在澳大利亚的墨尔本皇家理工大学里边，孔子学院就改名为中医孔子学院。当时，还是副主席的习近平主席去主持剪彩，他在仪式上说了这么一段话："中医药学凝聚着深邃的哲学智慧和中华民族几千年的健康养生理念及其实践经验，是中国古代科学的瑰宝，也是打开中华文明宝库的钥匙。"说得非常的深刻。

二、天人合一——中医学的生命观

中医学是怎么看待生命的呢？其实就是中华民族从古以来是怎么看待生命的。"人以天地之气生，四时之法成。""夫人生于地，悬命于天，天地合气，命之曰人。""人与天地相参也，与日月相应也。"这就是我们祖先对生命的认识。我们的祖先认为，人来自于哪里？来自于天地。所以在《周易》里面也有这么一段话："有天地然后有万物，有万物然后有男女，有男女然后有夫妇，有夫妇然后有父子，有父子然后有君臣……"所以中国人崇拜的是什么？崇拜的是天地，崇拜的是大自然。有一个典型的例子：西方信基督教的人一定要到教堂里结婚，为什么呢？因为他们是上帝的后代。那么信伊斯兰教的人一定去清真寺结婚，为什么呢？因为他们是真主的子民。而我们的祖先，结婚在哪里呢？就在进门的那间房子里，叫堂屋里拜堂，而且注意哦，第一拜是天地。所以我们崇拜的是天地，我们认为我们来自于天地大自然。天人合一是我们中华文化的一个很深刻的哲学概念，也是中医学的基础。

（一）神奇的天

我们看看神奇的天，简单地说，是太阳与地球的关系。太阳和地球是什么关系呢？我们想想太阳有多大，把一百万个地球放在太阳里都绰绰有余。整个太阳系，太阳的质量占了 99.8%，剩下的八大行星及其卫星才占 0.2%。而其中木星及其卫星占了 0.1%，所以木星在天文学里被称为"小太阳系"，它也是让地球不会被其他天体的外来物闯进来的一个重要的功臣。一切都来自于天地，像我们常说的 γ 射线、β 射线、α 射线其实就是不同的离子流、电子流和光子流等等。既然太阳系很大，那么它在银河系里面的比例是多少呢？太阳只是组成银河系的两千多亿颗恒星当中的一颗，也就是说我们偌大一个太阳系在银河系里面只是两千亿分之一。而我们已知的宇宙里面有多少个银河系呢？有一千多亿个银河系。如果我们把思想打开，到了宇宙，我们在地球上的一个人类算个什么呢？

天有一个很大的规律，就是不管宏观有多大，微观有多小，它们都是合一的，这也是天人合一的一个重要含义。我读到著名科学家的书以后才知道，元素周期表也是一种悟性，而不是实验数据。当时没有一个人看见过原子，怎么可能有实验数据呢？但是，实践证明元素周期表的这个伟大的悟性指导我们的生活，指导我们的科学，这是不可否认的。我们想想，我们的祖先让我们找规律。"规律"两个字是什么意思？"规"是圆规，"律"是旋律，其实"规律"两个字告诉了我们最大的规律：所有的一切都在做圆运动。你看，月亮围着地球转，地球围着太阳转，太阳系围着银河系转，银河系围着宇宙中心在转。宏观上就是这样的，而微观呢？原子，就是所有的核外电子都围着原子核在转。所以刚才讲不管宏观有多大，微观有多小，它们就是统一的。我们的人体也是由原子组成的，也是由各种各样的元素组成的，而每一个原子就是由原子核和核外电子组成。有电子就有电场，而且科学证明有电场就有磁场，有磁场就有磁力棒，而所有的磁力棒，不管把它切成多少下，都有南北极。这就是为什么我们身上有全息论的来源。为什么我们可以凭一个鼻头看病，凭一个眼睛看病，凭一个手掌看病，凭一个脚看病呢？这就是全息理论。如果用全息理论照相，把它剪成一百下，就变成一百张照片；把它剪成一千下，就变成一千张照片，就是这个意思。这就是原子图。原子其实很简单，就是由原子核和核外电子组成。原子核里面有两样东西，一个叫质子，一个叫中子。质子带正电荷，核外电子带负电荷，而中子是中性的不带电荷。我们讲同位素，就是质子相同而中子不同的一类元素。我们身上的能量，其实是由原子的核裂变和核聚变来的，就像原子弹和氢弹的原理一样。所以天人合一告诉我们，宏观有什么，微观有什么，我们身上才有什么。

现代科学研究发展到了十一维，所谓的几维，我想就是我们讲的思维。思维方式不同，得到的结论不同。什么叫思维？就是思想的维度。如果你是线性思维，一条筋走到底，就是一维；如果你是平面思维，这是二维；你是立体思维，这是三维；加上固定的时间，这是四维；加上流动的时间，这叫五维；加上情感，这叫六维。现在，因为一切都在做圆运动，时间是圆的，空间也是在做圆运动，时间是弯曲的，空间也是弯曲的，所以才会出现折叠的十一维，到了弦理论（M理论）。最近，有个美国科学家写了一本书叫《宇宙的琴弦》，里面最后画出来琴弦的图，琴弦是什么？我们的原子、质子和电子是由夸克组成，而夸克就是由弦组成。你看这个弦的图和我们人体的染色体的图是不是又是一样的？所以不管怎么分解，天人合一。最近有个可喜的事情，霍金又写了一本书，叫《大设计》，这是继《时间简史》后又一本科学著作，里面第75页有这么一句话："宇宙最不可理解之处是它是可以理解的。"他是引用了爱因斯坦的这段话，我看了以后高兴了好几天，就是说宇宙很复杂，人体也很复杂，但是我们都可以去解释，我们都可以去解决，我们都可以去理解。

（二）医者易也——中医与《周易》

那么中医学是怎么认识生命的呢？医者，易也。周易是我们文化的根，是我们文化的源。实际上，不管是三爻的八卦也好，还是组成卜卦的六爻也好，都是分成天、地、人。人在天、地之间，如果是三爻，上为天、下为地、中间为人；如果是六爻的话，上两爻为天、下两爻为地、中间两爻为人。爻分为阴爻和阳爻。我们看看，"阳"字就是太阳的日，"阴"字就是月亮的月。在太阳系上，在地球上，万物生长靠太阳，这是大家所共识的。但是，万物生长也靠月亮，因为月潮引力对地球来说是太阳的二十八倍。当地球、太阳和月亮组成一条线的时候，日月同时形成的潮引力是非常大的。而我们非常多重要的字也是来自于周易，来自于这个"爻"字，像学校的"学"字，觉悟的"觉"字，交流的"交"字，文化的"文"字，又一次的"又"字，师父的"父"字等等。所以说这个"爻"非常非常的重要。我们用得最多的卦叫"否极泰来"，叫"既济未济"，其实就是告诉我们，代表天的下去了，代表地的上来了，就叫"泰卦"，因为天地之气交融了，在天地之中人才能够活得好。如果天气往上走，地气往下走，中间的人就活不了，这就叫"否卦"。其实八卦讲的是宇宙中间八种最重要的原动力和恒动力：天地、水火、山泽、风雷。讲到八卦，讲到六十四卦，这里讲一个伟大的巧合。大家知道，我们所有的生物遗传都有基因密码。简单地说，就是中间 ADCG 叫四个碱基，两个嘧啶两个嘌呤，腺嘌呤、鸟嘌呤、胸嘧啶、胞嘧啶，其中一个不能组成密码，两个不能组成密码，四个也不能组成密码，像八卦的三爻一样任意三个才能组成一个基因密码，实际上就是氨基酸。而这个基因密码总数的三次方是多少呢？六十四，一个不多，一个不少。伟大的巧合！我们祖先的智慧多么伟大啊，经得起几千年的时空检验！科学越发展，越能够揭示中医药文化的魅力。我们的祖先告诉我们，大家在一起说话叫什么？叫"聊天"。为什么叫"聊天"？一定要聊天地大自然的规律。如果我们不聊天，老祖宗一定会说我们"无聊"。所以我们要好好地去探寻天地大自然的规律，要老老实实地按照天地大自然的规律去生活，去养生，去防病治病。

（三）河图洛书与天文历法

实际上河图洛书是没有文字之前中华老祖宗的时空坐标。河图是现在用的十二月阴阳合历，而洛书就是祖先用过了的叫十月太阳历。所以在《黄帝内经》里面经常可以读到："心主七十二天，肝主七十二天，脾主七十二天，肺主七十二天，肾主七十二天。"这对应的就是十月太阳历。"不知年之所加，气之盛衰，虚实之所起，不可以为工矣。"就是说当一个医生，一定要懂得天文地理。我们讲这个时空坐标，十月太阳历是分成木、火、土、金、水五行，也就是五个季。那么五个季，每一个季七十二天，五季就三百六十天。然后冬至过大年三天，夏至过小年两天，三百六十五，第四年的小年过三天，加起来平均 365.25，就这么来的。后来讲"四季脾旺不受邪"，把脾的七十二天按每一十八天分给其他四季，就变成了九十天，变成了现在的四季。实质上，阴阳五行来自于哪里呢？首先就是十月太阳历，因为十月太阳历分成上半年阳年，下半年阴年，然后再分成五季。它不是玄学，而是我们的祖先伟大的智慧。当然，秦始皇焚书坑儒，让十月太阳历在中原汉族已经基本上找不到了。但是，彝族、苗族口口相传，大家去看现在修出来的《彝医难药》，修出来的《苗族大典》，写得清清楚楚。其实我们还有一个重要的历叫北斗七星历，还有九宫八风历等。所以要读懂《黄帝内经》，首先要搞懂天文历法，要把这几种古历找出来，看哪一篇文章用的是哪一个历，要一一对应，才能找到这个规律。

（四）生命与生命元素

天有什么，地有什么，元素来自于哪里？来自于天。现在太阳不断在燃烧，其实最初就是两个元素，一个氢一个氦，然后慢慢地发展下来就有其他的一些重要元素，最后才有目前（到今年春节前）才找齐的 118 个元素。而 118 个元素，其实说复杂很复杂，说简单很简单。我们身体上 64.3% 的体重是一个氧原子，10% 是氢原子，18.6% 是碳原子，氢加氧等于水，再加上碳就是碳水化合物。这三种元素占我们体重的 92.9%，再加上 3% 的氮、1% 的磷、0.25% 的硫，这 6 个元素组成了我们的脂肪、蛋白质、核酸等等。而我们的细胞内液、细胞外液呢？由 2% 的钙、0.35% 的钾、0.15% 的钠、0.15% 的氯为主组成。这 11 个常量元素就组成了我们形体和形体内的各种细胞内液、细胞外液，各种血液、淋巴液等。当然，还有一些重要的微量元素，比如说只含 26‰ 的硅，5‰ 的铁，百万分之四的铬和百万分之二的钴等。这些微量元素统观起来主要是硅、铁、氟、锌、铜、钒、锡、硒、锰、碘、钼、镍、铬、钴等，组成了身体常用的一些酶（就是特殊的蛋白质）。现在发现，As_2O_3 的 As 也是重要的微量元素，为什么呢？不是说砒霜是毒吗？砒霜里面不就是 As_2O_3 吗？但是为什么我们的祖先传下来用 As_2O_3 去治病呢？现在我们的后人，包括我们陈竺院士在内，研究出来 As_2O_3 是治疗白血病的首选药物之一。我后来请教了一些血液病专家，他们告诉我："其实，什么叫白血病？我们每一个人每天就要产生 200g 骨髓，同时，也要死掉 200g 骨髓，这叫新陈代谢，如果只生不死就是白血病。"那么用 As_2O_3 去治疗这种白血病，肯定是让该代谢掉的该死掉的死去。而为什么那些骨髓不能死去，正是由于什么原因使我们体内缺乏了微量的砷。我想，这可能就是近代的一些化学家提出砷应该是人体必需微量元素的原因之一。金日光教授是一个我国著名的化学物理学家。新中国成立 60 周年大庆的时候，中央政府表彰 100 个老科学家，他是其中一个；10 个人上台领奖，他也是其中一个。他 2007 年写了一本书叫《当代中医药生命动力学》，由上海科技出版社出版。他告诉我们：人体瞬息万变的新陈代谢是怎么样维持的呢？另外一种叫"与生命动力相关的元素"在哪里呢？他在 d 区的 0–10 和 f 区的 1–14 之间，发现了钙、镁、锶，然后钪、钛、钒、铬、锰、铁、钴、镍、铜、锌，加上42号元素钼，这些微量元素在人体的每个细胞里面有自己组成的图。如果它们正常，那么我们身体就正常；如果它的程序打乱了，那么我们就发病，而且打得越乱，我们的病就越大。中医治病就是首先抓住了这个生命动力元素的关键，而且我们的中药中绝大多数植物药里面恰恰就是这样的，含有丰富的人体容易吸收的生命动力元素。金日光团队的几十个研究生做了很多年实验，把400多种常见的中药全做出来了，都记载在那本书里面。比如说，我们常用四物汤去治疗贫血，而他发现四物汤里面的四味药都含有人体很容易吸收的铁离子，其中当归是检测了400多种中药里面含铁离子最多的一种药。所以他提出了"当代中医药生命动力学"这样一个概念。金日光教授最近又在编一本书叫《中医药学科学内涵揭秘》，想从自然科学的方法去揭示古中医学的很多科学内涵。

还有一个伟大的巧合，其实二进位制、十进位制都是我们中国发明的，河图洛书里面都有清楚的记载。比如讲十进位制0-9，数字9最大。《黄帝内经·素问》八十一章，《灵枢》八十一章，《难经》八十一难，《道德经》虽然只有五千个字却也是八十一章，连后人写的《西游记》也搞成八十一章，几乎凡是重要的著作都是八十一章。八十一是怎么来的？九九八十一，九为至数，八十一为积数，这是我们祖先在算学中间所强调的一个数字。而我在跟一个德国科学家交流的时候，他告诉我，在这个世界上，在我们生存的环境中间，稳定的元素就是八十一个。我当时很高兴，求着他一定要讲出来具体的元素。后来他告诉我，从八十四之后全是放射性元素，而前面八十三个里面哪两个不是呢？43号锝也是人工合成的第一个放射性元素，61号钷不是，所以拿掉这两个，刚好八十一个。当时他口述无凭啊，但我今年买到一本国外著名科学家写的书——《神圣的几何》，里面看到一张元素周期表，标记得很清楚，刚好八十一个。这又是一个跟中华文化伟大的巧合啊！

三、天人合一——中医学的健康观

《黄帝内经》的第一个问题就提到了养生，也成为中华五千年的养生总纲。《黄帝内经·上古天真论》开篇写道："昔在黄帝，生而神灵，弱而能言，幼而徇齐，长而敦敏，成而登天。乃问于天师曰：余闻上古之人，春秋皆度百岁，而动作不衰；今时之人，年半百而动作皆衰者，时世异耶？人将失之耶？"现在的人为什么50岁左右各种生理机能就不行了呢？"时世异耶"，这个世道变了吗？"人将失之耶"，我们这些人类将失去了吗？多么好的一个问题，多么重要的一个问题！岐伯首先回答了黄帝古人为什么活一百岁还能自理，又回答了黄帝现在的人为什么五十岁左右各种生理机能就衰退了。当然，岐伯知道，黄帝问他这个问题的目的是想为今时之人找到健康长寿的秘诀。所以他接着告诉黄帝说要怎么做才能够找回健康。而在岐伯短短的回答中，牵涉到精神的有多少？一个"精神"，两处"神"，三处"心"，四处"欲望"的"欲"和一处"愿望"的"愿"，这告诉我们什么呢？一共11处牵涉到"精神"，牵涉到"心"，说明实际上我们主要病在哪里呢？我们现在脱贫致富了，吃的比地主好，穿的比地主好，住的比地主好，病从哪里来的呢？来自于心。我刚才看张步桃老的片子里有一句话："形体与身体的病，给心的药。"实际上你看，我们叫"患者"，"患"字就告诉我们，一串串烦恼压在心上的才是真正的病人。而"病"字，"丙"就是代表心。因为十天干"甲、乙、丙、丁、戊、己、庚、辛、壬、癸"，跟五行五脏的配属关系是"木火土金水，肝心脾肺肾"，其中甲乙属木属肝，丙丁属火属心，戊己属土属脾，庚辛属金属肺，壬癸属水属肾。所以老祖宗造这个"患"字和"病"字都是要告诉我们后人，心病才是最主要的病因。比如得病的人见到医生的第一句话常常说："医生，我不舒服。""舒"字怎么写？左边一个"舍"字，右边一个"予"字，舍得给予别人，不要斤斤计较，就会马上舒服很多。繁体中医药的"藥"字是草字头下一个快乐的"樂"字，一个病人成天不快乐，请问我们在座的医生有什么方法呢？有什么药可以给治病呢？所以老祖宗告诉我们，快乐才是最好的药！

　　那么，我们的祖先怎么看待健康呢？从《上古天真论》的第一段回答里面告诉我们，健康的概念是生理健康、心理健康和道德健康的整合。我讲这个体会的时候，经常有人问我："金教授你是不是共产党员？"我说："我是普通老百姓啊。"他说："那你怎么谈政治呢？"其实我不是谈政治，这些是五千年前老祖宗讲的，没有讲错啊！我们想一想，一个人道德不健康的话，他心理会健康吗？一个人心理不健康的话，他生理能健康吗？所以片面地、单独地追求生理健康，实际上是做不到的，也是行不通的。

那么祖先告诉我们生理健康怎么养？保健与营养。心理健康怎么养？疏导与调养。道德健康怎么养？教育与培养。祖先告诉我们，养生是防火，治病是救火。防火与救火，谁重要？我们不要等心脏安了支架才去后悔，一定要好好地珍惜天地大自然给我们这样一个健全的、灵动的身体。

同样是刚刚岐伯的那段回答，我把红色的字引出来："饮食不节，起居有常，不妄作劳。""恬淡虚无，真气从之，精神内守。"这24个字是什么？就是健康的生活方式。什么叫"恬淡虚无，真气从之，精神内守"呢？就是面对社会上各种各样的诱惑，我们的心要恬静、要淡定。淡定就是知足，知足就常乐。而心无杂念，心像宇宙一样的空灵，就叫"恬淡虚无"。如果可以做到这样，那么气血就会在人体内按照形神规律运行流动，精神就会饱满而不外散。前面还有8个字："虚邪贼风，避之有时"。什么叫"虚邪贼风，避之有时"？广义的"邪风"来自于自然界，狭义的"邪风"是自己睡觉的时候没盖好被子，天气转凉的时候没加衣服。而自然界的"邪风"来自于哪里呢？祖先告诉我们，北斗七星的斗柄指向东方，就是春天来了；指向南方，就是夏天来了；指向西方，就是秋天来了；指向北方，就是冬天来了。如果冬天刮北风，春天刮东风，夏天刮南风，秋天刮西风，那么就叫"正风"。与此相反的就叫"邪风"。"虚邪贼风"，就是这样的风会像贼一样地趁着我们体气虚而钻到体内，让我们致病得病。就像很多的老百姓知道，如果12月刮南风，那么"十个鱼塘九个空"，鱼都活不了。所以医生要观察气象。我有一个写日记的习惯，而第一段话一定是记录那一天的天气，因为以后就可以回过头来查。今年春节的时候，有一个朋友一看刮南风刮得很厉害，他就说麻烦了，3、4月会有传染病。等过了两天，转刮北风了，他就说好了，变成正常了。我们的祖先在《黄帝内经》里面用五运六气记录下来了很多宝贵的防治传染病的知识。而这里告诉我们做到了这24个字以后，接下来是什么呢？"病安从来。"以前考医古文经常考这个字句，就是病从哪里来啊？如果能做到了这24个个字，病从哪里来啊？实际上，比较一下，我红色的这24个字，这五千年前老祖宗的智慧和现在卫生组织提出的健康四大基石（合理膳食、适量运动、戒烟限酒、心理平衡）不是一样的吗？只是讲法不同，而且我们老祖宗还特别重视心理养生，现在讲"心理平衡"这4个字，而我们"恬淡虚无，真气从之，精神内守"是 12 个字。当然，大家会发现没有"戒烟"这两个字啊，因为烟草是明代万历年间一个葡萄牙商人从巴西由福建的泉州口岸带进中国的，才 439 年，所以两千年前的古人当然不会有戒烟这一说。

为什么叫"春夏养阳，秋冬养阴""白天养阳，晚上养阴"呢？为什么老祖宗说"早上吃生姜如喝参汤，晚上吃生姜如吃砒霜"呢？其实都是按照大自然规律。有个西医朋友跟我说："你们中医不对，春夏那么热还说要养阳，秋冬那么冷还说要养阴，白天那么热却说要养阳，晚上那么冷却说要养阴。"我说老祖宗讲的是按照大自然规律，如果白天养阴，那么养得我们上班打瞌睡；如果晚上养阳，那么养得我们失眠，到底谁对啊？所以说早上吃生姜是要升发，晚上吃生姜是要收藏了。同样，一年四季也是这样。所以说顺应大自然规律就是强调天人合一。包括"日出而作，日落而息"，太阳出来了去工作，太阳落山了就要休息。我们祖先强调"上工治未病"，养生保健；"中工治欲病"，调理亚健康；"下工治已病"，医疗干预。而现在的预防学也是包括未病先防，养生保健；既病防变——防止病向重深发展；病愈防复——防止疾病的复发。所以说五千年前的智慧经得起时空的检验。

四、天人合一——中医养生保健、防病治病的智慧与方法

首先，还是要把时空作为人类的坐标，这样我们才知道今天什么时候该吃饭了，什么时候该睡觉了，我们才知道自己有多大年纪了。病理性衰老我们要防止，但是生理性衰老不可抗拒，比如让 70 岁的人去跟 20 岁的人比长跑、短跑，那就不对了。什么叫宇宙观？古代的诸子百家里面《尸子》说："上下四方曰宇，往古来今曰宙。"就是时空观。什么叫世界观？一生一世，是时间；划清界限，就是空间；所以世界观其实是时空观。为什么现在的病越来越多、越来越复杂呢？就是不知道谁带头把这个时空坐标拿掉，换了"金钱"二字。所以我们要回过头去，从河图洛书的文化源头上去找时空坐标。一个国家，必须有三个文化标志：国家图书馆、国家博物馆和国家大剧院。"图书馆"这三个字来自于哪里？就是来自于"河图""洛书"二字。但是，我们现在的图书馆里要找到研究河图洛书的书，确实不多了。安徽中医药大学的顾植山教授一直在研究《内经》的五运六

气。2003年9月底，我买到了他的书叫《疫病钩沉》，里边写到其实《黄帝内经》早就讲了2003年的SARS怎么来的。为什么呢？我们的祖先用六十甲子记录了无数个六十甲子里面发现的一些现象。比如《内经》中记载，每六十甲子里边都有一个庚申年，如果庚申年大旱，那么三年后必有大疫。顾植山教授发现，从1984年开始的甲子年，到了2000年叫庚申年，正巧中国大旱，所以按照《黄帝内经》的记载，古人几千年的经验，三年后必有大疫。而且《黄帝内经》接着写道："速至壬午，徐至癸未，金疫至也。""速至壬午"，是2002年；"徐至癸未"，意思是过渡到2003年；"金疫至也"，就是以肺为表现的传染病就来了。所以当他知道广东在春节期间发现了SARS的时候，马上把自己的研究报告给了国家局和卫生部。2003年5月底的时候，顾教授把书稿交给中国医药科技出版社出版，结果社长让他再多写一段，讲讲2003年年底到2004年年初SARS还会不会来，当时SARS已经基本上控制了。后来顾教授就用五运六气的方法分析了，而且写到这个书里边。我2003年9月拿到那本书以后，按照他写的内容去观察2003年底到2004年初的气候特点，那一年全世界都冷，跟记载完全是符合的！所以现在顾植山教授成了国家卫生部和国家局用五运六气来观察和防止传染病的首席专家之一。2008年奥运会的时候，有一些海外势力说领导人不要去，因为中国会发传染病。顾植山教授马上发报告，说明那一段时间中国没有传染病。2009年5月，疾控中心说5月份以后要加强手足口病的防治，结果顾植山教授发报告到北京说，5月份以后手足口病将往下走，不会出现大的流行，于是改变了疾控中心的结果。所以，如果我们好好去学习和继承老祖宗留下来的智慧，可以少走很多弯路。

其次，至道在微，变化无穷。《黄帝内经》里面讲，我们人体在瞬息万变。比如说如果心脏每分钟跳65次，那么1小时跳了3900次，1天跳了93600次，1年就跳了34000000次。我现在62岁半，那么心脏跳了21.8亿次也没坏过，试问哪一个人造的永动机能循环1亿次不坏呢？所以说天地给我们是多么好的一个身体！成年人每分钟要呼吸16次，一天需要吸进11000多公升氧气；人体的骨髓每秒钟要产生250万个红细胞，也就是说一天就要产生2160亿个红细胞，但是同时要死掉这么多；包括DNA，每一个分子都由2.5亿个碱基对组成，非常复杂，但是也在不断地新陈代谢。一个西医骨科专家告诉我，西医的组织胚胎学把人体分成上皮组织、结缔组织、肌组织和神经组织，而没有骨组织，因为骨组织是属于结缔组织的。后来我买教科学回来一看，发现果然如此，然后突然联想到大自然的一个怪现象。比如说我们扒开一个橘子要吃，突然有一个朋友说："哎呀，赶快走，赶快走。"于是把那个橘子放在那里，等3天后回来一看，那个橘子的肉没了，全部变了瓤。又比如说我们买一条丝瓜挂在家里，后来变成皮干干的，剥开全部变了瓤，可以用来洗碗。其实人也是这样，当老了、将要去了的时候，皮肤全部长满了老人斑，包着的是骨头，连肉都没有了，这些都是结缔组织化。所以祖先很聪明，告诉我们要养筋养骨，就是要把结缔组织养好。因为结缔结缔嘛，就是一个桥梁、一个纽带，所以很重要，但是不要让它跨过界线。意思是一定要有它，但是不能让它占了上风，要用整体观念来调节。

所以用一句话概括中医叫什么？就是中华民族关于人类生、老、病、死这个课题的思考、实践与总结。要用一个字概括中医是什么？就是气。气行则血行，气不行血不行就是瘀血；气行则水行，气不行水不行就叫痰饮。我们讲"怪病多痰""怪病多瘀""久病多痰""久病多瘀"，所以说瘀血和痰饮既是致病因素，也是病理产物，这是我们最特殊的两个病因。而气里边有很多我们人看不见的东西，但是看不见不等于不存在，特别是里边有很多微生物。我们身上有100万亿个细胞，但是有十倍的细菌，有一百倍的微生物，所以我们斗不过它的，也离不开它。如果我们去买瓶酸奶吃，其中100mL里面就有10亿个B+100双歧益生菌，所以吃酸奶不就是吃细菌吗？人体的益生菌不能少，所以我们不要老是把疾病归咎于细菌和病毒，所谓的"细菌"要致病菌才发病，要在特殊的情况下爆发才发病。我们生活在微生物的汪洋大海之中，要与它和谐相处，而不是处处与它为敌，何况我们也斗不过它，因为它们早于人类40亿年就来到了地球上。

气里边还有一个重要的东西叫信息流，这样我们才可以接到信息。信息是什么？很多人说信息是空的。信息是空的吗？我们想想去年中央电视台报道了什么啊？"六年半呼唤，唤醒植物人。"一个丈夫用6年半的时候，利用说话、唱歌等方式，唤醒了他作为植物人的妻子。无独有偶，在那年年底，在北京大学百年讲坛上举行了一个2011年"平凡良心"的颁奖盛典，上面介绍了另外一个人用15年时间把她的植物人老公唤醒。如果心脏停跳15年人还有吗？停掉15天人还有吗？停掉15个小时人还有吗？所以大脑是什么？我突然间发现它像电脑里边的CPU，它是个中央处理器，如果它坏了，而电脑没坏还可以修复。但是心脏停跳，代表一定是没有了。所以我们的祖先讲"心主神明"，但是很多人学了西医以后就认为这是错的，说应该是"脑主神明"。其实我们想一想，有些人做了心脏移植手术，可能一个文质彬彬的老教授换了一个罪犯人的心脏以后也变得暴跳如雷，难道心脏只是一个循环系统吗？其实关于心脏跟神经系统的关系，我们还有很多东西不了解。我觉得不了解就要说不了解。比如说我们医务界不能治疗癌症，宣布这叫"不治之症"，就是自己不会治而给人家判死刑。而其实，很多的癌症病人不是因为癌细胞扩散死掉的，而是被恐惧和绝望夺去了生命，所以这是我们犯的一个错。回到信息的话题，我们再举一个例子。我读过巴金的《随想录》，里边有一篇文章，就是第122篇介绍了一件事，说他自己78岁的时候，病得很重，病到连写字都不能写，于是79岁的时候住院一年。等到80岁的时候，香港中文大学要给他授予了一个荣誉奖，于是就带病出席了当天的授奖仪式。当授完奖以后，从礼堂回去宾馆的路上，有一个学生跑过来说："巴金教授，香港大学有一个学生要我给您一封信。"他把这封信拿回去，等到了上海一研究，这封信是什么呢？信很短，就是说我见到了巴金教授，非常高兴，您是我们心目中的英雄，就是像这篇文章赞扬的那种人。什么文章呢？一篇英文文章，很短，是复印过来的。巴金把这篇文章翻译出来一看，发现里边有三段话特别有意思："没有人因为多活几年几岁而变老，人老只是因为抛弃了理想，岁月是皮肤起皱，但失去热情你的灵魂就会出现皱纹；你像你的信仰那样年轻，像你的疑虑那样衰老，像你的自信那样年轻，像你的恐惧那样衰老，像你的希望那样年轻，像你的绝望那样衰老；你的心灵中央也有一个无线电台，只要它能从大地、从人们……中间收到美、希望、欢心和勇敢，庄严和力量的信息，你就永远这样年轻。"于是巴金把它们记在心里，常常念着它们，而且用它们来检查自己："我是不是抛弃了理想？我的灵魂有没有出现皱纹？"说明什么？这是什么啊？这是信息，或者我们一个人活在世上为了什么？为了一个字："爱"。从小要得到长辈的爱，长大了要得到同辈的爱，老了还要得到晚辈的爱，朋友的爱，人民的爱。所以我们要去爱人民，爱朋友，爱长辈，爱晚辈，爱同辈。如果一个人觉得大家都不爱自己，自己也不想爱别人了，他会去干吗？自杀。爱是什么？爱是个信息吗？大爱无疆，信息可以产生能量，能量可以修复病体。就是因为那些植物人的亲人不放弃，这些信息不断地传递给他，所以他们醒来以后都说："我都听得到，我就是动不了，我本来想放弃，但是你在鼓励我，我就不放弃。"包括地震救援的时候，我们也是老跟那些被救的人说："别睡过去，跟我讲话。"就是因为如果放掉了信息，救过来也救不活了。所以信息是什么？信息是物质。我后来请教了一些科学家，他们告诉我，一个夸克组成信息，两个夸克组成能量，三个夸克才组成我们看见的变化和物质。能量和物质是可以转化的，爱因斯坦有个著名的公式叫作 $E=mc^2$。E 是什么？能量。m 是什么？质量。c^2 是光速的平方。看一个运动员身体好不好，不是看外表，而是看体能，让他去跑步，看有没有耐力，有没有速度，有没有爆发力。那么我们看一个普通人的身体好不好，不是看外表，更不是看化了妆的外表，而是看你吃饭香不香，睡眠好不好，大便通不通，小便通不通，汗腺通不通，记忆力好不好，反应敏捷不敏捷等等。

下面具体讲讲中医养生保健、防病治病的智慧与方法。首先祖先告诉我们怎么吃，其实就是"五谷为养，五菜为充，五果为助，五畜为益。"所以叫作请客吃饭，不过现在请客吃饭经常不给饭吃。什么叫蔬菜？多吃蔬菜，肠胃就疏通。什么叫精气神？我们学中医的都知道，首先要有水谷精微之气，才有精气神。所以如果老不吃这些水谷精微，那么精气神就会差。因为"精"字有米字旁，繁体"氣"字有米字底，"神"字是由田往上长、往下生。祖先教我们要吃得杂、吃得淡、吃得温、吃得少、吃得慢，而不要老吃冰块，那是没有好处。西方人有西方人的习惯，中国人有中国人的习惯。据说，东方人的小肠比西方人长，因为我们很早由渔猎文明到了农耕文明，是吃五谷杂粮为主，不是吃渔猎食物为主的民族。再讲讲祖先教我们如何排毒。其实"毒"主要是人造的，所以虚伪的"伪"字是人的行为，不是鱼的行为，不是犬的行为，也不是虫的行为，更不是木的行为。比如说家里装修要注意很多有毒的东西，经常在家里待得最久的老人和小孩很多情况下就这样得了血液病。讲到要排毒，虽然我们不能带一个检验设备去吃饭，但是可以通过保持大便通、小便通、汗腺通、心理平衡来实现。所以现在人家问我说怎么样排毒，我就说"三通一平"。

最后我想再讲讲"养生先养心，养生重在养心。"我们国家报道，我国各类精神疾患患者人数在 1 亿人以上，其中有 1600 万重症精神患者需要住院治疗。而在欧洲，有 1.65 亿人患精神疾患，占了欧洲 30 个国家总人口的 38%。美国人也有两成人患精神疾病。其实作为生出来没有残疾的人，我们已经是 60% 幸福的人。我们不生活在巴勒斯坦、阿富汗、伊拉克等天天打仗的地方，就是 80% 幸福的人。所以我们跟任何一个幸福的人比，幸福指数最多差 20%。我们要高兴、要开心，越开心身体越健康，越健康越开心。什么叫"缘分"？就是共振。我们要把自己的信息设到什么？我们就像一部电脑，像一部电视机，像一部收音机，我们设什么频道就跟什么频道共振。如果跟善良的频道共振，那么善良的信息都会不断地进来。如果跟仇恨的频道共振，那么所有仇恨的信息也会进来。同样的，如果跟健康的频道共振，那么所有的健康的信息都会进来。如果老是疑神疑鬼，觉得这里是不是癌症，那里是不是什么东西，那么所有的病也跟着进来。这些都是自己设的频道。就像我们打开收音机，想听好的声音，也是自己打开的；打开电视机，要看好的频道，也是自己设的一样。所以我们养生就是告诉自己，给自己设健康的频道、善良的频道。我们讲"修心"主要是修养、修炼，都是以修为主。而修的前提是要不断地修正我们脑袋里面认为是对的，但实质上是违背大自然规律的东西，就是要不断地修正自己一些错误的思维。千万不要有瘾，"瘾"字是个病，是隐在身上的病，所以各种各样的瘾都不行。金钱的"钱"字跟下贱的"贱"右边都是一个字，为什么呢？钱是流通货币，本身没有罪，但是古人要提醒我们，谁被钱迷了，谁就自己把自己变成了一个下贱之人。什么叫错？昔日的好山好水最值钱，把它破坏了就错了。什么叫败？被钱主宰了的文化，这个世道就要败了。什么叫和谐？每张嘴都有饭吃，每个人都有发言权。有情有义，情是青年的心，义是美好的我，保持一个青年人的心，随时想到一个美好的我，一定会老得慢很多。我们说善良、博爱、感恩，就是人生像善良的"善"字一样，美好的"美"字开头，欢喜的"喜"字结尾。祝愿大家的人生都是美好的开头，欢喜的结尾。今年就讲到这里，谢谢大家！

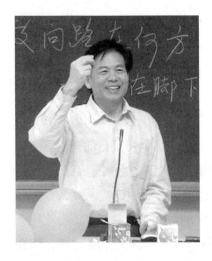

【名师简介】

孙晓生　中医养生学博士生导师。现任广州中医药大学副校长，国家中医药文化建设与科学普及讲师团专家，广东省保健协会首席专家，广东省养生文化专业委员会主任委员，广东省中医药文化养生旅游评审专家。曾主持、参与科技部和中国科学院基地建设项目多项。著有《岭南名医风范》《药苑荟萃》《城市品牌与竞争力》等 10 多部论著，主持广东省人民政府发展研究中心预防保健课题多项，发表学术论文 100 多篇。2010 年获 23 部委联合表彰"中医中药中国行活动先进工作者"。2011 年领衔开创首批 19 家中医药文化养生旅游示范基地，开全国养生旅游创新之先河。曾赴美国、德国、英国等地学术交流，已做学术报告、科普讲座、专题演讲 350 多场。

解读医圣食疗观

——张仲景食疗规律及现代运用

广州中医药大学　孙晓生

各位专家，各位同行，下午好！

谢谢大家的掌声，其实鼓掌是一种养生的活动，因为我们从小到大，凡是遇到喜事、好事，都会用鼓掌来表达，所以鼓掌会形成一种产生正能量的条件反射，使我们精神振奋，心情愉悦，这是精神层面的；从物质层面来讲，我们的手是神经末梢和血管十分丰富的地方，用中医的语言来描述，也是我们经络的交汇、穴位的分布非常丰富的地方，经常的碰击，对养生有一定的好处。所以，是不是应该让我们的掌声更热烈一点呢？（热烈的鼓掌声）谢谢！鼓掌，是把荣耀献给对方，把健康留给自己。

中午我来到这里以后，快速地浏览了一下我们学术论文集的内容，发现涵盖面还是很广的。以往关于养生的研究并不是很多，因为中医养生学从中医学分出来作为一个独立的博士点时间也不是很长。目前全国有三个地方是招收中医养生学的博士点，而我们学校是最早的一个。目前，我们招收了 11 个博士生，包括还有博士后在进行这方面的研究。那么今天和大家一起学习的过程中，我想讲一下学习的方法和体会。

关于张仲景的研究实在是太多了，没有一个医家能够和他比肩，但我觉得研究张仲景应该有一个更宽广的视野。

为什么张仲景的学术和《黄帝内经》的学术存在着一定的距离呢？我们知道《黄帝内经》的养生学内容远远超过治疗学的内容，而张仲景则以治疗学为主，里头也不乏养生学的内容。如果是以当时所处的历史文化背景去研究的话，就会知道两者所处的历史文化背景不一样，所以我们研究中医学术的时候，以更宽广的视野来了解它的历史文化背景是非常必要的。为什么会有金元四大家的出现？清代温病学说的崛起？就是有它的历史文化背景。所以我们不能局限在《伤寒杂病论》的里头去研究，这样的话，路子会越走越窄。当我们把视野放在历史文化背景中时，可以发现很多内容，这就是从人类学术界的角度去解读张仲景的学术思想。这是我讲的第一个观点。

第二个观点是我们要有时空观。我们经常讲养生之道，道是什么呢？道就是规律，就是张仲景养生的规律。今天下午，我给大家介绍的只是饮食养生方面的一个规律，主要讲我们应该怎么去学习这个规律。毕竟距离现在已经有 1800 多年的时间，所以当时所使用的材料，治疗的手段和方法，和现在已经是大不相同啦。另外，学习的目的全在于应用，尤其是为了当下的、我们现代的医疗保健服务。我 1978 年考入广州中医学院，毕业的时候，正逢"衡阳会议"的大好时光，要求坚持中医特色，所以我们要进行毕业考，而且是中南五省联考，硬是把《伤寒杂病论》的大部分条文给背了下来，虽然当时学习应该说理解是很肤浅的。

　　现在我们经常接触到很多中医研究的专家，这些专家里头也有很多我们年轻的博士导师，但是在接触的过程中感觉到他们中医学得不多，西医学得不少。于是就出现了一个问题：博导，博导，一驳就倒。比如说，人家西医请你去会诊，结果你跟他讲现代医学，讲病因病理怎么分析之类的。哎，（西医知识）你拍马都追不上人家！所以，我想还是要牢记老祖宗传给我们的这么一套方法——辨证论治。我今天在看我们这本专家讲课的讲义，发现其中很多在这方面的丰富经验，这些都是来自实践。

　　那么张仲景的学术思想从哪里来呢？第一个，学术理论来源于古医经家，就是大家非常熟悉的《黄帝内经》理论的延续。第二个，治法方药来自于古经方家，就是《神农本草经》这一类。第三个，勤求古训，博采众方，临床实践。第四个，1800 年来，千种研究著作，700 医家智慧的结晶。这些形成了我们今天，也是我们明天中医的立足之本。我们简单地对研究进行分类，把张仲景研究的基本情况向大家做一个简要的介绍。主要有 5 个研究特色：按方类证、按法类证、按症类证、按因类证和分经审证，各有它的代表人物和代表著作：柯韵伯《伤寒来苏集》、尤在泾《伤寒贯珠集》、沈金鳌《伤寒论纲目》、钱璜《伤寒溯源集》和陈修园《伤寒医诀串解》。熊曼琪教授曾经把 72 本杂志从 1950 年到 1999 年的研究论文汇集在一块，发现超过了 1 万篇，这个数量确实非常大。温长路先生最近有一本书叫《伤寒百年》，书里介绍近 100 年来关于张仲景的研究论文有 3 万篇，其中介绍生平的有 300 篇，著作的有 4000 篇，理论的有 8000 篇，应用的 15000 篇。从这些数字可以看出，张仲景确实是一个伟大的中医理论家和实践家。那么，如何用养生学的视角来解读他呢？我看了之前的研究，目前这方面发表的论文还是很少，因此这方面还是大有潜力可挖的领域。所以我试图用方、药、证作为纵的研究序列，然后以"治未病"的三个层面作为横的研究序列，这样一个横，一个纵，形成了我们的一个研究网络。

　　我们来简单地回顾一下历史。在历史文献《周礼》里头，记载周代宫廷已经有分管食疗药膳的食医，是世界上最早药食同源的反映。所谓药食同源，就是说一个食品，同时也具有一些药品的特征。其实，我们的祖先最早是在寻找食品，而在这个过程中发现了一些植物药，动物药，有些特殊的性味和功效。举个例子来说，我们自从有了火，便离开动物界走向了一个新的发展境界，成为人类。我们最开始用的是火，包括烧熟肉，烤熟米粒、麦粒等。那么经常把东西烤来吃，容易产生一种现象，用现在的语言来讲叫"上火"，广东人把它叫作"热气"。怎么办呢？我们的祖先发现了一种小草，放在嘴里，含在嘴里嚼一嚼，吸一口气，觉得很凉快。我们现在把它作为一种治疗喉咙的解表药，大家猜这是什么药呢？对，薄荷。还有一种植物，吃下去以后浑身感到发热，是什么呢？辣椒。其实对于这个，西方的认识与东方是一致的。我们学过外语的人都知道，英语单词"hot"，既可以表达辣的意思，也可以说明热。所以我们祖先在生活实践里头积累知识："哦，这类食物是热性的，这一类食物是属于寒性的。"慢慢地，逐渐形成了对药用植物感官上的认识。

很早的时候，《战国策》记载夏禹时代仪狄制酒，其实酒也和中医有不解之缘。中国的文字是一个很大的信息库，我们看一下最早的文字，医学的"医"字是怎么写的呢？毉，下面是一个"巫"字。就是有了病，祈求平安，最初只能靠这种方法，西方也是这样的。"巫"字，就是两个人弯着腰，中间是一个蜡烛，也是一种心理治疗嘛。当然，这无疑也是当时先进生产力的一种表现。当其他人在田野里劳作的时候，他已经是坐在树荫底下，或者是坐在山洞里头，来进行一些推测和判断。所以我们要用一种历史的眼光来判断，它无疑对医学的发展有一个原始的作用。后来酒的出现，取代了这个"毉"，而变成了"醫"。下面的"酉"是什么意思呢？指的就是酒。所以我们研究的时候，觉得酒的发现又推进了人类医学的发展。酒能够辛温散寒，也能够作引经药物。所以"醫"保持了相当长的一段时间，而现在医学发达啦，很多东西可以用水提取，我们不用酒了。所以现在"医"字把繁体字下面的"酉"字去掉，可能有它的依据。从这个例子可以说明，医学的发展，经历了不断变化、与时俱进的过程。

后来在商代的时候，伊尹开始造汤。我们现在所处的地方叫作广东，属于三角洲地区，这里的很多人都喜欢煲汤，几乎每顿吃饭的时候都有汤。那么伊尹当时用什么造汤呢？"阳朴之姜，招摇之桂。"这个"姜"和"桂"，是我们后面会讲到的张仲景桂枝汤中的必用药，而且汤剂依然是《伤寒杂病论》里面使用得最多的一种剂型，所以从这些可以看出它的理论延续。最早的汤和羹是没有区别的，都是肉汁，其中比较黏稠的叫作羹，比较清稀的叫作汤，都是以悬状物的形态出现。

我们讲《黄帝内经》从学术上确立了药食同源的原则。它有 13 个处方，其中含有米、菱角、鲍鱼、雀卵、猪膏等食物。我们学校校园里有一个"岐黄问道"的雕塑，当时在创作这个雕塑的过程中有过一些讨论。很多《黄帝内经》里的黄帝都是戴着一个皇帝帽，手里拿着许多书简，但是专家认为这个可能不那么合适。因为当时的书简并不那么多，包括当时采用的药物都是有限的，所以虽然好看，但也不能够把后面的东西放在前面去。因此我们校园里头的雕塑，黄帝是手里头拿着灵芝草，桌面摆上了荷花、菱角，可以说是有理有据地反映了当时黄帝的生活和医事情况。另外提一句，《黄帝内经》里已经用到了猪膏，这一点张仲景也学习了，一直运用到现在。《神农本草经》里用到很多品种，也是张仲景学习的一个源头。《神农本草经》把本草分为三品：上品、下品、中品。一共有多少味药呢？ 365 种。为什么用 365 种？ 与天相应，一年 365 天。后来陶弘景在原来的基础上又增加了 365 种，叫作《本草经集注》，包括我们熟悉的猪膏、猪肤、羊肉、牡蛎、蟹等等。今天的《广州日报》里面有一个很大的标题："蟹与西红柿同吃可以是砒霜"。我觉得为了吸引眼球而出的这个标题是很不负责任，很不科学的。其实，最早的记载是蟹不能够和柿子同吃。因为蟹含的钙比较多，而柿子含的鞣酸比较多，鞣酸和钙会形成一种难消化的东西。但是西红柿并不在这个范围内。所以说现在全民的科普意识还是比较低下。我们原卫生部副部长王陇德教授曾经在北京的医院里做过一个调查，把心脑血管的保健知识给心血管科医生做选择题，结果答卷平均只有 60 多分，说明我们医生还有很多科学知识需要不断地去充实，不能够守在自己的一个小小的角落里。其实，特别是在广东，很多病人开完处方之后，都会问医生平时应该吃些什么东西比较合适，所以多了解保健养生知识还是很有必要的。

到今天为止，我们民间，不止在医疗界，都有很多应用张仲景的养生方法。比如我们过年吃的饺子，据说是当时根据张仲景的一个处方改造之后的保健食品，叫作祛寒焦耳汤。再比如药物的开发方面，有没有来自河南的代表呢？有哦。河南南阳宛西制药"仲景牌"的孙耀志先生是我的朋友，他以前在广东工作，所以很早的时候我们就认识了。他做药物开发的主导产品，一个是六味地黄丸，一个是逍遥散。这跟张仲景有没有关系呢？

有但不是直接，六味地黄丸是金匮肾气丸加减，逍遥散是参照了四逆散和当归芍药散的方法，但可惜没有做出真正的一系列张仲景产品。倒是在张仲景的故乡出了一个"张仲景牌"的香菇酱很有名，那里伏牛山的西峡香菇挺好的。在《金匮要略》里录有枫树菌、黑木耳等等，在当代也是很好的健康食品，可以给予适当的开发。

张仲景除了众所周知的辨证施治方面的贡献以外，还继承了《黄帝内经》关于食养食疗的理论，包括"上工治未病"的观念；《素问·脏气法时论》中"五谷为养，五果为助，五畜为益，五菜为充，气味合而服之，以补精益气"的食养方法；《灵枢·五味》记载的五脏病变的食疗方法；《素问·宝命全形论》中"人以天地之气生，四时之法成"；《素问·六节藏象论》中"天食人以五气，地食人以五味"；顺时养生等。充分说明了中医食养食疗的补益和调理作用。张仲景把食养、食疗具体运用到人体预防、治疗和康复中，开创了中医食养食疗理法方药的先河。比如张仲景在《金匮要略·脏腑经络先后病脉证并治第一》中说道：饮食的一个重要原则是"服食节其冷热苦酸辛甘"。总的来讲，就是一个"节"字。这个字里面提出饮食应该注意质和量。又比如《禽兽虫鱼禁忌并治第二十四》说："凡饮食滋味，以养于生，食之有妨，反能为害……所食之味，有与病相宜，有与身为害，若得宜则益体，害则成疾，以此致危，例皆难疗。"从这里可以看出，张仲景是一位十分重视饮食养生的医家。只是由于当时历史背景条件限制，战乱频发，疾病流行，所以他的注意力主要放在传染病的治疗方面。但是《伤寒论》和《金匮要略》里面还是蕴含了丰富的食养食疗的思想和方法，比如甘麦大枣汤、当归生姜羊肉汤至今仍然是我们经常使用的方法。

在张仲景的著作里面把"上工治未病"放在第一篇"脏腑经络先后病篇"的头条，说明很重要嘛！在这个指导思想下，我总结了三大点，下面一个个跟大家谈谈。

一、未病先防，重视"节"

（一）趋利和避害饮食

什么叫趋利？什么叫避害？我用例子来说明。俗话说："到什么山就

唱什么歌。"现在到了珠江的入海口，就唱唱当地的咸水歌。牡蛎是当地
最多的海产品之一，这里可以看到有专门以养牡蛎为生的人们。牡蛎在欧
洲被誉为"河中的牛奶"，说明营养非常丰富啊！在张仲景的处方里，有
10个运用了牡蛎，说明当时牡蛎的使用率已经很高，既是食品也是药品。
像潮汕地区有一道特色菜——蚝烙，就是以这个为原料，味道和营养都很
独特。现在对牡蛎的研究非常多，而且可以反过来证明仲景当时用牡蛎有
自己的道理。第一个是壮骨，因为它钙质和铁质的含量比较多，而这些都
是我们骨骼里头非常需要的矿物质。第二个是增强性功能。现在可以看到
很多广告都是补肾壮阳，好像中国男人很多都有这方面缺陷一样。其实不
然，这只是商家的一个炒作而已。牡蛎增强性功能主要和含锌有关系。我
曾经就这个问题和一个大家比较熟悉的美国诺贝尔奖获得者，也就是利用
治疗心血管疾病的药物治疗男性阳痿的科学家，知道他叫什么名字吗？费
里德·穆拉德，"伟哥之父"，听说过吧？我在跟他探讨的过程中，提出
一个问题：中医治疗性功能障碍经常会用到海马，这中间究竟有什么机理
呢？说实在的，我们中医很难讲清楚。海边的渔民经常会拿海马泡酒喝，
而海马有两个突出的作用：一个是温肾壮阳，另一个是活血化瘀。这两个
作用是不是跟"伟哥"的机理有异曲同工之处呢？或许这也给我们一个提
示，临床治疗性功能障碍的时候，除了经常使用补肾壮阳的方法外，不妨
试一试活血化瘀，看看能不能起到辅助壮阳的效果。牡蛎还有一些作用，
比如说缓解失眠、抗衰老，甚至抗肿瘤等等。美国国立癌症防治中心曾经
报道过，牡蛎中含有可以除去自由基的谷胱甘肽，提示可能是一个防癌抗
癌研究的突破缺口啊！

　　还有一些例子。比如说薤白，广东这边平常会用它做罐头，还有很多
出口的。仲景用它治疗胸痹，比如说瓜蒌薤白白酒汤、瓜蒌薤白半夏汤和
枳实薤白桂枝汤，效果都很好。薤白性味苦辛温，可以通阳散结、行气导滞，
建议心病的人食用。再比如说瓜蒌，现代对它的研究蛮多的，治疗痰多、
胸闷都不错，而且开发成了很多食品。还有鳖甲，仲景有两个地方曾经用
到，主要是起滋阴潜阳、软坚散结的作用。而在广东，比较常见土茯苓鳖汤，
还有龟苓膏。现在龟苓膏是比较时髦的保健品了，但从源流上讲，基本是
取法于仲景的学术。

（二）搭配调节

饮食其实有很多相宜的搭配，举个例子来讲，豆腐和鱼，不管是在黑龙江，还是在广东，应该都是大家共识的合理搭配吧。为什么要用豆腐和鱼进行搭配呢？这里头涉及维生素 D 的转换需要一些合理的物质来促进，而且豆腐是植物性蛋白质，可以补充人体蛋白质营养。这个用西医药理学语言来讲，一个是协同作用，一个是拮抗作用。中医开药处方，其实也跟这两个作用有关，相当于排兵布阵。比如说我比较喜欢打篮球，篮球里面要有中锋，然后还要有前锋，有活动后卫，有坚守自己阵地的后卫，对不对？这其实就是中药里的君臣佐使，是不是啊？要是把这个搞乱了，那么队伍的战斗力就不强了。同样是补气血的东西，两个放在一起，可以起到协同的作用。比如说牛肉和土豆，牛肉营养丰富，从中医的角度算是补气药，但它蛋白质比较难消化；而土豆恰好是有保护胃黏膜的作用，配在一起刚刚好。生姜和羊肉，都是辛温的，生姜辅助羊肉温经通络，同时还能去掉腥味，是不是啊？再比如说鸡肉和板栗，都可以补气补血，而它们一个动物蛋白，一个植物蛋白，也是一个配合。这些本来就是科学的东西，只不过在现代才找到它的验证点而已。西方有句名言："药物是人造的，天然的食物是神造的。人造的药物怎么都比不上神造的食物。"是不是啊？所以我们的祖先先用食品来治疗，有它一定的道理。

（三）注意时节

注意时节，其实是指一年四季有不同的养生保健方法。在座都是学中医的，是不是啊？比如说春季要护肝为主，广东传统的保健饮食是什么？枸杞苗。做法很简单，把新鲜枸杞苗买回来以后，用梗熬水变成鲜绿色的汤，然后放上绿色的枸杞苗、瘦肉和鸡蛋，就变成很好的春季养生保健汤了，又经济又实惠。那么到了夏季呢？冬瓜薏米水鸭汤。秋季就是百合银耳羹，冬季可以用三物汤、五指毛桃煲鸡，或者仲景传下来的当归生姜羊肉汤。所以从不同的季节来讲，需要不同的选择，这也是一个"节"字。

（四）食量有节

再讲一个"节"，就是食量有节。现代营养学家告诉我们每天有一个饮食金字塔，每天应该吃什么、吃多少，但是很少人会去称它。我们东方文化和西方不同，假如到了一个欧洲家庭做客，她的厨房简直就是实验室一样，里面有量表、量杯、定时器、天平、温度计等，如果离开了这些东西，她可能就不会做菜了。但中国人完全不是这样，往往是凭意念做菜，也就是意会。中医开药也讲究意会，意会就是有一个合理的物理区间。比如说客家人的口味重一点，就放多一点盐；潮汕人口味淡一点，就放少一点，但都是在一个合理的物理区间里，可以保证做菜的正常和食量的节制。

二、既病防甚，重视"止"

刚才从"治未病"的角度讲了一个字——"节"，下面从疾病已经发生的角度解读一下仲景的学术思想，关键还是一个字——"止"，停止的止，停止疾病的转化，停止疾病的恶化。仲景说："人体平和，惟须好将养，勿妄服药，药势偏有所助，今人藏气不平，易受外患。"而孙思邈在仲景学术思想的基础上提到："知其所犯，以食治之；食疗不愈，然后命药。"你看，这个顺序多好啊！首先要注意饮食调节，如果饮食不行了，再用药。而我们现在都是病人一来就马上开药，有点过度治疗的感觉。其实，在《黄帝内经》时代，很重要的是心理沟通。为什么我们现在同一个处方开出来，效果却不一样？心理沟通不够啊！

（一）轻病调理

一些因为饮食不当或者误治导致的比较轻的疾病，可以通过饮食改变和调理达到治病的目的。《伤寒论》第71条讲："太阳病发汗后，胃中干，燥不得眠，欲得饮水者，少少与饮之，令胃气和则愈。"就是喝水解决问题了嘛！比如说现在的普通感冒，医生一般会说多喝点水就行了，其实也是有一定道理的。除了太阳病，厥阴病里面也提到过饮水。水是生命之源，重要到什么程度呢？新生儿体内含水量可以接近80%，而一个80岁的老人，体内的含水量已经不足60%，说明随着人体含水量的不断减少，生命逐渐走向最后的终点。因此喝水也很重要啊！可是我们现在很多都是口渴以后才喝水，所以喝水量不足也是保健里的一个很大的弊端。我带头了啊，大家一起多喝水！

（二）食治疗疾

在疾病的发生过程中，可以用食物进行治疗。这个涉及面非常广，如果从品类的选集和鉴别上讲，属于博物学；如果从品类对人体的有益无益甚至有害的角度来讲，属于药物学；如果从品类的搭配和禁忌来讲，又属于治疗学；而用于保健和适口的属于营养或卫生学。大家不要小看了食疗啊，它其实是一个交叉学科。街边很多人说食疗啦养生啦，其实里头有很多误区。如果没有中医理论指导，那就不是真正的养生。

在治疗学里头，首屈一指的当然是桂枝汤啦！其实，伊尹造汤的时候就已经用了肉桂和生姜，说明这两个本来就是食品、调味品。不仅这两味，大枣在《神农本草经》里头也是上品、食品，可以延年益寿。芍药也是一种调味品，所以桂枝汤所选用的东西都是药食同用之品，整个算得上是一个食疗的方法。而从桂枝汤衍生出来的方剂很多，比如说桂枝加桂汤、桂枝去芍药汤、桂枝加芍药汤、桂枝甘草汤、桂枝加葛根汤、小建中汤等。这些方没有掺杂什么攻伐之品，所以能够归到食疗里头来。张仲景对桂枝是十分器重的，总共有 76 个方用到。大家知道它在治疗上有很多功效，而用于养生方面，主要是通阳化气：包括通上焦心肺之阳，像桂枝汤原方；通中焦脾胃之阳，和胃降逆，像桂枝加大黄汤；通下焦之阳，像五苓散。在广东，我们比较常用的是南桂，就是跟越南同一个品种的桂。目前来讲，它作为调味品的经济价值，远远超过了药用价值。大家如果去中东的市场看一看，可以发现里头一袋一袋的很多，都是作为调味品使用。包括桂枝的叶可以压榨桂油，美国可口可乐里头就用到这个当调味汁。所以桂枝是一个古老的药食同用的食品，同时，到今天为止，仍然为人类的健康做出不少的贡献。

还有一个汤，就是小建中汤。它实际上是桂枝汤的变化，桂枝倍白芍加饴糖，是不是啊？我们从实习的时候开始用这个方，当时是跟中山医学院的同学一起。他们有学中医的课程，而学一个系统就只背一个代表方，像消化系统就是小建中汤。其实消化系统的情况有很多种，要坚持辨证论治才行。但是这正说明小建中汤的好用之处。概括起来，它主要有补虚、调营、安中、缓急的功效，核心点都是健运中焦、顾护脾胃。而顾护脾胃正是我们养生三大要点——健脾、养肾、疏肝——其中之一。到目前为止，用建中汤最多的主要是消化系统方面，像胃脘痛、腹痛、小儿厌食症、习惯性便秘、溶解性黄疸、神经性呕吐等。不过也有人用于遗精、阳痿、痛经、疝气、更年期综合征等生殖系统方面，高血压、冠心病等心血管系统方面，甚至还有人拿它来治疗精神因素方面的疾病。

另外，像文蛤散、甘草干姜汤、芍药甘草汤、猪肤汤、甘草汤也是我们平常用到的食品，没有间杂攻伐之品，所以也可以归到食疗的范畴里头。总的来说，前面总共介绍了13个处方，差不多占了《伤寒论》方的十分之一。如果把其他的只是间杂一两味攻伐治疗的药物的食疗方也算上的话，这个数量就更多啦！而且《金匮要略》里头也有很多这样的食疗方。所以在疾病的治疗过程中，仲景处方用药最先考虑的是这些药食同用的品种。除了刚才讲的那些，还有百合鸡子黄汤、百合洗方、瓜蒌牡蛎散、甘麦大枣汤、橘皮汤、茯苓甘草干姜汤、甘草干姜茯苓白术汤、茯苓戎盐汤等。这样算起来的话，含有食品性的药物占了总数的70%。所以我们说，仲景首先选用食品，如果食疗不愈，再用药，完全符合他自己说的："人体平和，惟须好将养，勿妄服药，药势偏有所助，今人藏气不平，易受外患。"

那么在仲景使用的食品里头，最多的还是粳米和小麦。为什么要叫作食品呢？跟药品有什么不同呢？食品就是我们可以终身服用，可以补充我们营养的；而药品只是在一定的范围内，一定的时间内使用，主要是用来治疗疾病。关于谷类的使用，仲景介绍了不同的方法。比如说，什么时候用热粥，什么时候用米汤，什么时候用白饮，都很有讲究。我们可以想想仲景为什么要区分用冷粥和热粥呢？为什么要用米汤和白饮呢？这个至今还是我们一个重要的研究领域。李时珍曾经有一篇文章专门写粥的应用，我以前就这个问题在《新中医》发表了相关论文。据我所知，大陆有个地方开了一个时珍粥城，就是保持了李时珍的那些药粥：根据不同人的体质，根据不同人的需求，提供不同类型的粥，比如说你可能适用菜心粥，你可能适用皮蛋瘦肉粥等等。当然，也有大众化，适合大家普遍食用的。在咱们南方，大米和粥一般是作为一个最主要的碳水化合物的进食补充。那么在这个条件下，如何按照仲景的学术思想指导我们更好地保健呢？如何在这每天半斤八两米里头做做文章呢？我想也是一个未来研究的方向。

葛根出现在仲景的 6 个处方里头，它是一个药品，同时也是一个食品。尤其是在咱们珠江三角洲一带，人们经常拿葛根煲汤，可以解表退热、生津止渴、升阳止血，麻疹的时候还有透疹的作用。在葛根的使用过程中，也有一些注意点。比如从口感的角度来讲，广东人经常会把葛根的皮刨得干干净净；而从药用的角度来讲，葛根皮的葛根素含量很高哦！这就提醒我们了，以后的使用要怎么样才能保持它的实用成分呢？连皮一起用，是不是更好呢？完全有可能嘛！大家可以看到葛根在临床上应用很广，像高血压、高血脂、高血糖、心脑血管疾病都有一定的疗效，包括营养心肌、扩张血管、解肌发表、降糖降脂、益智、升举阳气、止渴止泻等。

除了前面讲过的，还有一些在仲景的著作里出现过，而现在应用仍然比较多的：香菜、姜、葱、蒜、山药等。而我们回过头来看看，有些经常以组合出现使用。最多的就是生姜和大枣。生姜和大枣调和营卫，健脾调胃，益气生津，占了仲景方子的 40% ~ 50%。而用到大枣的方也很多，总共有 65 个方。到今天为止，大枣一直是养生本草里头非常重要的一味，有补气益血等作用。民间的谚语说得好："一天三个枣，一生不显老。"所以我们的女大夫啊，带头吃一点红枣呀，有好处，是不是？不过广东人在使用大枣的时候，常常会把大枣的核去掉，认为核会比较温燥，现在一般也是沿用这个做法。总而言之，顾护正气是养生学里很重要的一个思路。

再有一个就是蜂蜜。蜂蜜很受欢迎啊，全世界都在研究它。有一次，我接待一个德国的物理学专家。我带他到我们学校的博物馆参观，向他介绍各种药材，比如说玫瑰花疏肝解郁、百合清心安神，结果他说这些东西太费解啦，在他们眼里不过是些草嘛、花嘛。于是我给他们打了一个比方，小时候大家都玩过万花筒吧？万花筒就是从不同的角度看上去，里头的花瓣都是不一样的，但其实里头客观存在的东西是一样的。为什么会有不一样？因为不同的折射出来不同的图案效果。同样的，一样的花花草草，由于大家的文化背景不一样，看到的东西也就可能有点不一样。那个德国专家表示可以理解这一点。我又给他们具体讲了个例子，就是蜂蜜。我说德国人比较好斗，打仗打得多，那么受伤也就在所难免，而受伤多了以后，逐渐知道往上面涂蜜糖，让伤口好得快，是吧？等到现代研究以后才知道，原来蜜糖含有过氧化氢，可以消毒，抑制细菌生长，同时对上皮细胞有促进生长的作用。这不是找到依据了吗？但是祖先原来是不知道的，只是觉得涂上去有效果嘛！后来那个德国专家接受了这个说法。所以我们要用现代的语言来传授仲景的学术思想，要从不同的角度进行解读，让更多的人更加理解它。

在动物类里头，仲景给大家印象比较深的就是之前讲的当归生姜羊肉汤，是不是啊？《内经》讲："形不足者，温之以气；精不足者，补之以味。"仲景在这个基础上，当虚劳不足，产后腹中痛和血虚寒疝腹中痛的时候就用当归生姜羊肉汤。而在现代应用方面，凡是属于寒客经脉的都可以用，尤其是年纪偏大的女性，当归生姜羊肉汤是一个很好的药膳。讲到这里，要提一点注意，南方人的体质跟北方的不一样，所以在南方用当归要控制它的量：南方人一般用比较少量的当归，甚至是完全不用。因为他们一用就觉得不舒服，感到太温燥了。我们可以用枸杞子、山萸肉来代替当归，算是改良的当归生姜羊肉汤嘛！当然，作为食品使用时，这个方里的药物不能放得太多，要根据需要来调整。另外一个药就是鸡子黄，也就是鸡蛋黄。以前物质匮乏的时候，吃个鸡蛋都算是补品了嘛，是不是啊？但是现在很多体检说血脂偏高，胆固醇偏高，于是就光吃鸡蛋蛋白，而不吃鸡子黄了。其实，从营养学的角度讲，一天吃一个蛋黄一般不会影响到血脂代谢，所以大家不要听风就是雨啊！仲景的黄连阿胶汤，里面重用鸡子黄，不但没有带来高血脂和胆固醇的副作用，而且临床效果很好，是不是啊？

再来讲讲仲景的用水。要说起在用水方面研究得最多的医家，当然要属李时珍——《本草纲目》专门用一个章节来描述仲景水的运用。在仲景160多个方里头，对水有很多不同的要求，比如说泉水、井花水、东流水、清江水、甘澜水、潦水、麻沸汤等，里头有很多的学问。为什么有时候用开水，有时候用冷水，有时候用井水呢？由于时间的关系，我们就不一一展开讨论了，欢迎大家课后积极思考讨论。

三、病后防复，重视"护"

刚才讲了第二部分，主要是围绕一个"止"字。那么到了疾病的第三个阶段，也就是病后防复，要注意"护"。在病后防复里头，要重视调理。比如说白饮调服是不是保胃气啊？粳米做米汤是不是顾护脾胃啊？所以我们可以从"上工治未病"的未病先防、既病防变、病后防复三个层面，以方、药、证作为线索，归纳仲景食疗的理法方药的部分内容。注意：不是全部，是部分内容。应该说，仲景继承了《黄帝内经》的理论，把食养食疗和临床实践有机地结合在一起，对后世医家影响深远，而且其中的很多理论和方法已经得到现代研究的佐证，值得我们去效法和研究。尤其是食养食疗在预防、治疗、康复的整个过程中的应用规律，需要我们进一步深入发掘和探讨。

黄芪是一个很好的病后调护药物。黄芪出现在《金匮要略》的7个方里头，包括黄芪建中汤、防己黄芪汤、黄芪桂枝五物汤、防己茯苓汤、乌头汤、黄芪芍药桂枝苦酒汤、桂枝加黄芪汤等。这个黄芪主要是用北方产的，像山西的北芪、内蒙古的北芪都是比较好的北芪。在我们病后调理里头经常用到的一个食疗就是黄芪乌鸡汤。按中医传统的说法，黑色入肾嘛！冬季养生保健的时候，可以用三乌汤，就是首乌、乌豆、乌鸡，可以补肾呀！不过在广东，比较喜欢用的是南芪，就是五指毛桃。邓铁涛老先生也很喜欢用它，像治疗重症肌无力的时候，都是经常用。五指毛桃有一股淡淡地类似牛奶的香味，老百姓经常拿来煲汤，有补气的作用，不过没有北芪那么温燥，味道也比较好。从中医的角度看，它很适合病后调理的补气。对于一些慢性肾炎，黄芪粥也是一个很好的可选之品。

还有酸枣仁，用在失眠上非常的多。当年有一段时间毛主席失眠，医生就是使用酸枣仁取得效果。不过酸枣仁的品种需要去考究一下，看看究竟哪些临床疗效比较好。现代社会工作节奏快，压力大，很多人都失眠是不是啊？我们的养生学就是要治未病，要干预亚健康，可惜我们自己还经常把自己弄成亚健康了。所以要注意放慢生活的脚步，劳逸结合，也不能太劳累。

今天下午主要是把仲景食养食疗的基本思想、基本方法和大家做了探讨。尽管我们看到相关的论文发表得很多，但应该说这方面的研究还是比较少的，所以提出来跟大家一起交流。这里头肯定有一些地方讲得不妥，甚至错漏，请大家多多批评指正。谢谢大家！

【名师答疑】

问：孙教授，您好！我是来自广东顺德的学员。最近几年来，全国很多地方，包括我们广东，都成立了"治未病"中心。但它的作用可能跟我们期望的还是有点差距。我想问您，有没有什么建议可以让"治未病"中心做得更好？

答：这是一个新的课题，因为"治未病"是这几年才兴起来的。我还记得几年前曾经去一个地方讲"治未病"，那边的领导说怎么老是讲治"胃"病呢，治心脏病不是更重要吗？他以为治未病是治这个地方啊（手指向胃脘部），其实不是这个，是不是啊？说明当时很多人对它并不了解，所以才闹出笑话。自从国家中管局发布《关于积极发展中医预防保健服务的实施意见》以来，"治未病"的概念逐步深入人心，包括很多地方都出现了"治未病"中心。不过这方面确实也遇到很多困境。

咱们省中医就是"治未病"的一个试点单位。比如说病人来了，给他做一个体质辨识，40块钱，贵不贵？一点都不贵！要做分析啊，是不是？还要开饮食处方、运动处方等很多保健处方，是不是？比如说体质是热性的话，辣椒应该少吃一点，即使是以前在家乡是吃辣的，但来了广东就要适应这边的水土，是不是啊？运动也有不同的办法，对吧？像现在很多人天天对着电脑看书，批阅文件，都是埋着头，也就是过度的颈椎前倾。怎么纠正过度的前倾呢？最好的方法就是游泳，比如游蛙泳的时候换气呼吸都是有作用的。结果病人说不会游泳，那么可以打羽毛球啊！打羽毛球的时候，每次还手也好，扣球也好，都是要把头抬起来，是不是啊？但是病人说打羽毛球也不怎么会，那考虑下放风筝。可病人反问："现在到处房子都这么高，哪有那么大的地方放风筝？"哎呀，这也不行，那也不行，怎么办呢？那就晚上散散步，望一望天空，数一数星星也可以纠正过度的前倾嘛，是不是？不过运动要注意强度，比如说170减去你的年龄就是你的强度。我50岁，我的心率120次/分，这就是我的强度。

你 60 岁，心率是 110 次 / 分，就是你的强度。这些都是知识哦，所以收 40 块钱并不多，是不是啊？所以我们"治未病"中心就是要推广在中医理论指导下的"养生"。

最近 5 年来，国家连续开了几次"治未病"相关的会议。上次王国强部长在广东东方宾馆举行了一个会议，总结了这几年来"治未病"的方法，希望有条件的医院都开展起来，以后还要争取建设成一个科。可现在医院里面，平常的医疗任务已经很重，所以这一块有时候就没有光顾到。其实，这一块是我们的优势领域啊！应该讲，在治疗领域，中医不是主战场，西医是主战场，这是摆在面前无可厚非的事实。但在养生保健领域，是我们的优势所在。希望大家好好发挥"治未病"的作用，使中医服务更多的健康和亚健康人群，谢谢！

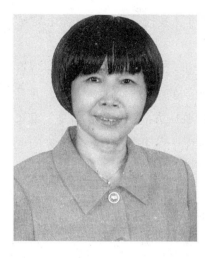

【名师简介】

李赛美　医学博士，国务院特殊津贴获得者。广州中医药大学教授，博士生导师，伤寒论教研室主任，第一临床医学院经典临床研究所所长。中华中医药学会仲景学说专业委员会副主任委员，广东省中医药学会仲景学说专业委员会主任委员，国家重点学科学术带头人，国家中医药管理局重点学科带头人，国家精品课程负责人，国家教学团队核心成员，国家"西部之光"访问学者导师。先后荣获全国模范教师，全国教育系统巾帼建功标兵，全国首届杰出女中医师，全国优秀中医临床人才，广东省高校教学名师，广东省高校师德先进个人、南粤巾帼十杰、羊城十大杰出女性等称号。长期从事中医临床经典理论教学与临床研究，擅长运用经方辨治糖尿病、肝病、甲亢、抑郁症及疑难病症；在糖尿病心脏病研究、经方运用与推广领域取得显著成绩，在海内外具有积极影响；主持"全国经方班"成为享誉海内外继续教育品牌项目。发表论文 190 余篇；主编教材著作 23 部，副主编 14 部；获国家科技进步奖二等奖。

从《伤寒论》谈临床辨治思维与经方运用技巧

广州中医药大学　李赛美

谢谢在座的各位教授、专家以及同道，谢谢主持人！之前介绍了一个特殊的情况，这次经方班本来是在台湾办的，后来临时改到中山，他们利用三个月的时间能够准备到现在的程度，我代表经方班非常非常感谢大家！

今天上课前，我的博士研究生过来跟我讲："老师，我们做了一点点学员们的访谈，了解到大家可能最最希望得到的就是学到真才实学，并且解决临床问题。"我可以理解大家更喜欢听临床方面的内容，但是大家知道我们经方班办到现在，原来的思路确实是某一个老师讲自己一个方的运用，这是非常好的。我最记得的是江西中医学院的伍炳彩教授，他讲葛根芩连汤这一条方能从头治到脚，十几种病，然后大家就觉得："哇，一口气都会用葛根芩连汤了。"认识得特别深刻。现在这一种模式还是最有效的，大家可以看到黄煌教授讲课也是经常讲某一个方。还有一种模式是讲某个病，因为我们现在都是搞专科病，带着一些临床实际问题来研究经典，提出自己的一些心得，所以就讲到某某病。我原来讲过糖尿病，也讲过肝病等等。但是一个个病来讲，大家跟着走的话，好像觉得这个层次还太低。张仲景原文讲得很清楚，一方一法固然很重要，但大家在临床各有心得，介绍方、法的老师很多，这一类的文章也很多，像今天早上的刘方柏教授就讲到，我们不缺方药，缺的是思维，缺的是思路。知识库里面的东西大把，但就是不知道怎么去激活它，那要怎么去提高呢？我觉得做医生做到一定的层面，就会想很多问题，越来越感受到有几个不同的阶段。所以这次经方班的专家和教授谈到很多涉及思维方法的问题，比如说刘方柏教授，比如说仝小林教授等等。当然，还有教授讲一个方的运用，像赖荣年教授讲酸枣仁汤，而能把一个方用得那么好，最重要的还是思路：要明确这个方有什么样的适应证，跟其他的安神药、其他的方有什么鉴别点等。像赖教授就摸索到酸枣仁汤跟逍遥丸安神的不同点，前者起效快，而且持续时间比较长。

我跟大家一样，是一个搞临床的医生。我本科是 77 级的，硕士是 85 级的，后来也读了博士，按照 82 年毕业算起，到现在已经是 30 年的临床。虽然在临床上真的会遇到很多问题，但觉得也有很多欣慰的地方。早几天，有一个来自法国的同道，他本科是中医，后来去法国读书，这次过来特别访谈我。其实我说我很忙，但是他从晚上 7 点访问到 10 点半还不肯走。我说我不讲了，明天还要上一天的课。他就讲我具有代表性。为什么呢？

因为现在这一波中医接班人，大部分都是院校培养出来的，那么院校的中医走一条什么样的路比较合适呢？像我这样院校教育出生，也有一些师承，走到今天到底会有什么样的体会，什么样的经历，什么样的感触呢？他觉得这些很有指导意义，或者说有共性，准备访谈以后带回法国，而且有可能的话再跟其他老师做一些访谈，出一本小册子。我觉得当医生确实有幸运的地方，譬如说我是湖南中医学院 1977 级本科，1982 年毕业以后分在衡阳市中医院，大家懂得这个概念吗？ 1981 年全国的中医会议就是在衡阳开的，当时的会议是有划时代意义的，就是特别强调要重视中医，而且特别讨论中医院要怎么样发展。我们刚到医院的时候用抗生素要主任签字，无论病人发烧发得多高，都不能随便用，所以逼迫大家要尽量地从中医想办法。当时我们很多急症都是用中医的办法，比如说十宣放血对小孩退烧的效果就是非常好的。而且我们是分派到各个名老中医那里直接做徒弟，他们手把手地教，对我们很爱护，真的很棒很棒。我觉得当时应该说有一个好的引路人，而且一路走到今天，遇到很多的贵人，很多的老师，包括经方班在座的各位讲师都是我的老师，非常感谢他们。今天，当我们走到一定程度的时候，已经不是单纯地讲一个方怎么用了，我觉得更重要的是思维。当到了一定的阶段，我们会感觉到开方像画画一样，或者说是一种艺术品，当把方开完以后，自己会很陶醉，把这个方左看右看，前看后看，发现里面含了很多方，意思就是可以读出方里面的方，也读到它的病机，推测到这个病人有哪些病证。基本上，通过正规培训过的医生真的都应该达到这样一个情况。所以中医的成就在哪里？我觉得就是治好病人。当然，这个过程很漫长，不要想一步登天，不要以为只读了几天中医或者抄了几条方回去就可以有效，往往稍微一变就不知道怎么变通了，所以最重要的是学思维。

今天我演讲的题目是：从"《伤寒论》谈临床辨治思维与经方运用技巧"。PPT 上是我们开幕式放的邓老访谈，还有邓老为中山第二届国际经方班的题字。这是我们十几天前，教师节拜访邓老时拍摄的照片，每年教师节我们经典临床研究所的成员都会去拜访他。邓老 97 岁高龄，老人家讲话脱稿，不要草稿，不用看讲稿，就是话语都在心里，而且讲起来首尾呼应，拉得开，也收得拢，真的是非常不容易。所以说我们学中医，真的是利他也利己，学中医的人很少会糊涂，因为要动脑子嘛。我下面要跟大家说的是一份心得，这个作者不知道今天来了没有。我们大学跟很多医院联合举办研究生课程班，而伤寒是必修课，每次学完以后要求学员写一份心得。很简单，就是结合《伤寒论》的学习，结合自身专业，结合临床谈心得。每个人都有自己的感慨，这一位学员写的心得很有意思，而且我觉得具有代表性。题目是《迷途的小羔羊》，讲了一个搞得他很无奈的案例：

一个42岁的家庭主妇，大概是因为前一天受凉，出现恶寒、发热、头晕、头痛，有点咳嗽，周身有点乏力，然后吃了美林等抗感冒药后症状稍微缓解。她来看病的时候体温还是高的，39℃，检查白细胞偏高，舌红苔黄腻，脉浮数，诊断为"上呼吸道感染"。在医院用了抗生素、激素、解热镇痛药等，而中药开什么呢？银翘散，加葛根、桂枝等。其实这个方开得还蛮不错。但是这个病人通过刚才讲的中西药治疗以后，情况怎么样呢？第3天，虽然恶寒发热症状消除了，但是出现咽痒干咳，舌红苔白，脉浮，于是觉得有风有表，想到用中药止嗽散。因为他记得大学的时候老师常说止嗽散治疗外感咳嗽，尤其是经服一些宣表的药后咳嗽仍不止，伴咽痒者，效果很好。所以他认为用银翘散宣肺发散后表解过半，虽然还有热象，但考虑之前已经用了抗生素等寒凉之品，因此这个时候用止嗽散应该是不错的。等到第6天怎么样呢？病人还是说咽喉痒、干咳，舌质淡苔白。于是继续吃了3剂止嗽散。而第9天，这个病人还是咽痒，干咳，脉有点浮，要求口服止咳药，所以他觉得单纯中药不行了，需要加点西药，给了酮替芬、镇咳宁等，但病人的症状并没有改善。于是他开始怀疑自己的辨证是不是有错误，是不是发表太过，或者用寒凉药太过。后来他跟同事同学们一起讨论这个病例，发现大家都遇见过同样的情况，发烧的病人用抗生素后遗留干咳症状。大家从西医角度分析，发烧导致气管内纤毛及内皮上皮细胞受到破坏，会分泌一定量的组胺，而组胺类的炎性物质可以引起干咳，需要比较长的时间来修复。他还请教了医院里面的名中医，认为发烧时肺和气管像一个烧红的窝，也就是一个锅，如果突然泼一瓢冷水，那么这个锅就会炸裂，所以凉药用得不太妥。他觉得这些西医和中医的解释都讲得很有道理啊，只是表达方式不一样，一个是从细胞学，一个是利用取类比象，总之修复都需要一定的时间，所以他继续等待，期望这个病人再来看。结果病人在第 12 天的时候来了，症状还是一样，于是他改了个方，底子是陈夏六君子，但也有一点点像小青龙汤的意思，里面有干姜、细辛、五味子、法夏这些药，同时还用了他本院的制剂治疗。到了第 15 天，也就是半个月了，这个病人虽然咽痒减轻，但干咳加重，而且苔变黄了，脉变弦了。他还是守上次的方，只是考虑到病人的苔黄而减少了干姜的量，变成 5g，还加了点麦冬。接着是第 18 天，这个病人干咳如前，而且出现了胸痛、胃胀，还呕吐过一次，舌脉同前，因此他考虑要改方了。但这个时候他感到好无奈，治疗这么多天没好转，似乎没药可用。虽然病人因为他态度比较好而一直跟着复诊，但态度好并不能代表一切，症状没有改善带来了莫大的压力。所以他并没有马上开药，而是跟一个同事又交流起来，想到了《伤寒论》中太阳表证发汗后的变化，大概有三种：第一种是体质强的，发汗而愈；第二种是素体阳旺，汗不得法，外邪入里化热，转化为阳明或者是少阳；第三种就是虚证，比如太阳病的变证里边，伤阴热化、伤阳寒化，气阴两伤阴阳两虚。当时他觉得很困惑：是不是自己的方向出现了错误，才导致这个病人出现了变证呢？"学医三年天下无不治之症，行医三年天下无可用之方"啊！他跟同事反复交流，觉得患者是伤了中阳而生寒，加之邪热内陷，寒热错杂于中焦，气机壅塞，升降紊乱，所以选用了半夏泻心汤。等到第 21 天时，这个病人并没来复诊了。他进行电话访问，结果病人症状如前，未见明显的好转，让人非常郁闷！

　　实际上我们都遇到过这种情况。大家不要以为每个病人都是顺着医生的。我们今天讲课的专家讲治好疑难病，大家听得热血沸腾，但讲"没有疑难病，什么都可以搞掂"其实只是教书的手段。等到了临床实际过程中，我们还是要根据具体的情况，慢慢地思索，而不是说拿上东西搬回家马上就用。所以真正来讲，要想真正得到持续稳定地中医水平的提高，还是要扎扎实实，没有捷径，比如最后一堂课的时候我们黄教授讲炙甘草汤，那并不能说所有病人都用炙甘草汤哦！对不对啊？关键是要用脑子去转化，去消化。其实你别说，看好一个感冒很了不起的。会看疑难杂病固然是能体现行医的水平，但是看得好常见病也是非常不简单的。我上次跟我们金匮教研室的刘晓玲教授一起去阳江人民医院讲课，当时我特别介绍她治疗咳嗽的效果特别好。《金匮要略》里面专门有肺痿肺痈咳嗽上气病专篇，咳嗽虽然看起来是小病，但是让人很郁闷，有时候甚至大大地打击我们的信心，对不对啊？比如写心得的这个老师，也工作几年了，但临床真的就是这么无奈。说他不用经方吗？他也用啊，前面考虑到银翘散，然后用了桂枝加葛根啊，接着转转转不行了加了止嗽散，后来又变成了半夏泻心汤。

我当时没有对这篇心得做点评，当然这也有没来得及好好思考的原因。首先，我觉得用了抗生素和激素之后，所用中药也是寒凉之品，应该是寒格在里边。第二个，我觉得他用止嗽散收得太早了，有表当先解表。后来一收一温，中药往一边倒了，变成寒郁而化热。虽然大量用抗生素以后，这个病人兼夹有寒邪，但这个时候不能单纯地一边倒，应该是寒温并用。所以这位学员最后的感慨："当然，我知道最重要的问题是出现在我这里，主要是我的临床经验少，辨证方向把握不好，所以希望李教授看完以后评一评，指引一下该怎么去学，去提高临床。我们的临床经验少，又没有很好的学习环境，而且自己没有什么底气和自信，所以遇到问题的时候总觉得自己像个迷途的小羔羊，很无助，很彷徨。"我觉得这个感慨讲得很真实，其实大家都是从这个阶段过来的。为什么我们讲课的老师现在这么自信啊？因为大部分用经方治疗病人，取得非常好的疗效，有些甚至是连自己都不敢相信的疗效，然后真的得到了病人的赞美。有些病人跟我讲谁谁谁曾经在你这里看病，结果几年的不孕症吃了不到一个月的药就怀孕了，所以介绍她们来看。虽然她们讲得有名有姓，非常确切，但我其实之前都不太知道这个情况，因为有些时候病人好了就走了。我们讲信心来自于临床疗效，而临床疗效的获得主要靠扎实的中医基础和临床多实践。还有临床要去悟，不是说这个病人没效就不去考虑了。所以这个学员挺不错，他在思考，而且跟别人交流。其实除了跟别人交流，我们还要从经典里面找答案。大概1个月前的样子，我们以经典研究所的名义聘任了全国的几位教授，包括两位山西中医学院的副教授，他们不一定都是大牌，但临床是一流的。他们不是说用了什么特别的方法，比如像剂量用得很大之类，也不是名声很外扬，但就是本身很有料。所以非常年轻的他们也出了书，就是把自己的心得拿出来分享。其中有一个医生是什么呢？就是耳鼻喉科的医生。虽然这次是我第一次见到他，但我知道他的情况。因为几年前开全国仲景学会的时候，我曾经听山西中医学院学报的一个编委老师说过他的故事，讲他非常年轻但病人很多，搞耳鼻喉科但看儿科也很厉害，为什么呢？当时这个编委的 4 岁小孩发烧 1 个月，去儿科打吊针，吃了很多药，都不起作用，结果找到这位耳鼻喉科的医生开方，一剂药就好了。为什么这么快就治好了呢？这位医生当时就讲了，因为在刚刚立夏的时候，天有点热，这个小孩子被带着去公园玩，吃了雪糕这些凉的，而吃完以后很困又在石凳子睡着了，等到了晚上就开始发烧。他认为这是《内经》讲的"形寒饮冷则伤肺"，就是一个小青龙汤证，所以开了一个小青龙汤，但是剂量开得很小，基本上是 1g，个别的是 2g、3g。这次邀请他过来讲课，在交谈间才把人物和事件对上号，我说很久很久之前就知道他很厉害。为什么这个老师是耳鼻喉科的却看儿科看得那么好呢？他从哪里学来的经验？一个是学经典，一个是学医案。他细细地读了那些名家的医案，因此思维非常非常好。真正有本领的，临床有疗效的，不在乎年龄的长幼，即使年纪轻轻，也一样有非常好的口碑，一样有很多的病人。所以我今天讲的就是思路的问题，讲临床上怎么去思考，如何结合《伤寒论》把临床辨证的过程整理起来，把开始怎么想的、后来怎么做的一个一个串起来，而且有一个纵向的高度。同时，讲讲有什么样的技巧，再举几个案例说明。当然，这主要是我个人的一点心得。

　　《伤寒论》既是一本"活人书"，也是一部最经典的临床"教科学"。我觉得现在的教材能够培养学生把中医理论学好了，但应用的时候又不能马上就见到很好的疗效，因为在临床上见不到典型的案例啊！比如讲浮脉，轻取即得，重按稍减而不空，举之泛泛而有余，但临床上一般都是浮数或者浮紧等，肯定是一个复合脉。所以虽然在理论上讲得很清楚，但临床真正做起来的话，有点困难。那么我们要教给学生什么呢？应该教给临床很实际的东西。作为教材，主要是为了让同学们系统地、清晰地把握中医理论，所以把一些概念进行抽提。比如讲一个病，一个胸痹分几个型，但病人就只得一个胸痹吗？他们往往会很多病融在一身，尤其是老年人，身上甚至最多可以有二三十种病，一串西医病名说下来，到底要治什么病呢？如果每一个病都辨一个型，每一个病都辨一个证，那么这个病人要开多少药啊？中医是一个整体，所以大家学了中医内科后，发现到临床用不上，而且老师们好像也不这样开方，要怎么办呢？还是回归到经典，学《伤寒论》吧！因为《伤寒论》真实地来自于临床，所以我们在临床上可以再现它，可以给现代临床一个很好的启发。我们说张仲景很高明，他肯定是一个临床家，因为原文里对那些证候的描述是很真切的。比如讲到这个人"叉手自冒心"，如果不看这个人的话，怎么会知道他叉手自冒心啊？就是指两手交叉按压心胸的部位。"师因教试令咳而不咳者"，要他咳嗽不咳，为什么不咳啊？"此必两耳聋无闻也。"就是耳朵听不到。这些东西如果不是来自临床，能写得出来吗？有人说原文里的二三日、三四日是约略之数，我认为这些都是临床医案的内容。而他的巧妙在哪里？原文113方，但超过了113个条文，因为有一些方证用了几条原文来解释。比如说桂枝加厚朴杏子汤就有两条原文，有喘家的，有太阳病下之后微喘的。但是，巧妙之处在于把大量纷繁的案例进行提炼，把它作为书写下来，承载下来。他要告诉我们后人什么？就是他的智慧。《伤寒论》里面没有哪条条文是重复，都是仲景在表达自己的意愿。所以我们读《伤寒论》不要以为里面怎么讲就知道什么，然后没讲的部分就不懂了。《伤寒论》本身有一种叫显性价值，就是明明白白写上去的。《伤寒论》整个原文7万来字，其中教材选读398条条文，大概是1万来字，这些写出来的东西谁都会看，但是为什么用的方法，用的疗效就不一样呢？关键是要善读无字之书，就是发现它的隐性价值，那些没讲的、没讲白的内容，要善于去思索、去补充、去完善。记得以前有出版社跟我交流，问我能不能把《伤寒论》113方完完全全、明明白白按照编排体例归纳。我说我也讲不明白，而且我们也不是教同学们死板地应用：有这个证就是这个方，没有这个证这个方就不能用。我们应该教给同学们更多活的知识。《伤寒论》应该是一个活的知识，尽管有1800多年的历史，但是它走到今天，已经远远不是张仲景的那点东西，而是容纳了历代医家研究《伤寒论》的学术成就。包括我们今天经方班讲座的内容，都是对《伤寒论》的一个很好诠释，也是一个继承和发展。所以《伤寒论》没有过时，我们后人不断地赋予它新的生命力，新的诠释。它是与时俱进的，永远跟我们同在。很多人觉得很怪啊，说中医老是回头看。但我们邓老讲过什么话呢？中医是有生命力的，经方一直健康长寿，到现在一千多年却还在用，生命多强大啊！当然，要活用《伤寒论》，像古丹先生讲在美国怎么用经典，也是让我们开拓思路，了解一下世界这么大，在美国，或者在其他国家怎么结合当地的情况用经典。《伤寒论》是我们最经典的临床"教科书"，真正要提高临床疗效，解决临床各种复杂的问题（如表里寒热错杂、虚实夹杂、阴阳互见等），关键就是回归到经典。因为张仲景在《伤寒论》里面描述了很多复杂的案例，把辨证论治原则与方法都贯穿其中。我们说张仲景既传术，又载道，《伤寒论》里很多说理的部分需要靠我们自己去悟出来。

一、临床辨治心路历程（广度）

经过望闻问切之后，临床落脚点关键在识证、立法、选方、用药，即理法方药，辨证论治，简称为"辨治"，其运用过程是一项系统工程。包括辨证、论治、预测、调护四个阶段；归纳、鉴别、探究、活用、融会、治禁、汇通、预测、调护等九环节。

（一）辨证由博而约

1. 归纳特征

我们临床怎么样去思考呢？首先就是归纳特征。现在病人的症状往往很复杂，尤其是教授们看的很多都是慕名而来的疑难杂病。病人一来，一般会讲很多很多，甚至还怕讲不清楚，写上几页纸，所以让医生看起来头都晕了。我们需要翻每一个病人厚厚一沓的化验单，翻前面的治疗过程，还要仔细询问查证，所以当看了几十个病人以后脑子真的是有点迟钝了。像我们张步桃老，一天最多看几百个病人，他的脑子太厉害了！面对病人这么纷繁复杂的情况，要怎么样去归纳他的特征呢？病人讲了很多情况，但到底是哪里不舒服啊？比如说我们刘教授今天讲得很有技巧，不要老是听病人从头到尾叙述，尤其是有点抑郁等心理状况的，听起来像是哪里都不妥，所以干脆打断他的话，直接跟他讲哪里不舒服。实际上，归纳能力在临床上是非常重要的，像张仲景总结六经病，每一经病都有提纲证，相当于每一经病都有诊断标准，这是千锤百炼得出来的。比如说太阳病选了"脉浮，头项强痛而恶寒"，一脉两证，能够反映病位在表，病理性质是表寒证，病机是风寒袭表，营卫失调，也就是能够反映这一经病的本质，OK，就可以了。只要这一脉两证同时具备，肯定是太阳病。这个诊断很清晰,然后用药也把准了。当然,在实际临床中,浮脉的病人确实很多表证,但也有很多表证的病人脉并不浮,所以具体应用时需要活看。我们讲到脉浮的病人要分伤寒表证和太阳表虚,这就要明白虚和实的概念。大家不要以为伤寒表证就是实证,中风表证就是虚证。毕竟中风表虚还是感受了外邪,有邪就有实,所以还是一个实证,只是病人的腠理疏松和致密不一样,导致反应性不一样。如果真的是一个虚证,那就是玉屏风散,而不是桂枝汤了。张仲景讲桂枝汤证的时候说浮缓脉,也说浮弱脉,还有浮数脉,说明虽然浮脉很重要,但并不是唯一的。张仲景特别重视脉,而讲舌象的地方只有两三处。其实,内脏的变化从脉去把握真的很准确,只是现在我们自己的功夫不到,对不对啊?甚至很多写出来的脉也不太可靠,很多病人都是脉浮,或者是脉滑、脉细滑、脉细弦,是不是真正搭出来是这个样子的呢?真正搭脉,应该像我们姚梅龄教授,一定要写左手的寸脉怎么样,关脉怎么样,尺脉怎么样,右手也是寸关尺都要描述。我真真切切感受到这个脉诊非常重要,只是我们现在的人比较急躁,没有静下心来,而且好像也没有时间,就忽略脉象了。其实很多时候脉象比别的证候更早地表现出来,甚至是一个更准确的反应,可以作为鉴别诊断的依据。我在消化科查房的时候也特别讲到这个脉象的问题。两个都是肝病病人,看起来都是皮肤黑黑的,都是转氨酶高,但一个老年人,一个年轻人,所以脉象就是不一样,虽然都有弦脉,却有虚实的不同:有的弦而无力;有的弦而有力。后来一个病人考虑是急性病毒性肝炎,一个考虑是肝硬化腹水。所以张仲景的六经病提纲证本身就是一种归纳,要善于提炼。

2. 鉴别类症

第二点就是归纳以后要鉴别。比如说:"太阳病,脉浮,头项强痛而恶寒。"虽然都是太阳病,但按《伤寒论》来分类,有中风,有伤寒,有温病,那么中风和伤寒的鉴别要点是什么呢?有汗无汗。有汗的用桂枝,无汗的用麻黄,这就是一个分水岭。再比如说"项背强几几",《伤寒论》里边有两个方证:葛根汤和桂枝加葛根汤。其中一个是中风表虚,一个是伤寒表实,所以它们的分水岭也是有汗无汗,反映机体的状态是开还是合。这些"同病异治"和"异病同治"是辨证论治的具体体现,在《伤寒论》的条文里有非常多去描述关于鉴别的问题。比如说"少阴病,饮食入口则吐,心中温温欲吐，复不能吐。始得之，手足寒，脉弦迟者，此胸中实，不可下也，当吐之。若膈上有寒饮，干呕者，不可吐也，当温之，宜四逆汤。"张仲景在原文里面除了描述"膈上有寒饮"外，还有"胸中实"的情况，表现的脉可能就是一个脉沉，一个浮滑了。再比如说，病人的表现是太阳阳明病，可能有发烧和不大便的情况，到底要怎么处理啊？关键是小便的情况。如果小便色白，或许还在表；如果小便色黄，那就走向阳明了。所以临床遇到很多类似症状的时候，关键在于鉴别诊断。一个症状的差别可能使整个病性的定位都不一样，用的方也完全不一样。

3. 探究本源

第三点是把病人讲的一大堆证候归纳并且鉴别后，探求它们的本源是什么。要从表象走向本质，寻找出现这些症状和表现的病位病机是什么。比如厥阴病讲道："凡厥者，阴阳气不相顺接，便为厥。厥者，手足逆冷者是也。"意思是只要符合这个的话，我们都叫"厥证"。但是现在也出现一些笑话，遇到一个病人手脚冰凉，我们按照《伤寒论》给他下一个中医诊断，应该是个"厥证"。那么病人会非常惊讶道："啊，我得了绝症啊？"其实那个"绝"跟这个"厥"是完全不一样的概念。再比如说，有时候中医讲下焦有湿热的"淋证"，分成石淋、膏淋、劳淋等。病人会说："啊，那淋证不是性病吗？"所以临床上一定要跟病人讲清楚，不能随便这样去写。回到"厥证"的话题，它们病机共性是气不相顺接，但是产生的原因却是不一样的，处理方法也不一样。《伤寒论》里面有多少种"厥"呢？ 11种"厥证"。比如脏厥、蛔厥、寒厥、水厥、血虚寒凝厥、亡血之厥、寒格膀胱关元厥等。像四逆散证也是个厥证，属于气郁之厥；麻黄升麻汤也有厥，属于痰热。所以要详细地辨识每一个证候，发现它的主要病机是什么。

这就是我们讲的辨证过程。开始要广阔地慢慢搜，所以在问诊的过程中要撒大网，把"十问歌"都问完，把病人的证候问得越详细越好。大家不要以为有些证候是小东西，其实有时候忽略的这一点，独处藏奸，也是真正要解决问题的关键点。有些疑难病人找过很多医生看病，反复治疗效果不太好，等到了你这里看病，一定要去了解前面的方法，看以前走过的路，分析为什么没效，发现到底是哪一点没有到位，然后改变治疗思路。所以辨证思维的过程，是先撒开大网，然后把网收起来的过程，是一个由博而约的过程。

（二）论治由约而博

那么反过来治疗呢？这就要从这一点想到很多方面，所以叫作"由约而博"。意思是从一个点上要考虑很多，不要以为随便能够开个方。

1. 活用伤寒

首先是经方要活用。我们大部分专家都讲到这一点，经方一定要活用。比如说张仲景可能是中原人，而中原人跟南方人也有点区别，这就需要变通。再比如说古丹先生从中国搬到美国用经方，美国人吃肉食的，我们吃五谷杂粮的，所以两边的人体质不一样，而且对疾病的敏感程度也不一样。像感冒，古丹先生说一个老太太都哭得要命，怕会死掉，但我们得感冒就是小菜一碟了。谁没得过感冒啊？小事情嘛，有些甚至不治都没有问题。因为长期在这种环境里面磨炼，我们每个人都有强大的免疫力，所以中国人到国外去，OK，身体越来越棒，但是外国人到中国来会怎么样呢？这就很难说了，我觉得他们肯定不适应我们的这种环境。在这种环境中，一定要有一个机体适应器去调节。有人说现在毒的东西太多了。但是有矛就有盾啊，在这种毒的环境中，人的身体抗毒能力可能会比较强。像现在说那些牛奶之类的东西不好，其实标准都跟原来差不多，以前也是这样吃过来的，但为什么现代人偏偏敏感呢？所以说人跟自然环境要相互协调，恶劣的就跟着恶劣的环境走，好的就当然跟着好的环境走。所以时空在变，每个病人的情况不一样，肯定不能完全照搬，经方一定要活用。

2. 融会经典

第二点是要融汇经典。经典不单单是伤寒，还有金匮和温病。我们以前写了一本书，就是讲四大经典汇通。大家不要以为教《伤寒论》的老师只会讲伤寒，只用伤寒方，而抗拒金匮方、温病方。这是不对的，其实我们是一家人，现在叫中医临床基础，把伤寒、金匮、温病合在一起。在很多中医院校，一个老师三门课都会讲，属于一个教研室的。临床上确实也是这样，张仲景寻求古训，博采众方，所以他也没有抗拒哪一个。我们现在看起来分割得很清楚，但实际上都在慢慢地渗透，就像寒温的问题，郭子光教授提出"寒温合法是必然"嘛！只要是好的东西，都是武器，哪个好用就用哪个。而且有时候我们还可以创立新的方法，寒温并用也是一种趋势。还有《内经》也是非常重要。

3. 把握禁例

第三点，开方的时候要把握禁例的问题。中医书籍，尤其是张仲景写的书是很朴实的。《伤寒论》里面有没有失败的案例啊？大把的失败案例，误治、失治，还有难治、死证等，并没有说我们的方法是高明的。我们把病人救过来以后，有时候在想这个病人能活过来是他自身的本领，我们只是帮他一把，所以不要把我们自己夸得太大，不能把功劳都归到医生身上，对不对？还要看病人的体质等各方面的综合情况。所以每一个方都不是绝对的，百分之百的。如果对症的话就是好的，如果不对症就是毒药。我教境外班的时候，曾经有一个日本学生，他说让我写出 20 个临床用得最多的张仲景方，然后自己要通通地按照方的剂量去买药熬，去尝试。我当时觉得日本学中医可能跟我们的方法不一样，于是写了 20 个方给他。后来他告诉我吃的第一方是麻黄汤。吃的效果怎么样呢？他说一个是头晕，第二个是想吐，于是觉得非常奇怪，因为张仲景里面没有这么说啊。我说你是正常的人，不符合麻黄汤证，吃了肯定就是毒药了，如果是个麻黄汤证的病人用了就肯定 OK。他终于明白了中医的方证是要对比的。像五苓散，对正常人是没有利尿作用的，但对五苓散证的人就有很好的利尿作用，所以大家不要说它是万能的。中医特别强调方证，在特殊状态下跟这个方的病机是吻合的时候，疗效是非常好。当然，有适应证肯定就有禁忌证。所以现在我们国家要求中药新药出来以后，一定要有一个标签，上面写上适应证、禁忌证和不良反应。而我们常常会写适应证是什么，而禁忌证是"尚未发现"，不良反应是"尚未发现"。如果按照《伤寒论》来贴标签，像桂枝汤，那么它有适应证："中风表虚，营卫不和的自汗症。"然后禁忌证呢？原文所讲的就是湿热内蕴的、阳热内盛的、脓毒内盛的人不能喝桂枝汤，伤寒表实证也是不能喝桂枝汤，还有"其气上冲者，可与桂枝汤，方用前法。若不上冲者，不可与之。"第 15 条、16 条、17 条、19 条，讲得清清楚楚，都是桂枝汤的禁例。而麻黄汤的禁例就更多了，7+2，共 9 条禁例。所以张仲景用药是非常谨慎的，任何东西见好则收。大家不要以为这些方药都是万能的，否则就像日本的小柴胡汤吃死人要打官司的。其实并不是小柴胡汤吃死人，小柴胡汤怎么跑到病人口里去啦？关键是开药的医生糊涂了。张仲景写得清清楚楚，小柴胡汤是有禁忌证的，脾胃虚寒的，寒湿内生的人不能用小柴胡汤。所以古人非常实事求是，这些经验都是来自临床，都是可验的。

4. 汇通中西

第四点就是要汇通中西。走到今天，我们不可回避中西医结合的现实，尽管我们想做纯中医，但尤其我们在大医院里，像中山市中医院这种三甲医院，是做不到的。因为老百姓知道有西医啊，而且也对西医有所要求，所以我们要稳抓西医的东西，同时中医的东西不要丢，甚至做得更好。如果做到"他有我有，他无我有，他有我优"的境界，可以超过西医了嘛。像我们省中医就是这样做的，绝对不输给西医，就是你有的设备我都有，你要做的东西我全部可以做，你懂的东西我都懂，但是我比你多了一个武器，我的疗效绝对是超过你。所以中西汇通是一个什么样的状况呢？比如像我们内分泌科，病房里面肯定是要用西药的。病人1型糖尿病，打着胰岛素进来的，难道可以不给他打胰岛素？而且很多病人是由于血糖降得不好或者是出现并发症住院，因此血糖是一个铁的指标，一个铁的要求，一定要把血糖调理好，然后再根据情况来处理其他问题。所以我们病房里像胰岛素啊，胰岛素泵啊，动态血糖仪啊等等全部都有，就是做到你有的我都有，你的方法（强化疗法等）我们也会做。但是我们有中医的思维，当遇到一些很复杂病人的时候，我们可以中西医结合。当然，现在的中西医结合距离真正意义上的实质和内涵还有很远的路要走，目前只是现代中西医配合在一起，或者个别的可能在理论上有一些汇通的地方。比如说现在很多西医就把中药西用，就是按照药理研究来用中药，像我们现在的中成药，处方量最大的不是在中医院，而是在西医院。因为西医诊断很清楚，但没有治疗办法，所以那些医生都开中成药，却开得不地道，出现了很多问题。比如说一个毒药，龙胆泻肝汤可以长期服用吗？它肯定不能长期服用的。我们真正通过中医培训的人都知道要怎样去五脏协调，治疗的方案是怎么样一个标本缓急。现在西医认为这个中药能够抗肿瘤，那个可以调免疫，这个可以改善循环，那个可以抗病毒，所以把中医拿过去填补了他们很多空白。那么我们也可以把西药拿出来给中医用啊，用西药来提供一些思路。像临床上遇到一个肺部感染的病人，血象很高，高热不退，不用抗生素？可能做不到。而且这个病人可能还有其他的并发症，可能从 ICU 转下来，所以那些抗生素肯定还要用。那么中医怎么看呢？这个病人确实有热，而且痰热很盛，热象比较明显，是不是跟着一窝蜂地去清热解毒呢？大家不要把口服药、吊针输液完全脱离开来，我们可以把中西医融在一起，站在中医的思路上去思考问题，形成一个整体，西为中用，节约成本，节约资源，简化西医治疗程序。比如，我觉得完全可以把抗生素当作中药的清热解毒，然后发挥中医的优势，注重扶正气，这样病人伤正的可能性会下降，疗效也比较好。

所以辨证是由很广阔到收拢的，而治疗是由收拢再发散的，这是"博"和"约"相对的一个认识。对于复杂病症，要善用中医复方组合，并且加以变通。从《伤寒论》的"活"，到四大经典的"和"，再到中西医的"合"，都要求拓展思路，古为今用，体现了由约而博的思路进程。

（三）预测由近而远

中医是有预测的。西医对于危重症的辨证是观察生命体征，像体温、脉搏和血压等，那么中医大多看什么？是胃气。《内经》里面讲："有胃气则生，无胃气则死。"而《伤寒论》里面也特别讲了"除中"，讲了"亡阳"的情况。在临床上，我们见到很多这样的病人，表面上是很好的现象，但实际上这个病人很快就死掉了。我们病房原来有个病人，60 岁，刚刚退休，第一天发烧就开始治疗，在外面的医院转转转，转了一年，开始说是肺炎，后来又说是风湿病，最后住到我们科，确诊是肿瘤。住了一段时间以后，整体还不错，这个病人家里说换了新房子，还没去看过，有点遗憾，而且一直也没去西医院看病，所以想出去走一走。当时我们大家都很熟了，考虑他情况都很好，就同意了，那天还热热闹闹地送他出院。结果这个病人上午到西医院去看病，下午就死掉了。所以他家里就说："哎呦，好冤枉啊！"他们后悔得要死，千不该万不该，如果不去就没事了。我们后来问家属说有没有吃药或者特别治疗啊，他说还没处理，去医院的当天下午就死掉了。这个病人本来状态很好的，为什么会突然死掉呢？看表象，这个病人生病这么久，得了肿瘤，但精力一直蛮好的，而且胃口也不错，每天起码要吃一条鱼。每次我们查房的时候，可以发现他在煲饭、煮粥、煲鱼等等，味道很香很香，他说吃了很多。但他大概一个月以来有个特别的现象，就是打嗝，而且用了很多药都没有效果，其中也包括我去查房开的中药。其实呃逆就是胃气衰亡。当然，这不是说吃饱了打个嗝就胃气衰亡了，我们要看病人的背景情况。他是一个病了很久很重的病人，尽管肿瘤各方面的情况还是基本稳定，但打嗝，也就是"哕"，多属于胃气衰败，预后不良。这些都是古文里对疾病的预测。如果我们掌握了这些东西，就可以少犯很多错误，提前跟家属沟通好，说这个病人要小心，不要高兴太早了，否则病人就要打官司了，说活着来的病人怎么突然在你这儿死掉了。现在不是很多这种官司吗？

有一次遇到一个重症肝炎的病人，当时跟他家人说要输白蛋白，结果他家里六个小孩，谁都不管，不肯掏钱，都说要等大姐姐回来，意思是要这个姐姐来买单。后来等到星期六，这个姐姐真的回来了，对我们下病危通知非常不理解。她说："好像我老爸挺好的，很多人去看他，然后他跟每个人聊天都清清楚楚的，甚至那些可能很多年不太见面的人的名字都能叫得清清楚楚，是不是情况很好啊？今天晚上是不是不用留陪人了？"正好在外面的学生回答说不用，但是我在里面听到了就说这是不行的。因为这个病人所有的指标都在恶化，绝对是预后不良的，不能被这种假象迷惑。后来要求晚上留了陪人，结果这个病人在半夜，突然地呼吸停止去世了。所以古人观察到这些宝贵经验实在是太了不起了！

还有一个案例，我们有个教授的妈妈82岁，突然出现头痛，眼睛痛，先住在眼科治疗，但住了一天以后开始发高烧，昏迷了，也搞不清什么原因，所以转到了我们病房，当时说是肺部感染。在治疗过程中的一天，有个学生打电话说老师你快点来，这个病人烧到43℃啊！其实并没有43℃，因为体温表不能测到那么高，我当时跑过去看，反正体温表都爆了。查血象3万多，82岁的老人家大汗淋漓，四肢厥逆，呼吸困难，要用什么药呢？血象那么高，发高烧，按西医讲，肯定是一个很严重的感染，是火是热，可能要用安宫牛黄丸清火等。但中医里亡阳也可以出现这种情况啊，可以认为这个热不是真的，是个假热。假热就要用什么？四逆汤。两种情况截然不同，所以这个时候需要做出决定，不能用错药，差之毫厘，失之千里。因为这个病人是我们教研室教授的妈妈，而且这位教授也不在家里，所以我们几个主任一起来商讨，集体承担责任，最后还是辨了她一个亡阳，用的是参附针，用的是四逆汤。结果烧慢慢地退掉，血象也慢慢地降下来，疗效很不错。等过了一段时间，有一次查房，问这个病人哪里不舒服。她说肚子很饿，家里人不给我吃饭。但是她的孙女说她胃口好得不得了，给她一大盆都可以吃完。我们就觉得很奇怪啊，病人说饿得不得了而没得吃，孙女又说给了很多吃的，这个到底是好现象还是坏现象呢？有人说当然是好嘛，能吃这么多东西。但是我看她的所有指标其实并没有改善，就觉得情况是不好的，跟我们讲的"除中"是一样，属于胃气衰亡。我们讨论时还有教授说不相信，认为哪有亡阳亡得这么慢，除中除得这么久的呢。但是大概过了几天以后，这个病人突然过世了。所以说，临床上对疾病的预测是非常重要的。虽然以前张仲景说的死证或者不治之症走到今天应该有更好的办法，可以中西结合共同治疗，但确实来讲，《伤寒论》中记述的经历还是非常宝贵，值得我们学习。既可以方便跟病人沟通，又可以知道怎么样一个治疗方法，尤其不要被假象迷惑。

（四）调护由远及近

其实调护是很重要的。这次有些经方班学员可能不太理解，为什么请金教授讲养生，孙教授讲调养呢？从医疗的行为来讲，这就是一体化，从预防开始，到治疗，到调护。大家身处一线，尤其是在座有很多个体经营者，其实这些都应该做，不能说只做中间的治疗部分，而其他的都不管。像广东这边特别强调食疗法，病人会问什么可以吃，什么不可以吃。像张仲景桂枝汤的调护，原文 158 个字，我一般都要求同学们读得滚瓜烂熟。里面有服桂枝汤时的禁忌："禁生冷、黏滑、肉面、五辛、酒酪、臭恶等物。"这些东西为什么不能吃呢？我们要求高烧的病人清淡饮食，如果吃了很多不消化的东西，就会把正气牵走，不能抗邪，使病情迁延很久。还有为什么《伤寒论》的原文学习过程中，除了六经病外，还要写霍乱，还要写阴阳易差后劳复病呢？因为这是一个整体，不能说只治前面，而不管后面了。其实，后面有些病人还是要治疗的，所以《伤寒论》中阴阳易差后劳复病篇记载了很多的方，像竹叶石膏汤就是一个非常好的方："虚羸少气，气逆欲吐，竹叶石膏汤主之"。

二、经方运用思维境界（高度）

刚刚是从广度上，讲辨证的"由博而约"，论治的"由约到博"，然后预测由近到远，调护由远又到近，概括起来的临床辨治心路历程。接下来第二个问题，讲它的高度。

我觉得学习中医，学习经典都有一个层次。比如说从"禅"的角度，从对人生境界理解的角度，好像跟经方运用的层次有点相似。宋代禅宗大师青原行思提出参禅的三重境界，初级是看山是山，看水是水，属于一个很真实的粗略的了解。第二阶段是看山也不是山，看水也不是水，也就是开始有点悟性了。到了最后的阶段，是大彻大悟的时候，看山仍是山，看水仍是水。事物没变，但我们的脑子在变化，我们的认识在变化。佛教也有一个境界问题，讲到人们的出仕入仕，讲到人开始的时候，用童真的眼光来看待事物，结果都是很本质的东西，属于看山是山，看水是水。到了第二重境界的话，好像在花花世界里雾里看花，看不清楚，真的假的看不懂了，所以很迷茫，觉得山也不像山，水也不像水。等到了人生的第三重境界，归程返路了，因为经过一定时间的积累、磨炼和反省，对自身已经有一个比较清醒的认识，知道要追求什么，舍弃什么，发现山其实还是山，水其实还是水，只是我们自己的认识在发生改变。

我们可以把上面的三个境界应用到经方的层次中。第一个层次就是见证是证，一方一证。北京胡希恕老的团队，包括冯世伦、张长恩等教授，认为辨证论治是仲景学说的最高境界，特别强调方证对应。像《伤寒论》里面有很多"主之""宜""可予"的条文，比如说桂枝汤，提到"主之"就是原文的第12条："阳浮阴弱，阳浮者，热自发，阴弱者，汗自出，啬啬恶寒，淅淅恶风，翕翕发热，鼻鸣干呕者，桂枝汤主之。"第13条："太阳病，头痛，发热，汗出，恶风，桂枝汤主之。""主之"的意思就是方、证、效是一体的，只要看到这个表现就一定要用这个方，非常肯定，绝无他选，而且治疗百分之百，绝对有效。当然，《伤寒论》里面还有很多其他的条文，比如说桂枝汤的灵活运用有7条，讲到"可与桂枝汤"、"宜桂枝汤"等，表达的语气缓和很多，有点斟酌的意思，代表着方、证、效之间的吻合度稍微减低，使用有一定的适应证。这就是为什么我们把原文读好以后，在临床上开方下去疗效非常好。有些病人真的是差不多按照原文来生病，一来就说头痛，汗出，恶风等。当然，他不会说自己脉缓，但是我们搭脉上去可能就是一个脉缓，这样就没得讲，是桂枝汤证。应该说，在基层还是有很多病人比较典型，但是到了大医院里边，往往变化很多。因为病人小病一般不会到大医院里面看，都是在下面基层治疗效果不好才一层层往上，所以没有几个是典型的。今年4月份井冈山经方班的时候，我们请了几位来自基层的医生，像姜宗瑞和温兴滔医师。他们讲课的时候，说《伤寒论》的方太好用了，比比皆是，老百姓讲的很多症状基本跟原文完全一样的描述，所以开方后效果很好。但是在上级大医院的话，疑难病、杂病特别多，病人在很多地方治疗过，吃过很多中药，也吃过很多西药，导致证型变得非常复杂，有时候寒证和热证都分不清。像用了激素的病人，很多脸肥肥的，红红的，容易误以为是阳证、热证，但搭脉却是无力，或者脉细数、脉沉等，这就不一定是阳证了，可能是药物干预造成的假象。所以面对纷繁复杂的症状，要怎么处理呢？就是变通地运用。但是一般来讲，方证对应的疗效是最好的，也是《伤寒论》初学者最容易掌握的。先把条文背下来，然后见到这个病人一点拨，脑子里面一对应，就像激活器响了，马上就出现桂枝汤的方子了。这就是我要讲的第一个阶段。大家不要看起来比较简单，实际上这是张仲景最了不起的地方。现代医学不是提倡循证医学吗？说是从国外引进来的，很新潮。其实，中医几千年来哪一个不是通过循证医学啊？不是通过大量的临床实践归纳和提炼的呢？太阳病那么多症状，原文有100多条，占了《伤寒论》398条里面的五分之二，但仲景用"脉浮，头项强痛而恶寒"就对太阳病进行了高度概括。如果不是从大量的临床实践中归纳，能够讲得那么准确吗？那么有底气吗？所以张仲景是非常了不起的，书讲得很明白，用什么方什么量都讲得很清楚。

到了第二个层次，就是多方多证，见证不是证，发现临床上证不典型，或者证太复杂。很多同学毕业后到了医院，忽然发现情况跟书本完全不一样，没见过桂枝汤，也没有见过麻黄汤。我早两天给博士班上课，其中有位来自深圳的博士生，他跟我探讨说："老师，我们现在不要太迷信张仲景了，要用批判的眼光看待问题，其实在临床上感冒是没有麻黄汤证的。"
真的像他所说，没有麻黄汤证吗？显然不是。我们没有迷信，而是遇到好
的东西就要像宝贝一样留下来。在具体应用的过程中，不是说完全照搬，
而是要结合具体的情况，进行一些变通。现在很多专家都提出合方的运用，
寒温并用。其实张仲景本身也有变通运用，所以《伤寒论》介绍了本证和
兼症。兼症就是主方不变，根据临床兼夹证候的不同加减运用。大家不要
看张仲景说桂枝加葛根汤，就只学会了这一条方，还应该读懂方背后的含
义。这就是告诉我们，虽然主证没变，但其他的兼症变了，就要变通运用，
方可以加，也可以减，像桂枝汤可以变成桂枝加桂汤、桂枝加厚朴杏子汤、
桂枝加葛根汤、桂枝加附子汤等，也可以变成桂枝去桂加茯苓白术汤。如
果认为经方不能变，那是不对的。我觉得中医的老师，尤其是教伤寒的老
师，要教给学生一种变通的思维方法。在座的大家可能有关注今年人民卫
生出版社的伤寒教材——《伤寒论讲义》，里面配了一张光碟。我是这本
书的主编，因为我们都是来自临床，所以想适当地做一点点跟临床实际相
关的调整。首先是通过《伤寒论》的体例和编目，呈现整个书籍的原貌概
况，让大家知道《伤寒论》其实是 10 卷 22 篇，现在的教材只是选取了中
间的 10 篇。然后，在讲治法用方方面，讲到某一个方证，会有原文条文，
也会列举一些案例。以往讲的案例都是典型案例，而且不讲方和方搭配起
来用，所以学生们到临床上遇到不典型案例就不懂得如何运用了。其实《伤
寒论》本身就有合方运用，比如说桂麻各半汤、桂二麻一汤、桂二越婢一汤、
柴胡桂枝汤，包括大柴胡汤也是小柴胡汤和四逆散的合方去掉甘草。这实
际上给了一种变通的示范，一种变通的思路，而且后人也是一直依据这个
做的。所以这本书的光碟放了一些临床上复杂的案例，包括我们五所院校
伤寒教学、门诊和查房的视频，教给大家如何去思考。尤其要提到里面李
培生老的视频，李老是我们原来五版教材的主编，已经过世很多年了，这
次他的儿子，湖北中医药大学的李家庚教授给了我们李老门诊的一段录像，
非常难得，非常宝贵。我们也希望大家能够多提些建议，让我们把教材编
得更好，更贴合临床的实际。

第三个层次就是治病不如治人，见证不治证。有时候临床上遇到的病
人真的太复杂，一来讲了半天症状，真的搞不懂到底病在哪里，要治哪里。

最近门诊有个小男生，老是又寒又热，头痛，睾丸疼痛，口腔溃烂等一系列的症状，而且懂一点点中医，每次都指挥我用药，总是说你原来用小柴胡汤加三仁汤的效果不错，用附子理中丸就不行等等，每次只愿意拿3剂药，观察疗效不好就肯定不继续用。我跟他说不要跟我讲怎么用药，既然来找我看病就干脆踏实地跟着我的思维走。我现在回想这个问题，慢性病、复杂病哪有3剂药就见效呢？就像说酸枣仁汤第一周吃根本没效，好疗效在后头，所以要守方，不能根据病人的说法隔几天不停地改方。所以说我们在经方班讲课的老师，其实也借这个平台自己在学习，不断地成长。我有空就一定坐在台下认真听，生怕漏了一句话没听到。应该说世界是很美好的，而我们各自的临床太渺小，所以请各位经方专家教授来交流心得，把宝贵的经验传承下去，非常好。之前讲"治病不如治人"，要怎么来治人呢？比如说《伤寒论》里面有几个大的治法——扶阳气，存津液，保卫气等；比如说重视先后天之本；比如说阴虚、阳虚、肝郁、痰湿等各种体质问题。有时候病人的症状真的是花样百出，听得头都大了，感觉从哪里入手都不太妥，所以干脆算了，以治人为本，抓住核心问题，顾护胃气，或者顾护阳气，然后其他的症状都会随证而解。这就是到了一定层次以后，见证不治证，把方证抛开。这次经方班本来邀请了黄煌教授来讲课，但是因为跟台湾的另一个班重叠，就没有过来。为什么黄煌教授的讲座那么受欢迎呢？我觉得他有一个很特别的地方，就是抓住了一个最好的要点，抓住了方和体质的关系，而体质就是本，对不对？其实中药是治疗什么呢？为什么同样一个病，这个病人是桂枝汤证，那个病人是麻黄汤证呢？有些病人不管是感受热邪还是寒邪，在冬天还是夏天，一感冒就拉肚子，这就是体质，这就是要抓住的核心问题。有一个糖尿病病人，在我这治疗好几年了，有时候我看他的治疗过程，自己都在笑，为什么呢？因为不管是他自己来看病，还是他朋友代诉症状来看病，无论症状怎样变化，都离不开小柴胡汤。我曾经试过改变他的方子，但确实改变不了，不管在什么状态下，都是小柴胡汤证。所以有些人就是这样子，一辈子都是小柴胡汤证。原因在哪里呢？这个病人真的很奇怪，他是潮汕人，60多岁，儿女都很孝顺，但他为人非常苛刻，老是生闷气。前阵子因为媳妇第二胎又生了个女儿，他觉得很不好，很不高兴，专门跟媳妇闹别扭。有时候他故意当着媳妇的面把东西丢在地上，让媳妇弯腰捡起来，就是想让媳妇难堪。几乎全家人都很怕他，连他老婆都躲他远远的。所以说他不就是肝郁吗？胆气郁结，而且痰湿很盛，有时候口干舌燥，有时候大便黏黏的，有时候大便又解不出来。像他这类人，不改变性格的话，病证永远都在这里。所以我给他看病几年了，那些病历一大摞下来，基本上是这个方，只是有时候稍稍做些调整，但变化不太大。还有，现在流行的扶阳派也有一定的道理，因为也是抓住了核心问题。比如扶阳派抢救危重病人和治疗肿瘤非常有效。抢救病人，肯定是《伤寒论》少阴病的四逆汤啦！关于肿瘤，虽然张仲景没有讲肿瘤，但里面有结胸、脏结、痞证等。脏结证是什么？脏气虚衰，阴寒凝结，从症状描述上看，跟现代消化道的肿瘤有点相似。张仲景没有出方，但根据它的病因病机，要靠什么药？肯定是温阳药、补气药，所以现在治疗肿瘤用温阳补气是对的。而现在很多的医院都是清热解毒，其实是不妥的，因为大量的西医方法已经用上去了，都是杀伤性和对抗性很强的，这个时候来个清热解毒，不是让这个病人死得更快？中医应该要扶正气，补阳气，增强病人的免疫功能，提高病人的生活质量。我现在非常喜欢用附子理中汤，扶正固本，尤其是中老年病人和慢性病人效果很好。为什么？就是扶助阳气嘛！还有像慢性病病人长期吃药，基本都有胃病，这个胃病怎么来的呢？就是吃药伤到胃了，所以护胃气很重要。包括像现在很多病人身痛，尤其是更年期、老年人的骨关节病，一般医生都用祛风除湿，但我不是这样看。我觉得这些病的核心是人老了以后，脏气虚衰，尤其是肝肾不足。祛风除湿只是治标，关键是要扶好正气，把本调好，等病人有生活质量以后，关节自然就不痛了。而且祛风湿的中药一般都很辛散，甚至有些还伤肝。最近有个病人关节疼痛，类风湿因子阳性，C反应蛋白很高，本身还有慢性肝炎，这个时候要用大量的辛散药吗？我觉得真的是要结合具体的情况，好好考虑一下，不要只跟着症状跑，有时候跟得太紧也跟不过来。中医讲"治病求本"，本就是正气，就是先天后天，也是解决很多慢性病的核心理念。所以我现在用药很注重补脾、补肾和调肝。病人吃了药以后，首先精神状态比较好，没有这里疼那里疼的情况，而且远期效果比较好。

上面讲了经方运用思维的三个层次，其中最简单，也是《伤寒论》很不了不起的是方证对应。而实际上遇到复杂的疾病，要变通地运用。再到了最高层次，症状太复杂了，就不要想到这个病那个病了，主要是想这个病人的本质是什么，我们要追求的目标是什么，注重扶助正气。

三、经方运用思维技巧（精度）

讲了前面的高度，讲了广度，下面谈一点点技巧。第一个是方随证变，就是张仲景的"有是证用是方"，是什么证就想到用什么方。第二个是证随方行，就是倒过来想，可以让这个病的症状发生什么样的改变，比如说可以变成阳证，也可以变成阴证；比如说可以让它出现表证，也可以出现一个里证。所以说等到了一定阶段以后，可以让病证按照你的意愿，朝着疾病好的方向发展。

我以前是做肝病研究的，大家知道肝硬化、肝癌、肝损害等很多肝病都是病毒作怪，西医抗病毒治疗是大家公认的，但不好的是可能要终身吃药，而且药很贵。那么疗效是不是百分之百呢？也不是这样，相当多的病人不一定有效。有效的最重要前提是病人机体本身要有反应性，如果只是病毒标记物是阳性，但转氨酶永远是正常，那么抗病毒药是无效的。当转氨酶跳到100U/L以上时，抗病毒才有效果。所以很多病人用了抗病毒药物，花了钱却没有疗效，而且还有副作用。这个时候中医就有办法让转氨酶跳起来。大家都知道肝病是湿热瘀毒，所以常常用清热利湿解毒的方法，但我反过来喜欢用温药。一般用了温药以后，这个病人出现阳热的反应，同时转氨酶跳上来，等到上了一个高度，再用抗病毒药物，这样效果非常好，马上就降下来。甚至有时候不用西药，只用中药的效果都非常好。但是病人看到转氨酶忽然高到几千，往往非常紧张，需要我们提前给他们做好解释工作，说"阳证好治，阴证难治"。《伤寒论》讲六经辨证的传变中，表证是最轻浅的，如果由表入里，病情就加重；如果由里出表，病情就向好的方面转化。同样的，由阳转阴病情加重，由阴转阳是病情向好的方面转化。今天上午刘教授讲到一个厥阴病病人，吃了乌梅丸后，出现高烧寒战。刘教授怎么分析的呢？说这个好现象啊，"厥少热多"是正气来复，少阳与厥阴互为中见，提示深入厥阴之邪正向少阳转化，所以后来用小柴胡汤的效果非常好。我临床上也有很多阴证转阳的例子。以前病房收过两个病人，两个都是淤胆型肝炎，一个是来自佛山的老年人，一个是来自梅县的小朋友，但小朋友是湿热发黄，很快就出院了，而老人家还在住院。等住了一个月左右，因为过年要回家封开门利是，所以请假回家了。他回去以后可能只是冲了凉，就开始发烧了。老人家以前从来没发过高烧，所以很紧张，赶紧打电话说要回来住院，担心是重症肝炎。当时他出现一个很典型的小柴胡汤证：往来寒热，嘿嘿不欲饮食，心烦喜呕，口苦，咽干，目眩，脉弦。所以开了小柴胡汤，效果非常好，烧很快就退了。而且奇迹也发生了，一周之内，黄疸指数全部正常。当时我正好带同学去见习，大家都觉得很奇怪，这个病人住了一个多月都没好，结果现在一个星期就降下来了，小柴胡汤太神奇了！其实真的是要感谢谁啊？前面那些医生的治疗有没有功劳啊？肯定有功劳，之前是寒湿发黄，属于阴黄，要用什么呢？就是用温药，但温药扶阳需要一定的过程，并不是三下五除二地阳气就上来了，所以得间隔一段时间。而这段时间刚好有邪气触发正气，正邪交争，出现了发烧。这个病人本来病在肝胆，属于厥阴，现在出现了少阳的症状，就是阴证变成阳证了。所以临床上遇到发烧的病人要不要紧张啊？其实，很多时候是好现象。最近还有一个病人挺有意思的。他在我这里看了蛮久的糖尿病，这次看病的时候说："你的号太难挂了。我前段时间长了个蛇串疮，但是找不到你，实在没办法就找了皮肤科，结果两三剂药就不痛了，很快结痂好了。而且我像换了一个人似的，变得特别有精神。"我当时就笑了，告诉他其实我们前面做的工作都是有功劳的。大家知道带状疱疹病毒是潜伏在人体里边的，可以终身不发病，关键看人体的状态，而从中医的角度看，从里边潜伏到外边出来是好的，由里走表，变成阳热证再治疗，效果非常好。

所以说我们要因势利导，把邪气引到最浅显最容易消除的地方，最方便我们来打击它。比如说太阳病，《伤寒论》太阳病篇幅是最重的，十篇里边占了三篇，398条里占了178条。张仲景花那么大笔墨来讲太阳病是随便讲的吗？显然有他的寓意。虽然病因分为外因、内因和不内外因，但很多情况都是外来的。大家不要以为太阳病很轻浅，所以觉得不是什么了不起的东西。其实，太阳是人身的藩篱，而我们平时的处理往往很不恰当，没有真正的让病情自然地痊愈，而是人为的打压。病人一发烧，直接用抗生素，等第二天烧退了，大家都很开心，到下一次发烧，又退了，又压住了。其实，毒邪还是在里边，而且日积月累地形成了里边的病，所以很多病跟

"外"有关。现在有种观点，特别提倡"开表"。比如李可老喜欢用麻黄附子细辛汤扶阳气、补肾阳和开表，意思是把人体这扇门打开，把邪气赶出去。有时候不是一次赶完，而是慢慢地赶，一波波地赶，所以有些病人说用了药以后，容易感冒了，容易发烧了，其实这不一定是坏事情。对中医来讲，有时候是一种治疗技巧，是我们希望发生的现象。因为很多从来不得病的人，一病就是不治之症；而那些经常感冒、经常得小病的人，是不得大病的。我有一个很不成熟的观点，就是"养生病"，意思是一辈子就得有点小病，当然是不会有大碍，也不会有生命危险的那种。比如说有些皮肤病就不一定是坏事，可以让人的免疫机制不断地锻炼。所以治疗过程中，我们需要有一个理念，包括刚刚说的开表。现在有人提出"广汗法"，不单是指桂枝汤证和麻黄汤证开表，而是说给邪以出路，把表作为治疗的切入点，把汗作为治疗的反应。像上次经典研究所请的客座教授里边，有一位特别讲到用汗法治疗银屑病，让我很受启发，觉得汗法很值得考究。汗证本身是一个要治疗的病，但另一方面，我们可以用汗法治疗很多疾病，包括表皮的病，包括太阳病等等。临床上有些病人，体质弱，即使感冒了，却出不来典型的症状。而他们通过治疗以后，可以慢慢地表现出典型的表证，也应该是一个好的现象。

今天我主要是结合自己的心得体会，从广度、高度和精度上，谈了谈临床上常用的辨治思维和经方运用技巧，供大家一起交流吧！谢谢大家！

【名师答疑】

问：李教授，我曾经有幸跟过您几次门诊，发现您用柴胡类方非常熟练，既可以"有是证用是方"，也可以合另一些经方使用。我有一个问题：如果说来了一个病人，很明显地口苦、咽干、目眩等小柴胡汤证，但是用了小柴胡汤后出现腹泻，考虑属于脾虚的情况，下一步应该怎么去解决呢？

答：临床上，我确实用小柴胡汤用得最多。这里给大家讲一个笑话啊。有一次全国中医优才班准备开课，国家中医药管理局打电话给我说，希望做一场伤寒的讲座。但是我自己作为学员，肯定不能讲课，所以要推荐一位学校的知名教授去讲课。当时我推荐了最好的张横柳教授，那边同意了，于是要求报一个题目上去。我说张教授讲得最棒的就是小柴胡汤了，但是中管局那边说不要不要，因为全国的教授报的临床题目都是小柴胡汤。通过这个笑话啊，大家就知道小柴胡汤运用的广泛性了。小柴胡汤怎么用呢？我以前讲课的时候曾经讲过自己的心得。第一句话"清清楚楚小柴胡"，就是说小柴胡汤的适应证实际是8个脉证：口苦、咽干、目眩、往来寒热、胸胁苦满、嘿嘿不欲饮食、心烦喜呕，再加弦脉。"但见一证便是，不必悉具"。第二句话"不清不楚小柴胡"，为什么呢？因为这个方本身的特点就是寒温并用，表里同治，攻补兼施。临床上经常会遇到一些病人，讲一大堆症状，而且讲再多也讲不清，自己觉得寒也有热也有，表也有里也有。这个时候用什么方呢？我觉得搞不清楚的时候，从少阳论治是一个很好的切入点。第三句话"不犯禁忌"。它的禁忌就是单纯脾胃虚寒不能用，因为脾胃虚寒的人用了以后会出现腹泻。小柴胡汤的定位是少阳病的主打方，而少阳病的病性是什么呢？半表半里。而且尽管这个方寒温并用，但还是偏于泻、偏于清。如果病人既有脾胃虚寒，又有少阳胆热，怎么处理呢？《伤寒论》里面还有另一个方——柴胡桂枝干姜汤，里面桂枝和干姜搭配，有点理中汤的意思，可以顾护脾胃。所以，临床上柴胡类方里面的几个方是转着用的，兼表用柴胡桂枝汤，兼脾胃虚寒用柴胡桂枝干姜汤，兼阳明腑实用大柴胡汤或者柴胡加芒硝汤，兼痰热内扰、心悸不宁用柴胡加龙牡汤。这些方真的非常好用，本身也可以看成是小柴胡汤的加减应用。其实张仲景在小柴胡汤的方药后面做了很多加减法的示范，给了我们很多启示。少阳病机的特点，除了足少阳胆外，还有手少阳三焦。三焦主决渎，与水液代谢有关，如果三焦不利，就容易生湿生痰，加上少阳郁而化火，火热互结，就容易出现各种变证。所以少阳是气血阴阳水火运行的道路，现在很多"不调和"的问题都可以从少阳治疗。当然，《伤寒论》和解法的代表方除了小柴胡汤外，还有桂枝汤，也是非常好的方。在临床过程中，小柴胡汤的适应面非常广，当遇到复杂病证的时候，我们可以灵活变通，而且张仲景本身已经做了很好的安排，比如我刚才讲的柴胡桂枝干姜汤等。

问：请问李教授怎么学习温病呢？

答：告诉大家，我其实是温病的硕士和博士，但是一直以来都是在教伤寒。当时我的老师熊曼琪教授选我做伤寒教研室的主任，一做就做了15年。我现在觉得自己很有优势，因为伤寒教研室并不是只要伤寒，而是要汇通四大经典。现在大家的声音很响啊，寒温要合一，寒温要汇通。所以学温病，我觉得和学伤寒的方法是一样的，首先要记条文。虽然温病的方比较复杂一些，但还是和伤寒有贯通的地方，是对伤寒很好的继承和发展。《伤寒论》有自己不足的一面，而张仲景不是把所有的事情盖棺定论，而是开放的。比如说《伤寒论》很多地方写了治则，却没有给出方药，这正是张仲景的高明之处，因为很多东西都想不到后面的情况会怎么样，所以不要什么东西都写得满满的。满满的东西随着时空变迁，很容易过时，只有开放的眼光，留白的态度，给出一个大方向，才能具有旺盛的生命力。张仲景提到过温病，比如说："太阳病，发热而渴，不恶寒者为温病。"所以《伤寒论》本身是涉及广义伤寒，但重心在讨论狭义伤寒。按照这样划分，温病应该属于伤寒的范畴，感冒也应该属于伤寒，像 SARS 也好，禽流感也好，都属于伤寒。为什么伤寒这么有生命力呢？因为它不是单纯讲一个寒邪的问题。《伤寒论》都是用温药吗？大家还记得阳明病篇怎么说吗？还有太阳病的伤阴热化证，少阴病的热化证，都用了很多的寒凉之品。所以说《伤寒论》是详于寒邪，长于用温药，但是还有很多寒凉之品。温病是在继承伤寒的基础上，再进一步补充完善。比如说《伤寒论》里滋阴药和祛湿热药用得比较少，比较淡薄，而这些恰恰是温病的优势。我觉得学好伤寒的同时也要学好温病。虽然温病有相应的教材，也有白话文，但重点还是在学经典。比如说吴鞠通的《温病条辨》，叶天士的《外感温热论》等，里面有些东西真的要背，才能信手拈来。临床上，温病方的疗效非常棒，而且把温病方和伤寒方合起来运用也是一个非常好的方法，像郭子光教授经常这样用，效果很好。我觉得学习的方法是万变不离其宗吧！最好的一条就是学好原著，多做临床，好好地思考，有机会去拜拜老师。

问：李教授，您好！我学医到现在一直有个问题纠结着，希望能够请您给予指点。在今年年初的时候我看到过一个帖子，题目是"《内经》和《伤寒论》之争"，不知道您怎么看这个问题？

答：我觉得首先要有这样的观念，就是不要对立、不要对抗，四大经典是一脉相承的。中医的学术发展有四个里程碑，四个阶段。第一个阶段是《内经》时代，奠定了中医的理论体系。有人说中医没有理论，只有技巧技术，不能成为一个独立学科，那是绝对错误的。因为中医有理论，而且理论很完备。第二个阶段是《伤寒论》的崛起，从医理到医治的飞跃。因为《内经》只有13方，而且现在临床上用得比较少，《伤寒论》是目前能够查得到的NO.1，第一部理、法、方、药一线贯通的临床经典著作，奠定了辨证论治的基础。中医的特色在哪里？核心在哪里？就是辨证论治。所以张仲景在《内经》这个理论框架的基础上实现了临床运用，拓展到全方位。《金匮要略》和《伤寒论》是姊妹篇，都是张仲景写的，本来就是合二为一叫作《伤寒杂病论》，只是宋代的时候由于当时条件的限制，先整理了《伤寒论》，后又整理了《金匮要略》，所以变成了两部书。其实，张仲景并没有把它分家，外感和内伤能分家吗？病人只得内伤不得外感吗？外感病人从来没有内伤病吗？如果在临床上又内伤又外感，要怎么治疗呢？张仲景都回答了这些问题，所以学《伤寒论》真的是跟临床紧密地结合，就是来自临床的东西，没有做很多修饰，非常的朴实。第三个阶段是温病时代的崛起。温病其实是伤寒的弟弟，是继承伤寒、发展伤寒的一个最好榜样。虽然我们认为温病绝对达不到伤寒的高度，但它本身已经非常了不起了，当然这不是贬低它的意思。温病大家们对张仲景是非常崇拜的，并没有违背仲景的意志。比如说《温病条辨》的第一方，不是银翘散，也不是桑菊饮，而是桂枝汤。而且，吴鞠通的写作体例完完全全模仿了张仲景，有原文，有方，有药，但是他比张仲景更高明。因为很多东西张仲景并没有讲清楚，个人的注解比较少，比如说"有寒""里虚也"，仅仅那么几句话。而《温病条辨》叫作自条自辨，省得后人百家争鸣，等于是我的意见放在这里，大家怎么看是大家的问题。所以温病学家创立了温病，应该说是对整个外感体系做了一个完善，让体系更完整。当然，现在讲伤寒温病融合在一起的话，还有一段很长的路要走。如何融合不是大家凭空想出来的，即使想出来也不会有人运用，关键还是看临床需要，是一个水到渠成的自然过程。第四个阶段就是金元四大家的崛起。我觉得大家不要把这四个阶段决然割裂，因为它们是不对抗的，有着一定的渊源关系。以前我们写过一本书，叫《四大经典汇通》，就是要把它们混在一起。理论哪里有说从零开始的啊？一定是在继承的基础上再有发展，再有创新。所以要把它们看成一体，没有矛盾，不存在谁跟谁，都是在某个阶段、某个点、某个方面、某个层次对前面的继承和发展。现在很多不同方向的老师讲课，各讲各的，有些甚至相互抵触，我讲我这一派，你讲你那一派，这是不对的。我觉得好的东西，社会需求的东西，都是非常宝贝的东西，所以不仅要继承好，还要融会贯通好。当站在巨人肩膀上的时候，我们会站得更好，飞得更远。谢谢大家！

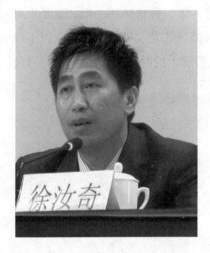

【名师简介】

　　徐汝奇　男，1963年10月生，江西省泰和县人。江西省泰和县澄江镇西门村卫生所（徐汝奇中医馆）执业，现任泰和县政协委员，江西省中医药学会风湿病委员会委员、肝病委员会常委。独重经方，擅长脉诊，屡起沉疴。创办"平脉辨证学习班"，已带教学员百余人；承办"第十一期全国经方临床运用（仲景脉学）高级研修班"，积极推广经方医学。著作《悟道张仲景》。

平脉辨证之厥阴病论治

江西省泰和县　徐汝奇

　　大家好！我来到这里讲课，心情很激动啊！因为我从1996年开始，参加了每一届的经方班，是经方班的忠实学员。所以这一届能够站在讲台上和大家交流，感到非常的荣幸，也非常的感谢李赛美老师！今天上午开幕式非常漂亮，而且国医大师郭子光教授也讲得非常漂亮，想不到除了邓老以外，还有国医大家这样关注经方。对此，我们都应该感到很荣幸。我今天的题目是：平脉辨证之厥阴病论治。

　　平脉辨证源于哪里呢？就是来自《伤寒杂病论》。医圣张仲景介绍说："感往昔之沦丧，伤横夭之莫救，乃勤求古训，博采众方，撰用《素问》《九卷》《八十一难》《阴阳大论》《胎胪药录》，并平脉辨证，为《伤寒杂病论》，合十六卷。"其中"并平脉辨证"这一句，证明平脉辨证是在搜集前人经验之上的发明，《伤寒杂病论》的内容主要是从平脉辨证方法架构三阴三阳辨证体系，确立"病 – 脉 – 证 – 治"的诊疗规范。"病 – 脉 – 证 – 治"是什么来的呢？大家看《伤寒论》的编目，就是辨某某病脉证治，包括三阴三阳，包括杂病，包括可下不可下等。所以"病 – 脉 – 证 – 治"其实是一个惯例，一个诊疗规范，张仲景是用论治"伤寒"为例，演义经方运用原则。后来魏晋太医令王叔和编次整理了张仲景的著作，成为《伤寒杂病论》，这是后世医家都公认的。他还写了一本非常有名的书——《脉经》，目的不仅在于规范脉法，推广平脉辨证，还重新提炼《伤寒杂病论》中的部分内容，以"汗、吐、下"三法的运用和杂病的"病 – 脉 – 证 – 治"规律为例，为读者体会仲景学术的核心思想以及如何运用经方提供方法，开创了平脉辨证法通治万病的新纪元。其实平脉辨证的作用是什么？我们可以用现代医学来比喻，平脉辨证其实相当于诊断的功能，包括 CT、B 超、实验室化验等等，是最基础的东西。

但是由于年代久远，或者受西化的影响，现在会用脉法的人很少很少，而且很难领会到脉法的精髓在哪里。平脉辨证首辨阴阳，法从独脉，但从表里三焦证候立论。我们翻开《伤寒论》第一篇——辨脉法："问曰：脉有阴阳，何谓也？答曰：凡脉大、浮、数、动、滑，此名阳也；脉沉、濇、弱、弦、微，此名阴也。凡阴病见阳脉者生，阳病见阴脉者死。"其实这已经规定了一个框架。后面《伤寒论·平脉法》强调："三部不同，病各异端。太过可怪，不及亦然。邪不空见，终必有奸。审察表里，三焦别焉。"这里说"三部不同，病各异端"就是强调独脉，但后世注家都没有关注到这些内容的应用。脉法不仅仅解释了证候病机，并且脉象与证候之间、甚至方药之间都有直接的对应。辨证论治不仅要从表里认定，也要从三焦区别。三焦是古人基于解剖观察对人体生理功能的界定，我觉得应该给它这样一个概念：原文第 230 条说："阳明病，胁下鞕满，不大便而呕，舌上白胎者，可与小柴胡汤。上焦得通，津液得下，胃气因和，身濈然汗出而解。"这就是一个三焦的概念，上焦得通，津液得下，胃气因和。所以小柴胡汤得效的反映就是上、中、下三焦都气机条畅、津液流通。从这里，我们可以看出三阴三阳病不仅仅是六经病，而且是从古代解剖部位，包括上、中、下三焦来认识疾病表、里、内、外病位的证候群或类病综合征。

但历代医家对三阴三阳的认识歧义非常多，其实无论是阴阳表里虚实六大层面的类病，或是六大经络病变的证候群，它们的辨识都具有特异性，一定有自己特别的地方。要怎么去辨别呢？利用平脉辨证法去鉴别，诊疗规范，方法简便。普天之理，万病不离阴阳，对吧？零星百病不过归于六经，带着这样的认识去学习《伤寒论》，就会非常的简单，思维的方向性就会非常强，而不会被后世的脏腑辨证、三焦辨证、卫气营血辨证等方法弄得很杂乱。下面就按照这个方法去细讲六经病。

一、太阳病

《伤寒论·伤寒例》说："尺寸俱浮者，太阳受病也，当一二日发。以其脉上连风府，故头项痛，腰脊强。"意思是发病一两天，只要寸、关、尺的三部脉是浮的，就是太阳病。因为太阳经脉上通风府，连腰脊，所以造成"头项痛，腰脊痛"。《伤寒论》太阳病提纲就是："太阳病之为病，脉浮，头项强痛而恶寒。"主证有"脉浮，头项强痛而恶寒"，提示风邪上受。因为头项在上焦，所以太阳病属于上、中焦表实病变为主的证候群。以我的经验，凡是和太阳经络属相关的病变都是太阳病，而且脉象是三关都可以看到浮脉，以左寸、双尺浮为主。

二、阳明病

关于阳明病，《伤寒论·伤寒例》说："尺寸俱长者，阳明受病也，当二三日发。以其脉夹鼻络于目，故身热目疼鼻干，不得卧。"长是什么意思？就是洪大，意思是发病两三天，只要三部脉洪大，就是阳明病。因为阳明经脉跟鼻、眼相关，所以身疼、目痛的症状就出来了。《伤寒论》阳明病提纲说："阳明之为病，胃家实是也。"就是说凡是胃腑不通的，阳明经络不通的病都是阳明病。主证是"胃家实"，提示胃腑不通。因为胃居中焦，所以阳明病属于中、下焦里实病变为主的证候群。凡与阳明经络属相关的病变都是阳明病，而且脉象是三关都非常容易触到洪大脉的，尤其是右寸洪大为主。右寸主什么？主肺，"虚则太阴，实则阳明"就是利用这层意思。可能大家刚开始听我的讲课会有点辛苦，尤其是对平脉法不太关注的学员，但是我待会会慢慢地细讲，现在先把框架说给大家听。

三、少阳病

《伤寒论·伤寒例》规定的少阳病是："尺寸俱弦者，少阳受病也，当三四日发。以其脉循胁络于耳，故胸胁痛而耳聋。此三经皆受病，未入于府者，可汗而已。"这就告诉大家，发病三四天，三部脉都是弦的病，就是少阳病。比如这个病人感冒三四天了，就要考虑少阳的问题。因为少阳经脉循行胸胁、耳朵等部位，所以胸胁痛、耳聋都属于少阳病。这里还提到"此三经皆受病，未入于府者，可汗而已"。意思是三经没有入六腑，还在表，可以用汗法。《伤寒论》少阳病提纲说："少阳之为病，口苦，咽干，目眩也。"所以少阳病的主证一定是口苦、咽干、目眩，提示少阳经气不舒，胆气不利。因为胆位于中焦，少阳居表里之间，所以少阳病属于中焦半表半里病变为主的证候群。凡与少阳经络属相关的病变都是少阳病，而且脉象是三关都见到弦脉，但以左关弦为主。

四、太阴病

《伤寒论·伤寒例》说太阴病："尺寸俱沉细者，太阴受病也，当四五日发。以其脉布胃中，络于嗌，故腹满而嗌干。"就是说，发病四五天，凡是三部脉是沉细的，就是太阴病。《伤寒论》太阴病提纲也说了："太阴之为病，腹满而吐，食不下。自利益甚。时腹自痛。若下之。必胸下结鞕。"这就告诉大家，太阴病的主证一定有"腹满而吐，食不下，自利益甚，时腹自痛"，就是肚子会胀，提示中焦里虚，脾虚运化不及，所以太阴病属于中焦里虚为主的证候群。凡与太阴经络属相关的病变都是太阴病，而且脉象是三关都摸到沉细脉，以右关沉细为主。

五、少阴病

少阴病，《伤寒论·伤寒例》说："尺寸俱沉者，少阴受病也，当五六日发。以其脉贯肾络于肺，系舌本，故口燥舌干而渴。" 就是说，发病五六天，凡是三部脉是沉的，就是少阴病。《伤寒论》少阴病提纲说："少阴之为病，脉微细，但欲寐也。"这里就告诉大家，少阴病的主证一定是"脉微细，但欲寐也"，提示元阳不振。因为病在下焦，所以少阴病属于下焦里虚为主的证候群。凡是少阴经络属相关的病变都是少阴病，而且脉象是三关都见到脉沉或细微，其中以左寸、双尺沉细微为主。

六、厥阴病

再看厥阴病，《伤寒论·伤寒例》上面写："尺寸俱微缓者，厥阴受病也，当六七日发。以其脉循阴器络于肝，故烦满而囊缩。此三经皆受病，已入于腑，可下而已。"这就告诉大家，发病六七天，凡是脉象见到微、弱，或者比较缓的，就是厥阴病。《伤寒论》厥阴病提纲："厥阴之为病，消渴，气上撞心，心中疼热，饥而不欲食，食则吐蛔。下之利不止。"说明厥阴病的主证一定是"消渴，气上撞心，心中疼热，饥而不欲食，食则吐蛔。下之利不止"，提示三焦不利、虚实夹杂。大家看"气上撞心"，气在哪个地方？就是胸膈以上，属于上焦。"心中疼热，饥而不欲食"，属于中焦的问题。而且"下之利不止"应该属于下焦的问题。所以厥阴病是三焦虚实夹杂为主的证候群。凡与厥阴经络属相关的病变都是厥阴病，而且脉象是三关都见到微缓脉，以左关微缓为主。

为什么会这样解释呢？我觉得辨三阴三阳，第一个是脉法，第二个是时间，第三个是经络，还有一个很重要的就是证候。利用这四种方法去辨别，非常简洁，也非常实用，靶向性非常强，等于用很简单的方法去认识捕捉到的问题。

平脉辨证法倡导平脉以辨证，辨证参以平脉，强调"色脉合参，可以万全"。"色脉合参，可以万全"来源于《内经》，意思是望颜色和脉诊结合起来就可以万全。色是什么呢？是望诊。"望而知之谓之神，闻而知之谓之圣，问而知之谓之工，切而知之谓之巧。"张仲景要求的是尽可能多途径的方法如寸口脉法、趺阳脉法、少阴脉法、辨色、闻声、望神、按腹等诊疗方法精辨病机、甄别证候，同时又提倡诊疗方法的简约化，是望闻问切四诊综合运用的典范。而我说的平脉辨证法，就是望诊和脉诊相结合，所以应用起来非常快。不管手上有多困难的病，多疑难的病，只要发现脉象符合和证候符合，那么就可以归于某一经，然后根据这一经去用点方药。就像1+1=2，2+2=4一样，这是一个框架，一个公式。在临床实践当中，六经病证候群有时并不是单一出现，而是合病比较多。运用平脉辨证法确立的"病－脉－证－治"原则，从脉象太过或不及去辨识主病之脉和兼症之脉，从脉象推测相应证候，再结合证候反推脉象十分相符，抓住三阴三阳六经病辨证提纲和左、右寸关尺三关定位要领，就可以提炼出主证和主病之脉相互作为印证，就可以获得相关诊断。比如说，左寸脉太过见浮为太阳，左寸脉不及见沉属少阴，而余脉之势弱而平，就可以认定太阳与少阴合病。接下来就很简单了，太阳病用桂枝汤、葛根汤、麻黄汤等方都可以，少阴病考虑真武汤、麻黄附子细辛汤都可以。所以说平脉辨证运用到六经辨证中，纲要分明，法度严谨，而且应用循规蹈矩。但要注意知常达变，就像张仲景强调的"观其脉证，知犯何逆，随证治之"，是经方运用的基本原则。这里要注意"观其脉证"，是强调脉和证的，但是现在往往只辨方证，不辨脉。很多人三关不分，寸关尺左右不分，只知道脉细、脉滑，大概知道有表、有痰或有热等。但是病位在哪里，病机在哪里，病势是在哪里呢？其实这些都可以从脉象上反映。《脉经》里已经提到一个很简单的方法，寸为阳，尺为阴，在这个基础上结合一些太过和不及去辨脉象的虚实、寒热、表里。

因为时间关系，我今天专门讲厥阴病的平脉辨证。《伤寒论》三阴三阳六篇的经文一共是398条，里面太阳病篇178条，阳明病篇84条，少阳篇10条，太阴病篇8条，少阴病篇45条，厥阴篇56条，霍乱篇10篇，辨阴阳易差后劳复病脉证并治7篇。其中厥阴病大概占三阴病各篇经文总数的一半还多。为什么会这样呢？如果从平脉辨证法分析相关经文，实际上涉及厥阴病的经文远远不止这些，并且十分复杂。《伤寒论》113方中，厥阴篇的主方有乌梅丸、白虎汤、当归四逆汤、当归四逆加吴茱萸生姜汤、四逆汤、瓜蒂散、茯苓甘草汤、麻黄升麻汤、干姜黄芩黄连人参汤、通脉四逆汤、白头翁汤、桂枝汤、小承气汤、栀子豉汤、吴茱萸汤、小柴胡汤等一共16个经方。其实还不止这一些方，张仲景告诉大家："观其脉证，知犯何逆，随证治之。"就是说他告诉大家的是一种方法。《伤寒论·序》里面说："若能寻余所集，思过半矣。"为什么呢？就是说虽然书里面没有完完全全把什么都说清楚，但是只要学习了其中的方法，就可以达到事半功倍的效果。按照经方的思维，辨三阴三阳，靶向性非常强，就像打一枪是对准了中心，就像我们去一个地方，先找到一个相关的标志性建筑，然后沿着那个方向走，就能到达目的地。但是上面16个方中，像四逆汤、通脉四逆汤、桂枝汤、小承气汤、栀子豉汤、吴茱萸汤、小柴胡汤等广泛分布在三阳病篇或太阴病篇、少阴篇，都是主治之方，并不局限厥阴病的主治。所以经方治疗厥阴病的原因，确实值得深入探讨。

（一）厥阴病辨证提纲

首先我们来看厥阴病的辨证提纲。《伤寒论》第326条规定："厥阴之为病，消渴，气上撞心，心中疼热，饥而不欲食，食则吐蛔。下之利不止。"说明主证必见"消渴，气上撞心，心中疼热，饥而不欲食，食则吐蛔。下之利不止"。其中"消渴"属于阳明内热之象，"气上撞心，心中疼热"属于少阳郁热之象，"饥而不欲食，食则吐蛔。下之利不止"是太阴里虚，提示了厥阴病病机有虚实夹杂、上热下寒、上实下虚、里寒外热或寒热胜复的特点，见证错综复杂，而且和三焦气机不利相关。厥阴和少阳是相表里的关系，少阳是什么？是胆。厥阴是什么？是肝。《内经》说："凡十一脏取决于胆。"不知道大家有没有注意到一个现象，凡是迁延不愈的病人，或者是疑难病病人，他们的胆囊壁多是毛糙的，但是从西医角度又不涉及胆囊炎等疾病。所以老祖宗很聪明啊，很早就发现了肝胆和疾病的关系。《伤寒论》中还有关于厥证的定义，第337条提到："凡厥者，阴阳气不相顺接，便为厥。厥者，手足逆冷是也。"所以结合厥阴病的辨证提纲，凡是阴阳之气不相顺接、三焦气机不利所致的寒热夹杂、虚实互见、上热下寒、里寒外热、上实下虚等等，凡是病情错综复杂的证候群，像消渴、腹胀而下利、饥而不欲食、胃脘嘈杂、烦躁、咽喉干痛、恶寒、发热、呕吐等表现都属于厥阴病范畴，主证一定是手足逆冷，兼症表现多样化，而且大便应该是稀的。

（二）平脉法则

再看看平脉法则。之前已经讲过，王叔和在《伤寒论·伤寒例》里面规定："尺寸俱微缓者，厥阴受病也，当六七日发。以其脉循阴器络于肝，故烦满而囊缩。此三经皆受病，已入于腑，可下而已。"这就指出厥阴病的主脉应该是寸关尺三部脉都微缓，像第327条也说道："厥阴中风，脉微浮为欲愈，不浮为未愈。"但是厥阴病的证候群表现在上、中、下三焦都可以见到，而且相对三阳病、太阴、少阴病单纯的主证表现来说，它的主证呈多样性。所以相应的脉象也表现出复杂性。在厥阴病篇56条经文当中，涉及脉法应用的相关经文有20条，我这里做一个分析。如第332条写道："伤寒始发热六日，厥反九日而利。凡厥利者，当不能食，今反能食者，恐为除中。食以索饼，不发热者，知胃气尚在，必愈，恐暴热来出而复去也。后日脉之，其热续在者，期之旦日夜半愈。所以然者，本发热六日，厥反九日，复发热三日，并前六日，亦为九日，与厥相应，故期之旦日夜半愈。后三日脉之，而脉数，其热不罢者，此为热气有余，必发痈脓也。"大家别小看这条原文的时间描述，因为和厥阴病的鉴别有非常大的关联，我们说一二日是在太阳，二三日在阳明，三四日在少阳，四五日在太阴，五六日在少阴，六七日在厥阴。还有第333条"脉迟"，338条"脉微而厥"，343条"脉微"，347条"脉虚"，349条"脉促"，350条"脉滑而厥"，351条"脉细欲绝"，355条"脉乍紧"，357条"寸脉沉而迟"，360条"脉弱"，361条"脉数"，362条"无脉""脉不还""少阴负趺阳"，363条"寸脉反浮数，尺中自涩"，365条"脉沉弦""脉大""脉微弱数"，366条"脉沉而迟"，367条"脉数"，368条"脉绝""脉不还"，369条"脉反实"，377条"脉弱"等等，大家可以看到里面所涉及的有阴脉有阳脉，提示的病机有虚有实，或虚实夹杂；表现的证候或者是纯阴无阳，或者是阴阳并存；也可能是上实下虚，可能是上虚下实，或者是虚实夹杂的矛盾非常突出。这个时候可以应用平脉辨证以法治之，比如说乌梅丸、当归四逆汤、白头翁汤之类的，是规定用的厥阴病方。也可以平脉定方随证治之，比如说白虎汤、桂枝汤、小柴胡汤之类的，是不限于厥阴病主方的方。现在看这些脉象描述和方证辨识，貌似没什么规律，但是和厥阴的病程阶段，和厥阴错综复杂的病机相对应。我认为这些是辨别证候虚实的"法宝"。如何分析这个"法宝"呢？其实还是有"法门"的，"法门"在哪里呢？就是王叔和整理仲景脉法的时候认识到的"厥脉"。

什么叫厥脉呢？《脉经》没有讲这个，但是在《伤寒论·辨不可下病脉证并治第二十》里面有解释："伤寒，脉阴阳俱紧，恶寒发热，则脉欲厥。厥者，脉初来大，渐渐小，更来渐大，是其候也。如此者，恶寒甚者，翕翕汗出，喉中痛；若热多者，目赤脉多，睛不慧。医复发之，咽中则伤；若复下之，则两目闭。寒多便清谷，热多便脓血；若熏之，则身发黄；若慰之，则咽燥。若小便利者，可救之；若小便难者，为危殆。"一开始就是冠名"伤寒"，然后出现"脉阴阳俱紧"，病人恶寒发热，脉象是马上要厥的。这里就介绍了一种脉象叫厥脉："脉初来大，渐渐小，更来渐大。"实际上讲的是三部脉不均匀，从强到弱，又从弱到强，这和"伤寒"寒热夹杂、虚实相兼、错综复杂的病情是相吻合的。这种情况应该怎么治疗呢？后面继续分析到："伤寒发热，口中勃勃气出，头痛目黄，衄不可制，贪水者必呕，恶水者厥。若下之，咽中生疮，假令手足温者，必下重便脓血。头痛目黄者，若下之，则目闭。贪水者，若下之，其脉必厥，其声嘤，咽喉塞，若发汗，则战栗，阴阳俱虚。恶水者，若下之，则里冷不嗜食，大便完谷出，若发汗，则口中伤，舌上白胎，烦躁。脉数实，不大便六七日，后必便血；若发汗，则小便自利也。"意思是这样治也不行，那样治也不行。如果头痛目黄的病人用下法以后，就会没有精神。如果想喝水的病人用下法以后，就会造成脉厥、虚弱不通，咽喉干而且堵，声音沙哑，这个时候如果发汗的话，就会造成战栗，阴阳俱虚。如果怕水的病人，或者说不想喝水的病人用下法以后，就会伤了胃气，不想吃，大便完谷泄不止。从"贪水者，若下之，其脉必厥"可以知道这个病人里面有水饮，是阳气弱导致气化不利引起的，所以口干喜饮时强行用下法，一定会造成"阴阳俱虚"。因为病人本身就是阳气弱，而口干代表伤阴了，用下法后更加伤阴，所以变成"阴阳俱虚"，容易四肢冰凉。四肢冰凉是什么呢？就是厥。因此可以通过厥脉动摇不定的态势去把握虚中夹实的病机。

摸到厥脉的转归怎么样呢？《伤寒论·辨痉湿喝脉证》中有一个总结，怎么说的呢？"凡得病，厥脉动数，服汤药更迟，脉浮大减小，初躁后静，此皆愈证也。""动数"之脉就相当于"数"。《伤寒论·辨脉法》中说："若数脉见于关上，上下无头尾，如豆大，厥厥动摇者，名曰动也。"根据这个，可以认为厥脉动数不稳当，表现在脉位以关脉较强盛。凡寸关尺三部脉势不均，左右脉度不等的都属于厥脉，但关部相对较强，辨识都是以关部为主。我今天下午查房的时候，遇到一个胶质瘤的病人，寸脉是沉的，而关脉非常旺，非常接近现在讲的这个脉。这里还有一些相关的记载，《脉经卷四·辨三部九候脉证第一》说："关上脉滑而大小不均，是为病方欲进，不出一二日复欲发动，其人欲多饮，饮即注利。如利止者，生；不止者，死。"提示病变容易虚也容易实。要怎么去辨别呢？"关上脉滑而大小不均"实际上是阳厥之脉，这就把阳厥的概念引出来了。后面说："关上脉时来时去，乍大乍小，乍疏乍数者，胃中寒热，羸劣不欲饮食，如疟状。"这里提示病势迁延反复，而"关上脉时来时去，乍大乍小，乍疏乍数"就是阴厥之脉。

所以说厥脉分两类，厥证也有两种，有阳厥，有阴厥。第337条说："凡厥者，阴阳气不相顺接，便为厥。厥者，手足逆冷者是也。"这里明确界定了，手足逆冷就是厥。但是大家再看《金匮要略·脏腑经络先后病脉证第一》的解释："问曰：经云：'厥阳独行'，何谓也？师曰：此为有阳无阴，故称厥阳。"这是什么意思呢？就是津液亏而阳气偏亢的阳明经气过盛。阳热过盛，伤了津液，就像天热大旱一样，阴阳之气不达四末，"阴阳气不相顺接"，微循环不良造成"厥"，属于阳厥。因此厥证有阳明病阳盛之厥与厥阴病虚实夹杂之厥。

第350条说："伤寒，脉滑而厥者，里有热，白虎汤主之。"第176条说："伤寒，脉浮滑，此以表有热，里有寒，白虎汤主之。"这两条条文是对应的，但是后世医家都说这个条文是错的。真的错了吗？我觉得一点都没有错，因为这是一个阳厥之脉，讲的是病机，而不是证候。其实是阳气不通，所以脉滑而厥，主什么疾病？胸腹灼热，全身发烫，手足冰冰冷冷，可以断定什么？"里有热"。所以白虎汤证的厥属于津液不足、阳气亢奋的"厥阳"，脉象洪滑是和它相应的。《脉经》里面讲"滑与数相类"，意思是脉滑和脉数非常相似，临证想要鉴别不容易。但是从《伤寒论·辨脉法》分析，滑脉是怎么来的呢？脉滑是寒郁化热，主内实，属于内热，肌表温度不一定升高；而脉数是热气有余，主内虚，应该是表里俱热，肌肤温度一定很高。后世医家根据"脉滑主内热气盛"的道理，规定脉滑是痰热之象。当病人发烧，全身发烫的时候，一般都是数脉，怎么去跟滑脉区分呢？可以辨肌肤，又叫尺肤，寸关尺的尺，就是《内经》里面记载的尺肤法。因为古时候男女授受不亲，不能摸肚子，只能摸手。

第338条介绍了厥阴病的厥："伤寒脉微而厥，至七八日肤冷，其人躁，无暂安时者，此为脏厥，非蛔厥也。蛔厥者，其人当吐蛔。令病者静，而复时烦者，此为脏寒。蛔上入其膈，故烦，须臾复止，得食而呕，又烦者，蛔闻食臭出，其人常自吐蛔。蛔厥者，乌梅丸主之。又主久利。"告诉大家，如果病人皮肤冷但无时无刻不在烦躁，是脏厥，是因为脏器里面阴阳不和引起的，不是蛔虫引起的。其中"伤寒脉微而厥"指阳气虚微，阴气偏盛，导致"阴阳气不相顺接"，所以"至七八日肤冷，其人躁，无暂安时"。如果这个病人没有烦躁，就说明是内寒了。如果确定是蛔厥，要用乌梅丸治疗。再看第105条："伤寒十三日，过经谵语者，以有热也，当以汤下之。若小便利者，大便当鞕，而反下利，脉调和者，知医以丸药下之，非其治也。若自下利者，脉当微厥，今反和者，此为实也，调胃承气汤主之。"阳数七，阴数六，加起来就是十三，等于是一个阴阳循环过去了。结果"过经谵语者，以有热也"，又转到下一个循环了，本来用了汤药以后会小便多，大便紧，可是病人反而拉肚子，摸脉调和，可以知道是医生用错药了，就像现在乱用抗生素等等。因此可以通过摸脉，清清楚楚地知道病的情况。如果是"自下利"，那么脉应该微厥，但现在脉反倒很平和，很旺，尤其尺脉非常紧的，这就是有内实啊，必须用下法，所以是"调胃承气汤主之"。我们把"若自下利者，脉当微厥"和"脉调和"对比来看，这里脉微厥的"微"应该是对"厥"的形容，不是阳不足的脉微，而是"稍少或稍弱"的意思。佐证在哪里呢？第335条说："伤寒一二日至四五日厥者，必发热。前热者，后必厥；厥深者，热亦深；厥微者，热亦微。厥应下之，而反发汗者，必口伤烂赤。""厥微者，热亦微"就是"厥的程度稍弱，热势也稍弱"的意思，按照这个方法推论，"脉当微厥"实际上是指"轻微"或"细弱"的厥脉，属于厥脉但病势相对较缓的描述。

从上面几个方面的分析来看，厥脉多与厥阴病相关，尽管脉法提纲规定"尺寸俱微缓者，厥阴受病也"，但是厥阴病为"三经皆受病，已入于腑"，所以厥阴病证候复杂，上、中、下三焦症状混杂难分，病机呈现出"虚而实、杂而乱"的特点。为什么是"虚而实、杂而乱"呢？说明那种情况是不清不楚，寒热虚实夹杂。所以相应的，厥阴病主证的脉一定是"脉初来大，渐渐小，更来渐大"的特点，但兼症兼脉很多，症状的"实"和脉象的"虚"对比性非常强。比如说病人咽喉痛、发烧、头痛，但脉象摸上去非常弱，这就是厥阴。厥阴病不仅寸关尺三关脉阴阳脉都可以见到，并且左右三关脉位不对等，脉势、脉度强弱不均。至于证候，也是阴阳兼顾，千奇百怪，不一而论。所以临床上凡是三焦见证错综复杂、水热互结、虚实难辨的病人，都属于厥阴。

厥阴病的病机是什么呢？大家来看一下第332条："伤寒始发热六日，厥反九日而利。凡厥利者，当不能食，今反能食者，恐为除中。食以索饼，不发热者，知胃气尚在，必愈。恐暴热来出而复去也。后日脉之，其热续在者，期之旦日夜半愈。所以然者，本发热六日，厥反九日，复发热三日，并前六日，亦为九日，与厥相应，故期之旦日夜半愈。后三日脉之，而脉数，其热不罢者，此为热气有余，必发痈脓也。"第一点，"伤寒始发热六日"和"厥阴受病，当六七日发"的病程非常吻合，"阳数七，阴数六"，所以看到发热六天，应该考虑厥阴病，这是一种时间辨证。第二点，发热六日以后，由阴出阳，又发热三天。阳明是"当二三日发"，少阳是"当三四日发"，所以这个时候不是病入阳明，就是病出少阳。第三点，"厥反九日而利"，说明阴阳本来就不相顺接了。发热伴下利属于少阴病程的阴阳将竭，本来脉是迟弱的，病人不应该能吃东西，结果反而能吃，为什么呢？这是阳气即将衰亡的回光返照，要考虑"除中"病。第四点，"食以索饼，不发热者，知胃气尚在，必愈。"说明厥阴病脉象微浮，不发热，是厥阴出阳的征象。第五点，"其热续在者"，就是说病人继续发烧，告诉大家是厥阴病转出少阳，因此"期之旦日夜半愈"。第六点，"后三日脉之，而脉数"，说明病到了阳明，病情比较严重的，所以"其热不罢者，此为热气有余，必发痈脓也。"按照这样分析，厥阴病病程不但可以看到少阳病的症状，同时也可以看到阳明、少阴症状，属于阴阳不接，水火不济的阴阳合病，病机呈现了虚实夹杂、寒热并存的复杂性，所以三阴三阳六经病辨证论治里面病情相对复杂的证候都可以归为厥阴。我刚刚说了"不清不楚是厥阴"，讲病机有"虚而实、杂而乱"的特点。《伤寒论·平脉法》说："肝者，木也，名厥阴，其脉微弦，濡弱而长，是肝脉也，肝病自得濡弱者，愈也。"王叔和《伤寒例》中认定："尺寸俱微缓者，厥阴受病也。"所以厥阴病的脉见到"濡弱以弦"就是好脉，就是向愈之脉。如果三部脉不等，"濡弱以弦"就是稍微有一点点弦，有一点点弱，但不是很长，属于少阳来了，如果太过了就到阳明去了。第327条说："厥阴中风，脉微浮为欲愈，不浮为未愈。"其实"不浮"就是说脉弱，这个"微浮"的实质还是"濡弱以弦"的脉。

大家再来看下面这段话，西汉·司马迁《汉书·艺文志》里面把经方定义成："本草木之寒温，量疾病之深浅，假药味之滋，因气感之应，辨五苦六辛，致水火之齐，以通闭解结，反之于平。"我们的生命靠什么？就是水和火，而经方就是让水火相融合在一块，让不通的通，让闭结的解开，让人体平和。按照这个定义，厥阴病的病机主要是"阴阳之气不相顺接"，那么凡是经方组成里面蕴含"水火"，涉及辛开苦降、泻实补虚、条畅气机的方证经文都可以列到厥阴中。比如说三阳病篇的桂枝汤、小承气汤、栀子豉汤、小柴胡汤，少阴病篇的主方四逆汤、通脉四逆汤、吴茱萸汤等都可以列到厥阴病篇里。再比如说半夏泻心汤、大黄附子汤、大柴胡汤、柴胡桂枝干姜汤、奔豚汤、麻黄升麻汤、栝楼瞿麦丸、温经汤等攻补兼施的方证也都可以遵循厥阴病病机来论治，自然顺理成章归为厥阴病。按这样子，经方的应用范围就拓展得非常非常的广了。

因此应用平脉辨证法则，厥阴病的论治可以大道至简，无论证候群如何复杂，只要抓住左、右寸关尺三部六位脉势不均、强弱不匀的脉候体象就可以了；证候表现只要具备刚才说"虚而实、杂而乱"的特点，从看似没有规律的规律里面，抓住阴阳虚实寒热夹杂、三焦气机不利的病机就行了。凡是三阴三阳篇的方证都可以从厥阴病的平脉辨证法重新认识，三阴三阳篇中的多经合病，和《金匮要略》中的脏腑杂病论治都可以重新分类。而像现代医学所谓疑难病，包括高血压、糖尿病、肿瘤、慢性肝病、肾病、胃肠功能紊乱症、神经官能症、脉管炎、荨麻疹等众多的慢性病，包括一些因为错误治疗导致的久病迁延、脏器功能亢进或衰竭、营养代谢紊乱、滥用抗生素、长期应用激素等等，绝大多数都可以归类到厥阴病范畴，并从厥阴病的脉证论治，疗效非常突出。

（三）病案分析

接下来分析几个病案。这是一个很典型的厥阴病，去年11月开始看的。诊脉是右寸脉浮细弦稍紧，关脉细弦稍紧，尺脉沉细弦稍紧，而且左寸脉弦细，关脉沉细弦，尺脉沉细微弦，望诊面色萎黄，舌淡略青，苔薄白。这个人病了多长时间呢？14年。主要是周而复始，发作定期性肚子痛，以心窝下为主；疾病发作的第三四天开始发热，高达40.5℃，一般是下午两三点钟开始发烧到凌晨三四点钟缓解，伴随恶寒、烦热、微汗出；平时大便硬结像羊屎球，1～2天都不解，而肚子痛经过大概1周以后会拉稀溏便，夹有白色黏液，一天3～4次。近几年发作更频繁，发热、腹痛时间更长，而且伴全身肌肉酸困痛，腰背痛，头痛，手足冷，不想吃东西，口疮溃烂，小便涩短痛，甚至还夹血尿。这个病人循环往复，年复一年发作14年，间断在各种医院住院也很长时间，甚至向全球发动网络会诊也没有结果，花了十几万，但效果都不好。一系列检查结果是：肾结石，结肠炎，非萎缩性胃炎（糜烂出血型），子宫肌瘤，输卵管囊肿，尿淀粉酶偏高，白细胞偏高，心电图提示二返、三返（均轻度）。听起来是很复杂的一个病人，当时用什么治疗的呢？大家看下面的处方，就是7剂乌梅丸原方合白头翁汤：乌梅30g，细辛10g，干姜15g，黄连20g，当归15g，附片15g，花椒15g，桂枝15g，党参15g，黄柏15g，白头翁30g，秦皮20g，甘草10g。为什么用这个方呢？大家来看平脉辨证的思路，脉右寸浮细弦稍紧，关细弦稍紧，尺沉细弦稍紧；左寸弦细，关沉细弦，尺沉细微弦，说明这个病人左、右两边寸关尺三部六位都不对等，脉势强弱不均，属于厥脉，所以断定是厥阴病。再从方证对应来具体分析。这个病人病程长达14年之久，反复发作，符合厥阴病的病程，因为其他的病不可能反复发作，都是一病到底，只有厥阴病才会反反复复，好一下坏一下。病人定期性发作脘腹痛，以心窝下为主，第326条说："厥阴之为病，消渴，气上撞心，心中疼热"，疼痛发作后的第3、4天，下午开始慢慢发热，晚上慢慢退烧，周而复始，其实属于厥阴病厥热胜复的症状。而且第328条说得很清楚："厥阴病欲解时，从丑至卯上。"凌晨三四点属于厥阴病的欲解时。下面还说病人发作时伴恶寒，烦热，无汗出，这是白虎汤的厥阳啊。平时大便硬结，1～2天不解，应该是小承气汤证，是厥寒冷结引起的，第340条也提到："病者手足厥冷，言我不结胸，小腹满，按之痛者，此冷结在膀胱关元也。"腹痛经过大概一周以后解大便稀溏并夹有白色黏液，是白头翁汤证，属于厥阴热利下重。这个病人一周以后复诊，症状稍微有改善，继续原方到第三周的时候，食欲增加，精神好转，可是自己觉得还比较虚，所以吃了红参炖鸡汤，结果出现高热，改方用乌梅丸合小承气汤治疗后，拉了很多污秽的大便，都是暗褐色、黏液样的垃圾，等拉了 1～2 周后，大便颜色就变成正常的黄了。病人说这 14 年来拉黄色的大便还是第一次啊！后来总共吃了快 3 个月的药，发热下利没有再发作过。只是中间发作过一次肾结石，改方四逆散合四金汤（金钱草、海金沙、鸡内金、郁金），效果也很好。我觉得用经方的诀窍，就是抓住原文，抓住主证，辨清病机，融会贯通，像这个病人的证候分析涉及的《伤寒论》相关原文就有 16 条，只有熟悉这些原文，才能运用自如。

第二个是 1978 年出生的刘姓病人。初诊的时候，右寸脉细弦缓，关脉细弦稍紧，尺脉沉细弦稍紧；左寸脉浮缓，关脉弦而短，尺脉沉细弦稍紧。看舌淡紫，苔白腻。症状是口舌容易溃烂，咽喉有异物感，饥饿时胃脘痛，大便一天 3 次以上，质地稀溏，当时断定是厥阴病，用的是半夏泻心汤合半夏厚朴汤：法半夏 15g、黄芩 15g、黄连 10g、党参 15g、干姜 15g、甘草 10g、大枣 15g、厚朴 15g、茯苓 15g、苏叶 15g、生姜 30 g。7 剂。不过从脉短和紧的情况和部位，我觉得病人体内一定有肿物，应该做一个相关检查。第二诊的时候，病人拿着检查结果：舌根下部可见一灰白色肿物，鼻咽部可见黏膜轻度充血增厚，咽侧索可见红肿，咽喉壁黏膜轻度充血，可见淋巴滤泡增生，考虑肿物性质待查。诊脉右寸沉迟缓稍弦，关稍弦，尺沉细微弦；左寸沉迟缓稍弦，关沉，尺沉细稍滑。查舌淡紫，苔白腻，咽峡暗紫。病人说还是咽喉不舒服，有异物感，吃西瓜的时候胃痛，总是想吐痰，大便变成每天两三次，还是溏，而且有肛门灼热感。这还是一个厥阴病，但方改成了麻黄升麻汤：麻黄 15g、升麻 10g、当归 15g、知母 10g、黄芩 15g、玉竹 15g、赤芍 10g、天冬 10g、桂枝 10g、茯苓 10g、甘草 10g、石膏 30g、白术 10g、干姜 10g。7 剂。这个病人第三次来复诊的时候说，吃上次药的当天下午吐出来一大块状有韧性的烂肉样东西，咽喉症状都消除了，其他症状也好转很多。从平脉辨证来分析，初诊的时候，看到病人脉右寸细弦缓，关细弦稍紧，尺沉细弦稍紧；左寸浮缓，关弦而短，尺沉细弦稍紧，说明左右三部六位脉象不等，标志着气机厥逆，升降不利，所以属于厥阴病。而且舌淡紫是厥阴病血气不利的特殊舌象。至于描述的口舌容易溃烂等症状，属于厥阴喉痹和厥阴下利，不能用柴胡剂，应该是辛开苦降，宣畅气机，所以治喉痹选了半夏厚朴汤，治下利选了半夏泻心汤，把两个方合起来。二诊的时候，病人出现迟缓脉了，而且检查说舌根下部见到一个灰白色肿物，性质不明，症状上又是咽喉不舒服，有异物感，总是想吐痰，这和第357条说的"伤寒六七日，大下后，寸脉沉而迟，手足厥逆，下部脉不至，喉咽不利，唾脓血，泄利不止者，为难治，麻黄升麻汤主之"很类似，所以用麻黄升麻汤以后疗效非常好。三诊的时候，来自广东顺德桂洲医院的莫国友医师随我跟诊在现场，他觉得非常惊讶，不敢相信经方居然有这样的神效，可以把肿物吐出来。是不是很神奇啊？其实，张仲景已经强调过了："寸脉沉而迟，手足厥逆，下部脉不至，喉咽不利，唾脓血，泄利不止者，为难治。"说明这个病可能很麻烦，但是可以"麻黄升麻汤主之"。意思是存在特效治疗，肯定了麻黄升麻汤对喉咽部肿物的疗效。

再看下一个病人。2011年8月23日过来看病，当时生化检查提示血糖15.33mmol/L；尿组合提示葡萄糖（2+）、蛋白质（1+）、白细胞（1+）；血常规提示白细胞22.7×10^9/L，中性粒细胞百分比81.1%。诊脉也是三关不俱等：右寸脉细弦稍滑，关弦脉细稍滑，尺脉沉细微弦；左寸脉浮细弦稍滑，关脉细弦稍滑，尺脉沉细微弦。查舌淡红，苔薄黄。主要症状是咽喉干燥，喜饮水，腰痛。当时辨证属于厥阴病，用了葛根黄芩黄连汤合柴胡桂枝干姜汤加土茯苓：葛根120g、黄芩30g、黄连30g、甘草10g、天花粉15g、牡蛎30g、桂枝10g、柴胡15g、干姜10g、土茯苓30g。10剂。这里的葛根是干葛，是山里面自然生长若干年、甚至数十年的葛根，跟广东地区习惯用的粉葛不一样。用了这个方，病人10天以后血糖降到了8.6mmol/L，症状好转，只是有点阴痒，所以在原方上加了15g苦参。基本上就是葛根黄芩黄连汤合柴胡桂枝干姜汤一直吃下去，等到10月20号，血糖变成了5.4mmol/L，体重也有所增加。这个病人是怎么平脉辨证的呢？这里提出一个方法："寸脉见阳脉，左为手太阳、右为手阳明；寸脉见阴脉，左为手少阴、右为手太阴。关脉见阳脉，左为足少阳、右为足阳明，关脉见阴脉，左为足厥阴，右为足太阴。双尺脉见阳脉，为足太阳；双尺为见阴脉，为足少阴，左属肾，右为子户。"拿这个病人来对比，他初诊的脉右寸细弦稍滑，关弦细稍滑，尺沉细微弦；左寸浮细弦稍滑，关细弦稍滑，尺沉细微弦，寸、关脉和尺脉是不俱等的，属于阳脉，是葛根黄芩黄连汤的主脉，所以从太阳阳明并治；但是两关脉弦不对等，又属于柴胡桂枝干姜汤的主脉，应该从少阳病治疗。把脉象一结合，主证主方和兼症兼方都出来了，所以疗效会很好。而且厥阴与少阳相表里，柴胡桂枝干姜汤的主治范畴是"阳微结"，实质就是厥阴和少阳同病，属于胆热脾寒、水热互结的病机，所以上、中、下三焦虚实夹杂，应该属于厥阴。所以我之前说的不清不楚就是清清楚楚，凡是病机复杂的纯三阳，或是纯三阴，或是阴阳间杂的合病都可以判断属于厥阴病范畴。这个病人吃了大概20剂药后，脉象有所改变，病情好转。总共治疗大概3个月，用了50剂药，后来停药到现在有10个月了，都没有不舒服的地方，复查血糖也正常。这个病人其实是我的一个亲戚，而类似地好疗效的糖尿病病人有很多，一般降了也不会反弹。所以我觉得糖尿病从六经病辨证论治，它提纲挈领的优势尤其不可替代。2型糖尿病和代谢紊乱相关，初始是太阳阳明病，以阳明经证、腑证多见，表现为阳明燥热的亢奋之象。等传到少阳的时候，就是已经传变到厥阴，证候寒热错杂，表现为气机不利，甚至脏腑器官功能受损。如果厥阴病阶段失治，就会进入少阴病，出现阴盛阳微，水火不济，属于糖尿病终末期，脏器已经损伤，机能衰竭，并发症层出不穷，是生命垂危阶段。所以糖尿病的治疗，如果能在太阳阳明的阶段进行截断，就可以达到事半功倍的效果。如果病情已经转入厥阴，治疗得当的话，还是可以逆转。但如果到了少阴阶段，就已经是沉疴难起，用重剂治疗的话或许可以勉强延长寿命，但后遗症很多，几乎是半死半生。所以糖尿病的治疗，重在六经病提纲挈领的辨证，在太阳阳明病阶段就开始注重厥阴，用截断逆转法治疗，防止病情迁延，帮助解决问题。

再看一个病人，右寸脉细弦缓，关脉细弦，尺脉沉细弦；左寸脉浮弦细，关脉细弦，尺脉细弦滑，也是三部不等，看舌质也是紫的。这个病人老是说不舒服，头昏头晕，咽喉不适，觉得有一股气往上蹿，发作时非常难受，就像要死了一样。曾经做了各种检查，除了腰椎间盘突出，别的没有特别的情况；到处寻医，用中西方法治疗，也没有效果。西医怀疑是神经官能症，中医说这是什么呀？厥阴病奔豚啊。当时用了奔豚汤加味: 甘草 20g、川芎 15g、当归 15g、法半夏 40g、黄芩 15g、葛根 60g、赤芍 15g、生姜 30g、桑白皮 30g、威灵仙 60g、远志 15g。5 剂。奔豚汤是什么作用啊? 主要就是调气血, 调气机。从平脉辨证角度看, 这个病人左尺脉滑, 其实就是和腰椎间盘突出有关。临床上, 辨病人腰椎间盘突出有一个很简单的方法, 摸脉沉细滑就是有热, 脉沉细弦紧就是有增生, 压迫很明显。病人很明显的左右三关脉象不均, 属于厥脉, 所以断定是厥阴病。其中右寸细弦缓, 是阴类脉, 和咽喉不适的症状相对应, 是厥阴喉痹; 左寸浮弦细, 是阳脉类, 和头昏头晕相应, 说明太阳经气不利。从方证对应角度, 书上说: "奔豚病, 从少腹起, 上冲咽喉, 发作欲死。" 病机寒热夹杂、虚实互见。临床上也很多这种病人, 症状千奇百怪, 长期治疗不愈, 而且检查大多数没有明显地阳性发现, 被西医诊断是忧郁症、神经官能症之类。病人本身感觉非常难受, 而且心里压力很大, 以为病入膏肓了, 所以治疗的愿望特别强烈。我觉得奔豚汤治疗这一类病人效果非常好, 书上说: "奔豚气上冲胸, 腹痛, 往来寒热, 奔豚汤主之。" 奔豚汤属于 "水火之剂", 专注调节气、血和水。我觉得它是调节三焦气机紊乱的第一方, 疗效很明显。不过要提醒大家一下, 奔豚汤证非常容易和柴胡加龙骨牡蛎汤证混淆, 要注意鉴别。如果病人左右寸关尺三部六位的脉象互为相对, 双关脉都是平等地弦, 而且伴有口苦、咽干、目眩等少阳病的症状, 就用柴胡加龙骨牡蛎汤。如果三部脉不等, 而且没有那些少阳的症状, 就属于厥阴病。

下面这个病人, 右寸脉浮细弦, 关脉弦缓, 尺脉弦滑; 左寸脉内侧浮弦缓、外侧沉弱, 关脉弦, 尺脉弦紧稍滑。这里注意寸关尺不只分左右, 还要分内外的。病人主要是左侧腰痛, 晚上加剧, 有时会心悸动。当时诊断是厥阴病, 用了茯苓甘草汤原方治疗: 茯苓 30g、甘草 15g、生姜 45g、桂枝 30g。5 剂。同时告诉病人一定要去做心脏彩超, 排除心肌病变可能。因为摸脉左寸内侧浮弦缓, 外侧沉弱, 左寸脉主什么? 主心, 和血液供应有关。左寸脉外侧沉弱, 说明泵血功能不好, 肯定有反流。但是病人不相信啊, 所以我让他一定做个彩超看看。后来彩超结果是: 二尖瓣反流(轻度); 左室舒张功能减低。说明脉法确实是可以 "料度脏腑"。从平脉辨证来看, 这个病人三部脉象多样化, 脉势不均, 说明气机不利, 虚中有实, 属于厥脉,要从厥阴病论治。而且他左寸内侧浮弦滑，外侧沉弱，属于《脉经》所说："前如内者，足厥阴也。动，苦少腹痛，与腰相连。"意思是往里面到厥阴了，如果病人脉动摇不定的话，就会造成少腹痛，而且连及腰痛。这个病人就是因为腰痛得厉害来看病的，和经文说的一模一样，而且左尺偏紧，说明是左侧腰痛。这个病人还有一个问题，双尺弦中兼滑，说明总体是下焦阳虚，中焦水陷，上焦交通不利导致的"厥而心下悸"。《伤寒论》第356条说："伤寒厥而心下悸，宜先治水，当服茯苓甘草汤，却治其厥；不尔，水渍入胃，必作利也。"所以用茯苓甘草汤以后，很快就见效了。

下面这个病人，右寸脉浮弦缓，关脉弦，尺脉沉细；左寸脉细弦稍浮，关脉沉弦细，尺脉细弦，很明显的关脉不对等。主要是头晕呕吐反复发作四五年，长期治疗没有效果。他曾经在广州中医药大学第一附属医院住院，诊断是多发性硬化，用了大剂量激素，最多的时候一天吃12片泼尼松，现在激素慢慢减量，改成一天吃4片泼尼松。来看病的时候，病人说眩晕发作没有预兆，一发作就是三四个小时，天天都是这样。当时还是考虑厥阴病，用了葛根汤合泽泻汤治疗：葛根300g、麻黄30g、桂枝30g、白芍60g、赤芍30g、生姜30g、甘草10g、大枣15g、泽泻30g、白术15g。10剂。等到第二次复诊的时候，这个病人已经停了激素，症状也不明显了，诊脉比较均匀，还是用葛根汤。前后经过4次治疗，这个病人现在基本上是没问题了，激素停了，头晕也没有再发作。这里介绍一下，左、右寸关尺三部出现从高到低的阶梯状脉象，是葛根汤证的一种非常特异的脉象，而且右关弦、左关沉弦细，主痰饮。在《金匮要略·痰饮咳嗽病脉证并治第十二》说："脉双弦者，寒也，皆大下后善虚。脉偏弦者，饮也。"这里的"双弦"是指两边都弦，而不是说一个部位出现两个动脉。所以这个病人头晕反复发作，舌红苔黄腻属于痰饮。虽然舌红主热，但脉是虚弱不浮，舌脉不符，舍舌取脉，考虑是长期服用激素引起的。所以这个病人"头晕欲吐"属于泽泻汤证的"支饮"和"冒眩"，也属于葛根汤冲气上逆的表现，要用葛根汤治本，合泽泻汤治标。我也查了一些多发性硬化症的资料，它是一种慢性、炎症性、脱髓鞘的中枢神经系统疾病，可引起各种症状，包括感觉改变、视觉障碍、肌肉无力、忧郁、协调与讲话困难、严重的疲劳、认知障碍、平衡障碍、体热和疼痛等，严重的可以导致活动性障碍和残疾。

目前病因不清，大多数被认为是自身免疫性疾病，也有少数人认为是一种代谢依赖性神经变性疾病。现在一般用激素治疗，但是效果不明显。从六经辨证角度，病位在头部，和上焦阳经有关，而证候多表现出虚证，和中下焦阴经相关联，属于上实下虚，气机升降不利，所以要从厥阴病来论治。我个人非常喜欢用葛根汤，如果一天30张处方的话，有15张以上是葛根汤，春天的时候甚至18、19张。葛根"味甘平"，《神农本草经》认为它可以"起阴气"。葛根汤是太阳阳明病的主方，也是"刚痉"的主方。"刚痉"和头脑病变有关，说明葛根汤可以有效改善脑血循环与大脑营养不良状态。所以葛根汤不单是解表，还具有良好的"通闭解结"作用。我主张从平脉辨证法则出发，无限扩大葛根汤的主治范畴，让它不局限于太阳阳明病。其实大剂量的葛根汤可以条畅气机，对厥证类疾病，像高血压、脑梗死等疑难病的疗效十分突出。

大约在一千年前，宋代林亿整理《伤寒论》的时候说："自仲景于今八百余年，惟王叔和能学之。"所以《伤寒杂病论》与《脉经》是一脉相承的，学习《伤寒杂病论》，学了张仲景，其实也学了王叔和。通过上面分析的那些案例可以很明显地发现，平脉辨证法的优势在于从脉象的太过和不及中，辨别三阴三阳六经病病机和方证，避免误诊，提高疗效，并简化临证思路。所以从平脉辨证方法理解经典原文，拓展经方运用，可以说是最得仲景思想的真谛，疗效非常突出。"料度腑脏，独见若神"不愧是仲景脉法应用的最高境界，也是现在振兴中医、复兴中医的好方法！我觉得推广经方，学会运用经方，应该要尊重张仲景，尊重王叔和，并且重新去认识平脉辨证法。我的演讲到此结束，希望大家可以从这里开始关注仲景脉法，谢谢大家！最后让我们一起来温故这段仲景脉法的精髓：

"问曰：脉有三部，阴阳相乘。荣卫血气，在人体躬。呼吸出入，上下于中，因息游布，津液流通。随时动作，效象形容，春弦秋浮，冬沉夏洪。察色观脉，大小不同，一时之间，变无经常。尺寸参差，或短或长，上下乖错，或存或亡。病辄改易，进退低昂，心迷意惑，动失纪纲。愿为具陈，令得分明。师曰：子之所问，道之根源。脉有三部，尺寸及关，荣卫流行，不失衡铨。肾沉心洪，肺浮肝弦，此自经常，不失铢分。出入升降，漏刻周旋，水下百刻，一周循环。当复寸口，虚实见焉。变化相乘，阴阳相干。风则浮虚，寒则牢坚。沉潜水滀，支饮急弦。动则为痛，数则热烦。设有不应，知变所缘。三部不同，病各异端，太过可怪，不及亦然。邪不空见，终必有奸，审察表里，三焦别焉。知其所舍，消息诊看，料度腑脏，独见若神。为子条记，传与贤人。"

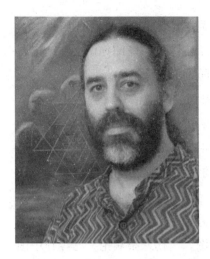

【名师简介】

古丹（*Daniel L. Altschuler*）任教于美国西雅图东方医学研究所（the Seattle Institute of Oriental Medicine）、巴斯蒂尔大学（Bastyr University），教授课程包括《伤寒论》《温病》《肿瘤学》，神经－肌肉疾病，草药和针灸等。2006 年于广州中医药大学博士毕业，师承台湾名中医李政育医师。作为传统中医传承者，擅长运用《伤寒杂病论》，以中草药为主治疗疑难杂病，特别侧重于神经病变和肿瘤。他还与妻子作为志愿者在尼泊尔和台湾开设免费诊所，包括地震灾区，希望利用中医药帮助大众。曾发表"A note on Shanzhuyu"，"Wu Wei Zi: A Great Herb, A little caution" 等论文，参与编辑、翻译"Lee Cheng-Yu's unique diagnostic method for trauma emphasizing time and location of injury: understood through case studies of paralysis from spinal cord trauma"（《李氏外伤创伤的独特辨症诊断法、以时间与部位为主：脊椎创伤所引起截瘫为例》），"Neuropathy: Traditional Chinese Herbal Treatment in a Modern Medical Environment"（《中西医结合中医脑神经治疗学》）等书籍。

经方在美应用的挑战：治疗过程的思考

美国西雅图　古丹（Daniel L. Altschuler）

大家好！希望大家能够听得懂我讲话，如果听不懂的话，请你举手，我再重新讲。因为语言障碍的问题，我可能会直接看之前准备的文稿，希望大家不会听得太无聊。首先我想谢谢李赛美李教授，谢谢她带领的团队，还有广州中医药大学第一附属医院和中山市中医院，谢谢你们能够邀请我过来讲课，并且提供了非常完美的安排，真的非常感谢！

我今天演讲的题目是"经方在美应用的挑战：治疗过程的思考"。不管在任何地方，治疗病人都会面对独特的挑战。饮食、生活形态、气候、工作习惯、社会与经济地位、医疗质量和取得性，以及当地的文化期待等等，一定会影响到病人的体质和病邪的个性，所以这些都是变更疗法的重要因素。

《伤寒杂病论》提供中医界 260 多个方剂，以及一个背景脉络精密完整的医疗系统，作为方剂应用的策略与蓝图。《伤寒杂病论》已经在中国长存了两千多年，孕育出许多其他重要的医疗系统，比方说金元四大家等，但是现今医界却普遍认为，这套系统只适用于特定的情况，比方说北方的气候，或者说特定的季节等。或者说伤寒论的方剂太具攻击性或太温燥，所以要慎用。其实这种说法几乎是后来的温病学家和 19 世纪中期撰写中医教科书的医师们创造出来的，所以应该不能代表《伤寒论》的"纯粹主义者"对《伤寒论》的了解和应用的方式。

我个人对中医的体验深深根植于《伤寒论》，我也发现《伤寒论》适用于中国和西雅图这两个不同的地方，并且不需要做出重大的修改来适应独特的病患群。在经验娴熟之后，我已经能够使用这些方剂来治疗各种不同的病痛，像是从心理的疾病到肿瘤方面的疾病。而且耐人寻味的是，我成功的治疗经验部分是因为采用或把特定温病思想和方剂融入传统的伤寒方剂之中。这是一个意外的收获，我的演讲将会谈到我在西雅图从事中医治疗的重要特质和差异，而且不同于许多在当地执业多年的中医师的意见，主要内容是显示中医在美国的特质和挑战，尤其是在气候干燥的西雅图的特质和挑战，运用简单方剂的加减来破除其他医家对《伤寒论》的限制，并提出一些个案研究来说明我的方法如何能够被应用在普遍存在于美国中医疗法的挑战和错误。

我觉得，《伤寒论》可以说是一个确诊和治疗外感病邪的完整手册，虔诚信奉《伤寒论》的人几乎可以广泛地把它的经验应用到任何临床情况中，而且效果很肯定。我在台湾 15 年期间，跟随李政育医师当学徒和实习，所以我个人的临床是深深以《伤寒论》中扶正温补疗法为基础，并且对《伤寒论》坚信不疑。现在我在美国西雅图的两所中医药大学里面上课，他们邀请我教授《温病学》，但临床上我却往往使用《伤寒论》。但是，有一个很奇怪的现象，不管在美国，还是在中国内地和台湾地区，很多研究和教导《伤寒论》的临床医师，在临床上却偏好使用温病的方剂。举例来说，一位临床医师可能正确地做出《伤寒论》的诊断，但最后却开出温病的方剂。很多临床医师比较习惯用银翘散、桑菊饮、杏苏散、三仁汤、新加香薷饮、藿香正气汤等等，而避免使用经方的麻黄汤、桂枝汤、麦门冬汤、柴胡汤、葛根汤、葛根芩连汤、理中汤等等，对不对？是什么原因促使绝大多数的医师在临床上避免使用经方呢？

我认为在美国有一些比较常见的原因。第一个是恐惧感，担心《伤寒论》里的药物和较重的剂量。这是一个由来已久的问题，中医典籍记录了一些误用经方的案例，指控医师草率地给感"伤寒"的病人高剂量的麻黄或桂枝，造成的害处多于益处。还有就是害怕会伤害病人。在美国，学生被教导使用最少量、柔和的中药和针灸疗法，用来避免任何可能的疼痛、副作用或任何可能的伤害。虽然这一点肯定是重要的，但是这种想法不能阻碍治疗病患的主要目标，对不对？我们固然不能伤害病人，但是如果没有好好下功夫开药的话，也是病人没有医好的原因啊。第二个问题是训练不足。在美国，许多中医大学的教师在受聘之前几乎没有什么经验，所以依赖安全的疗法，而不敢采取大胆的疗法，因为他们也不好意思在学生的面前开一个不懂的药方。而且当教导《伤寒论》的老师在临床使用温病方剂时，学生对经方会产生怀疑，进而不信任经方，弃用经方。此外还存在语言的问题，尽管英语的经方书籍每年都有所增加改进，但相较于中文经方书籍的普遍性，还是很少很少。第三是训练的范围有限，治疗重症的能力低下，使医者的知识和临床能力也随之萎缩。在美国，中医院校都是私立大学，教学中大部分都是轻症的病人，因为严重的病人都在医院。有时候让学生先去访问病人，做出诊断，他们会说某某病人的舌头好红，苔很黄很厚很腻，病得很严重的样子，等到我进去看病人的时候，情况根本不是像他们说的那样，其实是很轻的舌苔变化。第四个问题是以教科书为基础的学习。在中国和美国，学生都是用经过过滤和背景脉络重新整理的教科书学习中医，而没有阅读到原文书。这种教学法虽然容易制定课程，对老师们讲课很方便，但最后还是会限制学生对《伤寒论》和整个中医学的完整了解。

为了推动人们使用经方，我觉得经方在临床上的应用必须更多、更大胆。《伤寒论》的理论和方剂必须突破一般的马马虎虎的中医师加诸于其上的限制，而达到这个目标的最大、最好的方式就是学习经方的加减，使它们能够容易地被应用在更广大的范围、环境和季节条件之中。但是所有学习经方的学生可能都有这样一个奇特的问题：经方可以与温病的方剂合用吗？可以一起使用还是会相互排斥？什么时候应用经方是适当的？经方是否可以加减，经过加减之后，仍然会被《伤寒论》的正统派接受吗？让我们来看一个病案。去年1月份，有一个50来岁的病人，一个礼拜以前，出现典型的"伤寒"病症：发烧、怕冷、出汗、身体疼痛、头痛，相当于一般流行性感冒的症状。他来看病的时候这些症状已经缓解了，但出现咳嗽咯黄痰、自觉胸腔有痰的困扰。刚开始接诊的中医师因为他有黄痰，认为很明显是一个温病的症状，所以诊断是肺热，开了清气化痰汤。但是我觉得从这个病人的发病时间、总体症状等情况看，还是应该归类到《伤寒论》的范围之内。伤寒并不是没有热证，大家知道表寒转热吧？结果几天以后，这个病人转到我的门诊，他服用清气化痰汤后痰转浓浊，很难咳出来。当时我用桂枝汤做基础方，加玄参来挽救清气化痰汤的燥化问题，治疗很成功。我觉得临床上这类病人很多，也有很多医师因为偏好使用教科书来从事温病诊断和临床治疗，而常常有些令人迷惑的经验。其实《伤寒论》提及各种类型的疾病，包括寒与温，"伤寒"这个词汇，尤其在《伤寒论》的最早期，可能是泛指疾病，而不是专指"伤寒"类的疾病。《难经·五十八难》说："伤寒有五，有中风，有伤寒，有湿温，有热病，有温病。"如果我们把六经理解成一维的线性疾病轨道，始于太阳，终于少阴和厥阴，从表阳气实进展到内阳气虚，那么经方的应用会变得很狭窄。如果我们换一种方法，把六经的传递理解为表里阴阳虚实寒热的相对经络关系，比如太阳和少阴表里相对，阳明太阴相对，少阳厥阴相对等，那就不会把疾病看成局限的进展，而可以把"伤寒"疾病的"传"和"变"视为多维的。比如胡希恕先生的伤寒六经"传"的理论，也是现在冯世纶先生推动的理论，认为这是一个多面向的观点。这个观点的长处在于把经方的临床应用扩张到范围更宽广的疾病种类，让我们脱离局限，看得更广一点。

在台湾，南方气候湿热，我用桂枝汤加黄芩、大青龙汤、小柴胡汤、白虎汤、四逆汤、四物汤等方药治疗，效果都非常好。但是有趣的是，当我搬到美国西雅图以后，渐渐发现心爱的经方效果不如预期。在西雅图，我观察很多病人，发现那些惯用的、熟悉的经方产生了不寻常的反应。比如说在台湾，我用桂枝汤加当归饮子，两个星期内可以治好了一位异位性皮肤病的朋友。吃药前那些皮肤病的地方都渗透着淋巴液，很难看，很难闻，所以他很难过，都不敢出门。吃药一个礼拜后，皮肤病的地方开始收口，然后就好了，到现在已经十几年来都没有复发。然而在西雅图，我用类似的方剂治疗一个有类似症状的女病人，结果症状加剧，皮肤破裂了，必须使用强效的类固醇软膏来缓解。再比如说在台湾，我用葛根汤这一类方剂可以迅速治疗鼻窦炎、头痛等疾病，但是在西雅图，效果一直不明显。包括我教书的学校有时候请外面的专家过来看病，效果也不理想，为什么？其实不是医师不好，而是他们还没有了解到在西雅图看病的特殊性。

通过长期观察，我发现影响西雅图病人的因素主要有下面几点。第一是病人生活形态的风气。其中饮食是很大的影响因素，包括摄食不足，过度限制的饮食，不良的饮食跟垃圾食物等。中国内地和台湾地区大部分是天天吃中餐，但是美国人每一天都吃不同的菜，比如一天吃意大利菜，隔天吃印度料理或者日本料理等等。所以要去了解病人的饮食习惯，大概知道他会怎么样吃。还有工作过度也是一个问题，很多人每天一直上班，看电脑、烦躁易怒、紧张、焦虑很严重。运动过量也是美国西雅图的一个特别问题，虽然工作很辛苦很忙，但是他们觉得一定要运动，有时候甚至凌晨3点、4点、5点都会看到有人在运动。另外，美国西雅图的阴天很多，下雨天很多，所以这种气候下的忧郁症很多。但是美国的心理医学很流行，人们出现有一点点小小的毛病都已经习惯了赶快去看心理医师，寻求安慰，我觉得这个很奇怪。第二是社会风气的问题。资讯过量，经常会听到很多医疗方面不对的消息，比如说被信以为真的食物过敏，让很多人对食品都产生了恐惧感。还有健康补给品的文化，觉得健康品比正常的饮食还重要。而且他们不是把针灸当作一个治疗的东西，而是当作一个 SPA 的东西，就是觉得可以缓解疼痛，让人舒服。另外，有些病人一来就说自己有这个病，那个病，要求医师一定同意他们所说的诊断，如果不同意的话，就不继续看病。第三是医疗风气。这是一个全世界的问题，比如说现在开抗忧郁症的药很流行，它们都会改变体质。比如说过度开处鸦片剂来止痛，其实这类药很容易上瘾。还有健康饮食法、自然疗法和其他医疗专业提供过量、过杂的信息，使病人感到迷惑。最后一个是环境气候的因素。西雅图长年多雨，但是空气却很干燥。

上面说的这些因素，没有一个是西雅图独有的，但合起来就创造了当地疾病的常见特色。我认为它们基本上展现为脾气虚。因为他们饮食不节，过度劳累，睡眠也不见得很好，宁愿运动也不饮食，还有其他的药物等问题。另外，最有趣的原因或许是西雅图以多雨闻名，寒冷的雨季可以从中秋持续到隔年 4 月，所以大部分的中医师和中医学生都认为西雅图是很潮湿的气候，倾向把他们的病人诊断为有湿气，不喜欢开熟地、麦门冬、天冬、玄参，因为这些药都是滋阴药，他们担心会损害脾脏，造成或加重内在的痰湿。然而我认为多雨本身不等于潮湿，因为西雅图的空气是很干燥的，除非是被雨淋到了，或坐在、睡在湿地上，否则不一定会受到湿邪的影响。换句话说，西雅图是多雨但不一定潮湿的气候。从临床的观点来说，我观察到病人大多是体质上的肺、胃还有肾的阴虚，更有趣的是，在真正的湿和痰的情况下，把滋阴药加到经方里，效果也很不错。接下来我讲一些平时喜欢要的药方。

一、桂枝汤加玄参

我临床上常常用桂枝汤加玄参，效果特别好。在西雅图的冬季，感冒非常流行，容易快速进入胸腔的部位，并产生大量的痰，如果没有正确和及时的治疗，痰会转为黏痰，难以咳出来，甚至几个星期、几个月都不好。我记得有一个病人，大约 60 多岁，是一个富裕家庭的管家，在 2011 年的冬天到我学校的门诊看病。当时他非常烦恼，因为在此之前的几个星期出现感冒，上呼吸道和鼻窦都受到影响，有发热、恶寒、鼻塞流涕等症状，而且慢慢地肺部也受到影响，感觉在短时间之内有痰迅速地拥塞肺部。曾经去看过西医，那边医生开了抗生素，但不仅没有帮助，反而恶化，加速了病情的进展。在我问诊的时候，他不断地哭泣，觉得心烦意乱，有一种濒临死亡的恐惧感。考虑到他罹病的时间、长度和曾经服用抗生素的病史，我辨证是表里都虚，加上西雅图冬季的干燥空气，和抗生素的燥化作用，最后开了一个星期的处方，就是桂枝汤加玄参，还有麦冬和杏仁。玄参大概用了 30g，是美国的常用剂量，我在台湾的时候一般是 40g、50g、60g 的样子。第二天的时候，那个病患咳出来很多痰，而且觉得舒服多了，自己觉得不需要再回诊。大约过了一年之后，这个病患因为不同的问题而再到我的门诊接受治疗，他向我表达谢意，认为那次的治疗救了他的命。事实上，治疗的关键就是把玄参等滋阴药加到桂枝汤。我把玄参当作是船的压舱物，使用这个加减方来抵消西医的化痰药，或者中医的气化或理气药，比如说二陈汤为基础的方剂会使痰变得更干。所以面对这类病人，重剂量的玄参、麦冬或其他肺肾的滋阴药是必要的。

二、增液汤

我现在越来越喜欢这个药方：增液（yi）汤，在中国大陆是不是要说增液（ye）汤？以前我不会用温病的方剂，只是用经方，后来觉得这种思想是不对的。增液汤大约是在我搬到美国西雅图一年之后才正确认识的药方。当时在我学生的门诊看到一个有趣的病人，他有两个问题，第一是便秘，第二是三阴交的部位出现小水泡样的湿疹，又红又痒。这个病人主要是来看便秘的，因为湿疹反复好几年，已经习惯了。饮食上，他比较偏爱路边摊那些非常油腻的料理。当时学生的诊断是湿热，而且在另一个临床督导师的指导下，开了桃核承气汤来通便。结果大便变得更硬，更加难通。那个学生当时就严重抗议了，要求改方。美国的学生跟中国的学生不大一样，那边的学生一般都个性很强，会跟老师说有哪里不对。后来我建议改成增液汤，那个学生也这么开了，两个星期之后，病人的便秘好了，湿疹也全部消掉了，而且不再出现了。本来增液汤滋阴通便可以理解，但是治好湿热却是没想到的效果。最初的时候，那个学生还担心我开的药方会伤脾胃，结果却没有这个问题。

三、炙甘草汤

炙甘草汤是我在西雅图越来越多去使用的方剂，尤其对焦虑、心悸和失眠的病人特别有效，但是对西雅图气候的阴虚本质而言，《温病条辨》讲的复脉汤加减方可能更为适合。以前有一个病人，因为一些慢性但很轻微的问题经常过来看病，比如说头痛、手脚关节疼痛、更年期的潮热等。她曾经服用抗焦虑药，像 Zoloft，我不知道这个药物的中文名字，大概吃了一年，但是效果不太明显。2010 年 1 月 14 日，这个病人去做乳房造影，但医师把一些东西插在她的乳房里面后叫她等，结果中间忘了喊她，让她在一个医院的小房间里待了好几个小时，而且最后造影结果看到一些可疑的钙化点，提示可能有乳癌。后来虽然排除了乳癌，但这次经历让她饱受焦虑之苦，产生了严重的恐惧感，不敢看任何的西医师，一看到医师就心悸得很厉害。而且之后经常睡不着，胡思乱想，心悸失眠，常常在清晨 4 点惊醒。还有很严重的心下痞，在鸠尾穴部位出现硬结，伴有恶心和食欲降低。我用过很多条方，比如说炙甘草汤、半夏厚朴汤、半夏泻心汤、柴胡加龙骨牡蛎汤等，都是一样的效果，只能缓解其中一部分症状。实在没办法，她又去找了一个比较舒服、比较可以信任的西医师看病，那个医师要求她不要再吃中药了，同时把抗焦虑药 Zoloft 的剂量逐渐提高到 125mg，这样她的情况开始稳定下来，但还是能听到自己的心跳，还是会潮热和轻微失眠，所以继续找我看病。这次我在炙甘草汤的基础上加了很多养阴药，结果这个病人觉得药方非常有帮助，能够安神，晚上惊醒的时间变短。后来她觉得越来越好了，慢慢地停掉 Zoloft，也没有什么问题。还有一点漏掉的是，这个病人有强烈的寒冷感，觉得里面很冷。我觉得这通常表示阳虚，所以有时候也会加少量的肉桂和附子进去，附子一般就 2g、3g。但奇怪的是，每一次加肉桂和附子，这个病人的心悸、失眠、焦虑都会恶化，怕冷的感觉也没有改善，而如果把肉桂附子拿出来情况好了。我台湾的老师喜欢用附子治疗焦虑症，认为这是一个很好的药，但在美国西雅图的效果反而不好，要加滋阴药才会缓解。

四、竹叶石膏汤

再来介绍一下竹叶石膏汤。你们有没有人用过竹叶石膏汤？请举手。一般好像很少人喜欢用这个方，但我发现它很温和，又滋阴，而且味道好吃。它出现在《伤寒论》里面比较隐蔽的地方："伤寒解后，虚羸少气，气逆欲吐，竹叶石膏汤主之。"

这里有一个蛮特别的病案。今年元月份看了一个 10 岁的男孩子。他在 16 个月大的时候，罹患川崎症，发烧了 11 天，用调节免疫和阿司匹林等药物治疗了 3 个月，从此以后经常生病，不管什么季节，只要有感冒流行起来就会被感染，而且夜间头部大量出汗，每个小时他妈妈都要进去用毛巾擦，不然整个床都会湿透。因为他妈妈是台湾人，又是中医学生，所以这个男孩子长期在服用中药。这次过来看病，主要是两个礼拜之前感染了念珠菌，出现发烧等症状，所以在发病的第 3 天服用了一些抗生素。结果第 10 天的时候他双手开始脱皮，手掌的心经部位有一大块红色。当时我开的处方就是一个礼拜的竹叶石膏汤，用科学药粉，3g，1 天 3 次，这样对小孩比较方便。在台湾，大人用科学药粉的量一般是一天 4g 到 6g，大部分的医师是开 4g，因为这个男孩子比较年轻，所以我开得小量一点。结果这个男孩子在 3 月 3 号回诊，说吃这个药已经好了。后来有一次，男孩子出现喉咙痛，他的妈妈担心他又生病了，就过来看病，我考虑他是快要感冒了，开了麻杏甘石汤，再加玄参和麦门冬，也是用科学药粉，1 次 3g，1 天 3 次。本来是帮忙缓解他的外感症状，但是很好玩，他的夜间盗汗也缓解了，变成每两天或者三天出现而已，而且汗量也减少。接着他妈妈希望用中药继续来改善他的体质，让他更健康，我就直接开了竹叶石膏汤来巩固治疗，而且嘱咐如果小孩子再出现任何的感冒现象就把麻杏甘石汤加到竹叶石膏汤里面，或者说完全使用麻杏甘石汤，等到感冒好了再换回竹叶石膏汤。5 月中旬，这个男孩子最后一次来看病，整体来说情况很稳定，症状明显改善，继续调理就可以了。还有一个病案，是关于我的一个朋友。他大概 35 岁，出去露营后的第三天，突然出现皮肤病，全身长了一些像铜板大的、红圈圈的斑，很痒，很痛，而且感觉从里面发烧，整个胃肠都有火，摸大椎穴附近非常烫。他先去看了西医，开始吃类固醇，但效果不明显。后来过来找我看病，我先在大椎的位置放血，然后给了一个很简单的药方，也是科学药粉，主要是石膏粉，再加一点点温胆汤和消风散，直接兑在水里冲服。他吃完以后，离开诊所不到一个小时，已经可以看到红斑退了 60% ～ 70%。继续吃了一两个礼拜，他已经好了大半，后来我换成了竹叶石膏汤来巩固调理，情况一直蛮稳定。

五、柴苓汤加玄参（柴苓汤加增液汤）

柴苓汤是小柴胡汤加五苓散，我平常喜欢用再加玄参，或者增液汤。它是治疗各种肿瘤的基本方，日本汉方很喜欢用，我的老师李政育先生也很喜欢用。最近两三年来，不晓得为什么肿瘤的病人越来越多，来找我看病的也是一批接着一批。但是在美国，不能跟病人说"治疗"这两个字，只能说缓解西医的副作用，提高身体的素质，帮助恢复健康。柴苓汤是一个很好的基本方的选择。为什么呢？小柴胡汤可以清解郁热，可以健脾，也可以安神，帮助缓解肿瘤病患的恐惧感、焦虑症和忧郁症等。而五苓散除了帮助水分的代谢外，还可以健脾，可以帮助气化，尤其是对那些有水肿、积水的病人效果很好，一般茯苓、猪苓用到20g到40g。同时也针对病人的体质、症状和相应的肿瘤，加一些特效的药物，比如说乳癌可以加入王不留行、白芷、防风等药物。

这里有一个50多岁，患卵巢癌的女病人。她比较特别，当被诊断为癌症的时候，医生说只有20%的生存可能性，但她坚信自己是20%里面的其中一个。她曾经接受过化疗、放疗和开刀手术等治疗，同时长期服用中药调理，中间复发过两次，但是一直都没有放弃。过来我诊所看病的时候，她再次复发了，用了一年大量的化疗，但是肿瘤标记物CA125一直没降下来，而且一直没有胃口，手脚发白冰冷、疼痛，红细胞和白细胞等都很低，于是我开了香砂六君子汤，加少量附子、肉桂等温性药。但是很奇怪，她以前吃中药都没有问题，却觉得这个药特别不好吃，觉得很恶心。后来我改成了柴苓汤，加白术和肉桂，还是效果不好，症状和检查都没有变化。然后我决定把白术和肉桂去掉，加大量的玄参、麦冬、天冬和地黄。玄参是我最喜欢用的抗肿瘤药，效果非常好，如果病人经济允许的话，可以开到80g。结果这个病人觉得这付药很好吃，胃口好一些，而且检查CA125明显地降下来了。真的很奇怪啊，加了很重的滋阴药，或者说所谓的油腻药，胃口反倒变好了。这个病人挺好玩的，胃口变好以后，对食物越来越有兴趣，现在还专门飞去意大利跟一个师傅学习烹饪意大利料理。我现在经常跟其他的肿瘤病人提到她，让大家向她学习。

我提出上面几个病案都是为了说明经方的滋阴加减法在美国西北部极

为有效。当然，不是所有西雅图的病人用这些加减法都有效果，而且疾病的特征年年都在改变。但是我觉得没有经过仔细考量而使用任何的疾病模式，无论是伤寒或温病，都不是明智的做法。像刚才那个卵巢癌病人，长期做化疗，到底是阴虚还是阳虚呢？化疗常常会灼伤皮肤，灼伤里面的内脏，会刺激肠胃黏膜发炎，会让嘴巴长水泡，会使舌头发红、发干，甚至会从嘴巴一直到肛门都有发炎的现象出现，所以看起来要凉血解毒。但是化疗的病人一般很疲倦，没有胃口，怕冷，属于气虚、阳虚，需要补气、补阳、扶正。哪一个答案是对的呢？我觉得正确的答案是看病人的具体情况。然而，在临床上，如何用药一般不是由病人的情况来决定，反而是医师的个性决定，不是吗？如果医师觉得自己是滋阴派，那就用滋阴药；如果觉得是补阳派，那么就用补阳药，跟病人没什么关系。我的经验是，对于诊断不明显、不容易找到答案的病人，可以试试看某一种比较安全的基本方，然后再试试补阳药，如果补阳药没有效果，再换成滋阴药，比较一下哪一个效果比较好，这也是一个诊断的方法。

最后，我想强调两点。首先，使用经方必须拥有足够的胆量，要大胆地看病，做出适当的诊断，即使这个诊断违反大众同道的意见，还是要坚持走自己的路线。第二，使用经方要很灵活，不分派系，要结合可能被视为非正统的中医和方剂。希望大家把握经方，仔细体会古典的智慧，走出自己的特色，不要被牵着鼻子走。谢谢！祝大家中秋节快乐！

【名师答疑】

问：古丹老师，您好！我的问题是，您在美国用中药的时候主要是饮片还是科学药粉？一般开药方的剂量是多大？费用是多少呢？

答：饮片和科学药粉都会用到，但是我自己的诊所以科学药粉为主。因为在美国开诊，都是私人的诊所，挂号、接电话、看病、下针、跟病人聊天、打电话给保险公司谈医疗保险等所有的事情都是自己一个人来做，这个时候用科学药粉会比较快。但是遇到病情比较严重的病人，比如说肿瘤的病人，我会要求他们吃中药饮片。关于剂量，因为美国病人不太喜欢花钱买中药，所以我尽量开最小的有效剂量，平衡疗效和经济的关系。一般情况下，一个礼拜的药控制在 20 到 30 美元左右。

问： 古丹老师，请问中医在美国的医疗保险情况是怎么样的呢？

答： 医疗保险是一个很大、很奇怪的问题，我们每一次选举的时候都会提到。大家应该听说过奥巴马要改革医疗保险的事情，很多人都不赞成。在美国，每个州的医疗保险都不一样，每一个公司也不一样。除了个别的穷人保险是政府给的一些福利，基本上保险都是私立公司提供的，很多都不受理中药和针灸。在西雅图，法律规定所有的医疗保险都一定要接受针灸的治疗，但是不同的公司会给不同的钱，有些是 50 块，有些是 100 块，而且中药是不会报销的。如果当一个完全开中药的医生，那么病人都要自费。所以我那里大部分的病人进来都一定要针灸。有些人怕针灸，我就跟他们说，如果想要保险公司付钱就把手伸出来，他们就比较配合。有些人想到美国发扬中医，赚很多钱，我觉得那个是不一定的，而且会蛮辛苦。很多从美国中医学校毕业的学生，大概 40%、50%，甚至 60%，5 年以内都会改行，不再做针灸，因为生意不太好。

问： 古丹老师，我很敬佩您，因为美国人可以把普通话说得那么好，而且还能把几千年传下来的《伤寒论》发挥得那么好，真的很敬佩！我想问一下关于体质和饮食的问题。听说美国人习惯喝冷的东西，比如说可乐、牛奶等，经常是冰箱里拿出来就直接喝。而在中国，这种情况也慢慢普遍起来，很多人，尤其是年轻人和小孩子，都喜欢吃冷的东西，导致逐渐地阳气不足。所以在用药方面是不是要根据这些体质和饮食习惯的改变来辨证用药呢？谢谢！

答： 肯定要根据这些改变来用药。在西雅图，饮食习惯严重地影响着人们的体质。但是作为中医师，我给病人看诊的时候，除了叫他们不要喝可乐、吃麦当劳等快速垃圾食品外，基本不会给其他任何的忌口。只要他们吃得比较营养、比较健康就可以了，我比较不会管具体是冷的、热的、寒的或者湿的。为什么呢？因为忌口太厉害的话会产生忧郁症，而忧郁症比吃下去的东西对身体影响更大。美国自然疗法的医师经常教病人不吃什么东西，像不能吃面筋，不能吃面条，也不能吃披萨，甚至不能吃糖，让病人吃得很不快乐。其实，我觉得病人吃这些并没有很大的关系，不要让病人有太重的心理负担。当然，如果吃某些东西真的会引起一些很明显的毛病出来，那就需要提醒病人适当地控制一下。我自己本身是素食主义者，吃素吃了 20 多年，没有什么问题。但是有一点要小心，中国人讲的吃素，有时候就是一碗白饭，加点青菜，这样可能会出现一些问题。我自己会很注意动物蛋白的摄取，比如说一天吃一个蛋、两个蛋之类的，保证身体的正常需要。其他的就差不多吧。谢谢！

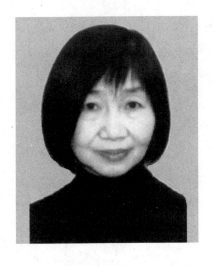

【名师简介】

　　杨洁德　澳大利亚墨尔本理工大学高级讲师，毕业于北京中医药大学，博士，长期从事中医经典研究及临床。

经方的临床应用

澳大利亚墨尔本理工大学　杨洁德

　　大家早上好！去年国际经方班我第一次来这边讲课，今年算是重新又见面了。首先我要感谢主办单位，感谢李赛美老师，邀请我来美丽的中山与大家分享一些经方应用的临床经验。我在澳大利亚行医的时候，看的病人很多都和精神方面有关，比如说抑郁症，不知道在中国这样的病人多不多。他们经常需要依赖镇定安眠药来控制症状，保证睡眠，但是久而久之出现了很多副作用，又需要其他的药来治疗，这对社会产生了很大的影响。中医治疗抑郁症有一定的优势，而且没有依赖性，经过治疗以后大多数病人的生活质量都有所改善。所以，今天我希望利用短短的两个小时跟大家分享一些我治疗这方面的经验。

　　经方一般是指《伤寒杂病论》所记载的经典方剂。因为经方的结构严谨，主治明确，所以效果也很好，受到广大医家的推崇。我认为，治病应该求本，重在探求方证相关，而应用经方更应该如此。什么叫方证？就是指一个方剂内的药味及其配伍关系与其针对的病证病机或病理环节之间具有高度相关性或针对性。因此可以认为，方证是在中医学整体观念与辨证论治基础上，探求与患者疾病及其病变状态高度的最佳匹配方，并趋向兼合具体定量、微观精确的临床思想体系。这个思想源于哪里呢？就是"治病必求于本，本于阴阳"。那么经方治疗精神疾病，或者说中医讲的心神病，要随机应变，有时候一法单方，有时候两个方配合在一起，有时候一方加减来配合病人的需求，总之是审证求因，审因求治，审治求方，审药求症，效果都很好。

我今天主要讲心神病，先来说一说抑郁症。现在社会生活的节奏越来越快，而且生活、工作压力不断增加，很多人，尤其是很多年轻人，患抑郁症的趋势上升。世界卫生组织最新调查显示，全球的抑郁症发生率是3.1%。2005年发达国家抑郁症的发病率达到8%～10%，中国内地发病率是3%～5%，其中城市比农村高。西医认为，抑郁症是以情绪低落、思维迟缓并伴有兴趣减低、主动性下降等精神运动性迟滞症状为主要表现的一类心理障碍综合征。心理障碍是指不良的刺激引起心理异常的现象。如果是心理活动中的轻度创伤，那么适当运用心理防御措施就会自然消失，但如果是严重而持久的心理障碍，不仅会对人格发展产生影响，还会诱发一些精神的疾病。抑郁症的危害性大，主要是导致社会功能受损和自杀。比如患者会出现主动性下降，兴趣减低，精力减退等症状，导致不愿工作，不愿学习，不愿履行家庭及社会责任，最终丧失社会功能，甚至日常生活也需要人关照，严重的甚至自杀。抑郁发作时，以心境低落为主，可以从闷闷不乐到悲痛欲绝，甚至发生木僵，某些病例的焦虑与运动性激越很显著。下面我列举了7项抑郁症的症状标准，符合其中4项以上就可以诊断是抑郁症：兴趣丧失，无愉快感；精力减退或疲乏感；精神运动性迟滞或激越；自我评价过低、自责，或有内疚感；联想困难或自觉思考能力下降；睡眠障碍，如失眠、早醒或睡眠过多；性欲降低等。抑郁症属于中医"郁病"的范畴。《伤寒论》里面没有"郁病"的病名记载，但是像百合病、脏躁等就是类似的描述。郁病初起病变以气滞为主，大多数属于实证，病久以后会影响脏腑，耗伤气血而形成心、脾、肝、肾亏虚。所以郁病的治疗以理气开郁、调畅气机、怡情易性为基本治疗，《证治汇补·郁证》里说："郁病虽多，皆因气不周流，法当顺气为先，开提为次，至于降火、化痰、消积，犹当分多少治之。"我平常喜欢用四逆散、柴胡加龙骨牡蛎汤、苓桂术甘汤、黄连阿胶汤、半夏厚朴汤、甘麦大枣汤等经方来治疗，下面具体讲一讲。

一、四逆散

《伤寒论》第318条讲："少阴病，四逆，其人或咳，或悸，或小便不利，或腹中痛，或泄利下重者，四逆散主之。"四逆散由四味药组成：炙甘草、枳实、柴胡和芍药，是一种散剂。如果病人咳嗽，可以加五味子和干姜；如果病人心悸，可以加桂枝；如果病人小便不利，可以加茯苓；如果腹中痛，可以加点附子等等。四逆散从仲景时代开始就是治疗气郁病的母方，一直延续到现在。方中柴胡苦、平入肝胆经，具有疏肝解郁，枢转气机的功效；枳实苦、微寒入脾胃经，能泻脾气的郁滞，还能行气散结；柴胡与枳实同用，可以加强疏肝理气，升清降浊之功。我一般喜欢枳壳和郁金一起用，因为枳壳是宽胸理气的气分药，郁金是入血分的调理气血药。白芍苦、酸、微寒，入肝经，能和营而调肝脾；白芍与甘草配伍，相当于芍药甘草汤，能缓急止痛，治疗很多痉挛疾病。把这四味药配合在一起，疏肝理脾，透解郁热，和中缓急，让气机可以运转，表里可以缓和，气机可以调畅。我有一些在澳大利亚临床使用四逆散的心得，下面举几个病例。

这是一个27岁的女性。主证是胁肋胀痛，胸部满闷时作1年，加重14天。她自己说1年前，因为情绪精神的因素，经常出现胸部满闷、胁痛、痛无定处、暖气、失眠、大便不调，一直没有觉得这个是需要治疗的。但是14天前，因为情绪波动而出现上面这一系列症状加重，所以想来看看中医。当时查舌质淡、苔腻、脉弦，化验血、大便、小便常规及肝功能都正常。辨证分析是因为情志内伤，愤滋郁怒，使肝失条理、气机不畅导致肝气郁结而成郁病，治疗就是疏肝解郁。处方是四逆散加减：柴胡12g，白芍20g，枳壳10g，炙甘草6g，郁金15g，佛手12g，半夏6g。7剂，每日1剂，早晚各1次，同时配合心理疗法。1周以后，她的胁肋胀痛减轻，饮食有所增加，在上面方的基础上加川朴9g，丹参、当归、白术各12g。连服14剂。症状一路好转，随访1年没有复发。

　　这也是一个郁病的病人，28 岁，女性。她平素性格内向，善于抑郁，凡是遇到事与愿违，就会心情不畅，久久郁结在心。我觉得这本身就是一个问题，就好比有一个 A 病人，有一个 B 病人，当 C 人对他们说了同样的某些话后，A 病人和 B 病人的反应不一定是一样，A 病人觉得没什么事，不影响她的心情，但是 B 病人因为内向等情绪问题，就觉得说的话对他产生影响，觉得闷闷不乐的，认为是针对他。最近这个病人因为工作困难，不顺心意，所以郁证发作，除了觉得很烦躁，和家人多次吵闹以外，还有两胁胀满，喜欢太息，食欲不振，心烦失眠，口干而苦等症状。诊见舌边尖红，舌苔白浊不腻，脉象弦数。辨证分析，属于肝失条达的郁证，治疗是疏肝理气解郁，处方还是用四逆散加味：柴胡 9g，枳壳 9g，赤白芍 9g，香附 9g，栀子 9g，牡丹皮 9g，川楝子 5g，生麦芽 15g，炒枣仁 15g，甘草 5g。5 剂。考虑这个病人性格内向，情绪久郁，肝木失于调畅而疏泻失常，导致胸胁胀满、气窜作痛；肝气横逆犯胃，胃失健运，出现食纳呆滞；"气有余便是火。"循经上扰而乱心神，因此心烦失眠、口干而苦，属于肝郁化火的症状。所以在四逆散的基础上，加栀子、丹皮清泻肝火，川楝子、生麦芽疏肝和胃，炒枣仁养血安神，使整个方疏肝泄火，和胃安神。这个患者吃了 5 剂以后，觉得心胸宽畅，情志舒畅，晚上睡觉好了，其他症状都减轻了。再吃 5 剂，病就都好了。

　　下面这个病人的初诊是 1993 年 3 月 6 日。同样是一个内向的病人，常常郁闷不乐，喜欢太息。近来由于感冒，诱发了胸胁胀痛，咽部好像有一些异物堵塞，吞咽不利，伴有口苦咽干，烦躁失眠，大便不爽，带下色黄，量多腥臭。诊见舌边尖红、舌苔薄黄，脉弦细而数。辨证分析，属于肝气郁结，复因外邪入侵，内外合邪所致梅核气。治疗就是疏肝解郁，化痰除湿，宣肺利咽，方用四逆散合半夏厚朴汤加味：柴胡 9g，枳实 9g，生赤芍 9g，半夏 9g，苏梗 9g，厚朴 9g，醋炒香附 15g，栀子 9g，淡豆豉 9g，牡丹皮 9g，石菖蒲 5g，生姜 3 片，大枣 3 枚，甘草 3g。这个病人吃了 3 剂以后，咽喉部阻塞感减轻，精神很爽，没有口苦了。再吃 3 剂巩固后，吞咽顺利，没有异物感，晚上睡觉也挺好，胁痛消失，带下减少。考虑下焦有点热，于是守上面的方加煅龙骨、牡蛎、黄柏各 9g，再吃 5 剂，加上心理辅导，所有症状都没有了。这个病人主要是抓住郁结之气循经抵于喉部，郁久化热，所以除了用四逆散，还用了半夏厚朴汤化痰清咽利喉，栀子、香豉清透郁火，石菖蒲开窍祛湿，标本兼治，效果挺不错的。

这个病案是一位 26 岁的女性病人。主诉是胁肋胀痛，胸部满闷时作 3 年，加重 14 天。3 年前，因为情绪不好等精神因素，经常出现胸部满闷、胁痛、痛无定处，纳呆，暖气，失眠，大便不调等症状，一直也没有治疗。直到两周前，因为情绪波动大而出现上面的症状加重，所以来诊所看病。诊见舌质淡、苔腻、脉弦，化验血、大便、小便常规及肝功能都正常。辨证分析，因为情志内伤，愤滋郁怒，使肝失条理、气机不畅致肝气郁结而成郁病，所以治疗还是疏肝解郁。处方用四逆散加减：柴胡 9g，佛手 12g，香附 9g，丹皮 9g，栀子 9g，半夏 9g，枳壳 10g，白芍 10g，郁金 9g，川楝子 5g，炒枣仁 15g，炙甘草 6g。7 剂。每日 1 剂，早晚各 1 次，同时配合心理疗法。吃药 1 周，她胁胀痛减轻，饮食增加，在上面方的基础上加川朴 10g，丹参、当归、白术各 9g，再吃 16 剂，症状就都消除了。

二、柴胡加龙骨牡蛎汤

柴胡加龙骨牡蛎汤出自《伤寒论》第 107 条："伤寒八九日，下之，胸满烦惊，小便不利，谵语，一身尽重，不可转侧者，柴胡加龙骨牡蛎汤主之。"它是小柴胡汤的变方，原方组成：柴胡四两，龙骨、黄芩、生姜(切)、铅丹、人参、桂枝(去皮)茯苓各一两半，半夏二合半(洗)，大黄二两，牡蛎一两半(熬)，大枣六枚(擘)。现在一般不用铅丹，用灵磁石或者代赭石等重镇安神的矿物药代替。柴胡加龙骨牡蛎汤用于伤寒误下后邪热内陷又伤正气出现的变证，尤其是少阳郁而神志症状突出的病证，可以内解外清，扶正祛邪。根据原文分析，其中"烦惊""谵语"属于精神症状，"胸满""小便不利""一身尽重"属于躯体症状，而辨证的核心是"胸满烦惊"。有些病人可能受到某种刺激后，非常容易受惊，晚上总会做噩梦，或者失眠等，也可以用这个方来治疗。后世医家把这个方扩大到肝胆郁热，痰热化火引起的癫狂等病症的治疗，虽然症状不一定相同，但病机类似，所以治疗都取得了明确效果。我觉得这都应该以胸胁苦满，上逆，胸腹动悸等证候为依据，病机是肝气郁结或者痰火内扰。中医认为，心肝等脏器是人高级神经活动的场所，在相关病因的作用下可以使意识或运动障碍而产生一系列的精神和神经方面的症状，所以柴胡加龙骨牡蛎汤在调肝、潜阳、镇惊、安神的作用下治疗精神方面的疾病能收到满意疗效。

下面是一个失眠的病人。《伤寒论》里面有很多关于失眠的描述，比如"不得眠""不得卧""卧起不安"等，指睡眠不足或者睡不深的一种病症，也可以形容为入睡困难的一种病症。失眠有很多种因素，比如说我先生是一个飞行员，他睡不着的原因主要是时差的问题；再比如说消化不好也会失眠，吃点消导药就能解决等。一直以来有很多治疗失眠的方法，有些人建议当睡不着的时候，可以起来看看电视，看看书，或者干些其他的活，然后再回去睡觉。而中医治疗就是要辨证，如果辨证准确，效果立竿见影。有个叫 Thomas 的男病人，34 岁，主诉是失眠 2 年。他主要是晚上心悸易惊，噩梦纷纭，需要吃 1 片 Stilnox 才能入睡。但这个药半衰期比较长，所以第二天醒来后头一直昏沉，乏力。还有不思饮食，口干苦，目干涩，大便偏干等症状。诊见舌红、苔黄，脉弦而细。辨证分析，属于心营亏损，胆热内扰，枢机不利，神不守舍，处方用柴胡加龙骨牡蛎汤加减：柴胡 15g，半夏、茯神、麦冬、太子参、柏子仁、酸枣仁、夜交藤、五味子各 10g，生大黄 5g(后下)，灵磁石 10g，龙齿、牡蛎各 30g，黄连 3g，肉桂 4g。吃了 10 剂药以后，睡眠明显改善，食欲好了，头昏沉乏力也减轻。再吃 7 剂巩固，噩梦全部消失。后来用天王补心丹丸来收功。这个病人的失眠属于虚实夹杂，既有心营亏损，又有胆热内扰，所以用柴胡加龙骨牡蛎汤加减清泻胆热，调理枢机，重镇安神，效果很好。如果是顽固性失眠的病人，可以借鉴古人医案记载经验，比如王清任血府逐瘀汤加减，效果也不错。如果是兼有心脾两虚或阴虚火旺的病人，可以用归脾汤加减，也可以用黄连阿胶汤加减。但是还有一个问题，我不知道古丹先生在美国有没有碰到类似的情况。在国外，西方人一般都是西医治疗不好才来看中医，但是他们并没有吃中药的概念，不知道吃中药不是一付两付就可以好的，所以常常吃了三五付后效果不明显，就不继续看了。而且国外的中医，只能报销一部分的诊金，也就是几十块钱，而中药是不能报销的，所以经济不太好的病人也不能长期坚持。这些都让我们在国外行医遇到很多问题。

这是一个神经官能症的病人，女性，41 岁。平时情绪很容易紧张、激动，发病前有劳累病史，出现乏力、心悸、胸闷不适。当她听说可能有心脏病以后，非常紧张，晚上睡觉也不安宁。经过多方的治疗，她的病情没有好转，反而更加重。来看病的时候，她觉得心悸欲脱，胸闷气短，深吸气后才舒服，胸前区隐痛、持续数小时不缓解，全身乏力，失眠多梦。诊见舌质淡红，苔黄腻。处方用了柴胡加龙骨牡蛎汤加减：柴胡15g，黄芩、白芍、枳壳、川芎、桂枝、茯苓、全瓜蒌、白术、姜半夏各10g，川连3g，生大黄4g，煅龙牡各30g。用浓缩颗粒中药，每天10g。吃药半个月以后，症状明显好转。在原方基础上加珍珠母20g继续治疗，配合口服柏子养心丸，症状逐渐消失。根据这个病人的临床表现，属于心悸、胸痹等范畴，是由于素体虚弱，加上情志不畅、劳逸失调导致心之阴阳气血失衡，心藏之神不安。治疗以调整心脏阴阳气血的平衡为原则，所谓"阴平阳秘，精神乃治"。临床运用的时候，如果是心肝火旺，比如烦躁，舌尖比较红，可以加黄连、赤芍等。如果是心脾不足，可以配合归脾汤。如果是肝肾阴虚，可以用天王补心丹加减。这里再提一下，在国外，外国人觉得熬药比较困难，所以比较少用中药饮片，很多是用浓缩的颗粒中药。不过有人提出颗粒中药也有问题，因为只能加，不能减，不像中药饮片那样可以加减很灵活地应用。

下面这个50岁的女病人，我觉得她应该是属于"脏躁"一类的病。"脏躁"在《伤寒杂病论》中已经有描述，相当于我们现在的更年期综合征。但是不仅限于女人，男同志也会有这种疾病，只是表现不一样：女人明显是月经停了，而男性可以出现精神方面的问题。《黄帝内经》里面虽然没有"脏躁"这个词，但有很多关于喜、悲、伤、郁、哭的描述，比如《素问·阴阳应象大论》说："心在声为笑，在变动为忧，在志为喜。喜伤心，恐胜喜。肝在声为呼，在变动为握，在志为怒，怒伤肝，悲胜怒……"脏躁其实是因为长期情志不舒，或者日久思虑，导致心肝血虚，心神失养，从而表现出来的临床证候。"脏躁"的主方是甘麦大枣汤，源于《金匮要略》中："妇人脏躁，喜悲伤欲哭，像如神灵所作，数欠伸，甘麦大枣汤主之。"就是甘草、小麦和大枣三味药，很多时候可以配合另外的方同时使用，效果比较好。说回这个病例，病人的主诉是心悸、头晕一年。近一年来经常自觉胸闷，憋气，气短，头晕，头痛，自服中成药治疗，但是没有看到明显的疗效。最近两个月因为丈夫工作调动，和其他人发生了财务纠纷，所以症状明显加重，头晕头重，胸胁满闷，四肢沉重，心慌烦躁，失眠多梦，焦虑不安，汗出，恶心，呕吐，大便干燥，小便尚调。诊见舌质红，苔黄腻，脉弦细。心电图提示：轻度心肌缺血。西医诊断是"更年期综合征"。我觉得中医属于"郁证""脏躁"范畴，证型是肝气横逆，相火上炎，心神被扰。处方用了柴胡加龙骨牡蛎汤加减：柴胡、党参、乌梅各 9g，龙骨、牡蛎各 12g，黄芩、茯苓、白芍各 15g，灵磁石、竹茹、枳壳、生姜各 10g，淮小麦 20g，甘草 6g，大枣 5 枚，酸枣仁 30g。这个病人吃了 7 剂药以后心悸、胸闷、头晕明显减轻，再继续吃 20 多付巩固，症状就全部消失了。更年期综合征，西医说是绝经前后出现的症状及体征，中医认为主要是肾气不足，冲任亏虚，导致精血减少，不能濡养和温煦脏器所致，治疗多从滋补肾阴，温补脾肾，益气补血入手。但是妇女的生理特点其实是以血为主。肝为气血之脏，具有贮藏血液，调节血量，条达气机的功能。由于五脏六腑、四肢百骸、经络以及各器官组织都依赖血供养，而血的运行又依赖气的推动，依赖肝气调节，才能气血流畅，经络疏通，脏腑功能和调。如果肝的功能失常，则五脏六腑一定受害。更年期综合征的各种表现均与肝的气血不调有密切关系，从而影响心、脾、肺的机能运作，在这个虚实夹杂的病证里面，补则滞塞上火，泻则本脏更虚，所以治疗要以调理气机，化痰清热为基础，在调理中使机体失衡得以平和。

三、黄连阿胶汤

黄连阿胶汤也是《伤寒论》里面的一个方，出自第 303 条："少阴病得之二、三日以上，心中烦，不得卧，黄连阿胶汤主之。"它由黄连、黄芩、白芍、阿胶、鸡子黄组成，功能是清心火，滋肾阴，可以治疗心肾不交的失眠、口干等。我在临床上应用黄连阿胶汤治疗多例女性更年期焦虑失眠患者，有一些心得，效果也不错。更年期是女性卵巢功能逐步减退至完全消失的一个过渡时期，《内经》里面描述说："女子七七，任脉虚，太冲脉衰少，天癸竭，地道不通，故形坏而无子。"这个时候由于血液不足，女性生理功能下降，出现月经量少，或绝经，甚至肾之阴液不足，不能上济心火，使机体处于阴血不足而阳火相对有余的病理状态，治疗应该"壮水之主，以制阳光"。黄连阿胶汤里面黄连、黄芩苦寒而泻心火，使心火下降；阿胶、鸡子黄为血肉有情之品，可以补心肾之阴；白芍泻火，可以化阴平肝。

所以这个方上可以清心火，下可以滋肾水，对属心肾不交的效果更年期失眠很好，体现了"泻南补北"的治疗精神。但是这个方有一些苦寒黏腻药，应该中病即止，不能长服，后期可以用六味地黄丸调理善后，如果有余热、相火的话，可以用知柏地黄丸。

有一个49岁的家庭主妇，因为"失眠3个多月"来就诊。她夜间心烦不易入睡，或者入睡后梦很多，每夜入睡时间不足3个小时，但是自觉精神亢奋，无疲惫感，服用"眠乐""枣仁安神胶囊"都没有效果。已经半年多没有月经了，有时候会出现潮热汗出，心烦易怒等症状，饮食还可以，大便干，舌红少苔，脉细数。所以诊断是更年期失眠，辨证属于肾水不足，心火上炎，治疗要泻心火、补肾水，处方用黄连阿胶汤：黄连9g，黄芩6g，白芍9g，阿胶6g，鸡子黄2枚。这个病人之后过来复诊，说吃了3付药，晚间睡眠就已经有明显改善，等吃完5剂，每天晚上能睡8个小时以上，效果很不错。后来用六味地黄丸巩固，睡眠一直都很正常。

下面的病案是一个63岁的女病人，有更年期综合征病史，经过治疗后没有效果。1999年11月27日，她第一次过来看病，神志清晰，面色苍白，自诉1个月前因为乘坐长途旅行车后头晕，失眠惊惕加重，心悸烦闷，息短，腰脊酸楚，精神疲乏。诊见舌红少苔，舌尖赤，脉细数而弱。我辨证属于阴不敛阳，心阳独亢。处方：黄连3g，黄芩、丹参各9g，生白芍、阿胶、生甘草、柏子仁各10g，淮小麦、猪茯苓各30g，鸡子黄2枚，红枣7枚。10剂。等到12月7日二诊时，这个病人已经症状大减，能操作一些家务，但脉还是细数，所以在原方上加合欢花30g，5剂。12月12日三诊时，她所有的症状都已经好了，精神也很好，再吃原方5剂，配合天王补心丹来巩固，后来随访两年都没有发作。这个病人由于路途比较累，劳则伤肾，导致肾精亏虚，精不生血，血虚不能养心，心阳偏亢，心肾同病，水火不济，所以用交通心肾、滋阴清热的黄连阿胶汤，加柏子仁、猪茯苓镇心安神，丹参清心除烦，芍药柔肝敛阴，同时配合甘麦大枣汤，达到"阴平阳秘，精神乃治"的效果。

我总结了一下现在中医对抑郁症病因病机的认识。抑郁症通过中医学的整体观和辨证论治分析，病变的部位涉及脑、肝、胆、心、脾、肾，病因病机因为个人的性别、年龄、体质和生活环境等不同而有所差异，所以不能够一概而论。通过总结分析历代医家的观点，中医认为抑郁症大多由于情志过极，导致气机郁滞，气血阴阳失调，脏腑功能失常，精神异常改变等。抑郁症和肝脏关系最为密切，肝主疏泄，调畅气机，调节情志。当肝脏功能能够正常维持其疏泄功能时，不但气机条畅，气血和调，而且还能够控制七情的变化。如果七情变化过极，超出了肝脏的调节，就会出现肝失疏泄、气机逆乱，使得肝失条达，并引起一系列的心身反应疾病。肝主疏泄，气机调畅，那么津液运行正常；如果情志内伤，肝气郁结，气郁化火，就会炼津为痰。痰浊黏稠滑腻，喜欢流动，可随气机升降，无处不到，外可达四肢百骸，内可溢于五脏六腑，而导致百病丛生。如果痰浊上扰清窍，就会出现精神抑郁，精神活动异常，记忆力减退。如果痰火扰心，就会出现心烦心悸，入睡困难。如果痰火扰胆，就会出现动作迟缓，精神运动性迟滞，判断决策力下降。脾主运化水谷精微，化生气血来充养形体精神。如果脾虚运化失常，气血亏虚，精神失养，那就会出现心境低落，对日常活动失去兴趣，缺乏愉快感。脾失健运，营血生化乏源，无以充养脏腑及脑髓，就会出现精力减退，无原因的持续疲劳。忧郁伤脾，导致食少纳呆，生化之源不足，营血亏虚，不能濡养心神，使心神不安，出现失眠等情况。肾阴为一身阴气之源，"五脏之阴气，非此不能滋"，具有抑制、宁静、凉润等功能。如果年老体虚，肝肾渐衰，肾阴不足，元神失养，就会出现忧郁、焦虑、紧张、猜疑等精神症状。如果肝肾阴亏，阴不制阳，阳亢生内热，扰及心神，就会出现心烦失眠、潮热盗汗、舌干红、脉细数等症状。如果阴亏气耗，就会出现精力不足、疲乏等不适。目前，临床上对于抑郁症的治疗主要是运用西药，虽然有一定的疗效，但是有不同程度的副作用和依赖性，有的甚至会加重患者的焦虑抑郁状态。而中医的治疗方法多样，疗效肯定，副作用较少。运用中医辨证施治原则及中药的配伍特点随症加减可以提高疗效，同时配合针灸、心理治疗等多方面综合治疗，能够形成一套完整、有效的治疗体系，所以中医治疗抑郁症具有非常广阔的前景。

中医学的发展是靠无数经验积累而来的，前人的经验是后人实践的基础。而经方是中医的精华，方证是经方的主要构成部分，方证相应是经方的重要原则，方以证立，证以方名，方随证转。凡人患病，不是先判断是什么病，而是根据病后出现什么证，是寒，是热，是虚，是实，是阴，是阳，在表，还是在里，选用适应的方和药，来治愈疾病。临床上，无论针对外感还是内科杂病，只要诊断明确，方证对应，效如桴鼓，立竿见影。"经方是中医之根，中医之魂，中医之脊梁！"希望各位能当好经方的传人！谢谢大家！

【名师答疑】

问：杨老师，您好！请问对于已经吃了10多年西药的抑郁症或者焦虑症患者，用中药会有效果吗？

答：对于这类病人，我们给他中药主要是希望可以渐渐地减少西药，而且最后可以撤掉西药。在国外，很多病人都不是一开始就中医诊治的，往往是经过多方面治疗以后，在没有什么办法的情况下求救于中医。而中医的优势在于可以调理病人的阴阳不和，并不是针对失眠而单纯地镇定安神。我觉得中医治疗精神方面的疾病经验还是很丰富的，效果非常好。谢谢！

问：杨老师，您在讲述病案的时候提到半夏有治疗失眠的作用，请问能不能提供具体的应用剂量？

答：《黄帝内经》里面有一个半夏秫米汤，就是利用半夏镇定安神。我一般用半夏的量是 9 ~ 12g。

问：杨老师，请问您使用黄连阿胶汤的时候，鸡子黄是和其他药一起煎还是有另外的煎法？

答：常规来说，把黄连阿胶汤的其他药熬好以后，烊化阿胶，再把鸡子黄溶进去。但是我在南京学习的时候，那边的老师说不用这个传统，就是多吃几个鸡蛋而已。谢谢！

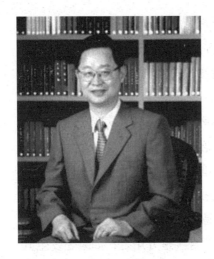

【名师简介】

　　陈旺全　现任"台湾行政院卫生署"中医药委员会委员，台北市政府市政顾问，"考试院"中医师高考及特考典试委员，台北市立联合医院主任医师，台北市中医师公会名誉理事长，中国医药研究发展基金会董事，"中华民国"中医师公会全国联合会常务理事，"中华民国"中西医整合医学会专科医师。临床长于治疗过敏性疾病、心血管内分泌疾病、消化性疾病、泌尿生殖疾病、妇科疾病、神经精神疾病及癌瘤疾病等。先后出版《奇特疗法》《战胜疾病保健康》《医师的良心处方》《一味中药健康之钥》《抗过敏 So Easy!》等书籍，受到宝岛台湾民众的欢迎。

伤寒经方在杂病上的临床应用

台北市立联合医院　陈旺全

　　首先非常感谢李赛美教授的介绍，感谢承办第二届经方班的中山市中医院，感谢在座的各位，谢谢！我一直在思索着怎样来这边和大家相互切磋，怎么谈经方真的在人类治疗疾病上有很大的贡献。所以今天的题目就是："伤寒经方在杂病上的临床应用"。

　　《伤寒杂病论》以六经论"伤寒"，脏腑论"杂病"，三因类病因，辨证寓纲，治则创八法，以法系诸方，将脉、因、证、治化为一体，理、法、方、药贯穿始终，从而构成以辨证论治为核心之诊治体系。经方经历历代医家二千余年的临证经验，疗效卓著，只要辨证准而用之无不"如响斯应"。到现在为止，经方还是治疗各种疾病的主方。目前着眼于临证的"实用"，灵活应用"经方"，希望可以开阔临证医者的思路。纵观临床的各种疾病，起伏异常，非常复杂，"有成方而无成病"，即使是同一种病证，也会因为病者体质差异，年龄大小，生活起居环境，病势急缓，病程长短等不同而变化莫测。有很多学生常常跟我说："老师，我觉得没有一个病人跟教科书写的一模一样。"所以临床上，医师不能随便看病，要见病知源，"师其法而不泥其方"，有是证用是法，有是法用是方，异病同法，同病异治，法因证变，孰轻孰重，方随法移，药循方易，根据证候的演变，对方剂进行化裁。如果可以辨出病证与经方相结合，直接整方用之；如果还发生其他疾病，可以根据仲景的法则进行加减；如果完全不符合，那就根据经方的方法，把相关的药物组合，使每味药都对证，这样效果也很好。

我想"经方"两个字有很大的意义，这里大概说明一下。它引导出古典医学诊治疾病时的原生意识，并且尝试从思辨经典内涵的角度填补临床诊治思维的空白，呈现中医师必须熟悉历史沿革与经典内容的重要性。运用经方的目的是为了在临床治疗过程当中，重视中医学法则与技术。中医一定要辨证论治，而不要导入过多的西方医学辨病的内容。有一些中医学生刚刚出来工作的时候，病人讲一个症状就开一个方，像头痛用川芎茶调散，背部紧紧酸痛用柴葛解肌汤，背脊两边的痛用九味羌活饮，喉咙疼痛用银翘散，咳嗽用止嗽散，肚子胀给点平胃散，脚麻加当归拈痛汤，小便白浊用清心莲子饮或萆薢分清汤等等，一直开下去总共有十几个方剂了。有没有效果呢？我跟学生说一定会有效的，病人也说有一点点效，为什么呢？病人吃这么多药，吃饱了也有营养啊！所以看病千万不要陷入这种陷阱，不然当这样的一个医生，不觉得对不起自己吗？不觉得对不起病人吗？真的非常悲哀。在中医的世界里，大家都知道经方，不论从专业或历史的角度论述，都具有相当崇高的地位。目前经方的定义大概有这么几种，有人说是汉朝以前特定的医学专门著作，有人说是《黄帝内经》《伤寒论》和《金匮要略》中提到的方剂，有人说是专指《伤寒论》和《金匮要略》里面的方剂，还有人说是具有经典、经验、经济、延展、传承等特色的方剂。总的说来，经方主要是指在先秦两汉间成形，属于特定种类、具备鲜明特色或传承自张仲景编撰、创制的方剂，我们要好好地发挥。

一、发烧

经方普遍讲杂病，我从人类容易发生的发烧开始讲。为什么会发烧呢？西医现在认为是病原体、病毒、细菌等侵袭，常常要做血培养，但是很多情况下却培养不出致病菌，病人还是在发烧，身体越来越虚弱。发烧其实是体温保持升高的状态，但要注意区分日差和生理的自然变动。像以前在台湾，天气很热，39 ~ 40℃，这个时候量一下额温，一定感觉在发烧，要开什么方呢？其实根本不用紧张，因为大气温度是这样子，大家都一样，所以不需要开药，吹吹空调凉快下就好了。人体每一天的体温也都有变化，早上 6 点体温偏低，然后慢慢往上升，等到了傍晚 6 点的样子又开始回归，这都属于正常的生理变化，不算发烧的范围。真正的发烧的原因很多，都是由于体温调节机能发生障碍所引起的。但是很多疾病会出现发烧的症状，所以发烧也是一个提醒，一个通知，如果光是依赖发烧就想诊断出病因是很困难的。在诊断疾病的时候，一定要注意伴随发烧所引起的其他症状。比如说有人持续性地发烧，同时一直在咳嗽，可能是肺炎的情形；有人突然间发烧，肌肉痉挛倒下去，那就要考虑是不是癫痫发作了。一般情况下，越是发抖、发冷得厉害，体温就会越高。因为全身肌肉痉挛会引起发抖，而发抖的时候体内会产生热量，所以抖得越厉害，体温越高。这里几张图片，一个是因为舌癌发烧的病人，一个是因为口腔溃疡发烧，下一个是带状疱疹的病人，总之各种疾病都可以出现发烧。

仲景用什么方治疗发烧呢？第一个讲桂枝汤，适合平常体力不足的人，同时出现恶寒、发热和出汗的情况。第二个是麻黄汤，当发热的时候，热憋在里面，需要开鬼门，也就是让毛孔散开。所以身体结实，平常很健康的人，同时出现恶寒和发热，却不能排汗，伴有身体各关节酸痛、头痛等症状，可以用麻黄汤。但是现在很多病人都不相信麻黄汤，怀疑麻、杏、桂、草 4 味药到底能不能治发烧。有时候我就很直接跟他们讲："不相信这个方没有关系，你就吃下去等着，把退烧药放在旁边，如果没有退烧再吃。"一般情况下，一喝下麻黄汤，当时就好了。但是，如果病人有盗汗等情况，吃这个方就有点不好。第三个是小柴胡汤，病人虽然停止了恶寒，但还是发烧，而等烧退了又开始恶寒，这就是所谓的"往来寒热"。同时，心窝有窒闷的感觉，吃也吃不下，嘴巴黏黏的，还有苦涩感，就可以用小柴胡汤。"少阳之为病，口苦，咽干，目眩。"小柴胡汤正是治疗少阳胆经的病，如果病人恶心、呕吐、肚子痛、微热、全身倦怠的话，也可以用。第四个是大柴胡汤，便秘会不会发烧呢？如果其他症状和小柴胡汤说的相同，只是多了便秘的话，就可以用大柴胡汤。第五个是真武汤，大家或许会觉得奇怪，真武汤里面不是有附子吗？附子不是更热吗？有些病人用体温计测量的时候，体温很高，但自己却没有感觉，手脚冰冷，脸色很苍白，无精打采，又有很多颜色清澈的尿，这个时候就可以用真武汤。第六个是四逆汤，治疗疾病效果和真武汤效果一样，但是要注意，是手脚特别冰冷的时候用。再来看第七个，葛根汤。在感冒初期，体力充沛的病人因为发烧而有恶寒、头痛、喉咙痛、肩膀痛等症状，而且不能排汗，就要用葛根汤。有些过敏性疾病，肩膀的疾病也有可以用葛根汤。第八个，当病人打喷嚏和流鼻水的情形比较严重，而且咳嗽，胃里有水声的时候，小青龙汤很好用。但是，关键要看时机。很多学生都问我说小青龙汤治疗过敏性疾病要吃多久时间，其实要看当时的情况。比如说天气变冷，身体也怕冷的时候，用不了几天小青龙汤就要改方，并不是说一成不变的。第九个是柴胡桂枝汤，当病人想吐或食欲不振，多汗，又头痛，胸痛的时候，就要改用柴胡桂枝汤了。所以光一个发烧，大家看一下有多少方可以用呀？有很多学生跟我说："老师，仲景的方非常好用，扁桃体化脓的病人吃 3 天桂枝汤就好了。"我问他们："怎么知道病人好了呢？""他没有再来了，肯定是好了，这个病很好医啊！"其实，是不是这么回事呢？很多时候，适用时机并不一定抓准确了，而且根据病人的情况还需要进行一些加减，比如喉咙疼痛加牛蒡子、加射干等等。没有来意味着好了吗？如果真是这样子，医师就很好混了。

二、心律不齐

先问大家一个问题，心脏跳得慢好还是跳得快好呢？其实是要适当地跳慢。不知道这边元宵节会不会弄灯会，里面有一种灯就是画一只乌龟，然后再画一只鹤踩在上面，这是什么意思呢？驾鹤西归。鹤有千年鹤，龟有万年龟，龟鹤同寿，都是比较慢的动物。心律不齐的原因很多，也有很多中药可以用。在发烧的疾病中，脉搏会加快，同时引起心悸等现象。病得严重的时候，脉搏跳动也有加快的倾向。我刚开始出道的时候，经常去监护病房把一把病人的脉，有时候感觉趺阳脉把不到了，就知道这个病人真的不太行了，基本上是一看一个准。当发烧导致脉搏异常加速的时候，心脏有受损的可能，像心内膜炎（前胸痛、压迫感、呼吸困难），心膜炎（胸内部疼痛、食欲不振），心肌炎（退烧后有连续频脉、气喘、胸部不快感），风湿热（关节肿或痛、心脏有杂音）等。以前在台湾有一个案例，病人一开始胸痛，颈部痛，后来左边的中指、无名指和小指都很酸痛，当时去看中医，认为是过度劳累导致，所以给他做了按摩，同时给了一个药膏回去贴。结果这个病人晚上9点又开始痛了，打电话给之前的医生，医生说还没有下班，让他赶紧回诊室再多贴几片，但是半夜2点的时候还是疼痛。因为病人的太太听过我的演讲，所以找我咨询。我仔细问了下情况，胸痛，痛连后背，左三指麻，流冷汗，嘴发紫，想拉肚子，这不是急性心肌梗死吗？我赶紧让他去医院。后来去医院确诊果然是心肌梗死，马上做了支架，把命救回来了。所以大家要特别注意心肌梗死、心肌炎这一类的疾病。如果没有发烧，只是脉搏跳动加快，出现悸动，那可以主要考虑：肺纤维症（呼吸困难、胸痛），肺气肿（气喘、喘鸣），肺囊胞症（运动时呼吸困难、发绀病），甲状腺功能亢进症（手指颤抖、发汗、头晕目眩），一氧化碳中毒（头痛、目眩、想吐、呕吐）和贫血（皮肤苍白、易疲劳、目眩、耳鸣）等。

　　仲景用什么方治疗心律不齐呢？第一个是柴胡加龙骨牡蛎汤。遇到肥胖体质的病人，上腹部凸出而且有压迫感，容易受惊吓，神经过敏，肚脐部分悸动得很强烈，常常便秘，就可以用柴胡加龙骨牡蛎汤。如果是神经性悸动、高血压病、更年期障碍等疾病，出现上面的症状时，也可以用。第二个，心律不齐还可以用炙甘草汤。病人脸色不好，容易疲劳，口渴，尿和汗都特别多，皮肤比较干燥，脉搏跳动比较快，而且会悸动，适合用这个方。这边有几张图片。这个是心脏动脉硬化，有狭窄，然后引起心律不齐。下一个是左冠状动脉左回旋支软性斑块造成狭窄引起心律不齐。还有一个是右冠状动脉中段软性斑块造成狭窄引起心律不齐。台湾现在都很方便，可以直接做3D摄影，看得非常清楚，也给中医治疗提供了参考依据。还有第三个，小建中汤。病人身体虚弱，稍微感冒就产生微热，然后悸动或者胸口闷痛，可以应用这个方。小建中汤有个好处，味道比较好，女孩子和小孩子都可以接受，不会排斥。

三、疲倦

大家听这么久的课，会不会有点疲倦呢？身体疲倦的时候，会有倦怠感，但这不是疾病征兆，一般人都会有这种现象。运动或工作后，身体也会感到疲劳，也是正常的生理作用，没有关系。生病的时候，多少会感到倦怠。比如说发烧会不会觉得比较疲劳啊？明显会。肝炎的病人会不会啊？也会。肾炎的病人会不会啊？通通都会。为什么呢？因为这个时候人体处于病态。

仲景治疗疲倦用什么方呢？第一个是刚刚才讲过的小建中汤。遇到病人皮下脂肪少，腹壁比较薄，体力衰弱，容易疲倦，或者过分勉强工作，导致疲劳腹痛，流鼻血，可以应用这个方。这里的流鼻血是虚性的，比如因为气候变化，鼻黏膜适应性不足导致，所以千万不要用四生丸，不要用那些药物来止血。第二个是真武汤，也是前面讲过的。冷虚症，缺乏生气，时常眼花缭乱，或者腹痛，手脚倦怠，不太想动，就很适用。第三是桂枝加龙骨牡蛎汤。病人神经过敏，而且容易兴奋，引起神经疲劳或有疲劳感，用这个方的效果很好。

四、头晕目眩

我想头晕目眩的人非常多，内容也不完全一样，有时候觉得四周都在旋转，有时候是身体晃动，有时候好像坐电梯下降的感觉，有时候甚至眼前忽然发黑，身体好像突然没力的感觉，都是因为某一部分的身体平衡机能故障引起的。为什么会这样呢？有耳石脱落、内耳淋巴积水、贫血、颈动脉狭窄等原因。

仲景治疗头晕目眩，第一个可以用真武汤。病人腹部柔软，有下利倾向，同时手脚冰冷，全身倦怠，身体感到晃动不定，我们可以用这个方。第二是五苓散。一个病人头重，口渴得很厉害，虽然喝下许多水，但还是尿量很少，如果他出现头晕目眩的时候，用五苓散的效果很好。还有一个是柴胡加龙骨牡蛎汤，对于体质肥胖，有便秘倾向，神经过敏，肩膀酸痛，悸动，头晕目眩的病人很适用。

五、头痛

再讲讲头痛，在座没有头痛过的人请举手！哦，没有人表态啊。头痛是日常生活中经常出现的症状，包括我自己也会有头痛的现象。一般情况下，头痛稍微忍一下就好了。但头痛也有很多的机转，不都是忍一下就解决问题了，比如说有时候会忽然间闪电光，比如说有时候会偏头痛，甚至有时候痛得措手不及，特别厉害，这个就要特别地注意。有些人以前从来没有出现头痛的现象，但是某一天早上起床突然感到头痛，这大多数都有发烧的情况。发烧的时候几乎都会头痛，一般是觉得整个头部有一点点痛，严重的时候也会很剧烈，甚至影响到眼睛，头稍微动一动就痛得更明显。比如说感冒、流行性感冒、肺炎、支气管炎、扁桃腺炎、风湿热、日本脑炎、脑脊髓膜炎、急性肠炎等，基本都会出现发烧，而引起头痛。当然，头痛还有很多其他的原因，像是血管性痉挛、贫血之类的。

怎么治疗头痛？大家一起来看看下面的方。首先是吴茱萸汤。当遇到剧烈的发作性头痛的时候，想吐，呕吐，手脚冰冷，甚至连讲话都会很困难，可以服用这个方。偏头痛也可以用这个方，如果是长期的头痛也比较好用。但是要注意一点，这里讲的剧烈头痛是寒性的。如果发作的时候在太阳穴附近有静脉曲张，大部分属于血瘀性，就不能再用这个方。所以吴茱萸汤可以用于习惯性偏头痛，恶心呕吐，肚子胀满感，手脚冰凉的病人，尤其是抓住手脚冰凉这一点效果特别好。第二个，如果说用吴茱萸汤效果不好的时候，可以考虑用味道比较好的桂枝人参汤。因为桂枝可以扩张周围的血管，人参有抗氧化、清除自由基的作用，所以有时候桂枝人参汤的效果不错。当然，如果病人用不起人参的话，可以改成党参，如果再用不起的话，用参脚也可以。第三个，大家看一下五苓散。有时候病人头痛，口渴得很厉害，特别想喝水，同时喘，把喝下去的水又吐出来，但吐完以后还想再喝水，尿量很少，用五苓散是一种很好的选择。第四个，可以用桃核承气汤。有些头痛病人体力很好，经常便秘，用这个方效果不错。而那些月经不顺，闭经症，习惯性便秘的女性头痛，属于小腹聚结有瘀血征候，特别适用桃核承气汤。有时候女性子宫内膜比较薄，不容易受孕的时候，也可以用这个方，增加受孕可能性。第五个，讲到葛根汤，最适合头项强痛而恶寒时候的头痛。有些病人，总是恶寒，一遇到风就感觉浑身不舒服，从脖子到背都有僵硬感，用这个方的效果比较好。第六个是麻黄汤和桂枝汤，用在感冒发病初期，出现恶寒、头痛等情况。如果是老人和孕妇头痛，用这个方也比较好。最后来看看麻黄细辛附子汤。病人头痛的时候，感觉头部冷冷的，可以用这个方。因为人上了年纪以后，身体功能慢慢衰退，能量比较不足，所以容易感到疲倦，出现的头痛也会比较厉害。

六、中暑

这边已经是秋天了，我想中暑的概率就很少哦。当夏天天气太闷热，直接受到阳光的曝晒，或者暖气房太热，都会容易中暑，出现血压突然降低，血循环不良，头痛，打呵欠，全身酸痛，胸口苦痛，耳鸣，目眩，冒冷汗，想吐等现象，身体有种虚脱的感觉，甚至忽然间没有了意识。治疗上，遇到中暑的同时发烧，头痛，身体酸痛，口渴想喝水，五苓散挺好用的。还有，因为怕热，导致疲倦，手脚酸痛，喉咙或口干舌燥，肚子痛，有悸动感，可以用小建中汤。这个方已经出现好几次了，说明仲景的很多方都可以灵活运用。

七、痉挛

讲到痉挛，产生的原因非常多，比如说平常没有运动，突然之间跑了100米，乳酸堆积，就会产生肌肉紧张、僵硬的现象；或者说癫痫发作，口吐白沫，双眼上翻，全身痉挛，失去意识而昏厥等。

遇到痉挛怎么办呢？首先是小柴胡汤。用这个方的重点在哪里？就是从腹侧一直到心窝处都有苦痛感，食欲减退，想吐，全身疲劳，伴有僵直感。第二个是柴胡加龙骨牡蛎汤。这个方对于由歇斯底里引起的癫痫发作特别有效，或者小孩子经常性痉挛也有效。还有葛根汤，用在因为破伤风而嘴巴张不开的初期，效果最好。如果不是破伤风引起的张口困难，也可以考虑用这个方。再来，芍药甘草汤也非常好用。比如刚才说的赛跑结束后腿部抽筋，或者腹部肌肉抽筋，都有效果。这里还给大家一个参考，就是治疗咳嗽。在台北，一般中医和西医是分开的，但是我在的联合医院里面是中西医参半的。有些咳嗽病人在西医那边用止咳药水，化痰药等都治不好，要咳的话就一直连续咳，不咳的话就不咳，我一般开芍药甘草汤和麦门冬汤，两付药就能解决问题。后来有个西医师也是一直咳嗽不好，过来找我看，也是用这个方治好了，他一定要我讲出个理由出来。为什么会好呢？我跟他说《金匮要略》里面："火逆上气，咽喉不利，止逆下气者，麦门冬汤主之。"结果他不太明白。后来我解释说咳嗽其实就是支气管平滑肌痉挛引起的，芍药甘草汤一下去，可以抑制平滑肌的痉挛，所以就好了，他就比较清楚了。芍药甘草汤只有两味药，很简单，但大家不要小看它，像治疗肌肉痉挛，肌肉疼痛，神经疼痛，脊椎退行性变，椎间盘突出压迫等疾病都很好用。最后一个大承气汤。重点是腹部硬，而且膨胀，发热，便秘。

八、麻木

中医讲气虚则麻，血虚则木。麻痹或者说麻木，是神经功能失调或变成不良的状态。神经功能分运动和知觉两部分，如果是运动神经系统发生障碍，会导致手脚肌肉不能动，也会变成像无力一样的运动麻痹；如果是知觉神经系统发生障碍，就感觉不出冷和热，或者没有疼痛的感觉。简单点说，就是运动神经障碍会发生麻痹，知觉神经障碍会发生麻木。我早期是从事针灸的，为什么针了以后马上就能发挥不痛的作用呢？大家要想到原理在哪里。有人提出针灸主要是通过刺激神经传导到脑部，产生一种脑内啡，然后达到相应的治疗目的。是不是这样的啊？大家不要被我忽悠了。比如说病人现在腰酸背痛，扎哪里呢？手三里，一强捻针以后，针感往哪里传呢？脑部是一个总司令嘛，起监控作用，其实针感传导到脊髓后角感觉神经的时候就有一个效应出来了，疼痛的神经被阻断，所以马上就不疼了。这就是作用快的机理。那为什么针灸对其他慢性疾病也有调节的作用呢？各位如果有时间上网的话，可以查查我发表的 SCI 论文，里面讲到针灸合谷或曲池的时候，可以诱发体内干扰素，也就可以调控身体的免疫机能，达到抗病毒或增强抵抗力的作用。以后被别人问到针灸有效的原因话话，就可以把我这个理论搬出来讲，对不对？我现在特别讲究：要很清楚地过这一生，不要再迷迷糊糊地过这一生啦！

讲回麻木的治疗。首先看像脑中风，腹部膨胀，从心窝到腹侧有压迫感，便秘，半身不遂，语言障碍的病人，可以选大柴胡汤。如果是冷虚症，下腹部冷痛，腰部和脚部痉挛、疼痛的病人，尤其是女病人，当归四逆加吴茱萸生姜汤很好用。但是，有时候我们也会遇到一些瓶颈：这个方用下去会不会太燥、太干啊？其实我建议大家，最好是做大胆的假设，小心地求证，可以先把剂量开少一点，然后看情况。另外，如果有人得了一双富贵手，容易冻伤，麻木疼痛，西医用了一大堆药，弄了半天也没效，其实用当归四逆加吴茱萸生姜，或者当归芍药散很快就好了。这两个方里面都有当归，效果都很好。中医有一个特别的好处，就是补血药。补血先补什么？补气啊。用什么方？当归补血汤。当归补血汤是什么方？黄芪5，当归1嘛，对不对？但是现在的人肥胖的比较多，贫血的人比较少，那怎么办呢？可不可以用这个方减肥呢？把当归补血汤换成黄芪减肥汤，当归5，黄芪1。大家可以回去试试，不会瘦的再到台湾来找我。因为当归滑大肠，吃多了就会拉肚子便溏，会胖才怪啦，这就是举一反三啊。麻木还可以用桂枝加附子汤，对于体质虚弱，面无血色，有冷虚症，出汗多，尿量少，手脚痉挛的病人很有用。

九、肥胖症

刚刚才讲了黄芪减肥汤，现在就说到肥胖症了。肥胖症大部分都发生在吃得过多，运动得太少的人身上。只要减少食物的分量，或者改变食物，加上多运动就不会发胖。虽然大家都知道这个道理，但偏偏就是有很多人出现肥胖的情形。在台北，有人专门减肥，减一公斤要3万。我小时候在乡下养猪，一公斤才卖几百块而已，现在减一公斤说3万块，哇，实在太好赚了！西医减肥有一种抽脂的方法，很简单，抽抽这边就软掉了，但也经常发生意外事故，抽抽就到内脏了，直接就死了。中医可以埋线，就是用外科的羊肠线埋进去，本来脂肪好好的一家人团聚在一块，结果一个东西突然跑进去搞破坏，破坏以后开始变化，变化就能燃烧脂肪，人就瘦了。但是大家也要注意，有很多人BMI指数并不高，但是想减肥，这一减可能就出问题了。举一个案例，以前有一个非常漂亮的女孩子，长得不输给林志玲啊，觉得自己的腿稍微胖一点点，找我说要减肥。我跟她说BMI没有超标，就不要减了，只要稍微运动一下就好了。结果那个女孩子对我拍桌子，说："你以为我稀罕啊，你不看，我可以看别人啊，一个这么简单的减肥都不会帮我看，浪得虚名。"然后她就走啦。两年以后，这个女孩子又来了，说让我治病。我看她精神很不好，讲话有股尿味，加上眼睑和舌头的样子，考虑有慢性肾功能衰竭，所以赶紧让她去医院检查。过了几天，她又来了，我还以为这次又是找我算账的，结果是她很听话地去做过检查了，确实是慢性肾功能衰竭，肾功能非常差。我建议她要不血液透析，要不腹膜透析，但是她脾气很大啊，不相信有这么严重。最后那一次，她的爸爸妈妈都过来了，一见我说："陈医生，唉唉唉……"我长178公分，怎么会矮呢？我说："什么事啊？"她爸爸讲："你啊！要付很大的责任。"我说："我都没有开药给她吃呢，只是建议她去医院诊断，结果状况很严重，属于慢性肾功能衰竭，一定要做血液透析。"她爸爸讲："就是因为你啊！你当时不帮她减肥，然后她就到外面乱减肥，结果减到现在肾脏病。而且慢性肾功能衰竭也是你讲出来的，所以你说你要不要负责任啊？"大家说我要不要负责任啊？这个病人后来一直坚持不愿意做透析，所以很快就翘掉了。多么可惜啊！所以减肥还是要慎重。这里减肥写了三个方。第一是大柴胡汤，用于体格强壮，腹部有脂肪，按压肋骨下部有疼痛感的病人。第二，对女孩子的肥胖，要用桃核承气汤。很多肥胖会造成月经不顺，下腹硬，便秘等。现代研究说桃核承气汤可以启动脑部瘦素的分泌，所以能让人不会胖。再来，柴胡加龙骨牡蛎汤。刚才讲过，有忧郁症倾向的病人，在家里得不到温暖，然后一直吃一直吃，最后就胖了，用这个方就很好。

十、咳嗽

再来讲咳嗽。其实，我这样"咳"一下是一种神经性的反应，不一定会对身体有什么特殊的害处。但如果真的是身体上有问题，那就有可能产生其他的病变。生病的咳嗽，有不带痰的，有带稀痰的，带白痰的，带黄浓痰的；发作有轻微的，有严重的；有连续性，有偶发性等等。像眼睛容不下一粒沙子，支气管也容不下任何的异物，如果有痰堵住的话，就会很快想咳嗽。

咳嗽怎么治疗呢？第一个是麻黄汤。碰到病人咳嗽比较轻，但有不舒服的感觉，或者发烧，头痛，关节痛，不流汗等，甚至头痛和关节痛比咳嗽还严重的时候，可以用这个方。第二是麻杏甘石汤，对于没有发烧，喉咙干燥，有喘鸣，呼吸困难的病人很有效。然后是小青龙汤。这个方主要是应用寒痰的，病人的痰大多数有气泡，有时候脸出现微微浮肿，麻、桂、芍、草、细、姜、味、夏就一起用上去。再来，如果病人一开始咳嗽便陆陆续续不停地咳，咳到脸部会红，声音嘶哑，可以用麦门冬汤或者竹叶石膏汤。最后还有小柴胡汤和大柴胡汤，我想大家都知道怎么应用了吧。

十一、痰

有时候痰是为了保护支气管和肺，所以生理性排出的废物。但是如果痰量过多，还含有脓或血液，带绿色或黄色，那么就要注意了，这是有病的象征，考虑肺结核，或者支气管扩张症，或者支气管的出血，或者肺部肿瘤等等。如果是含多量脓性的痰变为慢性吐出的时候，应该是支气管扩张症。讲治疗痰的问题，首先又是麻黄汤。一般的感冒和有痰的时候都可以用，如果痰很多的话，可以再加上桔梗。第二个小青龙汤，上面也讲过了，主要是支气管引起气喘，而且有水泡状痰的时候用。有些文献还说，如果单纯用小青龙汤不行的话，可以加一些鱼腥草之类的东西。最后还有麦门冬汤，尤其对怀孕的妇女有痰吐不出来的时候很有效。

十二、食欲不振

食欲是在大脑的下视丘，由中枢来支配调节。突然发生食欲减退是各种急性病引起的症状之一，但也要注意考虑情绪因素的影响。如果随着食欲减退，在心窝的地方有闷痛，或者好像有东西压着痛，伴有呕心，可能是胃的疾病，最多的是急性胃炎，有时是溃疡或十二指肠溃疡的疾病。如果食欲特别减退，想到饮食就觉得呕心，这种情况可能就是肝脏的疾病。治疗上，很多人都知道用半夏泻心汤，适合感觉食物堵塞在心窝的地方，食欲不振，恶心，呕吐，或者腹泻、下利，有轻微上腹痛的病人。如果这个病人肚子不胀，就是咕噜咕噜地肠鸣很明显，就用香砂加半夏泻心汤，一样能把病治好。如果这个病人打嗝的时候，有食物的气味溢出来，可以改用生姜泻心汤。另外，小柴胡汤也能治食欲不振，就不具体讲了。

十三、恶心呕吐

呕吐是一种反射现象，当胃受到各种有害物质的刺激，它会经过神经传达信息到大脑延髓的呕吐中枢。呕吐中枢和大脑的皮质有关，受刺激后，会反射性地直接命令呕吐中枢的有关肌肉，经过各种肌肉的作用，胃内的东西会经由食道喷出来。刺激恶心呕吐的因素，并不是都从胃部传来，有时腹膜的刺激，也会发生恶心呕吐。另外，呕吐中枢和内耳平衡器官，小脑平衡机能中枢连接，所以这些部位发生异常，也会引起恶心呕吐。或者当脑内压升高的时候，呕吐中枢本身也会直接受到刺激而引起恶心呕吐。还要注意一点，女孩子恶心呕吐，可能是怀孕的现象。

怎么治疗呢？首先是五苓散，遇到喉咙剧烈的干痛，尿量减少，或者饮食后马上会吐出的情况下使用有效。第二个，病人心窝阻塞，呕吐没有办法停止，腹鸣，打嗝，下利，半夏泻心汤也可以。另外小柴胡汤和大柴胡汤也有适用的情况。还有黄连汤，当病人胃里面有停滞感和压迫感，并且呕吐，食欲不振，腹痛，下利，口臭等情况下使用。如果是剧烈下利，手脚发冷时的呕吐，就要用四逆汤。另外一个就是吴茱萸汤，用在剧烈头痛引起的呕吐。

十四、眼睛的异常

眼睛异常可以分为本身的异常，视力的异常，还有其他疾病引起的异常。治疗上，遇到病人心窝到侧腹的苦闷，心跳加速，头晕头痛，头部充血，失眠，神经过敏，便秘，精神不安，眼睛疲劳的时候，可以用柴胡加龙骨牡蛎汤。糖尿病引起的视网膜病变有时候加密蒙花的效果很好。另外，如果是病人身体虚弱引起的眼睛异常，就用小建中汤。小柴胡汤也可以用在眼睛方面，病人心窝到侧腹有苦闷感，眼睛疲劳，视力衰退。这里提醒大家，不要看到眼睛不舒服就想到清肝明目，就用杞菊地黄丸之类的，其实不一定要这样子的。

十五、耳朵的异常

引起耳痛的原因有很多，比如说外耳炎、中耳炎等疾病，都可以用中药来调理。葛根汤就是一个很好的例子，适合外耳或中耳发病初期，有发冷，发热，耳痛，脖子，肩膀硬化等现象。有时候用了葛根汤以后，虽然疼痛有所减轻，但仍然发烧，头重，口苦涩，不想吃饭，可以改用小柴胡汤。

再来说耳鸣，是指没有音源，但自己却听得到声音。这种状态只有病人本人才有感觉。虽然睡眠不足、疲劳会有耳鸣的现象，但一般都是因为中耳、内耳和听觉神经的疾病引起的。遇到因为神经质、失眠、头晕等引起的耳鸣，可以考虑柴胡桂枝干姜汤。另外，小柴胡汤治疗也是不错的。

十六、鼻子的异常

鼻塞，是说鼻孔狭窄或阻塞，主要原因是表面黏膜变厚、鼻涕储积，或者鼻孔产生异常物引起的症状。如果发作性的流鼻水、鼻塞，或打喷嚏，就有感染过敏性鼻炎的可能。如果是湿性的，当然要用葛根汤，或是小建中汤啊，非常很好用。台湾是海洋性气候，很多人出现过敏，会一直打喷嚏，流鼻水。有个过敏性鼻炎的病人要去美国旧金山，跟我说要带药，因为在美国看医生很不方便。我说不用带药过去了，那边天气干燥，不会有这方面的问题。他开始还挺怀疑的，结果过去那边真的没有什么不舒服，但是回来台湾又发作，这就是因为气候的关系。所以那个病人一回来又要吃几付我的药调理。

十七、喉咙的异常

很多人经常喉咙痛，有些是扁桃腺发炎，出现扁桃腺结石，其实很简单可以解决，就是用针在那里插一下，让结石脱落就好了，比吃抗生素效果好很多。有些病人那个结石一脱落，咕噜一下就吞进去了，心里很紧张，问我怎么办。我说那可以排出来，如果没有排出来，等死掉以后就变成舍利子了。其实那里就是化脓的部位。我经常出国，在国外治疗都要用眼罩把病人罩住，不能让他们偷看，不然舌头一直在不停地动，没有办法插到点上，往往用针一刺，化脓处就破掉了，脓直接流出来。病人说感觉咸的。我说咸咸的就对，让他们不要吞下去，等一下赶快漱口。结果很多人都吞下去了，不过也不影响效果，总之破了就行。中药的话，用甘草汤或者桔梗汤，煮好以后含在嘴巴里，可以有很好的作用啊。还有就是喝盐巴水，也有清洁作用，起到一些帮助。再讲个声音沙哑的问题。现在很多女人更年期障碍，感觉有很多东西梗在喉咙，少腹部膨胀感，心窝部也有阻塞感，可以用茵陈蒿汤，非常有效。

十八、口腔的异常

口腔异常主要包括口臭，唾液分泌过多，舌头异常，口腔粗糙，口腔产生硬块或瘤，嘴唇异常，口的运动异常，吃东西不知道味道等症状。其实，甘草泻心汤是个很好用的方子。还有小孩子，经常因为嘴唇干燥，用舌头舔嘴唇，可以用葛根汤。年纪大的人，晚上睡觉的时候流口水，白天的时候很多唾沫，用甘草干姜汤很好。

十九、腰部的异常

长时间站立工作，或者保持同一个姿势的时候，经常会有腰痛的现象。有些是因为腰部退化性，有些是腰部神经纤维瘤等等。纤维瘤怎么办呢？要不切掉，要不与它和平共处，让它永远保持这样子，不要再大了，不然再大就阻塞了。治疗的话，像手脚发冷，腹部没有弹性，但是下腹痛、腰痛的病人，适合用当归四逆汤。如果是撞伤，或者女孩子因为妇科炎症疾病引起的腰痛，就要用桃核承气汤。另外，葛根汤、桂枝加附子汤和甘草干姜汤也都可以用，关键是看使用的时机。

所以伤寒经方是历代医家诊治疾病的准绳，也是诊治常见疾病与疑难杂病的导向。现在我们用从新思维、新认识、新方法、新视野角度深入研究，做有系统的归纳和科学方法的验证，让伤寒经方在治病救人上发挥得淋漓尽致。大家有没有信心啊？最后这个要背下来：中医奠定民众健康的基础，中药照亮民众人生的旅途。谢谢大家！

【名师答疑】

问：陈老师，我想问一下治疗地图舌的牛皮癣病人有什么好办法啊？

答：牛皮癣其实是一种免疫性疾病，最怕就是长在关节的部位，引起局部的病变，从而影响生活的机能方面。如果说是单纯地牛皮癣，我这里提供一种做法，可以直接运用的。就是用七星针，针在局部皮癣的部位，把它们刺刺刺刺刺，让它们流血，然后拔火罐。这叫作活血化瘀，祛死血，生清血。不过，一定要做好消毒工作，先用药碘，再用75%酒精消毒，然后才能点刺和拔火罐。拔完火罐以后要给病人吃什么呢？如果局部没有红肿热痛，那就比较好处理，可以托里消毒。如果有些病人点刺以后有些像化脓，那么就要排脓。至于提到地图舌，有些人是阴虚，有些人是脾胃功能不好，有些人是本身基因决定的，关键要看有没有相应的症状。我看过比较多的病人属于气阴两虚，用小建中汤很有效。还有一些病人属于元气不足，用生脉饮比较有效。

问：陈老师，您好！请问治疗8岁的小男孩磨牙，可以用什么方剂？

答：首先，一定要在他睡觉的时候去看他的肛门，如果看不清的话，就用透明纸去沾肛门的地方。为什么呢？主要是看有没有蛲虫。因为有蛲虫的人，比较容易磨牙。如果是有蛲虫，那么就用乌梅丸。第二个，要观察这个小孩子是不是有比较神经质，容易紧张，畏惧上学等情况。如果出现这些状况的同时磨牙，那么可以用甘麦大枣汤。当然，这个情况也可以不用理它，小孩子慢慢适应就好啦。

问：现在扁平苔藓是一个比较麻烦的病，请教陈老师对这个病有什么心得？

答：我觉得扁平苔藓和免疫有很大的关系，第一个要记得问病人有没有这个病的家族史，还有像糖尿病的家族史；第二个要记得问有没有癌症的家族史。从免疫学的观点出发，关键是绝对不要让身体增加很多自由基。我最喜欢用黄芪、刺五加和甘草熬水喝来调节免疫。以前治疗过一个扁平苔藓的病人，问过他没有上面说的家族史，还问了很多症状，先用了3天甘露消毒丹，病人觉得状况很好，然后再用托里消毒饮收敛，配合刚才说的三种药熬水喝，结果病人的口腔黏膜修复得很好，连做病理切片的结果也不错。如果这个病人伴有腹胀症状的话，可以加山楂。如果出现舌下静脉曲张，或者舌苔发炎很明显的话，可以加上蒲公英，这样子效果会比较好。

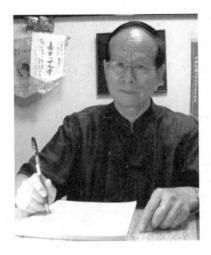

【名师简介】

　　董延龄　国医董延龄诊所院长，文化大学中医师再教育客座教授，美国西北咸林大学荣誉传统医学博士，中华自然疗法世界总会常务理事，美国自然医学研究院院士，历任中医考试典试委员，"立法院"考试特聘中医师。曾应阿拉伯联合大公国之邀请，赴该国为其总统哈扬（Hahyan）及王室多人治病。擅治急慢性乙型肝炎、心肌缺氧症、异位性皮肤炎、雷诺氏症候群、妥瑞氏症、大人小孩体质调养。著有《打开优生之门》《杂病诊治经验谈》等书籍。

特殊疾病中医诊治经验谈

国医董延龄诊所院长　董延龄

　　主持人，李教授，各位来自海内外的学者专家，大家下午好！中山地灵人杰，很多年前我就想过来看看，而今天终于来了，感觉到非常的高兴！

　　我是一个临床的医师，临床至今将近40年的时间，天天都在看病，而学理方面比较弱一点，因为不是讲课的老师。我觉得这次来到这里演讲与其他地方不同，上午安排了两个病例去诊断，我觉得这个很好。因为这是一个最实际的东西，先来考试嘛，考着考着就到这里了。还有一个很大的感受，就是去参观了这边的养生馆，我觉得非常先进，中医养生非常有优势，值得鼓励。有人问我多少岁了，其实我今年78岁。小的时候，受过很多苦难，很不幸地正好遇上我们中华民族的两大灾难，一个抗日战争，另一个国共内战,我看在座应该没有比我年龄大的了。最后一个感受是中山中医院居然这么大,建筑一看就是别出心裁,与众不同,到处都清清爽爽,感觉很好。在台湾真的望尘莫及,我回去要大力推荐,让他们有机会也过来参观参观。

闲话少说,我今天把我看来治疗一些重大疾病的经验跟大家分享。也许各位看起来觉得是小病,不过交流嘛,小病也好,大病也罢,如果小病治不好,也可能酿成大病。台湾在医疗上一年赔了几百个亿,所以6月份的时候,行政院长讲"保大病不保小病"。我看了公开的指南,蛮奇怪,觉得这个行政院长真的是外行。所以写了个五千字的谏言给他,问他大病是指哪些,由谁来评定。举个例子说,感冒是小病吗?任何人都觉得感冒不是什么大病,如果治得妥当,很快好了嘛,但是治不好的话,会转成肺炎、气喘、肾炎等大病。我本来70岁要退休的,但现在却觉得责任仍然重大。当下常常觉得中医变成西化中医了,看病不用望闻问切,不用看人,就是对着电脑,用箭头在里面挑挑,然后好了,让病人去拿药。最重要的步骤都不做,不是很严重的问题吗?这令我感觉到蛮忧虑的,所以今天可以来这里和大家交流中医非常高兴。

今天演讲的题目是:"特殊疾病中医诊治经验谈"。为什么讲这个题目呢?因为中医可以治疗很多西方医学解决不了的大病。比如在"台湾立法院",有一个中医医务室专门看这些病。我原来是一个公务员,没有什么人事背景,后来考取了中医师。有一段时间那边出现流感,各地都在放假,情况很严重。我们办公室里面8个人生病。其中有一个同事让我看这个病,说吃了西药很难过,全身没力气,受不了。我当时还没什么临床经验,对流感也没什么认识。先把把脉,脉略微洪数;然后看看舌头,舌苔黄而且干;再摸摸头,热烘烘的;问有没有口干,他说口很干。于是开了银翘散。同事问我吃几付比较好,事实上我也不知道吃几付,就让吃两付看看。结果他吃了一付以后,回来跟我说方子真有效。怎么有效?感冒的症状,比如全身没力、喉咙痛、头痛等好了一半,睡得舒服,身上也有劲了。继续吃完那两付就全好了。刚刚讲有8个人生病,其中4个人是找台大医院看的。在台湾,台大医院是很大的医学中心。但是那4个人搞了1个多月,还在咳咳咳地没好。有个姓何的同事,60多岁了,身体很壮,但现在身体痛得不能走，听说前一个同事有效以后，中午 11 点的样子让两个人架着来办公室找我看。我看他的情况跟上一个基本是一样的，但舌质是紫红的，紫红就是邪入营分，于是用银翘散加生地、丹皮。他说吃几付比较好，我说两付。看完病的时候快 12 点了，所以叫他回去先吃点稀饭，再吃药。其实没有大碍，但是我小心翼翼地，担心药凉伤胃，怕对他身体不好。他回去马上按我说的做了，等到下午 4 点钟的时候，他打电话给我说病好了，完全没有生病的感觉。还有一个姓王的工友，也被传染了。上班的时候我看到他趴在桌子上呻吟，就问他怎么了。他说头痛得像要裂了一样，很难受。怎么会那么严重呢？原来昨晚他以为自己感冒了，煮了碗生姜红糖水，结果喝了以后难受死了，一夜没睡觉，心里就像火烧一样。这明显就是火上加油，越烧越严重嘛，所以我还是用银翘散，然后因为口干特别厉害加了天花粉和麦冬，头痛加了川芎和北芪，也是两付解决问题。后来我们办公室的人都出去宣传说老董会看病啊。这次给了我很大的信心，也给了我鼓励和启发。因为受过现代教育，所以我以前对草根树皮这些东西有点质疑，有些看不起。实际上，我的祖父和父亲都是中医，我跟着他们也看到过很多疑难杂症。我祖籍是山东，属于鲁南山区，小时候特别穷，父亲骑脚踏车到处看病，晚上都回不来，很苦很苦。但是看西医在高楼大厦里面，穿的衣服又讲究，所以我总在想：是不是中医比不上西方医学？因此我早期不想当中医，想当公务员。但是那次治病给了我很大的启示，让我觉得这个东西太好了，如果不好好学习的话，就对不起我爸爸了，虽然当时爸爸已经过世了。

我常常到外面演讲，尤其是这几年更加频繁，中医院、西医院都去，像我们那边荣总、台大等，每次都会有人质疑中医看病的能力，甚至有人说："中医只能看一些不痛不痒的小病，或者保健还可以，真正的病哪里会治呢？"事实并不是这样，我们可以治疗西方医学没办法治疗的病，我们有很多的病例。

我刚说到立法院，曾经有一个老"立法委员"，70 多岁，跌倒昏迷了，被救护车送到贵族医院，治疗两个礼拜都没醒过来，后来送到荣总住院，过了一个多月也没醒过来。太太问主治医生情况怎么样，结果主治医生跟太太说："都七八十岁了，够本了。"摆明就是对这个病束手无策，太太听着这些话蛮生气，蛮失望，所以决定出院，想说要死也死在家里。回家以后，找了个护士打一下点滴，一直维持着。正好我的一个朋友去看他，就推荐我去看病。那时候是我特考考取中医的第二年，刚好40岁，刚刚才出道，所以怕不能胜任大人物的治疗。那个朋友说陪我过去看，我就答应去试试。为什么大医院都搞不定呢？他年纪大，体型肥胖，在开会的时候跌倒，伤到脑子了，现在完全没反应，像个植物人。我先给他扎针，结果针一扎下去，他全身抽动。我那时候年轻，临床经验又不够，所以很害怕，赶紧给他出针，同时开了黄芪桂枝五物汤给他吃。因为"立法委员"权力大，应酬多，经常大吃大喝，所以按照血痹来治疗。之后我隔一天就去针灸一次。等到第四次去的时候，他已经能坐起来了，把我吓了一跳。他觉得自己好多了，身上有劲了，脑子也轻松了，可以起来行走，只是走的时候腿有点酸。我继续针灸了大概两个礼拜，他完全复原了。他好了以后想去立法院看一下，我就叮嘱他一定要让家人或者佣人在旁边照顾着，不能再摔倒了，否则会更严重。那时候都是大陆的老立委，所以他一到了立法院，全体立委们都给他鼓掌，而且好奇连荣总都治不好的病怎么痊愈了。他说是一个姓董的年轻中医师治好的。那时候台北市有两个姓董的中医师，除了我以外，另一个是针灸很厉害，但是不会开药，70多岁了。大家一开始都以为是他，所以去找他看病，结果他说自己没有看过昏迷立法委啊，那些人就跑过来找我了。当时我还没有开诊所，很多"立法委员"直接过来我那看病，把房子都塞满了。后来有一次，这位老立法委请了很多大人物一起吃饭，把我大大地吹嘘了一遍，说我是他的救命恩人，如果没有我就早活不下去了。那天我坐在最上席，以前从来没见过这么大场面，虽然感觉很荣耀，但还是很紧张啊。他说要好好谢谢我，我说不用谢，这是非常荣幸的事情。然后忽然有个想法，于是问他："立法委有没有中医啊？""没有。""有没有医务室啊？""有啊，可大了，都是请荣大、台大的主任去坐诊。""请问我有没有荣幸能到立法院为大家服务呢？"他觉得这个意见很好，答应了。然后找了我们那边立法委连署写了一个建议议案，等院会通过以后，专门设了一个中医医务室，到荣总指定借我去出诊，一个礼拜两次。之后我在那看病，接触的"立法委员"很多，各种机会也很多。而且因为中西医在一起，各有一个顶尖，所以我会特别注意到中西医治疗的比较，经常是有些病人西医看不好，来我这看好了。

有一次立法委开会，有个委员肚子被人打了一拳，疼得不得了，不能够呼吸，用担架抬到医务室。当时有个西医在那里值班，说没有办法，让赶紧把他送去台大。我听到以后，想着病人60多岁了，病情在路途上估计要耽搁了，会错过黄金时间，就说先把病人架到我诊室。我问病人相不相信中医，他说相信啊，于是我说到我这针灸吧。我先给他做了诊断，毕竟年纪大了要特别小心，而且是大人物。然后在疼痛的同侧阳陵泉扎了一针，对侧肩池扎了一针，接着一边做转针泻法，一边让别人揉一揉他腹部疼痛的地方，而且让他配合着深吸气、深呼气。我们那边把这个叫动气针法，不知道这边有没有？大概过了5分钟，由刚开始的咳嗽、呼吸都会疼痛，到疼痛明显减低了。再过3分钟后，我让他下床活动一下。刚开始他很害怕，担心起来会痛得更厉害，结果起来后一点也不痛了，可以回去接着开会。大家看到他回去开会，都吓得不行，想着他明明要去住院，结果不到10分钟就回来了，觉得非常神奇。开始要把病人送去荣总的西医听到这个消息，也非常惊讶。因此在立法委的时候，很多人都特别礼遇我，大家的关系比较好。所以，只有西医可以治大病吗？我才不相信这个事情，我曾经治过很多西医束手无策的病例，数不胜数，大家要找回中医治疗大病的信心。

再举一个例子。我救过一个韩国女孩子，是首尔大学二年级学生，家里在韩国开奔驰汽车修理厂，非常有钱。有一次，她放暑假出来自助旅游，经过一个清澈小河流，就在小河旁边玩水，结果一不小心滑下去，衣服都湿透了，但是没办法及时换衣服，只好穿着湿衣服回旅馆。当时并没有什么事，但回到首尔后，不久就出现全身痛。先是找西医看了很久没好，接着找中医看，也没有效果，后来又找自然疗法、宗教疗法等等，前后换了16家医院，用了好几亿韩币，中间还因为太痛苦而自杀。不过她命大，自杀3次都没死。最后我一个在台湾学习的韩国朋友介绍她过来找我治疗。我看到她的时候，人已经不像样了，肌肉有点萎缩。于是我帮她针灸，也给她开中药，方子大体上是身痛逐瘀汤加减。同时叮嘱她要适当运动，教她做懒人操。什么是懒人操呢？躺在床上运动还不懒吗？本来是专门给不能起床运动的病人设计的，现在让这个女孩子也试试。她连续治疗1个月后回韩国，好了很多，但是没有完全康复，所以我让她再过来一次。后来又来了一次治疗，完全好了，没有再来过。很巧，前几天她妈妈给我打电话，说自己患了多发性关节炎，手指都肿起来变形了，在韩国没有治好，而且女孩的舅舅得了乙肝，所以想一起来找我看病。我问她女儿的情况，她说没有一点问题了，现在大学毕业了。所以说中医治好西医治疗不了的大病的例子太多了。

今年 5 月的时候，我治疗一个昏迷的女孩子。这个女孩子 18 岁，最初因为乱吃东西而呕吐，去台大医院急诊治疗，打了一针以后，出现眼皮向上翻。家属觉得很奇怪，叫医师不要再打了。但是医师说美国医典上面要求打三针，而现在才打一针，所以要继续打。结果打完第二针后，眼皮翻得更厉害了。家属强烈要求不要别再打了，但那边医师不听，还反驳说："到底谁才是医师呢？"接着继续打一针，那个小孩子昏过去了。当时赶紧抢救，还用上了体外心血循环机，虽然救回来一条命，但是成了植物人。我接手这个病案的时候，离发病已经过去 18 个月了，而这段时间里，这个女孩子不断地拉肚子，尿道感染，眼睛发炎，为什么呢？因为她天天注射抗生素嘛。医院为此筋疲力尽，束手无策，一天到晚处理这三个问题都搞不定，更别说治昏迷了。但是我接手以后两个礼拜，这三个问题都解决了，而且给她醒脑开窍的方药，配合针灸，希望她能醒过来。治疗了 1、2 个月，她的昏迷指数从 3 提升到 8，但还是没有醒过来。后来我太忙了，比较少去看她了，毕竟长期昏迷，脑开始萎缩，要治好很难了。这个病例实际上属于医源性、药源性疾病，就是一个病变两个病，两个变四个。为什么现在医院越多，药越多，病越多啊？就是医生做出来的，就是因为医生治疗不当嘛。现在甚至有人讲医院是制造病人的工厂，我觉得有一定的道理啊，因为很多医源性的病、药源性的病就是这样子。什么是重大疾病？就是发病的时候，病人感到身心上有极大痛苦，甚至有生命危险，或者是因为小病治疗不当而导致危险重症。刚才举的例子就是这样，原来是一个单纯的病，但因为医师治疗不当而变为复杂的病，变成坏病。"坏病"是《伤寒论》里的一个名词，因为治疗不当就坏了嘛。曾经有人形容医师像修破锅的人，以前物质条件差，有些修锅子的人硬把小洞砸成大洞，因为大洞过来补要花大钱嘛。

　　我今年写的一篇文章，总结中医事实上就是八个字：望闻问切，思辨分合。望闻问切是医师的一个外部动作；思辨分合是医师在脑子里运用的。思，医者意也，意就是意念，意念就是思想的运用。辨，辨别，要对每一个证候进行鉴别分析，比如说感冒里头有咳嗽，有喉咙痛，有全身痛，或恶寒或发烧，要辨它们是热是寒是实是虚。分，分开，分开分析。合，就是结合、综合，在上面三个步骤的基础上，做一个综合归纳，然后找出一个焦点，就像拍照一样，分清背景和主体各是什么，才能够用方，这就是我的经验。我觉得中医新思维应该从这个方面切入比较合理：先了解患者的遗传性疾病，生活环境，既往病史和西医检查经过。西方医学对病人的认识是把一个人从一个整体分成细微东西，甚至是基因，不得不让人佩服啊。病人在治疗前先去检查，医师可以获得一系列数据，然后治疗后再去检查，检查数值正常了，病人和医师都有信心了。所以我们也可以适当地用。但是有些病人到西医各大医院做检查，都没有检查出病因，为什么呢？我想说，那些反映在 X 光片、MRI、CT 上的有形的"病"，是因还是果呢？这并不是因，是果啊！现在的人有时候因果都分不清，把果当因，搞不清楚病的真正原因，怎么治病呢？

　　有一个去美国的台湾留学生，在美国加州读书，一开始还好，但到了第二年，身上长了一些小疙瘩，而且越长越多，越来越严重，等到了第三年，有的大如乒乓球，小如黄豆、绿豆。他祖父是我多年前的一个病人，找到我说他的孙子得了怪病，全身长了疙瘩，已经连续看了五六家有名的西医院，连美国权威梅尔医学中心医院也看过了，都没办法，最后有一个华人外科医生诊断认为这是一种华人特殊体质的病，说不出什么病名。于是我让他方便的时候把孙子带过来看病。后来有一年放寒假的时候，他们来找我。这个年轻人身高 185cm，身材魁梧，非常英俊，脸上、手上都没事，但一打开衣服，把我吓着了：全身像癞蛤蟆一样，长满了疙瘩，密密麻麻。我问他在美国喜欢吃什么，他说最喜欢吃五分熟牛排，喝冰啤酒，每周最少吃四到五顿，一餐吃两份。我就跟他说以后牛排给我吃，自己不要再吃了，因为就是这样的饮食久了，郁毒无法代谢，蕴结皮下，才长疙瘩的。我开了一个简单的方，让他吃 3 个礼拜，而且吃药期间最好别吃肉类，改吃素，配合运动。3 个礼拜后过来复查，打开衣服一看，小的米粒样疙瘩已经消失，原来坚硬的大个疙瘩也软了。这个年轻人说马上要回美国，所以我又给他开了3个月的药，叮嘱他带回去坚持吃，然后3个月以后叫他祖父告诉我情况。3个月以后效果怎么样呢？那位祖父说："董医师，你真的是神医啊！我孙子的疙瘩一个都没有了。"其实并不是我神，而是老祖宗的东西神，我只是会用他们的东西而已。这个病人疙瘩表皮有些泛红，平常不会痛，但如果一熬夜，一吃油炸或烘焙的食物等，疙瘩就会痛。这个时候病因问诊很重要，假如不知道病因，不知道他的饮食嗜好，如何去治这个病呢？如果只是让他吃药，而不知道让他忌口，这个病怎么治得好呢？所以问诊特别重要，不是MRI、X光照一下就可以知道所有的病因，我们要从各个层面分析病因、现证以及病灶的问题，综合归纳取得病况的资料，了解病人体质，找出病人的主证，兼顾兼症，这是治病起码的三个步骤。有时候还要有三段推理：由症推断，由证推断，由病推断，采取最适合病情与兼顾体质的最好治疗方法。为什么中医治本呀？因为中医不单是治病，还可以根据体质治人。上午查房看的两个病人，我都顾及他们的体质，像第一个体质弱，摸手都是凉的，属于既热而虚，所以治疗的时候用补气药和清热药一起，相互兼顾。

大家看这一张图片，这个小孩子在台大出生，但出生以后什么都不能吃，一吃就吐。大家看他多可怜，手臂像我拇指一样粗，手术疤痕从天突一直到神阙。曾经在台大开刀两次，后来转到荣总，诊断为"先天性心脏病"，又开了一次刀，还是没好，只能靠打点滴活命。这个小孩子是家里的第一个男丁，所以家里为了他的治疗连房子都卖掉了，但仍然没办法。最后家里人去求神占卜，解签的人说家的南方有一位医师可以治好这个病，所以过来找我看病。他们一来了以后，他妈妈就马上跪下了。我当时不知道如何是好，心里也没有底，不了解到底是什么病。刚刚说问诊很重要，我扶起她后，仔细问她怀孕的时候是什么状况。她说怀孕的第二个礼拜开始吐，一直吐到第八个月，中间全靠打针补充营养。这难怪了，在胎中就这样，出生后也没有办法适应。怎么治疗呢？这个太简单了，相信在座的每个人都会，用的是小半夏加茯苓汤，再加四君子汤。这个孩子刚开始来看病的时候，心里很恐惧，不敢看人，一看到医生就吓到不得了，但吃了一个礼拜药后，他过来复诊，明显好很多，趴在我腿上说："医生爷爷，我好喜欢你哦！"我一听这话比中彩票还开心，接着继续治疗，等到第五个礼拜的时候，他已经可以有力气举手打招呼了，还会举着胜利的"V"手势。之前卖了一幢房子也没看好的病，用中医的办法没花几个钱就好了，难怪中医盖不了大楼啊！

下一张图片也是一个台大的病人。原来是一个大企业集团的专业人员，被派到广东肇庆设厂，结果没多久就在那边生病了，出现发烧、恶寒、头痛、全身痛等，于是在肇庆入院，先是西医治疗，但治疗了一个多月也没有治出个所以然，而且看着越来越严重，所以等不及就回台湾了。回到了台湾的医院，检查半天也没有结果，同时伴有抽搐，于是转到台大治疗了。当时是4月份转过去的，中间有一次因为抽搐昏过去了，再也没醒过来，一直依靠呼吸机维持生命。等到8月底，病情完全没有好转，那边请我过去给他看。我去了以后，先用针刺他的手心没有反应，接着就想给他把脉。但是他手上都缠着纱布，没有办法摸到寸口脉，只能摸脚上的趺阳脉和太溪脉。太溪脉是我师傅传给我的，他说凡是碰到重症、萎证的时候，如果能摸到太溪脉，就可以治；如果摸不到太溪脉的话，就没什么希望了。当时这个病人趺阳脉很洪大，而且能摸到太溪脉，所以我就试着治疗。这里有张照片是我第五次给他针灸的时候拍的，扎人中，而且行针有技巧：往上透外加极度捻转，连续数十次。后来这个病人眼睛张开了，慢慢地嘴也张开了，能听到我讲话了。第五个礼拜后，台大医院认为他可以出院了。但是家人不放心，再次让我去看，当时让这个病人坐起来，然后站起来走路，他自己觉得身体还是有点麻。躺了大半年，肯定会麻嘛！我让他出院以后，继续到我的诊所治疗巩固。但是他来过3次以后，表示不再愿意接受针灸了，于是我叮嘱他回去后洗热水澡，做按摩，泡脚，适当地推拿并运动。因为病人实在太多了，所以后来没怎么追踪这个病人。但是过年的时候他带着太太来拜年，说已经很好了，在一个朋友的公司上班。植物人那么长时间，脑袋有没有后遗症呢？他觉得都比较正常。

下面这例小孩是前年在美国看的病人。当时我去洛杉矶演讲，家长带着孩子坐了3个小时的飞机过来找我看病。这个小孩3岁多了，几乎从来没有自己吃过东西，一吃东西就牙关紧闭，如果被逼着吃的话就会咬牙。已经看了5家医院，有的说是口腔肌肉萎缩，有的说是食道痉挛，最后到了一家医院用了"科学方法"：在肚子上挖洞，装活塞灌牛奶。通过问诊，我发现孩子妈妈的产前证候群很严重，所以认为这个小孩是胃有问题，而不是食道或口腔的问题。但是这孩子妈妈不相信我的说法。我觉得争辩也没有意义，所以只开了5天的药，并把旅馆电话给她，告诉她有效果的话就再来，没效的话就别来了。5天过后，他们过来看我，说孩子5天来已经自觉吃了两餐。这个家长高兴坏了，因为这几乎是3年来的头一次。我接着开了小半夏加茯苓汤合四君子汤养胃补肝，孩子已经开始吃饭啦。当我要离开美国的时候，留给他两个礼拜的药，估计吃完就差不多可以好了。后来有一次，两个老人家过来找我说，那个孩子是他们的孙子，现在都好了。我赶紧让他们转告孩子妈妈，把活塞拿走，不然气都漏光啦！

后面还有几张图片。这个病人是雷诺氏症，从年轻时开始，一直手脚都冰冷，等50多岁以后，病情越来越严重，手全紫了，天一冷就痛得受不了。当时看病的时候，她手背全烂了，台大诊断是"皮肌炎"，但烂的地方流出来的不是脓，像清清的豆浆一样，闻起来没有味道。台大等三个大医院都建议截肢，但是我用温阳、破瘀、补气、理血的办法，开了当归四逆汤加四君子汤，还有附子、黄芪，调理3个月后，病人慢慢好起来了。下一个是乳痈的病人。30岁的女孩子，乳房有一个大洞，曾经在台大看了5个月，经常用纱布条捅进去再拿出来，基本3天换1次，又是脓又是血。后来我用托毒消毒饮治疗，她的病情就好了。还有一个的病人，是看5个月都没有看好的感冒。她本来属于虚寒体质，但用了很多消炎药，所以后来一个病就变成了两三个病，出现胃痛和心理问题。我临床都是用一些简单绝顶的方子，这个病人就是小柴胡汤合桂枝汤解决问题。但有一点要注意，考虑她虚寒体质，所以我用的比例桂枝汤2，小柴胡汤1，就是用科学中药，桂枝汤加2/3，小柴胡汤加1/3。我让她吃5天后再找我，结果那时候已经好了一大半，再吃5天，也就全好了。

所以中医怎么不能治病？怎么不能治大病？怎么不能治重病？我写了一首打油诗："治病如开锁，必须选对钥。钥匙选对了，何患病不瘥。"其实治病好像开锁一样，关键要选对钥匙，要是钥匙选对了，何病不愈？要是选错了，即使钥匙拧断也打不开。我临床40多年，积累了很多病例，没有办法一一报告，今天只是举了一些例子讲给大家听，也谈了一些感悟和体验。谢谢大家!

【名师答疑】

问:董教授,您好!请问 7 岁的男孩子,白天小便失禁或者漏尿,应该如何治疗?

答:在我看来,小儿的泌尿系统发育不健全归于中医的肾虚,所以治疗小孩的遗尿、夜尿可以从补肾的方向思考。但是考虑小孩是纯阳之体,所以不能用桂附丸,而要用六味地黄丸。另外加芡实益精、补真阳,因为芡实可以当食物吃的嘛,不会有火气,在补真阳之余,不燥不热,有正面作用却没有副作用。还可以加覆盆子,起收涩作用。你可以先试试看,如果不行的话,可以打电话到台湾找我。

问:董教授,刚才听您讲针刺人中的神奇效果,能不能请您示范一下具体手法?

答:从鼻唇沟的上 1/3 和下 2/3 的交界处下针,先透刺到鼻梁根,在刺之前可以先量一下,注意控制深度和捻转幅度,具体用补还是用泻根据病情分析。我用这种手法针刺过很多次,都很有成效,尤其像刚刚昏迷的脑部疾病,把针推到皮里肉外,极度捻转,等到转不动的时候,采取提插,就像古代讲的雀啄术一样,然后留针 2 ~ 3 分钟,再做 1 次,可以起到醒脑开窍的效果。由于时间关系,也不能说太多,不知道大家对这个答案满不满意呢?

谢谢!

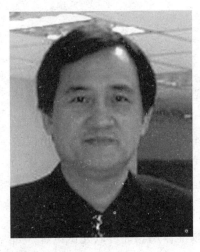

【名师简介】

赖荣年　现任"台湾国立阳明大学"传统医药学研究所副教授，台北市立联合医院中医妇科主任，台北市立联合医院阳明院区中医科主任，台北市中医师公会常务理事，"经济部"智慧财产局专利审查委员，"行政院"公共工程审查委员，"卫生署"医疗争议审议委员会副召集人。2007年获颁台北市优良医师并为优良医师致词代表，2009年获治疗更年期症候群医药组合物发明专利，2010年获颁德术并优市长奖。研究方向是要探讨中医药、针灸之疗效及安全性评估。为了开发新药、新疗法的研究方法，利用流行病学的观念及否证的训练，配合主动观察研究法评估新药、新疗法的疗效及安全性，进行人体临床试验的实证研究。

浅谈运用酸枣仁汤治疗诸病证心得

"国立阳明大学"传统医药学研究所　赖荣年

谢谢主持人的介绍，谢谢经方班邀请我过来做报告，也谢谢中山市中医院热情的招待！我去年在广州经方班讲真武汤在妇科方面的应用，算是阳的药，所以今年有机会再次被邀请，我想讲一个阴的药，以酸枣仁汤为主。

我还是先把自己再简单地介绍一下。实际上，我最早是做了8年的西医妇产科医师，后来转到中医为主，一做到现在17年，所以行医加起来25年。虽然转中医后我也会继续用一些西医，但主要还是中医中药，因此随着看病的时候越来越久，慢慢地也积累了一些经验。而且我在中医妇科的古籍上面花了很多精力，把古籍里面记载的内容放在妇科上面重新思考和整理。同时，受政府单位的委托，我对台湾51位专家进行访谈，总结他们的临床经验，做成光碟，让学习的速度更快一点，只是可惜政府方面并没有拿出来公开发行。在台湾，我的病人早期是更年期病人比较多，后来是不孕症病人越来越多。有一个节目叫《Discovery》，大家叫发现频道，他们曾经做了一期对我的访谈，主要是讲不孕症的内容，讲怎么样在一定程度上中西医结合治疗，甚至有时候可以不用西药达到更好的成效。但我总有一个疑问：为什么在国际科学界上对中医中药的认同度没有像针灸这么高呢？所以我想用一些科学的研究方法来克服这些困难，希望得到更多的认同。当时我主持翻译了一本书——《实证医学的应用》，讲的是实证医学，大概意思是要做怎么样的研究才能够把一个事情讲清楚。我在阳明大学硕博士期间做了一些功课，发表了一些国际SCI的论文，希望能让民众或科学界相信中医是有价值的，使相信科学的人也来相信中医。当然，发表国际期刊也是阳明大学毕业的一个要求。今天要讲的酸枣仁汤治疗失眠就跟那些论文有一定的关系，希望在座的临床前辈可以多给一些指正。那么下面我们就进入正题。

酸枣仁汤出现在《金匮要略·血痹虚劳病脉证并治第六》："虚劳虚烦不得眠，酸枣仁汤主之。"清代汪昂《汤头歌诀》把酸枣仁汤归类为安神剂中的滋养安神："酸枣仁汤治失眠，川芎知草茯苓煎，养血除烦清虚热，安然入睡梦乡甜。"虽然《金匮要略》上面酸枣仁汤只有一条条文，而且就那么几个字，但流传了这么多年还是非常好用，在台湾是治疗睡眠障碍使用量最高的处方。据我所知，台湾的中医师都很喜欢这个方子，像张步桃老师也非常肯定酸枣仁汤对现代人生活形态所导致的睡眠障碍的治疗功效。

为什么我一个妇科的医师会对睡眠的治疗越来越关心，越来越重视呢？因为在台湾，病人来看病的时候，尤其是妇女，很多都有睡眠的问题。而我觉得睡眠是一个中医可以好好处理的强项。为什么呢？因为现在的西药安眠药不适合长期吃，教科书说不可以超过两个礼拜到三个月，但现在失眠的病人都是整年在吃。这是没办法的事，因为医生没有办法，病人也没有办法。在这种没有办法的情况下，病人吃久了药就难免害怕，所以跑过来开中药调理。我觉得要正视这个问题，才能达到治疗病人的目的，才能凸显中医的优势。而且临床上，失眠其实可以作为一个人老化的非常好的指标。上午在医院查房的时候，我跟其中一个蛮年轻的同仁讲，如果 30 岁就开始有睡眠问题，一定要小心注意，不然很快就会这么没了。从我的角度出发，失眠几乎是衰老的代名词。大家知道，当我们年纪很小的时候，很容易不小心就睡着了，比如看电视看到睡着，吃饭吃到睡着，洗澡洗到睡着，而且一天睡 10 个小时，都是常态。但是随着我们年纪的增大，80 岁、90 岁的人能够连续睡 5 个小时以上，已经越来越少了。所以如果从一个人一生中睡觉的普遍性来看，失眠实际上是代表衰老的过程，就是说谁先开始有这个症状，谁就比较快变老。为什么呢？因为睡觉是细胞修复的过程。别人用 6 个小时或 8 个小时在修复，但是你只有 4 个小时，那么每天这样累计下去，你会发现，同样的年纪，但有的人 40 岁保养得像 50 岁，有的人 40 岁保养得像 35 岁。所以睡觉在人生中占了很重要的角色，关键在于谁的修复能力好，或者说谁的修复时间够。而在治病过程中，想要把所有的病都治得很好，就不可能不重视睡眠的问题，因为它显然会影响到其他的问题。这里我给大家讲一个笑话，关于陈立夫先生。他是我们中国医药大学的创始人，活了 101 岁，耳聪目明，一直到 100 岁的时候在大学演讲还能站着讲一整个早上，而且不需要备稿。有一次他给大学生的讲课，内容是"我怎么活了 100 岁"。他告诉大家，虽然自己不是中医师，但很喜欢中医，也很喜欢养生，同时介绍了几个非常重要的养生方法。其中提到睡觉的问题，他说自己身体之所以好，是因为有先天的特质，无论在任何状况下都可以睡觉，而且是进入深沉的睡眠，甚至早年深沉到尿床。哎呀，这个太令人羡慕了！因为他很快就能够修复自己的身体。不过，我只是分享这个例子给大家，而没有办法学，比如我就不可能像他那样，因为没有床我是睡不着觉的。所以睡觉是一个人健康非常重要的条件。而且从他这里，还有另外一个想法：尿床不一定是个病，因为有时候尿床可能是因为深沉的睡觉。曾经有妈妈带小朋友来找我看尿床，因为尿到小学五年级还在尿，觉得是肾亏。但我告诉他们，可能不是肾亏，可能是另外一个陈立夫。如果要治疗小儿夜尿，西医的文献上说用麻黄素，让小朋友晚上不要睡得那么沉，当膀胱胀的时候，有一定的警觉，知道起来小便。而中医治疗，早期的日本汉方专家治疗小儿夜尿，用六味地黄丸加麻黄或是麻黄汤。刘渡舟老前辈的经验也是六味地黄丸加麻黄治小儿夜尿。其实都是一样的道理嘛，专家们的意见一致。所以我在台湾也是这么治疗，用六味地黄丸加麻黄的颗粒剂改善夜尿。

回到刚才的条文："虚劳虚烦不得眠，酸枣仁汤主之。"其中虚劳是指致病的原因或状态，而虚烦和不得眠是表现出来的症状。这是第一次提出了"虚劳"的病名。后来在《诸病源候论》中比较详细地论述了虚劳的原因及各类症状，包括有五劳，有六极，有七伤等具体内容。五劳包括志劳、思劳、心劳、忧劳和瘦劳，像现在熬夜的人，或者长期坐办公室的人，包括医疗工作者，得五劳的机会非常非常的高。五劳容易导致六极，包括气极、血极、筋极、胃极、肌极和精极。七伤就是伤脾，伤肝，伤肾，伤肺，伤心，伤形，伤志。很明显，虚劳涉及的内容很广，可以说是中医内科里面范围最广的一个病证。我觉得，引起虚劳的病因病机主要有五个方面。第一个是禀赋薄弱，因虚致病。这个需要一定的时间来调整。第二个是烦劳过度，损伤五脏。这恐怕是目前最容易导致睡眠问题的原因。比如说学生心里总想要追求第一啊，当考试要来的时候就睡不着觉了，这种情况治疗虽然可以调整，但效果会慢一点。第三个是饮食不节，损伤脾胃。关于失眠病人的饮食，我有几个心得。我建议他们晚上不可以吃水果，因为我们日落而息，不要吃生冷的东西。年轻人恐怕没有太多的感觉，但是如果家里有老人家的话，晚上吃水果，往往要起来小便，即使小便回去以后还可以睡得很好，但睡眠还是不够连续，影响睡眠质量。我有一本书特别讲到水果要怎么吃，分为金银铜铁，早上吃水果是金，中午吃水果是银，晚上吃水果是铜，睡前吃就是铁。我觉得好的东西在不对的时间吃，就是饮食不节。像晚上喝茶也是不利睡眠。第四个是大病久病，失于调理。这两个原因导致的失眠是我们最好治的部分，一定要好好掌握。第五个是误治失治，损耗精气。关键要看是什么东西误治，什么东西失治。《伤寒论》里面也有很多的误治失治，但实际上有时候并不会花太大的力气治疗。《诸病源候论·虚劳病诸候》里面有两个条文提到"不得眠"。一个是虚劳不得眠，讲到宗气、营气和卫气。我个人的理解，气的实际情况是主导我们治疗失眠的一个重要因素。比如说病人短气，胸闷，或者需要深呼吸才舒服，或者工作一天下来很劳累，需要睡一个觉后再起来做家事等，都代表气不足的情况，我们要注意发现耗气的原因。如果病人是老师，那么就要告诉他，除了上课工作以外，没事少讲话。因为口开神气散，讲话讲多了，气就散掉了。实际上，我们一天的整个过程就是气从晚上开始一直充盈，然后早上睁开眼睛开始散，开始消耗，开始往下行，等耗到晚上的时候，气差不多了，就开始要睡觉了。如果再外来地增加一些耗气的行为，身体就会出现气不足的现象，要去相应地注意节制。比如说口干，可以作为另外一个治疗的指征。另一个是大病后不得眠。我刚才讲过，如果是大病后导致的不得眠，往往是一个好治的病，因为疾病可能才刚刚开始。大家看一下这个条文：

"大病之后，脏腑尚虚，荣卫未和，故生受于冷热。阴气虚，卫气独行于阳，不入于阴，故不得眠。若心烦不得眠者，心热也；若但虚烦而不得眠者，胆冷也。"这里讲的"虚烦而不得眠"是"胆冷"的原因，需要温胆，实际上真正的温胆汤是酸枣仁汤啊！我们从原条文里面重新思索当时可能的状况是怎么样，酸枣仁汤除了治疗失眠以外，还有一个虚烦。这是一个很重要的条件，如果不在这个条件里面深刻地理解，那么有时候我们开药的针对性会比较低一点。烦分很多种，有实烦，有热烦，那么酸枣仁汤里面的虚烦是热烦，还是不是热烦呢？我觉得这些都需要进行一定的了解。

在条文里面，方的组成，尤其是组成的比例，也是非常重要的部分。酸枣仁汤里面最重的是酸枣仁，用了二升，其他的茯苓、知母、川芎是二两，炙甘草一般是一两。在运用的时候，我们需要记得其中具有的含义，这样才能得心应手。"酸枣仁汤治失眠，川芎知草茯苓煎，养血除烦清虚热，安然入睡梦乡甜。"在台湾，我们很流行《汤头歌诀》的背诵，很多资深的医师十几年前背的歌诀到现在都还能背得出来。我们医院要求学生，甚至住院医师实习生，都一定要背《汤头歌诀》，如果背不出来的话，就毕不了业。现在几乎是每两个礼拜就考一次，间断有时间还会在门诊的时候问一下。我自己的体会是，懂不懂都没有关系，先吞下去就行，等以后就能发现有用之处。读中医有一个很奇妙的特色，就是随着年纪的增大，反复看同一条条文，感觉都不一样，用药也不一样。这种感觉属于心传啊，很难教，所以我们尽量想办法把它先变成口传，让学生们吞下去，等时间的推移，口传的成功自然会转化成心传的领悟。除了要记住方的组成和比例外，还要注意炮制或者煮法。条文教我们要先煮酸枣仁，然后再"内诸药"一起煮。如果各位是用中药饮片的话，就需要注意药物的先后；如果在台湾用颗粒剂或者科学中药的话，临床就比较方便。我从事中医妇科治疗17年了，一个月门诊至少看3000人，看过的病人大概超过25万人。为什么我们能够看比较多一点的病人呢？颗粒剂就是其中的一个方法，因为不需要交代那么多，只要按照颗粒剂的使用方法开就可以了。像我的专长妇科方面，大半的情况下可以用颗粒剂解决问题。如果使用饮片的话，需要先抓个药，然后回去煮，煮完喝的时候要弄热，导致便利性会稍微低一点。有些病人因为不便利，所以有时候就不吃药了，而不吃药的话就不会规则地来复诊，病就不好治了。加上在台湾，颗粒剂是有保险的，而饮片要自己花钱买，价钱比较贵，所以台湾的特性是比较喜欢用颗粒剂。

实际上，我一开始并没有对酸枣仁汤有太大的关注，为什么呢？因为它不像真武汤起效那么迅速。我去年讲真武汤的时候，把它比喻成"官方"，刀起头落，非常有成效。但是酸枣仁汤没有这种力量，不会让我们立刻感觉到力量很快很强。我是一个个性很急的人，总希望事情快一点办好，而经方刚好适合我的个性，对症了就很快。张仲景、傅青主、张锡纯等前辈的方子都是很鲜明的，因为它们让我很确切地知道什么是君药。像酸枣仁汤这样一张方子出来，很肯定地知道酸枣仁是君药，因为它的剂量最重，相当于其他的两倍。像傅青主的方子也是一样，菟丝子可以是一两，其他的药就一钱，相当于多十倍。最初我觉得酸枣仁汤不够快，但后来我发现它也有很好用的部分，而且是不可取代的，能够启发一些妇科用药方面的思路。我们今天的主题是睡眠，酸枣仁汤的治疗虽然不一定能像我讲得那么快，不一定可以几包药解决问题，但是仍然极具代表性。

下面跟大家讲一下我是怎么去读酸枣仁汤，主要是探讨方里面的几味药。《神农本草经》里面讲："酸枣仁专补肝胆，亦复醒脾，熟则芳香，香气入脾，故能归脾；能补胆气，故能温胆；母子之气相通，故亦主虚烦、烦心不得眠。"这里告诉我们，酸枣仁可以温胆，酸枣仁汤治疗的失眠虚烦在一定程度上是因为胆冷。茯苓甘淡性平，入心、脾、肾经，具有利水渗湿、健脾安神的功效，《名医别录》里面讲"益气力，保神守中"。另外，刚刚讲了失眠虚烦和胆有关，如果胆气不舒是痰阻造成的，那么用茯苓这个"除湿圣药"也是很有帮助的。知母苦甘性寒，入肺、胃、肾经，善于滋阴润燥，清热除烦，《神农本草经》讲"主消渴热中，除邪气"，临床上比较常用在阴虚潮热的病人。酸枣仁汤里面还搭配了川芎，辛温芳香，归肝、胆、心包经，可以调畅气机、疏达肝气。川芎入血分，一方面可以解心火之躁烦，另一方面可以疏肝调气，通肝气之郁。我觉得川芎和酸枣仁的搭配是非常妙的，川芎的辛散与酸枣仁的酸收并用，既能够补肝之体，又可以顺肝之用。这两个药相合，具有养血调肝安神的功效。最后用了甘草，性味甘平，入脾、胃、肺经，主要是和中缓急，调和诸药。历代医家把这些单味药和配伍做一个整合，酸枣仁汤证的病理机转大概可以分为三个方向。一是心肾不交。清·喻昌《医门法律》中说道："虚劳虚烦，为心肾不交之病，肾水不上交心火，心火无制，故烦而不得眠，不独夏月为然矣。方用酸枣仁为君，而兼知母之滋肾为佐，茯苓、甘草调和其间，芎入血分，而解心火之躁烦也。"二是肝气郁而魂不安，木能生火而烦作。"人寤则魂寓于目，寐则魂藏于肝。虚劳之人，肝气不荣，则魂不得藏，魂不得藏故不得眠。"清·徐彬在《金匮要略论注》里面讲："虚劳虚矣，兼烦是夹火，不得眠是因火而气亦不顺也，其过当责心。然心火之盛，实由肝气郁而魂不安，则木能生火。故以酸枣仁之入肝安神最多为君；川芎以通肝气之郁为臣；知母凉肺胃之气，甘草泻心气之实，茯苓导气归下焦为佐。虽曰虚烦，实未尝补心也。"三是心火内扰，魂无所归。清·张秉成《成方便读》认为："夫肝藏魂，有相火内寄。烦自心生，心火动则相火随之，于是内火扰乱，则魂无所归。故凡有夜卧魂梦不安之证，无不皆以治肝为主。欲藏其魂，则必先去其邪。方中以知母之清相火，茯苓之渗湿邪，川芎独入肝家，行气走血，流而不滞，带引知、茯搜剔而无余。然后枣仁可敛其耗散之魂，甘草以缓其急悍之性也。"上面这些医家对酸枣仁汤有各自的理解，也提出各自的立论依据。而近代经方大家曹颖甫曾经讲到，虽然他临床运用酸枣仁汤屡试而屡验，但是认为制方的机理并不容易了解。他解释说甘草、知母可以清胃热，用来治疗胃不和导致卧不安；藏血不足，心阳不敛，可以用酸枣仁养肝阴，安神魂；提出酸枣仁汤是虚劳病后调摄的方子，所以只是用茯苓、川芎搭配治疗愈后残留的湿及瘀。

我觉得，酸枣仁汤的治法可以总结归纳为，透过补母泻子，通补兼施的方法，达到养血安神、清热除烦的功效。矢数道明《汉方处方解说》里面讲疲劳病、虚烦失眠是适用酸枣仁汤的主要症状。我总结临床上用酸枣仁汤的病人体质常常是没有元气，腹部和脉都呈现出虚状，同时胸中觉得苦闷。

除了酸枣仁汤外，临床上还有很多治疗失眠的方剂，要怎么去区分辨别呢？首先讲归脾汤。关键要注意肠胃的问题，病人出现体倦，失眠，脸色差，纳差，食少，便溏等特色症状。如果病人的胃肠症状不是很明显，那么我会建议用酸枣仁汤，因为归脾汤的力道没有那么快，毕竟它要先补中土，然后生血，再去补充营血，才能安魂嘛，所以速度会慢一点。另外，用归脾汤的时候要注意让病人配合调整生活作息习惯，如果睡觉前1个多小时还在继续用脑，还在继续耗散元神，那么归脾汤的效果是会打折扣的。所以归脾汤不是一个效果不好的药，只是使用上有条件，要抓住肠胃不好这个点，治疗重点是血虚。用归脾汤的病人是什么样的体质呢？这里总结的是：面色少华，神疲，肢倦，食少，纳呆，便溏，多梦易醒，头晕，心悸，舌质淡红，或是淡白，或是边有齿印的失眠患者。

然后是天王补心丹。我认为这也是一个很好的方子，跟酸枣仁汤的印象完全不同。天王补心丹里面重用生地、天冬，然后五味子相对于人参、丹参、玄参等三参的量大一点。天王补心丹是一个什么样的方子呢？实际上是适用于酸性体质病人的失眠。什么是酸性体质？昨天我们一行人去詹园，有一个中山的小姑娘，一进园子就被蚊子咬了，然后在逛园的过程中，蚊子专咬她不咬我们，她相当于我们的保护神。实际上，这就是一种很好判断酸性体质的方法。不管是营血不足还是肝血异常导致的酸性体质，病人都容易引发后续的一些问题，比如说湿热或者是痰瘀等，如果睡眠的情况修复不够，那么酸性体质将继续恶化。刚刚讲了天王补心丹适用于酸性体质病人的失眠，实际上酸枣仁汤也是一个适合的药，它们都属于阴药，可以针对阴不足的情况，但两个药的补法不太一样。天王补心丹可以治疗思虑过度，心血不足，怔忡健忘，心口多汗，口舌生疮等病症，关键是心肾阴亏血少，虚火内动。方里面重用生地滋阴清热安神，但是并不会让肠胃不好的病人吃下去有特别滋腻的感觉，出现中脘闷胀、胃口不好等症状。这是因为还有其他的搭配药，比如人参、茯苓可以健脾益气，让方子没有那么寒。而酸枣仁汤重在治肝，主要是生心血，养肝血，实际上是利用酸枣仁酸收，以酸为补。

黄连阿胶汤是一个清热泻火的方，它的方理是泻内热、补血虚。黄连、黄芩本身就是泻心汤的基础药，属于非常好的清泻药。在他们的基础上加阿胶、白芍、鸡子黄，其实是因为心肾血虚，要配合治疗其他比较寒的部分。如果失眠病人热象比较明显的话，那么可以先考虑用黄连阿胶汤治疗，速度会比较快，然后再跟着用酸枣仁汤。因为我们之前讲过，酸枣仁汤不会立刻就有效，有时候需要一点时间。像我个性比较急，遇到心经火热的失眠病人，我常常喜欢把酸枣仁汤搭配黄芩、黄连一起使用。因为酸枣仁治肝安魂，知母治肺胃热，川芎入血分，但是并没有直接治心经火的药物，这个时候和黄芩、黄连是一个非常好的组合。所以什么时候用酸枣仁汤，什么时候先加什么药，那里面还是很有层次的。我在妇科也有很多机会用黄连阿胶汤，比如说月经来的时候量少的人可以吃。可能大家会觉得有点奇怪，认为这样子的治疗更加导致量少，但其实只要抓住心经邪热这个重点，用黄连阿胶汤，或者葛根芩连汤治疗，会比使用滋阴药物治疗的效果更快，更好。

我们再来看一看温胆汤。首先大家看它的组成：陈皮、半夏、茯苓、甘草、枳实、竹茹，实际上里面没有一个单味药治疗胆冷，也没有温胆的作用，而重点是治痰热，破气开郁。《三因极一病证方论》里面告诉我们温胆汤的主治是胆虚痰热不眠，虚烦惊悸，口苦呕涎。温胆汤中搭配竹茹这一类药物，说明病人会有肠胃的症状，不过这种症状不是纳差，而是有点呕恶、呕逆。当遇到失眠病人的时候，大家要非常注意区分肠胃的这个问题，纳差是一个过程，呕恶、呕逆是另外一个过程，因为有时候是温胆汤证，有时候是旋覆代赭汤证。如果忽略掉肠胃的问题，误解为虚劳而用酸枣仁汤的话，那就大错特错了。因为酸枣仁汤对于肠胃病导致的睡眠不好是不好用的。《汉方处方解说》里面讲有胃下垂、胃弛缓、胃溃疡的病人适用于温胆汤。《三因方》里面解释了温胆汤的功效，认为可以治心胆虚怯，触事易惊，或心惊胆慑，气郁生涎等情况。所以胆冷的时候并不用温胆汤，而是应该用我们之前讲过的酸枣仁汤。临床上在温胆汤证的基础上加酸枣仁、黄连，可以增强稳定夜寐不宁，或者心惊胆慑等神经兴奋症。

下面我想跟大家讲一下怎么利用实证的研究解读酸枣仁汤，怎么辨别使用这几个治失眠的方剂。因为古籍里面并没有讲得很清楚，所以不同的方剂到底是治疗哪一部分，到底需要注意什么，都值得进一步研究。现在 PPT 上面呈现的是一份目前国际上使用非常频繁的睡眠评价量表——匹兹堡睡眠评估量表（PSQI）。这个量表问什么呢？问睡眠效率，就是躺在床上的时候和睡着的时间相除是多少；问睡眠质量，就是睡醒以后第二天的工作情况是怎么样的。大家回想一下，刚才讲过酸枣仁汤、归脾汤、天王补心丹和温胆汤，到底哪一个是帮助入睡的，哪一个是帮助延长睡眠时间的呢？好像并没有讲得很详细。但实际上，这点真的非常需要知道，需要搞清楚。因为我是妇科医生，所以找了有失眠症状的更年期妇女作为研究对象。更年期妇女也有自己的评估量表——更年期身心症状评估量表（MRS），里面有 11 个症状，其中一个就是失眠。我们的纳入条件就是 40 ~ 60 岁有失眠障碍的妇女，匹兹堡睡眠评估量表大于 6 分，但是没有任何其他疾病导致的失眠症，比如说忧郁症、心脏病、糖尿病、癌症等，也没有吃 metatonin，acetylcholine，glutamate 等药物。研究过程中，我们给病人吃酸枣仁汤，每次 4g，每天吃 3 次，总共是 12g，连续吃 1 个月。我们总共收集了大概 70 位病人，收集数据以后做分析，结果发现吃了 1 个月的酸枣仁汤后，病人的睡眠时间和睡眠效率明显改善，总体生存质量都有一定的提高，说明酸枣仁汤对失眠确实有不错的疗效。但是对于比较严重失眠的病人，吃两个礼拜的药还不一定有效果，要吃上 1 个月才会看到比较好的效果。这就可以理解我之前讲的，平常用酸枣仁汤并不会立刻感觉到有效，要一直吃下去的效果才会比较好。可是还有一个问题，有些病人吃了药以后出现拉肚子，反酸，胃痛等胃肠不舒服的症状，为什么呢？因为在不辨证的情况下，只用酸枣仁汤就会有胃的问题，毕竟这不属于酸枣仁汤的适应证嘛！所以我刚才跟大家讲过，胃肠不好的失眠病人用酸枣仁汤治疗效果不好，反而会有一些副作用。通过研究发现，酸枣仁汤主要可以延长睡眠时间，同时提升睡眠效率。吃药 1 个月可以延长多久的睡眠时间呢？平均每个晚上多睡 1 个小时。这是非常好玩的，因为以前我们只能听到病人说感觉比较好睡，但不知道究竟多睡了多少，也不知道需要吃多久才会比较容易有效。后来我们做了另外一个血气衰亡的方——加味逍遥散。加味逍遥散是治疗妇女更年期很常用的方药，我们把这两个方放在一起比较，结果很有趣。刚才讲酸枣仁汤可以延长更年期妇女1个小时的睡眠时间，而加味逍遥散同样可以改善睡眠，但主要是帮助入睡时间，而没有延长睡眠时间。我们看的病人都是超过30分钟睡不着的，吃了加味逍遥散以后，可以从原来的30分钟减到15分钟，也就是减少一半。所以这两个方虽然都可以治疗失眠，但是在不一样的地方发挥效果，这就告诉我们遇到不同的失眠病人可以采取不同的策略：如果是睡觉时间不够长，那么用酸枣仁汤好一点；如果是入睡时间过于长，那么用加味逍遥散好一点。当然，同时把酸枣仁汤和加味逍遥散合方在一起使用，可以同时提高睡眠效率和质量。在这些研究中，我们还看到另外一个非常有趣的事情，吃了1个月的酸枣仁汤后，病人的更年期症状明显改善。而且对于停经未满1年，也就是刚开始停经，偶尔还会来一点，更年期症状很厉害的病人，酸枣仁汤治疗效果不输给加味逍遥散；但对于停经两三年以上的病人，加味逍遥散的效果就会更好一些。实际上，这也印证了前面讲的酸枣仁汤治肝的特点，当遇到肝郁、营血不足的妇科相关情况时，只要没有其他特殊的问题，都可以用酸枣仁汤。上面就是我们利用传统方剂进行的一些科学研究，成果已经在SCI期刊发表，可以让大家看到方剂的新的治疗方向。

从原来的条文和以前医家的论述看，表面上酸枣仁汤和妇科疾病没有什么关系，但实际上并不是这样。因为妇科疾病常见的病理机转是肾水不能上交心火，或者肝气郁结，或者思虑过多动心火导致的相火内扰等，所以属于肝气郁结、心火上扬的妇科疾病都可以运用酸枣仁汤，基本上是应手取效。下面讲几个例子。

第一个是无月经症，比如说早期卵巢衰竭或多囊性卵巢。傅青主曾经针对这个病提出两个他认为大家辨证时容易犯的错误：一个是血枯，一个是肾水衰涸。他觉得心肝脾气郁结才是无月经症的原因，所以治疗上必须要散心肝脾之郁，大补肾水和心肝脾之气，使精溢而经水自通，方选益经汤。益经汤用熟地和白术做君药，山药和当归做臣药，同时里面搭配了一个生枣仁做佐使药，实际上就是为了治肝，所以可以把酸枣仁汤整个搭配进去，效果比较好。

第二个是月经先后不定期。傅青主认为它属于肝气郁结的轻症，治疗的关键是治肝，方可以用定经汤。定经汤重用一两菟丝子为君药，主要是因为病证比较轻浅，用菟丝子可以补五劳七伤，平补肝肾而不燥。同时，定经汤还用白芍和当归为君药，其中白芍的主要作用就是调肝，所以我们可以用酸枣仁汤去取代它，既有治肝的效果，又可以安魂，对于失眠的病人针对性更好。

第三个，月经稀少。我之前提过，对于心经血热的病人，可以用葛根芩连汤，或者黄连阿胶汤，不用担心吃了会出现血气虚等问题。酸枣仁汤也可以治疗月经稀少，针对的是相火内寄，扰乱肝魂，血无所归。如果本身已经是肾火旺、阴水亏的月经稀少病人，我会把玄参、地骨皮、生地、杜仲等加进去。如果是心烦明显，心火比较重的病人，我会考虑加用丹皮、栀子，疗效也不错。

还有，关于白带的问题。带下都是属于湿证，主要是因为带脉不能约束。带脉在人的腰部，差不多肚脐的位置，比较挨近"至阴之地"，本来不应该有火的，但是带脉和肾气相通，肾气又与肝气相通，当肝经有郁火的时候，可以侵犯到带脉。临床上，如果是湿热带下的轻症，可以通过解肝木之火，利膀胱之水治疗。用什么方呢？还是以酸枣仁为君药，加上白芍、川芎、茯苓、茵陈等药物，其实和酸枣仁汤有很相似的地方。如果是湿热很严重，口干舌燥，带下色黄，可以补任脉、清肾火，还是用酸枣仁汤为君药，但是重用山药、芡实来补任脉。这里还有一点就是，可以加强用酸枣仁汤里面的知母，清热生津效果很不错。那如果是下焦湿热特别明显的呢？我们可以适当加一些黄柏和车前子。其实，酸枣仁汤在心悸、眩晕、健忘症、耳鸣、神经衰弱、惊悸等方面也有很好的应用，但是今天由于时间关系，我就不再具体报告了，谢谢大家！

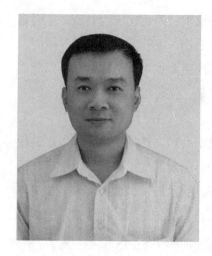

【名师简介】

　　钟筬礼　台湾庆祥中医诊所院长。"中国医药大学（台湾）"学士后中医学系毕业，曾任台湾林长庚医院针灸科医师，"中国医药大学"附属医院针灸科医师。

从桂枝汤谈《伤寒杂病论》的脉诊

台湾庆祥中医诊所　钟筬礼

　　主持人、各位中医的前辈、各位专家学者，大家好！很荣幸能够从台湾过来跟大家分享学习中医，希望能够对大家有所帮助。如果有讲得不好，或者错漏的地方，欢迎大家指出来讨论交流。

　　我最早是受家父启蒙，小时候开始背诵经穴歌。从 1974 年开始，我跟从台湾家传经方名家张国养老师学习《伤寒杂病论》。我们师承的源流是从陈修园到郑钦安先生，然后参考周学海先生的脉学。我老师在山上开诊，也授课，有点私塾的味道，给我们讲解中医的理论架构。我现在每个礼拜五都会一大早去老师那边跟诊学习，然后到了 8 点的时候再回到自己的诊所看诊。我今天很想借这个机会与大家分享跟师学习的过程和心得。

　　我的恩师说，用桂枝汤的时候要有一个依据。那么依据在哪里呢？我们先引用脉点脉位图（图2），这个可能有别于各位所了解，或者说所接触到的一些知识。诊脉的时候，"外"是病人的拇指侧，"内"是病人的小指侧。以桡骨茎突定为关，分成寸关尺。图中的中心点就是脉位点，叫脐周。脐周往上一点是心下，医生诊脉时食指的中间就是胸中。当我们诊到病人右侧胸中脉沉紧时，说明他可能要用小青龙汤。如果病人还会喘，还会咳的话，那就说明更加符合小青龙汤的条件了。所以只要诊到胸中脉沉迟带紧象，就说明寒在胸中。而无名指的中心点就是气冲，跟我们身体肚脐以下的疾病有关。这个脉点脉位图来源在哪里？等会儿我再跟各位分析。现在我希望可以用说故事的方式让大家先去具体了解，从这个图怎么样运用经方。

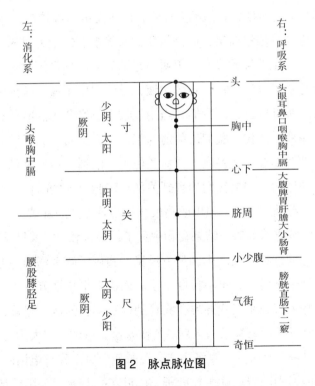

图2　脉点脉位图

先从《伤寒论》第12条看："太阳中风，阳浮而阴弱，阳浮者，热自发，阴弱者，汗自出，啬啬恶寒，淅淅恶风，翕翕发热，鼻鸣干呕者，桂枝汤主之。"当诊到病人右寸偏拇指侧的地方脉浮缓时，后续会查病人的关候。《金匮要略》里面提到："病人脉浮者在前，其病在表；浮者在后，其病在里……"

《脉诀》里面告诉我们："关前为阳，关后为阴。"这都是一个提示，可以配合桂枝汤的运用。当用桂枝汤的时候，要先诊到病人偏右侧的地方，看是不是脉浮缓。

再看这条："阳明病，脉迟，汗出多，微恶寒者，表未解也，可发汗，宜桂枝汤。"当我们研读这段经文时，常常会有很多误解：为什么到了阳明病还要用桂枝汤？其实，仲景先生苦口婆心，谆谆教诲我们："病人烦热，汗出则解。又如疟状，日晡所发热者，属阳明也。脉实者，宜下之；脉浮虚者，宜发汗。下之与大承气汤，发汗宜桂枝汤。"这是怎么一回事呢？到底是怎么定位呢？这其实跟中医基础理论有关。营卫之气都是从中焦生成，储存在下焦，运用在上焦。当外在的病邪，无论阴邪还是阳邪，侵犯到我们身体的时候，它们不会按照我们所设定的步骤走，不会是太阳、阳明这样慢慢到身体里面来，而是从我们身体虚弱的地方进来。为什么会有阳明病？仲景先生告诉我们，阳明病是因为太阳病发汗太过，或者是利小便，或者是吐了以后，亡了身体津液，导致胃中干燥，病人才会大便不通、不更衣。所以这也告诫我们，当用桂枝汤、麻黄汤的时候，一定要注意病人气血津液的变化。我们讲关前为卫，关后为营，关后就是要注意病人营血的条件够不够，如果病人营血条件不够的话，用麻黄汤发汗就有可能有变证。同样的，如果我们诊查到关部趺阳脉浮紧的时候，要细心区别其中的变化，看是脉浮紧、强项的葛根汤还是脉浮紧的麻黄汤。举个例子，我的女儿在学校吃营养餐，结果食物中毒了，又拉肚子，又肚子疼，又吐。当时我诊到她的脉在右关趺阳的地方浮紧，我用了麻黄汤为主方，然后孩子吃了以后肚子不疼了，也不拉肚子了。而像上个星期五，我丈母突然又吐又拉，弟妹带着她来找我开方，我诊到她趺阳脉的地方浮紧，而且有强项的情况，所以我用葛根汤加半夏。《伤寒论》里讲："太阳与阳明合病，不下利，但呕者，葛根加半夏汤主之。"对吧？后来我打电话问她的情况，结果是吃了两付中药以后就不拉肚子不呕吐了。其实，太阳的地方是定位在关前的位置，阳明和太阴是关部的位置，太阳、少阴、厥阴在尺部的位置。各位会有疑惑说，之前不是说太阳在寸的地方，怎么又会在尺部见到呢？这跟《易经》的升降理论是息息相关的，我们往下看。

这几条原文："下利，腹胀满，身体疼痛者，先温其里，乃攻其表。

温里宜四逆汤，攻表宜桂枝汤。""本太阳病，医反下之，因尔腹满时痛者，属太阴也，桂枝加芍药汤主之；大实痛者，桂枝加大黄汤主之。""太阴为病，脉弱，其人续自便利，设当行大黄、芍药者，宜减之，以其人胃气弱，易动故也。下利者，先煎芍药二沸。"所以之前跟大家说如果诊查到病人右寸脉浮缓的话，就要想想病人的营卫生成之气是不是很弱。当用桂枝汤的时候，芍药为寒，带苦酸，这个时候注意把芍药的量减轻了。如果用针灸也是一样的，病人可能卫气弱，可能会晕针，要看看合不合适用针灸的方式来帮人了。

接下来跟大家探讨一下，太阳的实质到底是什么：是所谓的足太阳膀胱经，还是手太阳小肠经？像刚开始跟各位介绍的，我从小就在背经穴歌，所以学了伤寒以后，我常常自己提问：到底《伤寒论》里面提到的太阳是什么？大家回想一下足太阳膀胱经的循行，它的是动和所生病。有很多专家学者认为是动病是气病，所生病是血病，那么诊查的时候怎么去判定呢？怎样把仲景先生所提到的太阳病结合起来呢？这是非常困难的。而如果太阳不是指足太阳膀胱经的话，是手太阳小肠经吗？我们可以看到手太阳小肠经是从手走到头，跟《伤寒论》所提到的条文，又有什么地方能够相互吻合呢？它的是动和所生病里面，对于临床的定位是不是有太大的帮助呢？显然是没有的。那么到底什么是太阳？很多医家提到膀胱属水，于是足太阳膀胱经顺理成章地成了寒水之经。所以风寒湿邪多属足太阳膀胱经，当病邪侵袭人体后，很多出现膀胱经的疼痛，或者恶寒，最常见的是项背拘急疼痛。也就是说《伤寒论》里"项背强几几"是因为风寒侵袭膀胱经而成，所以又称为太阳中风或太阳伤寒，或者风寒表证。我对这个说法打了一个问号。真的是这样子吗？我们看看《金匮要略》里面是怎么说的："师曰：妇人（经水断后）得平（和之脉），阴脉（关后）小弱（胎元食气），其人渴，不能食，无寒热（外无表邪），名妊娠，桂枝汤主之。于法六十日当有此证；设有医治逆者，却一月（若）加吐下（凉寒苦寒药）者，则绝之。"从这段经文来看，桂枝汤是单单治疗感冒的吗？实际上，我们在临床上常常会用桂枝汤来安胎。桂枝汤只是解表吗？我觉得桂枝汤可以调和营卫，增强抵抗力。桂枝汤能够常服频服吗？不可以。我们还是要依据整个的脉象来做指征，辨证具体病情，这样才知道是桂枝汤，还是用桂二麻一，还是桂二越一，还是桂麻各半汤，还是桂枝加葛，还是葛根汤……在我主持的诊所里面，都是中病即止，病人好了以后没有必要再服用任何药物，因为我觉得药是给病人帮忙治疗疾病的。

好，回到什么是太阳。《伤寒论》的太阳病是根据风（阳）寒（阴）（阴阳两邪，时疫）邪侵袭人体肌表以后，人体的主要表现证候中整理而成。而疏布于体表的就是太阳的阳气。这种阳气，它的功能是温养肌表，调节体温，防御外邪。因为我们体表的皮肤面积最大，所以这种阳气如果不够强大的话，它就不足以"司开阖、肥腠理、卫外而为固"。因此后世把这种阳气叫做"巨阳""大阳"。我们知道这个概念以后，就可以用桂枝汤、麻黄汤去治疗干癣等皮肤病，还能兼治气喘。而这种阳气又是生于下焦，通过气化，化生阳气，向体表输布，所以说太阳的阳气化生于下焦。另外，阳气在体表不断地消耗，还需要借助中焦脾胃摄入的水谷精微不断地补充能量，所以说太阳的阳气补充于中焦。太阳的阳气向体表疏布的过程中，还需要借助肺气的宣发，才能均匀的布达于体表，完成它在体表的温养，调节体温，防御外邪的功能。所以我们又说，太阳的阳气宣发于上焦。这样子的话，就可以理解用桂枝加厚朴杏子汤治疗病人气喘了。为什么？太阳阳气的宣布需要借助肺气的蒸腾，才能敷布于四周。而刚才介绍的诊查脉象时，如果发现胸中的地方脉浮缓的话，就要考虑病人的气弱了，可能会有咳嗽的情况，考虑用桂枝加厚朴杏仁汤。我们在中医基础里，或《黄帝内经》里面，学过："卫出下焦，卫出中焦，卫出上焦。"刚才向大家说明太阳的阳气，化生于下焦，补充于中焦，宣发于上焦，那么太阳的阳气和我们在中医基础里所说的卫气，是什么关系？应当说，太阳阳气输布于体表就是卫气，它和卫气的功能是一样的，像古代医家说太阳主表而统营卫。它的阳气输布于体表，在体表的阳气又叫卫气。当体表的卫气，体表的阳气被阳邪、阴邪、阴阳两邪、邪气所伤，就成为太阳病了。所以我这里总结：太阳统营卫，为巨阳统一身之纲领。这跟我们现在所学的经络学说是不同的两件事情。

那么，我们看看仲景先生告诉我们一些什么事情呢？从经文来看，在《伤寒杂病论卷第一·平脉法第二》里面提到："师曰，子之所问，道之根源，脉有三部尺寸及关，营卫流行，不失权衡，肾沉心洪肺浮肝弦，此自经常不失铢分，出入升降，漏刻周旋水下百刻，一周循环当复寸口虚实见焉，变化相成阴阳相干，风则浮虚，寒则牢坚，沉浅水蓄，支饮急弦，洞则微痛，数则热烦，设有不应，知变所缘，三部不同病各异端，太过可怪不及亦然，邪不空见中必有奸。"这段经文告诉我们，当我们诊查病情的时候，要从病人脉象的升降浮沉去具体地体察。大家再看这段经文："太阳中风，阳浮而阴弱，阳浮者热自发，阴弱者汗自出。啬啬恶寒，淅淅恶风，翕翕发热，鼻鸣干呕者，桂枝汤主之。"为什么这个证的脉会呈现"阳浮而阴弱"的现象？这就提示诊查的时候要注重营血卫气的调节。"所谓阳浮者，其关前的脉因受风（阳邪）而浮也，所谓阴弱者，知营血不足，因此而论，其脉虽浮，举按时，是浮中有弱亦或是关后弱……"提示诊脉时，需注意寸关尺三部升降浮沉，浮部与沉部，关前关后的变化。这样的论述才能真正地切合营卫的生成、敷布，符合仲景先生"观其脉证，知犯何逆，随证治之"的精神，而太阳乃至于六经实际与经络脏腑无关。

我们提到了气和血，它们的生成是在营卫，大家看看《伤寒杂病论卷第一·平脉法第二》里面是怎么说的呢？"问曰：脉何以知气血脏腑之诊也？师曰：脉乃气血之先见。若感于邪，气血扰动，脉随变化，变化无穷，气血使之。病变百端，本原别之。欲知病源，当凭脉变；欲知病变，先揣其本，本之不齐，在人体躯，相体以诊，病无遁情。"这里小结了：仲景先生提到的气和血中，气包含了精，包含了卫；血包含了营，包含了液。气血津液的形成是怎么样的呢？大家知道，肚子饿了就要吃食物，口渴了就要喝水，生存要呼吸新鲜的空气。那么食物中能够产生能量的物质，包括糖类、蛋白质、脂肪，化生成了气血、津液、营卫。而不能化生能量的物质，包括水、矿物质、维生素，最后同样化生了气血、津液、营卫。通过我们身体里面的摄取、消化、吸收[代谢（分解合成）]来维系太阳正常运作。而在摄取食物、饮水、呼吸空气的同时，病邪也会随着七窍进入我们身体里面，侵犯身体健康。周学海先生在《诊家直诀》里面提到："挺互于指下而静者，形也，血之端倪也。起伏于指下而动者，势也，气之征兆也。"前者其实是指脉象的软硬，后者是脉象的强弱。

刚刚提到食物借由消化系统的吸收，化生成营卫。实际上，人体的抵抗力分为六个层次，由里而外，最内一层是厥阴，第二层是少阴，第三层是太阴，然后是少阳，再来是阳明，最后是太阳。太阳统营卫，主一身之纲领，是身体抵抗力的最外一层。而营卫的生成，需要借由阳明的补充。那少阳呢？枢机管身体的升降出入。当我们身体的抵抗力渐渐衰弱的时候，需要喝水，补充身体能量，呼吸新鲜空气，才能产生抵抗力。这就是身体正气形成的一个过程，由内走向外。而病邪呢？邪入人体，阳邪或阴邪，可以从身体的任何孔窍进入身体里面。如果侵犯到太阳，出现"脉浮，头项强痛而恶寒"；侵犯到少阴这个层次，"反发热，脉沉"。当我们诊查到病人脉沉细，带紧象时，称为"直中少阴"，说明不是从太阳慢慢进来的，需要用麻黄附子细辛汤。我的一个学弟，他有很多咽喉痛的病情，吃了中药没有改善，后来求助于西医治疗，吃了好多止痛药也没有见到改善。有一天他向我求诊，我诊他的脉，就是刚刚介绍脉位图右侧的地方，脉沉细，带紧象，于是用了麻黄附子细辛汤，结果他得药而愈了。这就告诉我们，当诊查到病人脉浮的时候，病邪才侵袭到太阳这一层；而诊到脉沉细带紧的时候，病邪已经进入到了少阴的层次。所以了解《伤寒论》中病邪与正气整体架构，是我们学习和运用《伤寒论》的一个基本概念。

下面来学习《伤寒论》的架构，看看从脉里面定位，究竟是什么病。刚刚跟各位报告过了，关前是卫，关后是营。那我们看看，少阳管表里之枢，表里是什么？就是腠理。它的疏布转枢，从皮毛透过肌肉透过血管，慢慢地一层层进入到骨髓里面，都跟少阳的枢转有关系。所以少阳为什么有往来寒热呢？往前是太阳便恶寒，往后是阳明会发热。少阳之所以会有发热恶寒的病情，是因为疾病层次的发展过程。当我们接诊病人的时候，如果太阳发汗太过，就会伤正而虚其阳，因太阳少阴为表里，所以从少阴——阴化证居多，要用附子剂。如果发汗不及，导致热炽而伤其阴，因太阳阳明递相传，所以一般从阳明——阳化证为多，热实的话是承气汤类，热未实的话是石膏剂。比如说遇到病人，大热大烦渴，脉洪大，再问问病人之前的病情，看看前一个医师处了什么方剂，我们就知道病人津液伤了，病情热化了，已经进入到阳明的程度，需要用白虎汤。即使病人咳嗽痰还是清白的，小便是清稀的，还是可以用白虎汤，同样能够解除各位所认识的外感病情。不过有一点要提醒，发汗不及，也可能出现阳明阳虚证，转为太阴，用干姜剂。为什么呢？营卫的生成需要消化系统吸收转化，提供后勤保障，增援身体的抵抗力。而误治之后，本应该使用温热药，却用了寒凉药，使身体虚化寒化，于是进入了太阴。

下面参照郑钦安先生《医理真传》里的伤寒六经提纲病情，结合脉象做了一个整理：一日太阳，脉浮，以头痛、项强恶寒为提纲。恶寒为病情。二日阳明，脉大，以胃家实为提纲。恶热为病情。三日少阳，脉弦，以口苦、咽干、目眩为提纲。喜呕为病情。四日太阴，脉缓，以腹满而吐，食不下。自利益甚，时腹自痛，若下之，必胸下结硬为提纲。食不下为病情。五日少阴，脉微细，但欲寐为提纲。但欲寐为病情。六日厥阴，脉微细涩，以消渴，气上冲心，心中疼热，饥而不欲食，食则吐蛔，下之利不止为提纲。不欲食为病情。既然今天讲桂枝汤，那我们主要看太阳提纲：太阳，脉浮，以头痛、项强恶寒为提纲。恶寒为病情。太阳有可能是寒邪进来致病，有可能是风邪进来，所以可能见到脉浮紧，也可能见到脉浮缓。如果是脉浮紧，首先考虑的方子是麻黄汤；如果是脉浮缓，那么就是桂枝汤。

脉的来去至止可以补充脉的升降浮沉，我们来理解一下它是怎么回事呢？从内到外，可以看成五条线，就是三属、六属、九属、十二、十五。脉势从筋骨慢慢地由十五到十二、到九、到六、直到三，就是到达皮肤。轻压脉管感觉到向上的作用力，这就叫脉去。阳气先至，这是嘘力。脉从皮肤回到筋骨，加压后放松指力感觉到向下的作用力，这就叫脉来。真阴内吸，属于吸力。从脉的来去至止能够知道脉的升降浮沉，也知道在取按当中的比例。应指无力的话，说明病人阳气不够，这时候在桂枝汤的基础上可能要加重桂枝的剂量；而诊查病人脉突然顶指有力，这就是实，这时候用桂枝汤的话可能要酌加大黄。如果病人脉细，代表营血不够，这时候要考虑用桂枝汤的时候加重芍药用量，因为芍药和炙甘草酸甘化阴，可以养病人的阴液，从而达到我们治疗的目的。

提到升降浮沉，它为什么会产生呢？因为身体里面有气，有阳气。气的循行又是怎么样的呢？太阳之气起于尾骶经腰背项面胸腹至肚尾，营卫之气的生成是趺阳，营卫之气的用是太阳。营者，营养全身的精微物质；卫者，机体防御卫外的阳气。营卫两气，相当于机体的平衡系统与防御系统。所以《伤寒杂病论卷第一·辨脉法第一》提到："其脉浮而汗出如流珠者卫气衰也。"因为随着汗液阴精流出去，阳气也会衰弱，所以说服桂枝汤后：

"太阳病，发汗，遂漏不止，其人恶风，小便难，四肢微急，难以屈伸者，桂枝加附子汤主之。"这些都是我们用药的指征。大家继续看这个，太极两仪四象八卦督任呼吸天根月窟配人身图。从图上看，太阳之气的敷布，从尾骶外行脊背，内行胸膈，上行头自胸下，下行于腹至会阴。而阴气自会阴，上行腹，胸膺面，头，脊背下行至尾骶。《伤寒论》提到："太阳病，桂枝证，医反下之，利遂不止，脉促者，表未解也，喘而汗出者，葛根黄芩黄连汤主之。"为什么会这样？因为太阳之气本来应该从外行脊背，内行胸膈，上行头至胸下，下行于腹至会阴，但是误用寒凉药之后，伤了体内正气，病邪跑进来了，到了腹部会阴的地方，侵害到消化系统。营卫在腹部经由肺气的蒸腾，伤到了中焦周转，病人于是气喘的同时会拉肚子。

"脉促"，平常讲是脉数，数中一止。数为阳脉，是不是这样子？这一止是有力还是无力？如果诊查到葛根芩连汤证的话，数中一止，一止有力，那么要在葛根芩连汤里面酌加大黄，也就是当行大黄芍药者，查其卫气虚还是卫气弱的具体运用。

讲了这么久，在座诸位一定会有疑问，这些脉点脉位图是怎样形成的呢？我刚开始跟老师学习的时候，心里面也是充满疑惑。这里我想跟各位专家学者一起来分享。因为人体营卫气血有升降出入，细菌病毒（风寒暑湿燥火）入侵人体，体内防御系统启动与病邪对抗，正气自体内往腠理移动（纵向）。细菌自腠理体表七窍进入，在何处遭遇便会有脉位的形成。所以以前老师讲的"诸病于内，必形于外"，并不是要观察病人外在的征象，而是从病人脉当中的细微变化去了解病邪侵犯到哪个层次。如果整个脉弦细的话，说明已经直接进入了少阴，就像之前讲的麻黄附子细辛汤例子。而进入体内的病邪除了自身生长繁殖之外，也会阻止、破坏宿主防御系统增援（少阳），令宿主不能食，食不下，汗不出，不得尿，不大便。宿主体内藉由大脑（君火）与免疫监视系统，动员防御系统（藉由少阳调度），后勤补给系统生产增源运输（跌阳）抵抗入侵病邪（横向）。人体气（卫）血（营）有出入升降，而病邪自体表孔窍进入身体，体内防御系统起来对抗，人体有纵深，体内正气与病邪对抗，因邪的出入令脉纵向撑宽才会有（大则病进：洪，芤脉），脉浮的脉象。如果体内抵抗力减弱，体机能败退，脉就变小（微，濡，散）。这个时候如果病人合并拉肚子的话，就要用四逆汤来处理腹泻的病情。体内阳气不足以对抗外入病邪，增援部队自中焦形成，预备队储藏在下焦，送至上焦与敌人对抗。卫气虽化生于中焦，实根源于下焦，宣发于上焦，也因正气的疏布而产生脉的横向分布，因此才有(左手尺关寸，右手寸关尺) 三部来了解脉气的升降浮沉，决定要扶正还是祛邪，要辛甘发热还是大辛大热回阳。脉因为正气的横向分布而有纵横。

我的老师教导我们说脉点脉位图是从金匮里面《五脏风寒积聚病脉证并治第十一》总结出来的，现在我们一起来看看："诸积大法：脉来细而附骨者，乃积也。寸口积在胸中；微出寸口，积在喉中；关上积在脐旁；上关上，积在心下；微下关，积在少腹。尺中，积在气冲；脉出左，积在左；脉出右，积在右；脉两出，积在中央。各以其部处之。""寸口积在胸中；微出寸口，积在喉中。"左手是咽，右手是喉，咽是食道，喉是气管。少阴病里面咽喉不利可以用桔梗汤和半夏散及汤，如果诊咽痛的病人左寸脉迟，应指无力，说明有寒，可以运用半夏散及汤温散寒气，从而缓解咽喉的疼痛。大家再回过头来看最初的那张脉点脉位图。胸中，就是食指的正中间，胸中往上是脖子，是喉咙所在，再上去有嘴巴、鼻孔、耳朵、眼睛、头顶(为寸的最高点) 等等。胸中两侧打开来是肩膀、肩胛骨，背面(左手)也是一样。医生的中指是脐周，往上定出心下，往下定出少腹，少腹以下尺部处有生殖系统，还有泌尿生殖系统。当我们诊查到病人两关偏拇指侧或小指侧出现两条如同细细的丝线，代表病人的输尿管，如果在当中循按出现很多颗粒，说明病人有输尿管结石，就可以配合张教授之前介绍的排石方治疗。无名指正中间是气冲，这个地方有股动脉。请各位看看，因为脉很细腻，因此诊断时，手要放平，而且手势要非常轻，非常轻的。

传统的脉学往往说：春弦秋浮，夏洪冬沉，肝弦肺浮，肾沉心洪，我觉得这是学习中医的人的共同困扰。大家看《濒湖脉学》《李杲十书》《内经》《难经》《脉诀》《千金方》《诊家枢要》等书籍中讲脉，很多是右手肺脾命，左手心肝肾。《濒湖脉学》里面讲："寸浮头痛眩生风，或有风痰聚在胸。关上脾虚肝气旺，尺浮飕便不流通。" 那么浮是右寸浮还是左寸浮？到底是头痛还是别的问题？发汗用桂枝汤，还是用麻黄汤，或者是其他方子？这样在定位上是有问题的。如果右寸脉是肺，那么右寸浮脉不是应该会看到喘的病情吗？又怎么去定位头痛？又提到："浮脉为阳表病居，迟风数热紧寒拘；浮而有力多风热，无力而浮是血虚。"浮而无力就是血虚？这是怎么样判定呢？如何跟经方，跟所有的方剂相互配合呢？所以说这样的脉位分部实在是无法做出切合临床实际的诊断，因此需要跟大家分享脉点脉位图。

如何去理解这些概念呢？还是中医的起源——阴阳学说维持着最基本的原理。从《易经》来描述：由于地球的公转与自转，产生了每年或每天气候的变化而有寒热温凉的不同。以一天来看子时一阳生，午时一阴生；一年来看，冬至一阴生，夏至一阴生。以十二消息卦来表示阴阳消长变化，从地雷复一阳生开始，每一卦分表示阳气的增加（也代表在脉位的尺部），至六阳产生重阳，于是天风姤一阴生，每一卦分表示阴的增加（这也代表着左侧与右侧的概念），至六阴产生重阴，于是一阳又复生，循环不已（那就表示右尺部位）。引用这张"十二消息卦释阴阳生长图"（图3），里面有六阳爻，六阴爻。我们先看看，生

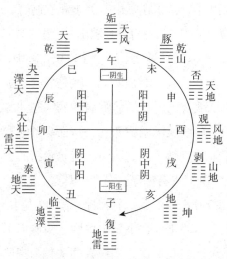

图3　十二消息卦释阴阳生长

命都是乾坤两卦开始的。如果完全是阳爻，那么不会有生命；如果完全是阴爻，也不会形成生命。当阴中慢慢有阳气来复，也就是阴阳生，阳气生成的时候，才开始了地热的生成。只有适当的温度，才足以供应我们的生命，才让我们有营卫的生成，才会有抵抗力的形成。慢慢地形成了二阳，渐渐形成了三阳，阳气开始完备。当我们诊查脉象的时候，在病人的左手举寻按，从尺部、关部、寸部慢慢地感受病人的脉象，了解阳气是如何升发。举例来看，如果病人不是反关脉，而举寻按当中关脉却诊查不到任何脉象的变化，或者脉微、应指无力，那么代表阳气不足。这个时候即便是大热天，还是可以放心地用四逆汤来急回阳气。曾经有一个病人，头痛了许多年。他家里都是西医系统的，做了电脑断层扫描、核磁共振都找不到原因，甚至想过请脑外科的医生把脑袋打开来看看到底发生了什么问题。我当时

诊查到他左手三部脉微，但取按时在属于眼睛脉位的地方应指无力，所以用了四逆汤加枸杞、菊花的汤方处理。结果病人吃了7天以后，回来说头痛已经痊愈了。这当中的脉点脉位不是在各位手中都摸得到的，而是当病邪侵犯到那个部位时，才会呈现出来。我们把左手三阳慢慢地次第上升的概念和脉学配合起来就是这样子运用。大家看自泰卦以后，三个阳气就完备了。这边就是所谓的"关"（大概卯的位置），对应到刚才的脉点脉位图就是阳明对不对？阳气至此，充足完备了，所以"两阳合明，谓之阳明"。当我们诊查病人趺阳脉时，应指有力，代表病人是实的。这时候即便病人咳嗽、腰痛，诸位大可放心地用承气汤类来急下，病人的咳嗽、腰痛等情况也会缓解。再看这边（辰往午），阳气渐亏之后，靠近最顶端的位置脉应该是和缓的。当诊查病人双寸不大，或者说"两寸独大，尺肤热，头痛……"可以参考《温病条辨》中用银翘散主之。也就是说，在阳的地方见到阳脉时，大家要灭其火，属于银翘散。阳气完备之后，阴气生成，"子时一阳生，午时一阴生"。如果在右寸诊到脉细数，要处予温病的增液汤：生地、玄参和麦冬，以养阴气。因为这个地方其实是阴气生成，不应该见到阴伤的脉象。我们曾经用增液汤来治疗病人声带长茧，可以免除病人开刀的痛苦。从六阳引动"天风"之后，阴气由此慢慢地形成。当到了风地关卦时，阴气完备，然后次第降下来，到了右边的尺部。这就是整个气机的升降和十二消息卦升降浮沉的概念相互应和。在左关的地方是阴根，右关的地方是阳根。

当见到重病的病人，不知道怎么下手的时候，怎么办？我的老师曾经提示说，当先查脉两端，营卫生成的地方。如果诊到脉洪、脉双弦，或者脉沉伏，应指有力，这个时候不要犹豫太多，可以用大承气汤，或者小承气汤，或者调胃承气汤来处理病人。我的舅舅，也就是我妈妈的哥哥，有严重糖尿病，还有肝硬化末期，严重黄疸。当时在医院住院昏迷，我表弟都已经将寿衣准备好了。我赶到医院的时候，诊查舅舅的双关脉应指有力，于是考虑他身体的抵抗力还是够的，只不过被外在的病邪压抑住了正气，所以我用了大承气汤，酌加茵陈取茵陈蒿汤的意思。没想到舅舅拉了几次黑便之后醒过来了。我就是从病人的回馈当中学习的，并且了解到这样子的脉学对病人是有帮助的。再比如说我准备国家考试的时候，突然有一天半夜剧烈腹痛，去了厕所之后，严重便血，血是喷涌出来的。于是我第二天一大早去找老师开方，老师用了理中汤加大黄、半夏。我当时对这样的学说还不是很清楚，只是觉得正值盛夏，喷了这么多鲜血，用理中汤真的有点害怕。但是另一方面，我告诉自己这就是老师的医术，可以帮助病人的病情，如果我对自己所学的东西都有迟疑的话，又如何帮助我的病人呢？所以我去药房按方子取了7天药。结果服了下去后，真的是药到病止，服了头剂，血就止住了。所以我更加肯定老师所教导的东西，更加肯定仲景先生所教导的东西。舅舅当时是趺阳脉双关应指有力，而老师诊我的脉是左关脉浮缓，所以一个用了大承气汤，一个用了理中汤，都有很大的帮助。这个卦象图是抽象的，基本的说理还是脉的升降浮沉。配合《易经》概念的理解，阳气的生成，从尺部升到关部，再升到寸部；右边呢，也是序降的，从寸到关，再到尺。为什么刚才提到病人右寸脉浮缓时要用桂枝汤呢？在《诊家直诀》里面告诉我们："左右表里直解"，当诊查外感病时，以右边为主；当诊查内在疾病时，以左边为主。这些概念都是从营卫生成，从身体的抵抗力来考虑的，和"卫气出于下焦，运用于上焦，生成于中焦"相互应和在一起。

有了上面的理念以后，我们再看看《金匮》里面说的："有未至而至，有至而不至，有至而不去，有至而太过。"配合刚才的脉位图来看，本来尺部的地方应该要生出来，但是这个病人身体抵抗力不够，吸收能力不足，阳气没有办法生出来，就是"至而未至"。或者说在尺部的地方见到浮脉，见到数脉，见到洪脉，那就是"至而太过"。"冬至之后，甲子夜半少阳起少阳之时，少阳始生，天得温和。"在诊病的时候要怎样延续这样的概念呢？我们诊脉时，在病人的尺部举寻按，寸脉是微的，还有点脉气在，如果见到洪脉，见到大脉，这是"以未得甲子天因温和，此为未至而至也"，需要及时灭火，用寒凉药、苦寒药。"已得甲子而天未温和，为至而不至。"那就如同说，在左关的地方本应见到阳气的升发，但是诊断为微脉，诊断为缓脉，代表说阳气也是不足的，需要用干姜，用白术，用补温的药、辛甘大热的药，以温煦阳气，促进恢复正常运行。"已得甲子而天大寒不解，此为至而不去也。"如同说在右寸的地方诊到病人脉沉细，带紧象，这时候应当是要温暖，但是见到微脉，见到阴脉，属于"至而不去"，需要用细辛，用附子，用麻黄等等性温的药，把阳气恢复起来，将大寒赶出去。这就是仲景先生告诉我们的，老师对我们的一个延伸的说明。在脉位当中，本应该要见到阴脉，但病人却出现阳脉，这样子说明病往不好的方向发展，就如同我的舅舅病情一般。当见到微弱的病脉时，需要恢复正气，就像之前我用四逆汤加菊花、枸杞治疗病人头痛一样。

那么如何将这些概念和方子、药物配合起来呢？我们学习药物的时候，有药的性和味，药性有寒热温凉，药味有辛苦甘淡酸咸，分别代表着寸关尺。温性的药，能够推动身体的动力；热性的药，用于驱寒；凉药让火降下来；寒药让火能够灭去。辛是化生的，所以当发汗太过，病人会脐下急，要处予桂枝加桂汤。很多人说这里要加重桂枝，还是肉桂？老师的教导是桂枝加桂汤应该加肉桂。因为肉桂是大热的药，辛热可以化生，可以升提。苦能够潜藏，如同我们在病人右寸见到脉细数，用玄参、生地、麦冬等苦寒药能够祛除热。酸是植立，咸是停蓄，甘是稼穑。如同病人是虚劳，当处予小建中汤；产后腰痛，处予当归建中汤，这些都是从脉的升降浮沉的细微变化来选择用药，阴血不足补以当归，提升正气补以黄芪。甘合辛淡可以化阳，甘合苦酸咸可以化阴。

具体在运用方剂时，以小承气汤为例：大黄、枳实和厚朴。这三味药还可以组成厚朴大黄汤、厚朴三物汤。同样的组成，剂量不一样，用来治疗不同的病情。厚朴大黄汤用来治疗支饮、气喘，小承气汤用来治疗便秘，厚朴三物汤治疗"痛而闭"。当我们诊查病人脉中有结，脉数时，要加重大黄枳实的量，就是厚朴三物汤。当诊到病人右寸脉浮弱，厚朴应该加重，即使这时候病人是便秘合并气喘，也不能单用小承气汤，而应该是厚朴大黄汤。这些都是药的性和味、脉的升降浮沉配合的基本概念。

我们进行药物学学习的时候，应当要背诵药性赋。"桂枝辛甘温关节，行血舒筋止汗佳，冷气腹痛并霍乱，手麻脚痹也医他。"张教授之前提到过《金匮》里面的乌头桂枝汤治疗腹满寒疝，"灸刺诸药不能治""手足不仁"。我们诊到病人脉浮缓，趺阳脉举按带点涩象，出现腹痛合并腱鞘囊肿的病情，我们可处予用桂枝汤，重用桂枝，加乌头，再加点白米，一起煎服治疗。这个时候桂枝是辛甘温的，用来温热关节。临床上，我们还常常用理中汤合并桂枝，也就是桂枝人参汤，既治疗病人躯体疼痛，又可以治疗拉肚子。也就是说，当诊病人趺阳脉缓，右寸脉浮缓时，说明表和里要一起解决，所以会用理中汤加桂枝。为什么能够治疗手脚麻痹呢？因为它的性是温的，味是甘的，气是植立的，所以能够温养阳气。"芍药微寒带苦酸，消瘀去水止疼端，利便补肾消痈肿，赤者兼能补气完。"芍药是微寒带苦酸，所以桂枝汤和小建中汤有别，倍芍药加饴糖可以治疗虚劳。

最后，我们这边做个总结：六经是以气化升降理论为基础，医者透过脉位，脉象的定位，藉诊脉时举寻按推移的技巧以了解神经(骨髓)对血脉中血流的调控，产生血流的变化，辅以问诊、望诊来诊察疾病；或合病或并病或直中或坏病或食复或劳复或阴阳易。六经的病情了然于胸，寒者热之，热者寒之，熟练方剂的组成变化，依据药物的性味，精确的用药达到治疗疾病的目的。我今天的讲解到这里结束，谢谢大家！

【名师答疑】

问：钟老师，您好！根据您的理论，平人脉的左右脉应该是不一样的吧？能不能请您介绍一下平人脉的脉象？

答：什么是平脉呢？我们诊查脉象时，左手举寻按，右手举寻按，病人没有任何脉位的出现，代表病人身体健康，没有任何病情的困扰。诸位或许会疑问：脉始终是血管跳动啊，怎么可能会出现这样的情况呢？其实，诊脉是诊神经对血管的调节，所以我们之前才会提到气跟血的问题。当病人的身体遭受病毒侵犯时，神经会分泌一些东西，从而对血管产生很多的影响，出现很多不同的脉象。当我们诊查脉象，左手举按寻，右手浮中沉，病人的脉没有变细，没有变长，没有变缓，没有浮紧，也没有浮缓，就说明病人的身体目前不需要中药来帮他的忙。

问：钟老师，您好！我的一个病人，天气热（气温30℃以上）时在胸前和颈前部出现疹子，诊脉左右双手都是数弦，请问用什么方式治疗？

答：坦白来讲，我最怕遇到这种问题，因为我往往要真正地看诊到病人，确实问到病情，才知道他的病要怎么处理。如果单纯考虑左右两手脉的情况，可能会用桂二麻一，可能会用桂二越一，还可能会用到桂麻各半汤。既然讲到脉数弦，那么想跟诸位分享一下弦脉和数脉。很多教科书里面讲弦脉是如轻压弓弦或者琴弦，我认为弦脉如同按到琴弦一样，它的定位点直上直下，直起直落，就像这个激光笔，在这个"来"字上面直上直下，而位置没有任何的变动。如果直上直下的速度比较快，就是数弦；如果速度比较慢，就叫作弦迟脉。大家知道小柴胡汤里面有很多加减的情况，其实也是告诉我们，弦脉有不同种：双弦，数弦，弦迟等等。再说说数脉，教科书告诉我们："一呼一吸，脉五至以上为数脉。"但我要跟诸位分享的是如何把握这个至数。之前讲过，身体的正气是往外散发出来，而病邪是由外进去的，那么在诊查脉的地方会感觉到脉点。所谓的至数，我的老师教导的时候打了个比喻：这是海浪，冲击到海岸的时候是不是会激起涟漪？涟漪来的次数频率比较密集的话，是不是所谓的数脉？相反地，冲击我们手的频率比较慢时，就是迟脉。所以在诊查数脉的时候，不是屏息不呼吸去数病人的次数，而是具体查病人脉的来去至止，以手指感觉冲击点之间间隔来定义数和迟。以涟漪来看，一阵阵发出去，至数可能比较慢，而换个角度，就成了数脉。另外，像促脉，数当中有一止，也需要先把数脉和迟脉了解清楚，才能把握准确。如果不懂脉的来去至止，不辨别"一止"的一刹那有力还是没力的话，很可能会将促脉诊为迟脉，而产生误治。如果大家对这些脉象有问题的话，可以私底下来找我，大家一齐来讨论，谢谢！

问：钟老师，我曾经跟诊过一位伤寒老师。他说过脉诊时，抛开舌象病史是什么感觉，脉象就是什么样。如果左右手脉大小一致，无异常者为平脉，而何部有异常的脉象，病就差何部。您觉得这种说法和您的脉法是否有相似之处？

答：我觉得是相同的。您跟的这位老师实际上对脉学也是很有了解的。当我们诊查病人的时候，不是想象这个病人来的时候会出现什么样的脉象，而是要先保持自己和病人的心情平和，然后将手轻轻搭在病人的手上，摒除心里面的杂念，细细地体会手指底下的感觉变化，这才是真正的脉诊。周学海先生在《诊家直诀》里面提到"有脉为病所"和"无脉为病所"，都是类似的情况，我觉得这个地方也是脉学的最高境界。

问：钟老师，您的讲座中一直穿插着《诊家直诀》的内容，能不能请您介绍一下？

答：我老师教导的脉学主要是运用周先生《诊家直诀》的概念，所以今天在这里我也希望和大家分享这部分的内容，可能与诸位平常的认识有差别。比如讲："病在气分，候动之势……气病久乃累血，故察势者，不必泥形。"怎样来了解这个概念呢？其实就是在处方时，气和血都要同时兼顾。再比如说刚才提到为什么会有阳明病，就是在太阳表浅的时候，误用汗法，伤了津液，进而化燥。这个时候我们要诊查病人气血津液的变化，脉虽然弱，但是必有起，也就是说取按病人脉应指有力。这当中可能会突然出现很多小小的，如沙子一般的颗粒，说明跟血有关系。我常常用大黄黄芩黄连汤（泻心汤）治疗高脂血症的病人，因为他们的脉循按当中，脉虽弱，但按至顶部的时候可以感觉到很多细小的颗粒，属于血实的病情。再比如说我跟诊老师时，他有时候在桂枝汤里面加桔梗，也就是有桔梗汤的意思在里面。为什么呢？因为右寸脉浮缓，左寸咽的地方见到一个应指有力的短脉，所以要合并桔梗汤来清热。其实，《诊家直诀》只是一个入门的基本书籍，具体要了解的话，还是要经由老师的指导或者学长学姐的带教。不晓得你对这样子的回答满意吗？

名师查房篇

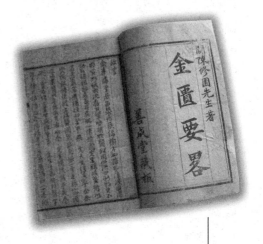

郭子光教授查房实录

【病情介绍】

主管医生：患者陆某，女，75岁，广东中山人，因"反复头晕半月余，加重伴咳嗽咳痰半天"于2012年9月2日入院。患者近半月来反复出现头晕，发作时觉天旋地转样，无恶心呕吐，无耳鸣耳聋，无肢体偏瘫，一直未予处理。入院半天前患者无明显诱因下再次出现头晕，程度较前明显加重，伴天旋地转样，前一晚曾不慎跌倒在地，出现右肩部疼痛不适，活动受限，当时无心悸，无恶心呕吐，无胸闷，经休息后头晕不能缓解，故前来我院就诊，拟"头晕待查"收入内一科。入院症见：患者神清，精神不振，头晕，天旋地转样，右肩部疼痛，活动受限，无胸闷气促，无心悸；咳嗽，咯少量黄色黏稠痰；双下肢乏力，右足底麻木，无浮肿；纳眠欠佳，小便黄浊，尿频尿急，大便2日未解。查体舌暗淡，苔腻，脉弦滑。既往慢性阻塞性肺疾病及哮喘病史多年。入院后做X光、CT检查提示右肩胛骨肩峰、喙突及右锁骨远端骨折；右肺中下叶支气管扩张合并感染；腔隙性脑梗死。经过治疗后，患者自觉症状好转，但于9月13日晚上出现发热、咯血、色鲜红，当时西医用抗菌、退热、止血等对症处理，中医以清热宣肺、化痰止咳、收敛止血为主治疗，患者发热、咯血消失，但目前自觉疲乏，咳嗽咯痰，自汗多，双下肢乏力麻木，纳眠差，大便不通畅。

中医诊断：①眩晕（痰瘀互结）；②咳嗽（痰浊壅肺）。

西医诊断：①支气管扩张并感染；②腔隙性脑梗死；③环枢椎间隙不对称；④右肩胛骨肩峰、喙突及右锁骨远端骨折；⑤腰椎退行性变。

郭教授：这个病人住了很长时间了吧？用药之后症状还是有缓解的？

主管医生：经过前段时间的治疗，患者头晕、咯血、尿频尿急等症状已经缓解。

郭教授：那现在的问题是什么？

主管医生：主要是患者觉得疲倦乏力，咳嗽，汗多，睡眠不好，胃口也不好，整体状态欠佳。

郭教授：是不是伤气阴了？我们还是先去看一下病人。

【查房实录】

主管医生：您好！这位是国医大师郭子光教授。

患者：您好！

郭教授：你好，先看一看你的舌头。（患者伸舌）舌质红，苔薄黄而干。（摸患者双手寸口脉）脉比较细数，弦滑急数而有力，六脉都是这样，右边更明显。身体是温和的。现在不发烧吧？

患者：没有发烧，就是前几天烧了1天。

郭教授：现在还是有点咳嗽？有痰吗？

患者：咳嗽，有时候咳起来觉得喘，不过痰比以前少多了。

郭教授：痰是什么样子的？

患者：白白的，比较黏。

郭教授：没有头晕了是吧？

患者：这几天没有了，但是在家里的时候经常会晕晕的，觉得周围的东西在转。

郭教授：大便还是没拉吗？

患者：从前天开始大便都可以的，1天1～2次。

郭子光：小便会很黄吗？

患者：刚进来住院的时候小便很急，颜色特别黄，现在就比较淡了。

郭教授：你口苦不苦啊？

患者：口不苦，不过有时候口干，想喝水。

郭教授：身上汗还是比较多啊，现在头发有点湿。怕风怕冷吗？

患者：我怕热，要把空调开得很大才行，汗一直出很多，晚上的时候更多。

郭教授：会不会觉得很烦躁啊？

患者：这个倒没有什么感觉。

郭教授：平常会不会很容易感冒呢？

患者：会。

郭教授：现在还有哪里不舒服啊？

患者：主要是吃东西没胃口，睡觉也睡不好，精神很差，双腿没什么力气。

郭教授：恩，我们大概知道你的情况了，好好休息。

【名师精析】

郭教授：这个病人以前有慢性阻塞性肺疾病和哮喘病史，提示素有痰饮，风痰上扰，引起头眩晕。郁久化热，引起痰热，出现发热、咳嗽、咯痰、大便难等。经过治疗以后，病人已经有很明显的好转。刚才没见他之前，只是听主管医生介绍说用了几天抗生素，汗很多，精神差，睡眠和胃口都不好，脑子里面反应的是个虚证，但是看她的脉急数，而且重取的时候脉是有神有活力的，说明这不单是外感病，还有内伤杂病，目前肺部的痰热并没有完全清除，需要继续清痰热。不过，舌苔干，津液少，口也干，代表伤到气阴了，要兼顾补气阴。

主管医生：她的脉快会不会跟动脉硬化有关系？

郭教授：不会。而且我们不单是看脉的快慢，更是看脉有没有神，有没有根。有神有根，就是有活力。

主管医生：她在9月13日咯血之前出现过气促，痰中夹一点点血丝，当时用了几天定喘汤，这样的思路对不对呢？那时候应该痰热比较明显，还没有伤阴。

郭教授：如果单纯是咯血的话，就是用小陷胸汤加千金苇茎汤，再加鱼腥草、白花蛇舌草，效果很好啊！有时候肺下部感染用抗生素不一定能控制，尤其是消除不掉啰音，但是吃中药很有效。还可以加点桔梗开肺气，痰多的话可以加点浙贝，都是灵活加减的。

主管医生：要不要再加一些化痰的药呢？

郭教授：如果再加药的话，数量就多了。张仲景当时用的药大概是 7 味以下，不过那时候病情比较单纯一点点，不像现在的病多层次、多因素，很复杂。

主管医生：那么现在这个病人应该怎么治疗呢？汗多、乏力、精神差，还是有虚的一面吧？

郭教授：目前的情况属于虚实夹杂，风痰上扰的症状已经没有了，主要是痰热壅塞，气阴亏虚，所以需要清热化痰，益气养阴生津。可以用小陷胸汤合白虎加参汤：黄芩 15g，瓜蒌皮 20g，法夏 15g，北沙参 30g，麦冬 30g，生石膏 30g，知母 15g，黄连 10g，五味子 10g，炙甘草 5g，稻芽 20g，石斛 15g。

主管医生：白虎加参汤不是用人参吗？

郭教授：这个病人气阴受损，尤其是肺胃之阴不足，沙参药性甘寒，可以养阴清肺，益胃生津。

主管医生：那么后期怎么调理呢？继续养阴？

郭教授：刚才问病人平常容不容易感冒，她说是比较容易，加上以前有慢阻肺和哮喘病史，所以我认为，如果能把她感冒切断的话，情况会好得多。这里可以用玉屏风散加减：黄芪 50g，防风 15g，白术 20g，虎杖 30g，白花蛇舌草 30g，板蓝根 30g。每天 1 剂，10 天 1 个疗程，吃 3 个疗程，第 2、第 3 个疗程的时候黄芪可以用 60g。

主管医生：她血压偏高一点，超过 140mmHg，可以这么用黄芪吗？

郭教授：血压高还是可以用，黄芪是有双向调节作用的，关键在于辨证。

主管医生：用玉屏风散是不是有点增强免疫力的作用？

郭教授：增强免疫力是西医的说法，中医是什么呢？慢慢地帮扶正气。西医补充免疫力的方法有什么不好的地方呢？我观察了很多病人，等西药药性消失以后，抵抗力比原来还要差。比方像乙肝的时候打干扰素，一开始打的话就要继续打，如果不打，指标很快就上来咯。我用中药帮病人改，并不是说一上去这个方就把干扰素停了，但是可以延长打干扰素的时间。本来一个星期打一次，慢慢推到十天打一次，但是病毒指标不会上升，然后慢慢地减，越慢越能成功，最后完全代替了。而且，这个中药也可以慢慢减到停药。

主管医生：像他最初眩晕的时候，可以用什么方？

郭教授：遇到这种病人，在家经常眩晕，多半是风痰瘀。无风不眩，无痰不晕，无瘀不痛嘛。所以如果又头晕又头痛，就要祛风除痰化瘀。他的血压稍微高一点，以前没有高血压病，可以开个泽泻汤，加个夏枯草，治疗眩晕比较好。

主管医生：感谢郭教授的指导！

【编者谨按】

郭老年近九旬，本是许久不入病房诊疗，却欣然接受本次经方班组委会的邀请，授课之余前往科室查房，与患者进行亲切地交流，并且直接指导临床一线中青年医师中医诊疗思路和方法，温和谦恭，诲人不倦，实乃经方班之幸，患者之幸，中医之幸！

此例患者因眩晕、咳嗽咯痰入院，经大量抗生素等治疗后，原有症状缓解，但出现疲倦乏力，多汗，纳眠差，整体状态欠佳等情况。此属疾病后期，虽不是危急重症，但亦为临床上西医治疗后常见之棘手问题。如只听取主管医生汇报之词，未亲见患者精神、舌脉，恐易辨证为虚证，过早进补而留寇。而郭老深谙四诊合参之真谛，详细诊察患者，发现其汗多，口干，舌质红，苔薄黄而干，脉弦滑急数而有力，恰如《伤寒论》记载："脉大而数，发热，汗出，口渴，舌燥者，宜白虎汤。"指出此为痰热未清，气阴已伤，治当清痰热，兼顾气阴；同时脉有根有神，预后尚可。而当主管医生就患者之前、之后的情况提出假设性问题时，郭老仍然应答流利，病前提出小陷胸汤加千金苇茎汤、泽泻汤，病后讲到玉屏风散加减进行调理，将疾病的过去、现在和未来一气贯通，以当前的点推广至全面，彰显出对疾病发生发展过程理解的完整性，非常值得医学后辈学习。

仝小林教授查房实录

[病例 1]

【病情介绍】

主管医生：患者陈某，女，71 岁，因"口干多饮 15 年，纳差 1 天"于 2012 年 9 月 7 日入院。缘患者于 15 年前无明显诱因下出现口干多饮，在中山市小榄人民医院诊断为"2 型糖尿病"，长期口服药物治疗，平素血糖控制尚可。曾多次因"2 型糖尿病伴多个并发症"在我科（内六科）住院治疗，最后一次住院时间为 2012 年 5 月 8 日至 2012 年 5 月 21 日，出院诊断为：①2 型糖尿病伴多个并发症、糖尿病性肾病Ⅳ期、糖尿病性周围神经病变、糖尿病性周围循环障碍、糖尿病性视网膜病变；②高血压病 2 级（极高危）；③右上肺炎；④高脂血症；⑤左肾结石。出院后规律使用"甘精胰岛素针皮下注射（早餐前 14iu），口服阿卡波糖片（合资）50mg tid"治疗。入院 3 天前患者停用口服药物。1 天前，患者无明显诱因下出现纳差，伴恶心欲呕，腹胀无腹痛，偶有头晕，视物模糊，四肢麻木乏力，遂于至我院门诊就诊，门诊为求进一步诊治，拟"2 型糖尿病"收入我科。入院症见：患者精神疲倦，口干多饮，恶心欲呕，腹胀，四肢麻木乏力，视物模糊，偶有头晕，非天旋地转样，无恶寒发热，无自汗盗汗，无胸闷心悸，无咳嗽咯痰，无双下肢浮肿，纳差，眠可，近期大便秘结，2 ~ 3 天一行，色黄量少，有矢气，小便量多，夹泡沫。既往高血压病史 3 年，慢性胃炎病史 1 年，5 月复查胃镜已经治愈。入院查体：精神疲倦，表情痛苦，面色萎黄、少华，少气懒言，皮肤干燥，余无明显异常。舌淡嫩，苔少，脉细。

中医诊断：消渴（气阴两虚）。

西医诊断：① 2 型糖尿病伴多个并发症、糖尿病性肾病Ⅳ期、糖尿病性周围神经病变、糖尿病性周围循环障碍、糖尿病性视网膜病变；②高血压病 2 级（极高危）。

仝教授：他心、脑这些大血管方面有没有什么并发症？

主管医生：大血管方面除了动脉硬化以外，没有明显的异常。

仝教授：糖尿病性肾病Ⅳ期，现在的尿蛋白是多少？

主管医生：24 小时尿蛋白定量是 2800 多毫克。肌酐、尿素氮没有明显的升高。

仝教授：双下肢肿不肿呢？

主管医生：没有肿。

仝教授：血脂高不高？

主管医生：查过没有问题。

仝教授：目前血糖控制到多少？

主管医生：现在用皮下注射甘精胰岛素 22u，配合口服西格列汀 100mg qd 控制血糖，目前空腹血糖都稍微低一点，比如说昨天出现过两次偏低的血糖，夜间 3 点钟 3.9mmol/L，今天早上 4.3mmol/L。餐后血糖都不超过 10mmol/L。

仝教授：好，我们去看一看病人。

【查房实录】

主管医生：这位是中国中医研究院首席专家仝教授，特意过来给你看病。

仝教授：你看起来比较瘦，有多重啊？

患者：大概 50 多公斤。

仝教授：多高呢？

患者：一米六。

仝教授：确实是比较瘦。现在眼睛看东西怎么样？

患者：看不清楚，这只好一点，那只完全看不到。

仝教授：那么视力很差了。脚麻得厉害吗？

患者：麻啊，很麻木。

仝教授：会痛吗？

患者：会痛，有时候重有时候轻。

仝教授：会不会觉得冷啊？

患者：没有这个感觉。

仝教授：那有没有觉得特别热呢？

患者：不明显。

仝教授：排泄得怎么样啊？

患者：大小便不是很正常。大便有时候偏烂一点，一天很多次，但是有时候也正常。

仝教授：拉稀便的时候肚子有没有不舒服？

患者：没有特别地不舒服。

仝教授：最近胃口怎么样啊？

患者：基本上正常。

仝教授：睡得好不好？

患者：睡得都挺好的。

仝教授：口干吗？

患者：有啊，很口干，不过喝好多水就不怎么干了。

仝教授：小便里面有没有很多泡泡啊？

患者：小便的时候不是很多，但是冲起来泡泡就很多。

仝教授：就是说泡沫挂在池子上不容易消失是吧？

患者：对，而且冲水的时候更多。

仝教授：等于是越冲越多，属于大量蛋白。脉稍微弦硬，沉按细弱。行，我们回办公室讨论吧。

【名师精析】

仝教授：病人 71 岁，形体比较消瘦，不过我看病历里面没有写体重指数。其实对于糖尿病病人来说，不管胖瘦，都应该写上体重指数，因为它牵涉到糖尿病的类型问题。糖尿病从胖瘦来说，基本上分为两大类型：

一个是脾瘅，一个是消瘅。"瘅"就是病字旁下面加一个单位的单，本身是热的意思，而糖尿病真正血糖升高的时候，无论是脾瘅还是消瘅，多数表现为热象，所以中国古代对词语的描述还是很准确的。其中脾瘅，是一个偏胖的类型，就是我们大吃大喝成了大胖子，然后得来的，但是脾瘅最后也可以发展为消渴。《素问·奇病论》里面讲道："此五气之溢也，名曰脾瘅。夫五味入口，藏于胃，脾为之行其精气，津液在脾，故夸人口甘也；此肥美之所发也。肥者令人内热，甘者令人中满，故其气上溢，转为消渴。"就是说脾瘅之前，病人的基本类型是肥胖，因为吃得太好了。病机是"肥者令人内热，甘者令人中满"，中满其实是现在所说的"腹型肥胖"。当这个人吃得太多，整个吃的东西代谢不掉时，"其气上溢，转为消渴"，说明如果以脾瘅为中心的话，前面是个肥胖，中间是个瘅瘅，后面是消渴。从这个情况看，类似代谢综合征转为消渴。但是现在临床上很多病人并不转为消渴，为什么呢？一个是早期诊断，一个是早期干预。无论是皮下注射胰岛素，还是口服降糖药，都可以阻断由"三多"转为"一少"的发展过程，所以很多病人可能有"三多"，也可能从来不出现"三多"。有些肥胖的糖尿病病人，最初只是因为体检发现血糖升高，然后马上开始口服二甲双胍、诺和龙等降糖药，甚至现在西医提倡早期使用胰岛素，血糖很快控制下来了，根本没有"三多"症状，或者即使有一部分出现"三多"症状，也不走向"一少"的过程。所以古代的脾瘅因为控制血糖不利而大多数转为消渴，而现在的脾瘅是从肥胖到代谢综合征，然后可以发展为消渴，也可以不发展为消渴。第二个类型，就是消瘅，往往和遗传、免疫相关。以前我们碰到过家族遗传性糖尿病，姥姥是糖尿病，妈妈、阿姨和舅舅也是糖尿病，然后他自己、兄弟姐妹都是糖尿病。这种情况和遗传关系非常密切，往往是到时候就发病，不过如果给他们严格的环境和饮食控制，可能会好一些，发病晚一点；如果大吃大喝的话，可能会进一步促发，相当于给点儿阳光就灿烂。还有就是免疫的问题，包括成人迟发型、儿童等，比如说一场感冒，或者接触化学物质，出现对胰岛功能的破坏，本身病人往往不胖，甚至是偏瘦，但一发病表现的就是典型的"三多一少"。如果可以迅速地控制好血糖，胰岛素一下子上去了，那么病人可能不会走向更加消瘦，也就是可能进入消渴，也可能不进入消渴。

主管医生：您讲的消渴跟我们现在的认识有点不太一样。

仝教授：消渴本身是什么呢？应该是糖尿病的一个阶段，也就是说糖尿病可能有消渴，也可能没有消渴。我们在自己科里做调查，总结了5000多例，真正有消渴症状的病人只占13%，而另外87%都没有消渴的症状，甚至根本没有这个过程。所以如果还是用过去的观点来看待糖尿病的话，那就大错特错了。绝大多数病人是肥胖的类型，根本没有消渴的过程，这种情况下还要用消渴辨证的话，不等于是打错靶位吗？而且还有一个重要的问题，古人把消渴分为上、中、下三种类型，后来我们医院的老师在古人基础上分为三型辨证：阴虚燥热、气阴两虚和阴阳两虚。但是临床上这样病人占多少比例呢？实际上非常有限。为什么呢？大家想想糖尿病怎么可能都是虚证呢？阴虚燥热是不是虚证啊？气阴两虚是不是虚证啊？阴阳两虚是不是虚证啊？都是虚证，但是我们看到的糖尿病病人，多数是什么？痰热、湿热、浊热，是吧？肥肥胖胖，是吧？化湿化痰都化不过来，消浊清热都消不过来，上哪儿去益气养阴呢？所以，古今糖尿病的面貌已经发生了根本性的变化，如果还是按照教科书辨证，包括三消辨证、三型辨证，实际是治不好糖尿病的。我昨天跟林主任、小徐大夫在一块讨论古今糖尿病，认为它们已经发生了根本性的变化。原因是什么呢？因为古人发现的糖尿病没有得到很好控制以后，都会出现"三多一少"这些消渴症状，所以当时的糖尿病，也是消渴病，是靠症状诊断。而现在我们诊断糖尿病依靠什么？主要依靠血糖。所以靠症状诊断的消渴和靠血糖诊断的糖尿病，完全是两个概念。如果不把这个问题搞清楚的话，直接用消渴的方法治疗糖尿病，那可以说是大错特错！不过古人治疗消渴的方法到现在还有没有用呢？有它自己的价值。在什么地方呢？就是我们刚才讲的那13%左右的病人，真正地出现"三多一少"的消渴症状，有气阴两虚，有阴阳两虚，有阴虚燥热等。不过绝大多数病人不在这个范围之内，就像我们讲的可见光和不可见光，可见光占4%左右，而不可见光是另一个非常大的范围。所以如果仅仅按照一点点的可见光去治疗所有的情况，那就大错特错了。

回到这个病人，形体消瘦，比较偏于消瘦，而且重在气阴两虚。同时，她从糖尿病的前期开始，经历中期，目前已经到了晚期，眼睛基本看不见，神经病变已经很严重，尿里面有大量的蛋白。尿蛋白多，白蛋白低，血脂倒是不高，也没有明显的水肿，所以虽然已经具备了肾病综合征的一些基本条件，但是还没有达到诊断标准。在这种情况下，怎么治疗呢？降糖方面，这个病人15年糖尿病病史，加上多种并发症的情况，胰岛的整体功能应该比较差了，主体必须用胰岛素。她查过C肽吗？

主管医生：这次没查，上次查了，结果很差。

仝教授：所以说中医和西医的主要任务要分开了。西医要干吗？主要是用胰岛素调整血糖。中医呢？就是要治疗并发症。关于并发症，首先要分清大血管和小血管的问题。如果她是代谢综合征背景下，也就是脾瘅的类型，那么我们更需要关注大血管；如果她是消瘅的类型，那么更需要关注小血管、微循环。这个病人没有特别明显的高血压，没有特别明显的肥胖，也没有特别明显的血脂问题，一直都是糖尿病发展过来的，所以最核心的损害是微循环，我们需要死死盯住的也是微循环。中医把微循环叫作络，微循环障碍就是络病。从代谢综合征发展过来的糖尿病，出现并发症以脉病为主，主要指大血管、心脏、脑等。这个病人的脉病不明显，重点在于络病。我们把络病分成三个阶段：一个是络滞，一个是络郁，一个是络闭。络滞是什么表现呢？就是舌下静脉旁边有很多散在的紫红色脉络。什么叫络郁呢？就是两条舌下静脉整个的血管变粗迂曲，像地龙那种，颜色发黑。如果是络闭的时候，舌下静脉出现很多点点的或者块块的瘀滞。刚才看这个病人的舌头底下，一个一个不连续的斑块，对吧？属于哪个阶段？就是络闭阶段。所以中医诊断微循环障碍的时候，看舌下就足够了。当然，如果可以配合眼底的检查，那就更完善。在非增殖期的时候，偏于络滞；增殖期的时候，Ⅰ期、Ⅱ期偏于络滞，Ⅲ期偏于络郁和络闭，Ⅴ、Ⅵ期以后，基本都是络闭的情况。一般情况下，在络滞的阶段，我喜欢用辛香走窜的药物，比如降香、川芎；络郁的阶段，重点是活血化瘀，用桃红类；那么到了络闭的阶段，我们叫"离经之血为瘀血"，舌下点点点也是出血的表现；看眼底的时候，血管已经非常细了，甚至已经出血了，相当于我们看腔隙性脑梗死的时候，很多血管的中段都闭塞，看起来点点点。这个时候一定要用化瘀和破血的药物，类似于地龙、水蛭、三七之类。从并发症的角度来说，这个病人的全身络脉都出现了问题，肾脏Ⅳ期，已经快到Ⅴ期了；肢体有麻、有木，疼痛不太明显，凉也不太明显，已经有神经病变；还有眼底，有没有打激光？现在是几期？

主管医生：Ⅲ期。

仝教授：还有一个微循环的表现，就是她的皮肤。大家看她的皮肤是不是发黑啊？有点类似肌肤甲错。皮肤的微循环是观察糖尿病微循环状态的一个重要窗口。比如说磕痕，别人的碰一下很快就会痊愈，看不出来，但是糖尿病病人一碰就是一个磕痕，为什么？因为皮肤的微循环不好。再一个重要的窗口是心脏。做心脏造影的时候，大血管没什么大问题，甚至没有斑块，但病人总是胸闷、憋气，这就是心肌的微循环不好。中医擅长治疗这方面的问题，无论络滞、络郁、络闭，都有非常好的疗效，而西医往往就不行了。这个病人的神经病变还不是很严重，只是出现麻木。我们治疗很多来自全国各地的重症神经病变，凉得寒入骨髓，疼得要死要活，麻木到像穿大靴子一样，或者像虫子爬的感觉，治疗效果都非常好。包括糖尿病肾病，西医擅长的是Ⅲ期，可以拍着胸脯说："我有办法。"但是你问他Ⅳ期怎么样呢？没戏了。Ⅴ期怎么样？尿毒症可以透析。尿毒症以前怎么办呢？我们利用中医治疗几百例糖尿病肾病中晚期的病人，非常有效。还有糖尿病的胃肠病变，主要是血管加神经的共同作用。国际上只有一个词形容这类情况，叫糖尿病胃轻瘫，但是我们觉得胃轻瘫已经完全概括不了病情。过来找我们看病的病人，很多都是吃了就吐，而且有些是经西医治疗之后完全没有办法，瘦了几十斤，最后背着来或者推着来求医。我们使用中药治疗的效果非常之好，好到什么程度呢？多数情况下，一两星期可止吐，然后再慢慢调理，大概半年、一年以后，病人可以长10~20斤。再就是眼底病变。临床上我们很难看到增殖期的病人过来找中医治疗，因为都去打激光了，但是在非增殖期的时候，中医还是有很好的效果，不过需要长期治疗。我们早年做过大白鼠的眼底实验研究，就是在同样高血糖的情况下，用中药和不用中药，持续一年，观察纯种大鼠的视网膜病变。结果是完全不一样的，简单地讲结论就是中药可以预防糖尿病的早期眼底并发症，基本上推迟一倍出现的时间，程度减轻一半。

具体讲这个病人的中医治疗，实际上重点在于处理并发症。她比较突出的问题都在微循环，比如说神经病变、眼底病变、肾脏病变等，所以治疗上既要减少蛋白尿，还要减少疼痛、麻木，治法的关键在于中医调理。

我看你们之前给她开的方子，用了黄芪、党参之类的药物，也是不错的。我建议可以这样处方：生黄芪 60g，丹参 30g，三七 15g，生大黄 3g，鸡血藤 30g，首乌藤 30g，水蛭粉 3g（冲服）。同时建议她可以长期服用大黄䗪虫丸，早 1 粒晚 1 粒，早 3g 晚 3g，可以改善肌肤甲错、两目黯黑这些全身微循环的损害。刚才方里面的生大黄，不需要后下，因为它不光走大肠，同时还走肾，所以这里用大黄不是为了取泻下的作用，而是为了引经，把药效引到肾脏。而且生大黄和水蛭配合起来，实际上是抵当汤的意思。水蛭可以说是一个非常好的药，在肾病治疗中属于要药。张仲景的抵当汤里面用多少水蛭呢？（30 个）说明大家背得很扎实，学得不错。大家想一想，30 个水蛭称起来是多少分量呢？水蛭是什么品种呢？有人说应该是云南产水蛭，但我个人的估计，张仲景的时代交通没有那么发达，河南那一带用的水蛭恐怕和云南水蛭有很大的区别，不会像那么小个。现在除了云南水蛭外，还有湖南那一带产的金线水蛭，个头相对比较小；北方产的大水蛭，个头比较大。我取 30 个中间的金线水蛭拿去给药学部测，是多少克呢？108g。在临床上用 108g 水蛭有没有什么问题呢？我个人用过 60g，没有出现任何问题。但是还有一点，我要跟大家说，我们药学部测了一下水蛭煎煮汤剂里面的水蛭素含量，是多少呢？数值是 0。这是什么意思呢？大家可以想象一下，别说 108g，我估计放了一斤也只是当炖肉吃了，所以问题不大。同样的，我们还做过地龙的实验，也是煎汤以后送去药学部测试，结果蚓激酶是 0。那么把它们放到汤剂里面是怎么起效的呢？我想可能的效果就是加了很多其他药物一起煎煮以后产生了一些残存的其他效果。所以现在都建议把水蛭和地龙这一类虫类药打粉吞服使用。不过也有一些问题，比如说病人自己直接把地龙打粉的话比较困难，常常放到微波炉里边加热变酥后再去打粉，但那会其实已经没有效果了。我特别希望能够多做一些药物学方面的研究工作，比如说这些虫类药如何能够冷冻干燥以后打粉的便利办法，比如说每克水蛭里面到底含有多少水蛭素，每克地龙里面含有多少蚓激酶等等，在节省药源的同时又能真正起到治疗的作用。

主管医生：您刚才说中医治疗可以减少蛋白尿，也可以减少疼痛和麻木，能不能具体讲一讲？有没有常用的方药呢？

仝教授：治疗麻木，我们最常用什么方子呢？黄芪桂枝五物汤。这个方子基本上不会差很多，叫"辨病方"。为什么这个病人没有用桂枝呢？因为他没有明显的胖啊，所以用了黄芪之后，配鸡血藤和首乌藤，走四肢经络。治疗蛋白尿，最重要的是黄芪，不过要注意量效关系。黄芪的剂量一定要大，一般情况下不要低于30g。如果黄芪剂量太小的话，像10～15g，那是降不了蛋白尿的。比较虚的病人，要45g、60g。另一个关键的药物是抵当汤，主要是通肾络，其中大黄可以引经到肾络，水蛭可以修复损伤的肾小球和肾小管，把蛋白尿减少得非常明显。还有一个药就是水陆丹，芡实和金樱子，我在这个病人身上没有用，必要的时候可以用。水陆丹体现的是塞因塞用，为什么呢？肾病综合征，大量蛋白尿的病人，经常水肿得一塌糊涂，这个时候用收涩药把蛋白收涩了以后，肿就利下去了，所以叫塞因塞用法。但是这个病人没有肿，暂时可以不用。另外，除了肾脏、神经等局部的治疗，我们还要考虑到全身的情况。像糖尿病肾病的病人，尤其是蛋白低的情况，一定要考虑到气血问题：气不足，血也不足，同时还有瘀血。这种情况下，我们经常用当归补血汤，但是当归补血汤的当归效果远不及丹参，"一味丹参功同四物"，所以我喜欢用丹参补血汤，调和全身整体的气血。

主管医生：仝教授，对于糖尿病性周围神经病变，除了黄芪桂枝五物汤这类内服药外，有没有什么好的外用方法？

仝教授：这个问题提得非常好。我曾经看到很多外洗、泡脚的方子，基本都是辨证论治的处方。真是大错特错！辨证论治是通过口服后胃肠道吸收起作用，而外用药是透皮吸收的，所以完全是两回事，如果外洗的方子按照辨证论治的思路选择药物，产生的效果会非常差。大家想想神经病变是什么部位出问题了呢？为什么会感觉神经受损、运动神经受损呢？是表皮的问题。所以要怎么办？发汗。只要让汗发出来了，整个表皮的微循环就全部改善了，那些痛呀、麻呀、木呀、凉呀等症状自然都会好转，和用丹参、三七等完全是两回事。所以我为什么要强调审因论治呢？就是一定要从病根上治疗。比如说西医发明抗生素以后，一大批的问题就解决了，不管是发烧还是咳嗽，不管体质虚还是实，只要是链球菌感染，就可以"啪"一下用上去，多管用啊！这就是审因论治解决了大问题。为什么中医几千年来解决不了痨病呢？难道是中医不会辨证论治吗？如果你回答是的话，我会说你是胡说八道。那些结核病人，瘦瘦的，明显的阴虚燥热体质，怎么就不会辨证论治呢？但结果就是治不好。等西医发明了抗结核药以后，一下子就控制住了，所以说审因论治真的是太重要了！中医不能单纯地讲辨证论治，一定也要花力气去研究审因论治，才能发展得更好，走得更远。

[病例 2]

【病情介绍】

主管医生：患者文某，男，67 岁，因"口干、多饮、多食、消瘦 1 个月"于 2012 年 9 月 9 日入院。患者于 2012 年 8 月上旬无明显诱因下出现口干、多饮，消瘦，一直未经系统诊治，症状持续不能缓解。2012 年 9 月 3 日曾到中山大学附属第三医院就诊，查空腹血糖：16.75mmol/L，诊断为"2 型糖尿病"，当时未予治疗。9 月 7 日，患者至中山当地医院就诊，给予皮下注射诺和锐 30 特充（早 12u，晚 10u），未监测血糖，仍有口干多饮等症，患者遂到我院急诊就诊，由急诊拟"2 型糖尿病"收入院。入院症见：患者精神不振，口干、多饮、多食，无多尿，四肢不自主震颤，双下肢乏力，偶有牙龈出血，无视物模糊、四肢末端麻木、自汗盗汗、胸闷胸痛、心悸气促、腹胀腹痛等症状，纳寐尚可，小便量中，色黄，大便 2 天一行，色黄质软。近 1 个月体重下降 2 公斤。既往乙肝大三阳病史 30 年余，未予系统治疗，后于今年 5 月因"乏力、腹胀、身目黄染"在我院住院。诊断为：乙肝肝硬化（失代偿期）。出院后坚持服用替比夫定、呋塞米及螺内酯，病情平稳。入院查体：神志清楚，精神疲倦，形体消瘦，面色无华、萎黄，四肢不自主的震颤，皮肤干燥，下肢见色素沉着，余无明显异常。舌淡红，苔白腻，脉滑。

中医诊断：消渴（痰浊瘀滞）。

西医诊断：① 2 型糖尿病；②病毒性肝炎（慢性、乙型、重度）、肝硬化（失代偿期）、食道静脉曲张（中度）、门脉高压性胃病。

【查房实录】

主管医生：您好！这位是中国中医研究院的首席专家全教授，我们特地请他给您会诊。

仝教授：糖尿病有多少年了啊？

患者：以前没有过，这1个月刚刚发现的。

仝教授：家里面有没有人得这个病啊？

患者：没有。

仝教授：这次得病以后瘦了几斤？

患者：我瘦了好多，没生这个病的时候是124斤，现在估计只有106斤了。

仝教授：乙肝大三阳30多年了，是吧？有没有过腹水？

患者：是啊。前段时间，大概5月份的样子，腹水比较多，就住在这边11楼肝胆科。

仝教授：下肢有肿过吗？

患者：没有。

仝教授：血脂一直没有高过，是吧？

主管医生：没有。

仝教授：过去胰腺有没有什么问题？

患者：胰腺不知道，我1995年的时候做过胆囊切除。

仝教授：做过胆囊切除，那么肝硬化以后有没有检查过胃方面的问题？

患者：做过胃镜。

仝教授：胃底静脉曲张的情况严重吗？

患者：这个我不太清楚。

仝教授：你伸舌头给我看一下。（患者伸舌）舌偏红，苔黄腻。再把舌头翘起来。（诊察舌底静脉）静脉一块一块的。平时大便怎么样？

患者：平时大便正常，就是最近这段时间，两天才有一次，黄颜色，一条一条的。

仝教授：夜间小便几次？

患者：夜间比较少。如果我中途睡醒喝水的话，大概到3点钟的时候会起来一次；如果不喝水的话，一般都可以睡到天亮。

仝教授：睡眠还可以？

患者：差不多都可以睡得着，只是有点做梦。

仝教授：他胆红素的情况怎么样？

主管医生：总胆红素是 23.2μmol/L，直接胆红素是 10.37μmol/L。

仝教授：其他肝功能的情况呢？

主管医生：谷草转氨酶 57 U/L，白蛋白 29.8g/L。

仝教授：血压高吗？

患者：不高，每次量了以后都没有问题。

仝教授：好的，那我们回去分析一下。

患者：谢谢教授！

【名师精析】

仝教授：关于糖尿病的整体认识和常用治疗，我分析前一个病人的时候已经具体讲了，由于时间关系，这个病人我就简单提一下。这是一个男性患者，67 岁，既往乙肝病史 30 多年，进展为肝硬化，近期血糖升高，没有糖尿病家族病史，所以考虑是肝源性糖尿病，也就是属于继发性的糖尿病。治疗上要治本，重点在调肝，其次才是糖尿病的问题。目前用胰岛素治疗是必需的，如果口服药物治疗的话，一方面效果不好，另一方面也容易对肝脏产生进一步的损害。我主张用胰岛素控制血糖来治标，以中药特色控制肝硬化来治本。

【编者谨按】

细看第一则病案，患者病程日久，证情复杂，间杂众多，治疗需抓住中西医各自的侧重点：西医主调整血糖，中医治疗并发症。仝教授从患者病史、症状和体征，尤其是舌下静脉的观察，见微知著，指出并发症的关键点在于微循环，故强调内服中药以改善全身微循环之损害。而谈到外治法，仝教授未取常用的活血化瘀，反而审因论治，强调局部发汗，乃糖尿病性周围神经病变治疗的创新之法。第二则病案，仝教授虽然简而言之，却提供了宝贵的鉴别诊断思路。见到糖尿病就只考虑降血糖吗？显然不是。"治病必求于本"，只有通过综合分析，透过现象寻找到本质，找出原因，才能确立相当的治疗方法。

此两则查房实录，与其说是仝教授对两个病人进行诊治的记录，不如说是仝教授对临床医师进行糖尿病整体新概念和新认识的深入普及，可谓

"授人以鱼"的同时"授人以渔"！查房过程中，印象最深处是什么？"大错特错"的提醒！"如果还是用过去的观点来看待糖尿病的话，那就大错特错了。""靠症状诊断的消渴和靠血糖诊断的糖尿病，完全是两个概念。如果不把这个问题搞清楚的话，直接用消渴的方法治疗糖尿病，那可以说是大错特错！""我曾经看到很多外洗、泡脚的方子，基本都是辨证论治的处方。真是大错特错！"这些"大错特错"的背后是什么？正是仝教授多年内分泌代谢病临床经验和科学研究的成果积累，是仝教授对当下医师们对糖尿病认识不清的心痛惋惜，是仝教授不遗余力、全心全意分享心得，纠正偏误的拳拳诚意！吾辈当自省之，重视之，借鉴之！

熊继柏教授查房实录

[病例 1]

【病情介绍】

主管医生：患者张某，男，67 岁，因"反复胸闷不适，活动后气促两周，加重一周"于 2012 年 9 月 21 日入院。缘患者于两周前无明显诱因下出现胸闷不适，伴咳嗽咯痰，伴活动后气促，往当地医院住院治疗，予抗炎平喘等治疗后症状缓解。但近一周再次出现胸闷气促，不能平卧，伴呃逆，遂往我院门诊求治，门诊拟"充血性心衰"收入我院。入院症见：患者神清，精神疲倦，气促、不能平卧，伴呃逆频频，无明显咳嗽咯痰，无双下肢水肿，小便频，大便不通。既往高血压病史，血压最高可达 230/120mmHg；2012 年 8 月因"脑梗死"在当地人民医院住院治疗，出院后遗留右侧肢体乏力，但可行走。入院查体：呼吸 22 次 / 分，血压 210/130mmHg，急性面容，面色潮红，半坐卧位。双肺呼吸音粗，双肺底可闻及少许湿性啰音；心腹部无明显异常；无双下肢水肿，右侧肢体肌力 4 级，肌张力正常。舌质红，苔少而干，脉弦数。入院急查血分析示白细胞 $22 \times 10^9/L$，中性粒百分比 88%；脑钠肽 > 9000pg/mL；生化示：Na：125.8mmol/L；Cl：90.3mmol/L；尿肌酐：286μmol/min；尿素氮：27μmol/L。心酶、肌钙是正常的，乳酸脱氢酶 384U/L，稍稍增高。

中医诊断：心衰（痰热内壅）。

西医诊断：①充血性心衰，心功能Ⅲ级；②高血压病 3 级（极高危）；③胸闷查因：冠心病？肺部肿瘤？ ④脑梗死后遗症。

【查房实录】

主管医生：这位是湖南来的熊教授。

熊教授：现在呼吸困难吗？

患者：一点点。

熊教授：会不会胸闷？

患者：恩，会胸闷。

熊教授：咳不咳嗽？

患者：有一点点。

熊教授：有没有痰？痰是黄色还是白色的？

患者：有白色的痰。

熊教授：口干不干？

患者：口干。

熊教授：打嗝打了多久了？

患者：6天。

熊教授：大便好不好啊？

患者：三天没有解大便了。

熊教授：你自己现在感觉最不舒服的地方是哪里？

患者：睡不着觉。

熊教授：是因为呼吸困难睡不着还是因为其他问题？

患者：睡不下去，老是觉得坐起来会舒服一点。

熊教授：好，那就这样躺着，别动别动。我看一下舌头。（患者伸舌）舌红少苔，舌中部和根部有薄黄腻苔。脉是细滑的。我来想办法，可以治好的。

患者：谢谢教授！

【名师精析】

熊教授：这个病人的主证是胸闷气短，不能平卧，心悸，呃逆，口干便秘，舌红少苔，舌中部和根部薄黄腻苔，脉细滑。西医诊断是心衰、高血压、脑梗后遗症。所以他是一个虚实夹杂的病人，而现在要解决的关键问题是阴虚。胸闷气短，不能平卧，心悸，是心阴虚。呃逆是什么原因呢？这是胃阴虚造成的气上逆。所以他的证候特点是心肺胃阴虚，加上胃气上逆。我建议处三个方：第一个方是参麦散，第二个是增液承气汤，第三个方是橘皮竹茹汤。除此之外，还可以用张仲景的旋覆代赭石汤，把这四个方组合在一起，胸闷、呃逆、便秘就都有把握了。你们记一下：麦冬30g，五味子6g，玄参20g，生地20g，大黄3g，旋覆花10g，代赭石15g，陈皮10g，竹茹20g，熟地20g。里面的大黄不需要后下，在大便通之前可以用上一个星期，如果大便通的话，就可以把大黄去掉。

主管医生：谢谢熊教授指导！

［病例2］

【病情介绍】

主管医生：患者梁某，男性，72岁，因"反复活动后气促、下肢浮肿11月，再发5天"入院。缘患者于2011年8月无明显诱因下出现反复咳嗽咯痰，气促，活动后明显，双下肢浮肿，每于天气变化及受凉后症状加重，曾多次在当地急诊及我院就诊，经对症治疗后症状可缓解，但症状时有反复。入院前5天，患者再次出现双下肢浮肿，伴气促、不能平卧，动则喘促，胸前区憋闷感，心悸，遂由家人送至我院求治，由急诊拟"充血性心力衰竭"收入院进一步诊治。入院时症见：患者精神疲倦，气促，活动后明显，胸闷心悸，无咳嗽咳痰，无寒战发热，无恶心呕吐，无腹胀腹痛腹泻，纳差，眠一般，小便频，量中，大便未解。既往患者确诊风湿性心脏病4月余，有慢性阻塞性肺疾病病史8月余。入院查体：精神疲倦，形体偏胖，唇甲暗淡，三凹征阳性，桶状胸，肋间隙增宽，双肺呼吸音粗，双下肺可闻及湿罗音。心界向左右扩大，心率106次／分，律不齐，二尖瓣听诊区可闻及3/6级全心动周期杂音。腹部膨隆，触之柔软，全腹无压痛及反跳痛，肝颈征阳性，双下肢浮肿，余无明显异常。舌红，少苔，脉沉。

中医诊断：心衰（气阴两虚、心血瘀阻）。

西医诊断：①风湿性心脏病、联合瓣膜病变心房纤颤、心功能3级；②慢性阻塞性肺疾病急性加重期；③双侧下肢动脉硬化。

熊教授：这个病人住了蛮久的，现在主要是什么问题？

主管医生：现在患者心衰的症状明显缓解，但他总是觉得有股气在胸中，呼吸不通畅，咯白痰，胃纳比较差，请教授指导。

【查房实录】

主管医生：这位是湖南来的熊教授。

熊教授：你哪里不舒服？

患者：胸很闷，总觉得有一股气堵在这里。

熊教授：有没有发烧？

患者：没有。

熊教授：咳不咳嗽？

患者：有一点点。

熊教授：气喘吗？

患者：动一动会有点喘不过来。

熊教授：痰多不多？

患者：一般是白色的。

熊教授：有点脚肿是吧？

患者：比较奇怪，脚抬上去就不肿，不抬上去就肿。

熊教授：肚子胀不胀？

患者：不胀。

熊教授：小便多不多？

患者：不多。

熊教授：口里面苦不苦？

患者：也有一点点。

熊教授：好，看看舌头。（患者伸舌）舌红苔薄黄，脉滑数而促。我来给你想办法。

【名师精析】

熊教授：这个病人的主证是胸闷，气促，咳嗽，咯黄白色痰，肢体浮肿，腹胀，口苦，舌红苔薄黄，脉滑数而促。促脉就是数中实者，如果是缓脉沉，那就是结脉；如果是缓脉很长一段时间才来，那就是代脉。他的浮肿经过治疗后已经好一些了，但我相信他过几天后又会肿起来，因为他小便短小，痰多，口苦，舌质不是很润，显然是痰热内阻加水饮内停，影响心脏。现在要解决的问题是胸闷气促，以及浮肿。这个时候以实证为主，用不得补药，如果用补药的话会助长痰热和饮邪，所以必须要先清除痰热，排除饮邪，再回过头来补虚。我开个处方，就是小陷胸汤合五子五皮汤：黄连5g，瓜蒌皮10g，法半夏10g，桑白皮20g，茯苓皮15g，陈皮10g，大腹皮10g，北杏仁10g，苏子10g，葶苈子10g，莱菔子10g，川贝母10g。本来这个方里面是有生姜皮和白芥子，但是这个病人痰热比较重，所以要把这两味药去掉，等痰热平下来，水肿完全稳定以后，再来补心脏。

主管医生：怎么补心脏呢？

熊教授：可以考虑用十味温胆汤合小陷胸汤，补养心气加化痰。

［病例3］

【病情介绍】

主管医生：患者郭某，男，33岁，吉林省人，因"头晕伴视物模糊3年，加重1个月"于2012年9月17日入院。缘患者于3年前无明显诱因下出现头晕，伴视物模糊，无伴天旋地转感，无恶心呕吐，时测血压250/100mmHg，遂于我院住院治疗。诊断为：①高血压性脑病；②高血压性心脏病；③继发性高血压病3级（很高危）；④原发性醛固酮增多症。经治疗后好转出院。出院后规律服用降压药治疗，血压控制不详。1个月前，患者无明显诱因下再次出现头晕不适，伴视物模糊加重，偶有耳鸣耳聋，伴轻微心悸，无胸闷胸痛，无头痛，无天旋地转样，无恶心呕吐。于当地医院查头颅MRI示：①双侧顶枕叶、右侧颞叶、左侧基底节区软化灶；②双侧脑室旁白质脱髓鞘，血压180/100mmHg，予对症处理后症状稍好转。现为求进一步治疗，往我院急诊就诊，急诊拟"高血压病"收入我科。入院症见：患者神清，精神良好，头晕，视物模糊，无头痛，伴轻度心悸，伴口干多饮，纳寐尚可，二便调。

中医诊断：眩晕（痰瘀互结）。

西医诊断：①继发性高血压病（3级，很高危）、高血压性心脏病；②原发性醛固酮增多症。

熊教授：血压还是很高吗？

主管医生：现在用了四联降压药，控制在 140 ~ 150mmHg 左右。

熊教授：我们去看看病人。

【查房实录】

熊教授：头昏吗？

患者：现在已经好很多了。

熊教授：耳鸣吗？

患者：不鸣。

熊教授：眼睛胀吗？

患者：没有感觉。

熊教授：手麻吗？

患者：没有。

熊教授：后面颈部胀不胀？

患者：有点胀。

熊教授：头晕的时候想吐吗？

患者：没有。

熊教授：这个毛病有多久了？

患者：2008 年的时候去省中医院住过院。

熊教授：那时候就开始头晕了？

患者：那时候喝了很多酒，然后血压 260mmHg。

熊教授：喝什么酒？什么牌子？

患者：不记得什么牌子了，反正是高度白酒。

熊教授：那可不行，要喝就喝好的。东北人是吧？

患者：是，吉林人。

熊教授：干什么工作？

患者：现在没做什么。

熊教授：大便怎么样？

患者：可以。

熊教授：口苦不苦？

患者：早上起来有一点。

熊教授：好，伸舌头我看一下。（患者伸舌）舌红，苔薄黄腻。脉弦细数。我们回去分析吧。

【名师精析】

熊教授：按道理讲，这是一个比较轻的病人。我估计他性格很豪爽，人家喊喝酒的话，他就当水喝，所以问题的根结在喝酒。第一眼看上去，脸色潮红；再看第二眼，舌红苔薄黄腻。他的主证是眩晕，毫无疑问是高血压性眩晕，如果是火重的话，那么应该用天麻钩藤饮；如果阴虚明显的话，那么应该用一贯煎或者是镇肝息风汤。这个病人虽然面色潮红，但不怎么出汗，也没有耳鸣，所以不是镇肝息风汤的类型，而是属于中医讲的肝阳上亢，用天麻钩藤饮。另外，他还有颈胀，我问他的职业其实就是想看这是打牌打得多，还是开车开得多的原因，他说是无业，估计是颈椎有点毛病。所以他反复发作眩晕，一个是长期喝酒导致血压反复，一个是颈椎有点毛病。我们主要是要控制他的血压，处方是天麻钩藤饮加一味葛根：天麻30g，钩藤钩30g，夜交藤15g，杜仲10g，桑寄生10g，川牛膝20g，黄芩20g，石决明30g，栀子15g，益母草10g，茯苓10g，葛根30g，甘草6g。这个病人估计不用变方，可以一直吃到好为止。

主管医生：谢谢熊教授的指导！

【编者谨按】

"快、准、效"是熊教授临床诊治的一大特色。搭脉，辨舌，问诊，辨证，处方，无论常见病还是疑难杂症，基本十来分钟都可以搞定，而且应手取效。第一则病案，抓住胸闷气短，不能平卧，心悸，呃逆，口干便秘，舌红少苔，舌中部和根部薄黄腻苔，脉细滑；第二则病案，抓住胸闷，气促，咳嗽，咯黄白色痰，肢体浮肿，腹胀，口苦，舌红苔薄黄，脉滑数而促；第三则病案，抓住眩晕，颈胀，既往饮酒史等。三则病案的诊治，从查房过程，到把握主证，到辨证分析，再到处方用药，没有医患间过多的言语寒暄，也没有思考中过多的理论探讨，几乎是一气呵成，却句句连贯，思维发散，用方不拘经方时方。秘诀在哪里？正是扎实的理论功底，丰富的临床经验，敏捷的思维反应，三者合一，转变成熊教授看病的敏感度和救人的高效率。而更值得一提之处，熊教授在诊治中纯用中医思维，而不受西医诊断和治疗的过多影响，疗效却立竿见影。这是否给当下身处中西思维混杂的年轻医师一个指引，一个示范，一个重磅希望呢？

张再良教授查房实录

【病情介绍】

主管医生：患者梁某，男，73岁，因"反复双下肢浮肿2年，再发半月"入院。发病时节是白露。缘患者于2年前无明显诱因下开始出现双下肢浮肿，继则出现颜面、眼睑浮肿，伴尿量减少，泡沫尿，曾多次到外院及我院门诊治疗，2012年8月份曾在中山市人民医院住院治疗，诊断为"肾病综合征"，予对症处理（具体不详）后好转出院，出院后门诊予缬沙坦、雷公藤多贰片等治疗，症状反复，半月前患者再次出现双下肢、颜面、眼睑浮肿，遂来我院门诊就诊，为求进一步系统治疗，由门诊拟"肾病综合征"收入我科。入院症见：患者神清，精神一般，颜面眼睑少许浮肿，双下肢浮肿，无恶寒发热，无头痛头晕，无咳嗽咯痰，无胸闷气促，阴囊肿大疼痛，胃纳可，睡眠一般，小便量少，约600～800mL，夹泡沫，大便正常。舌淡，苔白腻，脉滑。既往高血压、糖尿病病史。

中医诊断：慢性肾衰（脾阳虚损）。

西医诊断：①慢性肾功能不全（CKD3期）、糖尿病肾病？②高血压病3级（极高危）；③2型糖尿病。

张教授：肾功能怎么样啊？

主管医生：入院的时候肌酐210多，尿蛋白3+，24小时尿蛋白1100多。总胆固醇大概是9，白蛋白23多。今天复查的指标肌酐是180多，但是白蛋白是偏低，20多克。

张教授：现在主要就是浮肿？

主管医生：用了很多方法，浮肿还是没有明显改善，所以特地请您帮忙指导一下。

张教授：我们还是先去看看病人吧。

【查房实录】

主管医生：这位是上海来的张教授。

张教授：肿了多久了？

患者：肿了两年。

张教授：主要是哪里肿？

患者：腰以下肿，阴囊也是肿的。

张教授：一直这样吗？有没有变得厉害？

患者：不是，有时候厉害一点。

张教授：现在属于轻的吧？

患者：轻一点了。

张教授：我一看就知道是轻一点，说明前面治疗还是不错。可以走路吗？

患者：之前走不动，现在可以走一点点。

张教授：肚子难受吗？

患者：肚子就是肿，就是胀。

张教授：看一下舌象，舌淡暗，苔薄腻，不是我们想象中典型的阳气虚弱的水肿病人，不像舌淡胖大有齿痕。但是人整体上感觉气色比较差一点，嘴唇比较淡，相对软一点。走路会气短吗？

患者：不会。

张教授：吃饭可以吗？

患者：吃饭都可以。

张教授：排便也好吗？每天都有？

患者：排便不行。

张教授：怎么不行？

患者：不是每天都有，有时候一天两天，有时候三天，拉出来很硬，一颗一颗的。

张教授：可以自己排，还是要吃点通便药？

患者：有时候要吃通便的药，有时候不用。

张教授：一直都是像这种情况？

患者：有两三个月了。

张教授：有做灌肠是吧？

患者：从住院就开始灌肠，每天一次，灌肠以后大便就好一点。

张教授：那正好解决问题啦，灌肠就通便了。胃口怎么样？

患者：想吃但是又不敢吃。

张教授：有没有出汗？

患者：很少。

张教授：怕不怕吹空调啊？怕热吗？

患者：怕冷又怕热。热一点点不行，冷一点点也不行。

张教授：小便量比较少是吧？夜尿几次？

患者：有时候5～6次，白天又没有这么多。

张教授：我号号脉。两手的脉象差不多，都是寸关脉沉弦有力，尺部稍微差一点。你住进来后已经改善很多了，我们回去再讨论一下。

患者：谢谢医生！

【名师精析】

张教授：这个病人73岁，属于老年患者，症状很明显是浮肿。我这里想挑一个毛病，刚才听中医诊断是慢性肾衰（脾阳虚衰），辨证为脾阳虚衰还讲得过去，但是慢性肾衰更倾向现代医学的病名，不像以前中医看到什么就讲是什么病，比如肿啊，水气病啊，搞得有点不伦不类。

主管医生：前两年中管局来了新通知，要求按照这样的病名诊断。

张教授：可能你们病房管理需要做这样的处理，但我个人的想法，还是不建议混在一起。刚才看这个病人的情况，总体治疗是有效的，现在的方案是什么？

主管医生：入院的时候，我们考虑他是老年患者，久病体衰，正气不足，脾虚水停，溢出肌肤而浮肿，所以中医用防己黄芪汤治疗。同时配合西医利水消肿的方法，尿量有所增加。后来主任查房以后，考虑以正气亏虚为主，改用参苓白术散，其中薏苡仁用 30g，茯苓用 40g。另外，用我们院内制剂复方崩大碗汤每天灌肠。现在病人的总体情况比入院时好转，指标也有相应的变化，但是肿一直没有消下去。

张教授：其实，在用防己黄芪汤，或者真武汤治疗水肿的时候，如果效果不太理想，可以考虑加一些解表药。比如说可以用麻黄，发汗利尿平喘。为什么解表药能够利尿呢？中医讲表里相通，解表药可以振奋阳气，化湿利水。我刚才看你们之前用的量还是比较保守，一般黄芪出手都是 30g、60g。

主管医生：在广东这边用黄芪总是感觉有点燥，您那边有没有类似的情况？

张教授：我一直用比较多黄芪，目前没有出现这样的问题。有些人说用了黄芪后比较胀闷，气机壅滞，有些人说舌苔比较腻，这个时候是不是不能用呢？其实不一定，舌苔腻是什么问题？是湿，湿用温燥就对啦。另外，有些舌苔腻的病人，治疗效果一直不好，实际上这个时候可以用熟地。按照平时的规矩，熟地是滋腻的药，舌苔腻可以用吗？不要老是被传统框住，熟地是温补的药物，可以把人身体机能调动起来，正气拉上来，所以舌苔容易化掉。后来改用参苓白术散，我觉得这个方偏于健脾，一般腹泻的时候用得比较多一点。而像这个病人，已经确诊是肾病，可能除了脾胃的问题外，还要往下走走，考虑肾的问题。他年纪比较大，病情比较复杂，单纯地健脾利尿效果有点太轻了，可以适当地请真武汤、请附子出来帮帮忙，从温肾补肾的角度调全身整体情况。

主管医生：我们比较少用到真武汤。

张教授：那你们可以试试看，加点桂枝、附子进去，加强温的力量，或者加一点羌活，温散走表。

主管医生：用多少附子呢？

张教授：可以先用 5g 附子，10g 桂枝，之后再加量。白术的量可以大一点，用 30g，再配合 30g 枳实，可以帮助改善大便的情况。《金匮要略》里面有枳实白术汤，可以健脾消痞行气，很好用。另外，不用附子的话，还可以考虑其他补肾的药物，比如说仙茅、仙灵脾、巴戟天等。另外像他有蛋白尿，可以用补肾药里面的收敛药，像菟丝子、沙苑子、补骨脂、金樱子等很多种子药。大家可以想一想，蛋白流出去，我们用药物把它们收回来，实际上也是补的药，收敛药也是强壮药。

治疗腰以下肿，"病痰饮者，当以温药和之"，要温阳利水，轻一点的是五苓散，重一点的是真武汤，防己黄芪汤应该是比较偏向五苓散这边，力量稍微弱一点。这是从人体整个功能方面做调整，属于治本的办法，还有另一种治标的办法，就是要走到对面去。病人肿得非常厉害，有胸水，有腹水，影响到呼吸等等，怎么处理呢？用附子？不行的。这个时候不能用苓桂术甘汤，也不能用真武汤，而是看情况要发汗，还是要用泻药，像灌肠通大便，像十枣汤、大陷胸汤逐水。不过攻逐通利的办法现在用得比较少了，为什么呢？因为用得不好的话，病人会找麻烦。但也不是完全不用，该用麻黄的时候就用一点麻黄，该用附子的时候就用一点附子，不过要注意安全问题，不要贸贸然乱用。

主管医生：我觉得我们医院很多肾病病人，发病时间比较短，考虑属于风水，如果用越婢加白术汤的话，麻黄量一大就有一些问题，比如说出汗很多。

张教授：我是这样理解的。以前经方里面用麻黄的量很大，但是跟我们现在的剂量不太一样。如果开大剂量的话，我一般用一两天以后就扭转过来，不会一开就开一个礼拜。在病房的话，换方就更简便。有时候为了扭转一下局面，该用大量的药物还是要大量，为什么呢？因为病人不会管用了多少药量，他只是会感觉治疗的效果。比如说肿退的话，病人自然对你相信得不得了："哎呀，你看这个医生多厉害，才一两天肿就好多了！"可能指标并没有改善得那么快，但是威信可以很快建立起来，所以该出手时就要出手一下。不过用麻黄还是要特别小心，因为有些肾病病人会血压偏高，心跳偏快等。我建议这个病人处方：桂枝 10g，羌活 10g，附子 5g，当归 15g，菟丝子 10g，茯苓 30g，补骨脂 30g，白术 30g，炙甘草 10g，白芍 15g，枳壳 30g，党参 15g，黄芪 50g，神曲 10g，淫羊藿 10g。

实习医生：张教授，这个病人用实脾饮行不行？

张教授：实脾饮里面温燥药和行气药比较多，适合舌苔腻，肿胀明显，湿比较重的病人。但是这个病人年纪大，水肿明显，舌苔不是很厚腻，所以不妨从肾的角度多考虑一点。

主管医生：我看了您这次讲课的讲义，感觉是对六经做了一个总结，让我受益很大。

张教授：中医临床辨证论治的基础在六经，而我把六经归纳成三三六九。这个可以一直跑到明清，包括八纲、脏腑、温病、金元医家的东西都可以补充进去，让大家知道根在哪里，基础在哪里，及其后来的东西跟它有什么关系。我们给一个经方辨证论治的框架，这边是麻黄汤、理中汤、四逆汤，那个地方是越婢汤、白虎汤、承气汤、黄连阿胶汤，中间是桂枝汤、小柴胡汤、半夏泻心汤、乌梅丸，这样的排列组合就是打地基。但是光有地基还不够，我们还要建造，还要装修，像这个地方用什么材料，那个地方用什么材料，这个房间放什么家具，那个地方的玻璃怎么搞一样，我们第一步开出六张方、七张方，第二步能开出去十几张方、二十几张方，无穷无尽。不过有时候这样子还是不够，辨证论治对了，但是没有效果。这可能和药物有关，也可能和方有关，需要走辨证的第二步——辨病，因为有时候可以用一些协定处方，也就是对病的方。比如说你们肾病科，老中医做了很多年了，看到这个病人来了，有时候闭着眼睛方也能开出来了。所以脑袋里面一定要有几张方，而且越多越好。头痛来了用什么方？呕吐来了用什么方？不过这里还有一个问题，头痛是个病吗？呕吐是个病吗？腹泻是个病吗？水肿是个病吗？西医常常批评笑话我们，这是症状，而不是病啊。但是在古代，中医就是把这些作为病名提出来的，而且在这个基础上建立了很多辨证论治的方法，比如说咳嗽分风寒、外感、内伤等等。我们面对这些以症状为主的病，关键要回到辨证论治。那么西医的病要不要了解呢？还是有一定好处的，辨病是对辨证的补充，辨病、辨证要相辅相成。此外，作为医生，还有一个必备的手段——对症治疗，包括现在对指标治疗，比如说血脂高用什么，甘油三酯高用什么，胆固醇高用什么等等。所以辨证是基础，辨病是补充，对症治疗是必备，我们可以按照这个思路平时多积累一点。

主管医生：谢谢张教授指导！

【编者谨按】

张教授《金匮》出身，却很喜欢伤寒；教学见长，却很重视临床；不是肾科医，却很能治肾病。本例患者为老年男性，患水肿，苦大小便不利，前医重在健脾，而张教授从整体出发，抓住病本在肾，提出应温肾补肾为主，"病痰饮者，当以温药和之"，主张将患者全身机能调整上去。同时，标本兼治，张教授认为治肿亦可从汗法或下法，麻黄等药物该出手时则出手，此实为《素问·汤液醪醴论》中"平治于权衡，去菀陈莝，微动四极，温衣，缪刺其处，以复其形。开鬼门，洁净府，精以时服，五阳已布，疏涤五藏，故精自生，形自盛，骨肉相保，巨气乃平"的临证运用，足见张教授《内经》《伤寒》《金匮》不分家，对经典融会贯通。这使笔者想到张教授去年出版的书籍——《经方世界》，书中以六经为轴心，以经方为基础，建立中医临床辨证论治的框架，将八纲、脏腑、温病、金元医家的精髓都融入其中，呈现出极具创新性、包容性、可持续性的经方大世界。吾辈师从《伤寒》也好，《金匮》也罢，或者温病、金元医家者，皆应学习此种兼容心和通晓度，不画地为牢，不崇己抑人，中医治法方药均可供人使用，本身并不存在好坏，都值得重视。

刘方柏教授查房实录

[病例 1]

【病情介绍】

主管医生：患者何某，男，62岁，因"3天内解黑便9次"于2012年9月16日入院。缘患者于2012年9月13日开始出现解黑便4次，质烂色黑，量共约400mL，伴少许上腹部疼痛，无心慌胸闷，无恶心呕吐，无头晕，遂至当地医院住院治疗，经治疗后症状未见明显缓解，次日再解黑便4次，量共约400mL，质烂色黑，无头晕出汗。9月16日再次解黑色软便1次，量约100mL，无腹痛腹胀，无头晕乏力，无恶心呕吐，后至我院急诊就诊，急诊拟"消化道出血"收入我科。入院症见：患者精神尚可，暂无上腹部疼痛，无嗳气，无反酸，无烧心（胃灼热）感，无头晕头痛，无心慌不适，无恶心呕吐，无发热恶寒，四肢关节末端可见数个大小不等结节，质硬，肤温增高，肤色红，口黏而苦，纳食乏味，睡眠一般，小便色黄，量中，今日大便1次，色黑，质软成形，伴排便腻而不畅感。既往肠胃炎病史30年余；痛风病病史5年，长期服用止痛药（具体不详）；嗜酒史30年余，日半斤。舌淡红，苔腻微黄，脉弦滑。

中医诊断：血证——便血（胃热壅盛）。

西医诊断：①急性十二指肠球部溃疡并急性出血；②失血性贫血；③慢性糜烂性胃炎；④痛风性关节炎。

刘教授：现在还是解黑便吗？

主管医生：经过这几天的治疗，患者没有继续出血的表现，复查大便三次都是阴性。

刘教授：血色素多少？

主管医生：复查血色素 8.5g。

刘教授：还是比较低，那现在还有什么要解决的问题？

主管医生：最近几天患者出现双下肢关节明显疼痛，伴发热，经对症处理后稍微缓解，复查血沉 52mm/h，尿酸 480.5μmol/L。

刘教授：好，我们去看看病人。

【查房实录】

主管医生：您好！这位是四川来的刘方柏教授。

刘教授：你现在主要是哪些地方不好啊？

患者：我估计肠胃应该是挺好的了，但我还是没办法走，因为两条腿都没办法往地下踩。

刘教授：这个有多少年了？

患者：5 年了。

刘教授：红肿过没有？

患者：红肿过。

刘教授：他除了血尿酸高外，类风湿因子这些高不高？

主管医生：这些没有查过。

刘教授：现在哪里最痛啊？

患者：就是两条腿咯！

刘教授：具体是哪个部位啊？你指给我看看，这里痛还是四处痛？

患者：四处都痛。

刘教授：这些地方没红过吧？

患者：没有红过。但是膝盖往下都痛，今天早上没法下床。

刘教授：早上手胀不胀？

患者：不会。

刘教授：他体温最高达到多少？

主管医生：39℃。

刘教授：是每天定时发热吗？

主管医生：不定时，入院的前几天没发烧。

刘教授：你口干不干？想喝水吗？

患者：口干，经常想喝水。

刘教授：现在大便还黑吗？

患者：肠胃现在应该没问题了，主要是要帮我搞搞痛风啊。

刘教授：好的。小便怎么样？

患者：小便很多的。

刘教授：黄不黄啊？

患者：黄的，差不多半个小时一次。

刘教授：他心电图有什么问题吗？

主管医生：没有问题。

刘教授：现在主要是疼得厉害？

患者：是啊！

刘教授：关节这里有没有什么改变？敷了什么？

主管医生：敷了我们医院的制剂，住院这段时间看局部没有明显红肿。

刘教授：我看看舌苔，嗯嗯，好的。

【名师精析】

主管医生：刘教授，这个病在我们科非常常见，也是让我们很头疼。病人长期服用治痛风药或者消炎止痛药，或者心血管方面的二级预防用药，结果引起消化道出血。当我们治疗消化道出血的时候，往往先把那些药停掉，把止血放在第一位，但停了药以后血止了，关节痛却又来了，不知道不知怎样去权衡。

刘教授：这个病人目前的治疗效果是挺好的，消化道症状已经基本消失，现在的主要问题是痛风比较重。首先，我建议再查一套抗O、血沉、类风湿因子等指标，看一下高不高。他血尿酸高，相关症状明显，所以"痛风"这个诊断应该是成立的，恐怕有些关节都有结石了。不过他现在的情况比较单纯，病机并不复杂，因为他的关节虽然没有红，但是温度比较高，摸上去很热，以疼痛为主，脉滑数，属于中医比较典型的"热痹"。当时我首先考虑的方是芍药知母汤加味，因为张仲景用这个方治疗热痹比较有效，而且我长期用这个方也很有效。但后来我看到这个病人现在热象比较明显，体温偏高，以关节疼痛为主，西医讲血沉也比较高，有些感染征兆，所以我想到了另外一个方，就是四花四藤四虫汤。这是从杂志上面看到的一个方，我在临床上通过加减后，不完全是原来的方，但是使用的效果也很好。四花就是银花、野菊花、凌霄花和红花；四藤，我一般用雷公藤、络石藤、忍冬藤；四虫，就是蜈蚣、全虫、乌梢蛇和地龙；然后再加土茯苓 30g、生甘草 10g、黄柏 20g。

主管医生：医院没有凌霄花。

刘教授：那可以改成生地 30g。

主管医生：雷公藤会不会副作用很大？我们平常比较少用。

刘教授：从理论上讲，雷公藤对肝肾有一定的副作用，但我们认为它应该是属于中药的"激素"，抗炎、抗感染、抗风湿的效果都很好。我多年来用这个药，一般 10g 没有什么问题，但是要很讲究配伍。比如说我这里用了生甘草，用了银花，用了黄柏、生地等药物，既可以清热解毒又可以利尿，对雷公藤的毒素有很大的排减作用。

实习医生：刘教授，这里用土茯苓是不是专门针对尿酸高呢？我之前看过类似的报道。

刘教授：用土茯苓主要是通过利尿达到稀释作用，既可以直接治疗尿酸高，又可以消减雷公藤的毒素。你们有没有用过蚕沙？这个病人还可以加 30g 蚕沙。

实习医生：用蚕沙主要是针对什么？

刘教授：《温病条辨》里面有两个宣痹汤，一个是上焦宣痹汤，治气分郁闭；另一个是中焦宣痹汤，主要是治疗湿热入于经络，疼痛又发热的病人，就是用了蚕沙、赤小豆、半夏等药物。这个病人可以加一些蚕沙进去，估计 5 付药左右会有明显的效果。

实习医生：像这种藤类药需要煎多长时间呢？

刘教授：不用很特殊的煎法，主要是先泡。这边是药房的机器煎药吧？机器最大的问题是一定要泡够时间，如果没有泡够时间的话，药煎好以后，里面的药渣还是干的，并没有起作用。另一个就是要压，要多旋转压几遍，这样才能把药渣里面有效的汁压出来。现在熬药都是稀煮几下，跳几下而已，出来的药是清的，怎么能有效呢？

主管医生：刘教授，虽然这个病人现在以一个痹证为主，但他的球部溃疡还是存在，用药方面需不需要兼顾呢？

刘教授：实际上是兼顾的，里面的生地、银花都是可以关照的。因为我之前问过，这个病人已经连续查三次大便都没有隐血，那么考虑出血已经基本上止住了。所以现在主要是不要再用药去刺激出血，同时还有一点帮助就对了。

主管医生：刘教授，刚才您讲的中焦宣痹汤也是可以考虑用的吗？

刘教授：中焦宣痹汤实际上是专门治湿热阻滞经络的方，就是出现又痛、又红、又烫、又热的症状时，用杏仁、防己、滑石、连翘、薏仁、栀子、蚕沙、赤豆、半夏等药物。

主管医生：一般用多少剂量？

刘教授：我一般用滑石 30g，不用先煎；蚕沙 30g，需要包煎，如果不包煎的话，就会完全是浮在汤里面；连翘 15g，薏仁 30g，栀子 10g，赤小豆 30g，法夏 10g，杏仁 15g，木防己 10～12g。木防己有个问题，就是比较苦。这里顺便讲一个问题，很多医生开药的时候不顾病人吃不吃得下去，尤其是那些儿科用药，对不对？如果很难吃的话，一吃就吐了，还有什么作用呢？所以要尽量调和，必须用的时候才用。平常讲黄连苦，但其实黄连没有防己和苦参苦，所以我们一般不要开太重的防己，10g 就可以了。

主管医生：这个方是治疗红肿热痛的常用方？

刘教授：它是我比较常用的方。一般医生可能都不知道这个方。

主管医生：像这些方药可以用多久？

刘教授：这个方药没有副作用的，可以等到症状完全消退以后再换其他药。

[病例 2]

【病情介绍】

主管医生：患者周某，男性，78 岁，因"反复上腹部胀痛 10 年，加重伴双下肢乏力 1 月"入院。缘患者 10 年前无明显诱因下出现上腹部胀痛，曾于 2011 年 9 月 7 日在广东省江门中心医院查胃镜为：慢性浅表性胃炎伴胃窦糜烂。近1月患者上腹胀痛较前加重，伴见头晕，双上肢震颤，双下肢乏力，于当地医院住院治疗后症状反复，遂至我院门诊就诊，拟"腹痛查因"收入院。入院症见：患者精神可，上腹胀痛较前加重，伴烧灼样感，呈阵发性，无明显规律性，发作与进食无明显相关，无放射痛，偶有嗳气，无反酸，无恶寒发热，无汗出，时有头晕，无头痛，四肢稍乏力，双上肢不自主震颤，无胸痛气促，无胸闷心悸，口干不欲饮，无口苦，纳差，小便色淡黄，量中，大便干结难解，一到两天一次。舌红干，苔黄，脉弦细。既往2012年7月因"反复发作性眩晕、双下肢乏力"于中山市小榄人民医院住院治疗，诊断为"脑梗死、帕金森病、颈椎病、高血压病"，症状反复。

中医诊断：胃脘痛（肝胃不和）。

西医诊断：①腹痛查因：慢性胃炎？②腔隙性脑梗死；③帕金森病；④高血压病1级（极高危）。

刘教授：这个病人多久入院的啊？

主管医生：9月13日。

刘教授：来的时候主要是哪里不好？

主管医生：腹部胀痛，伴有烧灼样的感觉。

刘教授：那么现在是哪里不好啊？

主管医生：中上腹部胀痛，伴上腹紧箍感，时有头晕。

刘教授：我们去看看病人。

【查房实录】

主管医生：您好，这位是四川来的刘教授。

刘教授：你现在主要是哪里不好啊？

患者：（手指指上腹，再指指头）头发热。

刘教授：反不反酸水啊？

患者：不是很明显。

刘教授：烧心吗？

患者：烧心，嗳气。

刘教授：大便好不好？

患者：大便像石头一样硬，每一两天有一次。

刘教授：口里面苦不苦啊？

患者：不苦。

刘教授：疼痛是不是很明显？

患者：有时候晚上疼得厉害。

刘教授：他做过几次胃镜啊？

主管医生：2011年做过一次，之后因为考虑他有脑部血管病变，所以没有安排。

刘教授：只是有浅表性胃炎？

主管医生：对，这一次入院做了全消化道钡餐，主要考虑慢性胃炎。

刘教授：我按这里（腹部）疼不疼啊？

患者：疼。

主管医生：刚刚家属讲，他的脸有时候发热，有时候又不烫。

刘教授：嗯嗯，好的。我看看舌头，舌质有些红，苔黄。脉象是弦细脉。

【名师精析】

刘教授：这个病人实际上是小结胸证，张仲景不是讲了吗？"小结胸病，正在心下，按之则痛，脉浮滑者，小陷胸汤主之。"他腹部轻微压痛，不是很剧烈，而且如果不压的话，他又不怎么痛，也没有反跳痛什么的，很明显可以用小陷胸汤：黄连、半夏和瓜蒌。加上舌质红，苔黄，脉弦细，所以他现在的问题一个是脾虚气滞，一个是肝胃失和。我们可以用胃三合汤，就是台乌百合汤、良附丸合丹参饮一起用，良附丸止痛调气，丹参饮止痛活血。像这个病人烧心比较明显，最好用上左金丸。西医过去讲胃里面没有细菌，认为胃酸能把细菌都杀死，直到1979年才发现幽门螺杆菌，而且现在把它上升为胃病的主要原因和癌症的主要原因。台乌百合汤，里面用台乌、百合和蒲公英，为什么用蒲公英呢？就是把胃病当痛证治疗，不是很超前地知道胃里面有感染吗？所以有人讲中医离诺贝尔奖一步之遥，比如说在发现幽门螺杆菌的几千年前，中医已经开始用蒲公英这类的药治疗胃病，而且效果挺好。

主管医生：这个病人主诉的症状总是有头晕，还有热的感觉，口臭，手部震颤等，请问刘教授有没有好的解决办法呢？

刘教授：他的血压正常吗？

主管医生：他有轻微的高血压病，最高收缩压是 148mmHg，现在控制得还可以。

刘教授：他的饮食怎么样？

主管医生：胃口比较差一些，平常吃粥水比较多。

刘教授：整体来讲，这个病人的病情并不复杂，治疗关键在胃。刚才你说的其他症状，比方说头昏，应该是属于兼症，或者是夹证居多。比方说第一个病人，既有胃出血，又有严重的痛风，这是两回事对不对？当我们治疗以出血为主时，痛风就是一个兼症；当胃肠方面比较好，治疗以痛风为主时，胃肠方面就是一个兼症。所以这个病人的头昏很可能是一个兼夹证。兼夹证有很多原因，有些跟主病有总体上的联系，有些就没有多大的联系。只要不是根本病机上的问题，那么在治疗上只要加一两种药照顾一下就可以了，不用专门去管它。我刚才讲这个病人属于比较典型的小陷胸证，用张仲景的小陷胸汤效果很好。以后凡是"其人痛，只在心下"，某一块地方一压就痛，不压的话也不觉得很痛，那么病机就是痰与热互结心下，可以用这个方。此外，这个病人还有嗳气、烧心、胃脘部不适等症状，所以病机实际上以肝脾不和，肝胃不和为主，我们用胃三合汤合左金丸。一般情况下，如果症状好转的话，饮食就会好转，而饮食好转之后，头昏、手部震颤等症状也会相应地好一些。

主管医生：那么具体的药物怎么用呢？

刘教授：黄连、半夏、瓜蒌仁、台乌、百合、蒲公英、高良姜、香附、丹参、檀香、建曲、凌霄花。如果没有凌霄花的话，可以用绿萼梅。本身方的组成里面还有砂仁等药，不过这个病人胀、痛都不明显，所以主要以调为主，可以不用这些药。

主管医生：剂量呢？

刘教授：法夏 12g，黄连 12g，瓜蒌仁 15g，台乌 12g，百合 30g，蒲公英 50g。

主管医生：为什么用这么大量的蒲公英呢？药房那边可能不允许。

刘教授：现代医学讲可以针对幽门螺杆菌，我们中医主要是用来清郁热。蒲公英药性非常平稳，没有很大的副作用，这个剂量不会有问题的。而且这个病人的脉象并不虚，舌质还有些红，黄苔，所以不用担心用多了蒲公英会出现腹泻等不良反应。后面还有檀香10g，高良姜10g，香附12g，建曲20g，丹参20g，绿萼梅15g。大家还有没有什么问题？

实习医生：刘教授，这个病人出现脸部潮热和手脚震颤的症状，应该是有阴虚吧？需要兼顾吗？

刘教授：这个病人的手脚震颤是另一回事儿了，跟胃病没有直接联系。刚刚讲了，还是采取第一个病人的方案，先把血止住，解决胃的问题，再来治痛风。所以我们现在要先解决这个病人胃的问题，再来解决手脚震颤的问题。

主管医生：刘教授，您刚才讲这个病人有肝脾失和的情况，我看您的方子里面疏肝选择用香附，为什么不选用柴胡类呢？

刘教授：我的方里面看似没有柴胡那一类疏肝药，但实际上是有的。绿萼梅有专门的疏肝作用；建曲，既能够消食，又能够调气；还有蒲公英、台乌等都可以促进肝气的通调。

实习医生：台乌是不是偏温一些？

刘教授：台乌不怎么温的，药性很平和。疏肝的药物很多，如果用了柴胡那一类药的话，就是朝四逆散、柴胡疏肝散、逍遥散的方向去了。但是这个病人需要偏重于胃的情况，要同时兼顾胃、肝，所以我们选择的药既要入胃，又要治肝。这就是用方选药。

实习医生：刘教授，请问建曲、山楂、麦芽和鸡内金在消食和胃方面有什么区别？

刘教授：这四个药区别很大的。建曲用途很广，一个是消食，一个是和胃，一个是降脂。山楂主要是消肉食，降血脂。麦芽的话，一个是回乳，一个是消食，还有就是常用来升发肝气。如果一个病人吃东西不行的话，我们在用其他药的同时加一点生麦芽，可以升发肝气，促进食欲的恢复。然后鸡内金呢？它最擅长消磨，除了结石以外，凡是身上长的异类，比如说胆囊息肉、胃肠息肉等，都有化的功能。所以这四种药互相之间是有些不同的。

实习医生：有些书上说麦芽偏于帮助消化面食，谷芽偏于消化淀粉，是不是这样呢？

刘教授：理论上是这样讲的，但是平常用的时候并不会严格区分，一般把建曲、麦芽、山楂炒成焦三仙同时用。不过，我刚才讲生麦芽还有升发肝气的作用。因为"见肝之病，知肝传脾"，所以如果病人吃饭不行，尤其是脾阴亏损、胃阴亏损的时候，我们在大量养脾阴的同时，加上一点生麦芽，是很有益处的。

主管医生：大家都说左金丸的制酸效果好，但是有些时候为什么不见效？

刘教授：第一，用左金丸制酸，必须符合肝脾不和，是不是啊？如果不是肝胃不和的话，那就效果不好。第二，还要注意配伍问题。我们常用黄连 6g、吴茱萸 3g，这个剂量实际上是少了，效果显然不行。一般要用黄连 10 ~ 12g，吴茱萸 5 ~ 6g。这个病人反酸不怎么明显，可以不用。如果是反酸比较明显的话，可以加牡蛎、瓦楞子、鸡蛋壳等，肯定能够止住。

主管医生：用生牡蛎还是煅牡蛎呢？煅牡蛎的收敛效果是不是比较好一些？

刘教授：用生牡蛎就可以了。把主方确定了以后，药的加减很重要的，如果少加一种药的话，效果就会很差。

主任医师：刘教授，能不能麻烦您讲解一下烧心的病机？

刘教授：实际上，烧心本身就是胃热郁积，需要条达通畅，而不是大量地清热。为什么病人没有食积，但我用建曲呢？为什么用绿萼梅呢？就是要舒发肝气，等肝气条达后，郁热自然就不存在了。因为郁就是气不条达嘛！

主管医生：刘教授，临床遇到很多胃食管反流的病人，同时有明显的反酸和烧心，除了可以加牡蛎、瓦楞子等制酸药外，我们在总的病因病机方面应该怎么考虑？

刘教授：现在可以辨病辨证相结合来考虑。如果病人本身有溃疡的话，那么考虑保护溃疡面，可以用制酸药；如果没有溃疡的话，考虑就有所不同了。我常常讲中医看病的时候，西医的各种检查可以参考，但肯定不能完全依照：不能因为是溃疡，就按溃疡治；不能因为是胃炎，就按炎症治。中医治病一定要依据证候。比方说刚才那个出血的病人，首先我映入脑海的是脾不统血，用归脾汤，但是看过病人后，情况完全不同了。我常想，哪怕是我看了病人一眼，也是和没有看到病人本身的情况是完全不同的。因为医生临床久了以后，往往一看病人，就知道是什么样的类型：是胖还是瘦，有精神还是没有精神，脸上有光华还是没有光华，表情是比较郁闷还是比较焦躁等等。比方说我上次治疗一个病人，他当时在北京住院住了很久也治不了，然后干脆拒绝治疗，工作也不要了，天天躲在家里。后来他的父亲动员他来找我看病，我一看就知道他是一个郁证。因为他埋着头，不愿意交谈沟通，也没有治疗的信心。结果几付药过后，这个病人完全判若两人，等到第三次来的时候，可以给我们讲故事了，后来还能够自己去峨眉山、四姑娘山玩，特别高兴。这种就是一看便知道，所以行医是一种艺术，也是一种境界。比方讲刚刚这个病人一看就知道是小陷胸证，在小陷胸汤的基础上加减药就可以了。但是从逻辑环的形成上讲，肯定要先从病因、病位、病势、气血、阴阳来分析病机，等病机分析透了以后，再抓住病证是什么，遣什么方。而达到一定境界以后，临床上医生一看就知道是什么证，用什么方，把中间环节就省掉了。

主管医生：还有一些病人，吃饱以后消化不好，烧心明显，用制酸药没什么效果，要怎么办呢？

刘教授：这个时候用制酸药肯定是不行的，因为主要矛盾在积食。我们把积食消除以后，病人就不再反酸了。这里要处理好孰轻孰重的问题，如果食积一直不去，那么制酸总是没有用的。

实习医生：那要先用消积药还是清热药呢？

刘教授：首先要消积，可以用保和丸加味，然后再加其他药来解决兼症的问题。

实习医生：刘教授，请问治胃热的药，除了蒲公英、建曲外，还有其他的药吗？

刘教授：药物都有一定的针对性，比方说清热解毒，每一种药清哪一个部位的热是不同的。为什么呢？因为它是对某一种最有效。胃的郁热，用蒲公英最好；阑尾炎，用败酱草最好；如果局部有结，也就是某种形态上的改变时，需要散结，那就用红藤最好。

主管医生：刘教授，如果这个病人胃部症状缓解了，下一步要怎么做呢？

刘教授：我估计他吃几付药后，主要症状肯定会大大地减轻。至于下一步怎么做，关键要看他的情况。如果是以食欲不振加上有些胃胀为主，就用香砂六君子汤收尾善后。六君子汤很平淡，其中四君子汤主要是补气，然后有痰就用六君子汤，再有胀、气滞等，那就用香砂六君子汤。

主管医生：但是这个病人是不是肝阴虚比较明显？

刘教授：如果等到下一步的时候，病人肝阴虚比较明显，那么就把香砂改成其他的。其实，我今天已经考虑了这个问题，既要解决胀的问题，又不能伤阴。刚才有人提问用柴胡，但是前人有"柴胡劫肝阴"的说法，不管存不存在，都需要有所注意。所以我用绿萼梅舒达肝气，既没有劫阴之嫌，又带有消的性质，以调为主。

主管医生：刘教授果然是考虑周全，谢谢您的指导！

【编者谨按】

此两则病案，一则以"黑便"入院，当下需解决的问题却是"双下肢关节明显疼痛"，一则以"腹痛"入院，却受"脸部潮热、手脚震颤"的困扰，均让原本并不复杂的辨证变得不明朗。但刘教授深明主兼症之分，强调抓住治疗的关键，主攻患者目前最迫切需要解决之问题，适当兼顾，而不被繁杂的症状迷惑。故认为第一则病案属"热痹"，主证为关节疼痛，体温偏高，兼症为黑便等胃肠旧患。第二则病案属"腹痛"，主证为中上腹部胀痛，伴上腹紧箍感，舌质红，苔黄，脉弦细，兼症为脸部潮热，手脚震颤。而辨清疾病证候，确定治法方向只是第一道门槛，找准对应的方药才是更难面对的难题。芍药知母汤、四花四藤四虫汤、中焦宣痹汤都能治关节疼痛，有何区别？柴胡、绿萼梅、蒲公英、台乌都能通调肝气，是否有异？建曲、山楂、麦芽、鸡内金都能消食和胃，有何不一样？蒲公英、败酱草、红藤都能清胃热，各自侧重点有何不同？刘教授对答如流，对个中差别了熟于心，带来一堂有理有据的鉴别课。此非看中药书对功效"咬文嚼字"可得，亦非人云亦云旁听可成，必是长年临床实践对比方知，必是细心观察总结才明！

黄仕沛教授查房实录

[病例 1]

【病情介绍】

主管医生：患者男性，50岁，因"言语不利、右侧肢体乏力6天"入院。缘患者6天前晚上4点钟去厕所时，出现右侧肢体无力，但尚可行走。至次日早上8点，患者往当地医院就诊，考虑为"脑梗死"，予对症治疗后，于当日12点转入我科。入院时测右上肢肌力0级，右下肢肌力3级，反应减慢，感觉性失语。经补液、扩容和中药治疗后，目前情况：患者精神倦怠，言语涩謇，偏瘫，口舌歪斜，头晕，口气重，喉中痰鸣，腹胀，大便秘结，舌质暗，苔黄腻，脉弦滑。

中医诊断：中风——中经络（痰热瘀阻）。

西医诊断：脑梗死。

【查房实录】

主管医生：您好，黄教授来给您看病了。

黄教授：好点没有？

主管医生：他还是说不出来话。

黄教授：恩，应该好多了吧。嘴唇还是暗红的。有没有发热啊？

主管医生：没有，肺部感染的情况和痰不是很多。

黄教授：精神还是不太好。总是想睡觉吗？

患者家属：没生病的时候很精神，这几天好像要把这些年没睡够的觉都补上去一样，老是打哈欠，一直想睡觉。

黄教授：大便通了没有？

主管医生：昨天通了。

黄教授：腿能抬起来吗？

患者家属：前几天不行，这两天稍微好一点。

黄教授：手呢？能动一点吗？

患者家属：基本上不行。

黄教授：口干吗？有没有口苦？

主管医生：他可能不太能理解您的问题。

黄教授：看一下舌头。（指导患者伸舌）舌质比较红，苔黄厚腻。脉有点弦。

［病例 2］

【病情介绍】

主管医生：患者赵某，女，26 岁。因"视物模糊 1 年，加重伴嗜睡、反应迟钝 1 周"于 2012 年 9 月 20 日收入院。缘患者于 2011 年 5 月第一次起病，出现复视，视物模糊，考虑为"视神经脊髓炎"，经激素冲击治疗后遗留视物模糊。后于 2011 年 10 月出现左侧肢体麻木，经激素冲击治疗后麻木消失，但仍有视物模糊。入院前 1 周，患者出现精神差，嗜睡，反应迟钝，遂往我院就诊，门诊拟"视神经脊髓炎？"收入院。现症见：患者精神疲倦，面色萎黄，嗜睡，视物模糊，反应迟钝，言语混乱，记忆力严重下降，站立行走不受限，无发热恶寒，无异常汗出，无胸闷心悸，无腹痛腹泻，纳差，二便正常。查体：神志清楚，高级神经功能减退，双软腭上抬乏力，咽腭反射迟钝。四肢肌力 IV + 级，四肢肌张力正常，未见肌肉萎缩及肌束颤动。生理反射存，病理反射（－）。舌红苔黄腻，脉滑数。辅助检查：2011 年 10 月我院头颅及颈椎 MR 示：①脑干多发性硬化；②颈髓、颈椎 MRI 平扫未见异常。体感及视觉诱发电位示：考虑视神经脱髓鞘改变。

【查房实录】

主管医生：黄教授来给您看病了。

黄教授：自己感觉怎么样？

患者：还行，就是有点累。

黄教授：那你知不知道自己经常讲错话？

患者：有时候知道。

黄教授：但是你控制不住？

患者：有时候讲得太快了。

黄教授：讲得太快就会乱，是吧？没有幻觉？幻听？

患者：没有。

黄教授：有时候记忆不太好，是吧？

患者：是。

黄教授：记不记得月经什么时候来啊？

患者：说不清楚。

黄教授：那昨天晚上吃饭记得吗？

患者：记得。

黄教授：晚上睡觉怎么样？

主管医生：睡得比较多。

黄教授：你白天一直打瞌睡，那晚上睡得好不好？

患者：睡得好。

黄教授：晚上没有醒来过吗？

患者：有啊。

黄教授：晚上睡得好的话，为什么又会醒呢？

患者：因为吊着针。

主管医生：她有时候说话是答非所问的。我们经常是问她同一个问题，但结果却不一样的。

黄教授：看看舌头。口干不干？

患者：有点。

黄教授：喝水喝多少？

患者：蛮多的。

患者家属：昨天一天都没喝水。

黄教授：但是她自己说喝水是蛮多的。大便怎么样？

患者：还行。

黄教授：手脚都没问题？行动方不方便？

主管医生：走路还可以，手脚的神经系统检查都没有什么异常。

黄教授：有没有头痛？

患者：有一点点。

黄教授：有没有头晕？

患者：没有，就是有一点点头痛，好像平常没有休息好一样。

黄教授：摸摸脉。脉还是有点滑，左脉沉一点，右脉是弦滑。

［病例3］

【病情介绍】

主管医生：患者黎某，女，40岁，因"右眼睑下垂伴四肢乏力3年，加重半年"入院。缘患者于3年前无明显诱因出现右眼睑下垂，视物重影，当时未予重视，2010-11-03出现言语不利，说话带鼻音，吞咽障碍，饮水呛咳，晨轻暮重，遂在我院住院治疗，诊断为"重症肌无力"，出院后一直口服溴吡斯的明片，症状可控制。半年前自觉服药后症状改善欠佳，一直在我院门诊行中西药调理，症状仍有所加重。此次入院患者于2012-9-10行胸腺切除术，术后出现肌无力危象，予行血浆置换术后症状缓解，目前用大剂量激素冲击治疗。现症见：患者精神疲倦，面色㿠白，白天汗出较多，畏冷，四肢稍乏力，晨轻暮重，无发热、头晕头痛、恶心呕吐、腹胀痞闷、四肢抽搐等症，纳眠差，小便调，大便稍软，月经量少色暗少许血块。舌淡苔白，脉沉。

【查房实录】

主管医生：您好，我们请黄教授来给您看病了。

黄教授：他的眼睑下垂没有了？

主管医生：现在下垂得不是很明显，这次住院主要是觉得全身乏力。

黄教授：想睡觉吗？

患者：没有啊。

黄教授：白天还是很精神的？

患者：是。

黄教授：很多汗出啊？

患者：我怕冷，所以有时候不敢把被子拿开，就有点汗。

黄教授：以前声音也是这样吗？

患者：不是，之前插了管。

主管医生：可能和重症肌无力的症状没完全好也有关。

黄教授：看看舌头。舌质比较淡，口淡不淡？

患者：不淡。

黄教授：想不想喝水？

患者：想喝水。

黄教授：喜欢喝热的还是冷的？

患者：热的。

黄教授：大便怎么样？

患者：现在正常，每天都有。

黄教授：好，我们回去讨论一下病情吧。

【名师精析】

黄教授：今天看到的三个病人，都挺有意思的，好像初步印象都可以跟经方对得上。从西医角度，我就不分析了，大家都比较清楚。从中医角度来说，这三个病人有共同点，也有各自特殊的地方。共同点就是都属于中医"中风"范畴。因为中医的"中风"并不单单是指现在的"中风"，其实传统的"中风"包括了痿证。原来《内经》《千金方》说"中风"有四种，包括偏枯、风痱、风懿和风痹，风痱就是痿了。《内经》里面还有"三厥"，煎厥、大厥、薄厥，是吧？"阳气者，烦劳则张，精绝，辟积于夏，使人煎厥。目盲不可以视，耳闭不可以听，溃溃乎若坏都，汩汩乎不可止。"比如说那个视神经脊髓炎的病人，"目盲不可以视"，就是视神经的问题，跟痿证，跟《内经》的"厥"差不多。所以后世认为"中风"相当于《内经》的"厥"。其中薄厥就是阳气上逼。薄者，逼也。煎呢？就是煎熬的意思。使人煎厥之后出现什么呢？"目盲不可以视，耳闭不可以听"，就是来得很急，而且看不到东西，又听不了东西，甚至昏迷，这些都是对"中风"

的描述。等到了金元四大家的时代，大家开始怀疑传统方法的效果，于是出现"火气痰"的学说：刘河间派主火，李东垣主气，朱丹溪主痰。到了明朝，王履提出了"真中"跟"类中"的说法，认为我们现在看到的"中风"跟张仲景说的"中风"不一样，所以叫"类中风"。可是到张景岳的时候，他认为这些都不是风，所以不要叫"类中风"了，应该叫"非风"。而清朝的叶天士明确了"内风"的概念，提出肝肾不足，阴虚内风动。到清末民初的时候，有西医进来了，认为"中风"跟血压高、脑溢血有关，以民国的"三张"（张锡纯、张伯龙、张山雷）为代表，其中张山雷写了一本《中风斠诠》，里面作详细的论述历代对"中风"的看法，逐渐把所有肢体的活动障碍都归入在内。里面张锡纯有建瓴汤、镇肝息风汤等方子，大家应该很熟了。其实，回顾"中风"的中医发展，各执一词，很多都是从病名里面做文章，而不是从机理和治疗上下功夫，所以让人难以把握。我觉得从《内经》到三张，张仲景的"中风"在现代并没有过时。陈修园说："火气痰，三子备；合而言，小家伎。"就是认为从金元开始的"中风"论述都是"小家伎"，违背了张仲景的诊断和治疗。当然，我们并不是否认世的发展，只是提醒大家要怎么对待张仲景对中风的论述和治疗。

至于中风的治疗，我觉得《金匮要略》的中风篇对后世的影响很大。可惜现在的中医内科书只介绍了《金匮要略》里面的中风按中经络、中脏腑来分类，而忽略了怎么用经方治疗。《金匮要略》中风篇里面的方，一个是侯氏黑散，一个是风引汤，一个是防己地黄汤，还有一个是续命汤。侯氏黑散"治大风，四肢烦重，心中恶寒不足者。"它里面有 14 味药：菊花、白术、细辛、茯苓、牡蛎、桔梗、防风、人参、白矾、黄芩、当归、干姜、川芎、桂枝，比较复杂。但我看这个方的关键是一味——菊花。因为方里面其他的药分量很少，比如说桂枝三分，桔梗八分，防风十分，唯独菊花四十分，证明这个方以菊花为主。结合后世的发展，大剂量的菊花常常可以平肝息风。风引汤，"除热瘫痫"。这个方比较奇怪，我形容是不可理喻。它的组成有 8 味石头：龙骨、牡蛎、滑石、石膏、寒水石、赤石脂、白石脂、紫石英，还有大黄、干姜、桂枝、甘草，特点是什么呢？重镇潜阳。我想在这里可能都凑不齐整个方药。叶天士很喜欢用潜阳药治疗中风。当年叶天士和徐灵胎都很出名，但是叶天士比徐灵胎大 20 岁，是老前辈。

他在早年看到徐灵胎开的方时，认为用药非常杂乱，喜欢用金石药。但是若干年后，他才发现徐灵胎原来是喜欢用唐朝以前的方，包括《外台秘要》《千金方》《伤寒论》《金匮要略》等经方，于是感叹这个徐秀才所学是有渊源的。后来叶天士在学习徐灵胎经验的基础上，自己再去解读，我觉得他是领会了风引汤后，才开始使用大量的金石药。第三个是防己地黄汤。这也是一个怪方："治病如狂状，妄行，独语不休，无寒热，其脉浮。"我们的切入点就是认知功能障碍，如狂状、妄行、独语不休、胡说等等，跟刚才是不是很像？这个方的组成是5味药：生地、防己、防风、桂枝、甘草。它的特点就是重用生地，是《伤寒杂病论》所有方里面用生地最多的方。我认为这里重用生地是因为对神志有作用，包括炙甘草汤、百合地黄汤里面也是。所以我觉得叶天士虽然有不足的地方，但是也有聪明的地方。他说中风是肝肾阴亏导致，组方原则是金石药、凉肝药和滋阴药，"介类以潜之，柔静以摄之，味取酸收，或佐咸降，务清其营络之热，则升者伏矣。"这是他的精髓所在。而这个组方原则实际上就是刚才那三条方的组成，风引汤是金石药，侯氏黑散是清肝药，防己地黄汤是养阴药。我们现在的方也都是根据这样几个大法。不过，法归法，方药归方药，我不相信法，只相信方，就像徐灵胎说："一药有一药之性情功效。"比如说芍药甘草汤可以治疗脚挛急，或者腹中急痛，后世的解释是什么呢？芍药酸，甘草甘，酸甘化阴，听起来理论很明白。但是我觉得这样的解释要不得，因为倒过来是讲不通的。如果不用白芍和甘草，用其他的酸甘药，行吗？显然不行的。所以说我们可以用后世的理论来解释张仲景的方，但是不能用这些理论来指导我们选药。比如说镇肝息风汤之类的方药，虽然是根据上面的理论而来，但却有一些不足的地方。张仲景的方仍然是张仲景的方，续命汤仍然是续命汤，如果尝试按照相关的理论组织一条方，并不能代替续命汤。比如说张仲景规定说解表用麻黄汤，有汗用桂枝汤，但是后人发展后，用"夏月之麻黄"香薷代替麻黄，是吧？如果在续命汤里面用香薷代替麻黄，行吗？当然不行。所以我觉得经方有自己的一套体系理论。那天刘方柏教授讲麻黄汤有八大证：太阳病，头痛，发热，身疼腰痛，骨节疼痛，恶风，无汗而喘者。这些是任何一条方都不可替代的。里面麻黄解表、发汗、平喘，如果按这个思路组织一条方的话，疗效绝对和麻黄汤不一样。另外，麻黄汤八大证里面有头痛、身疼腰痛、骨节疼痛等四个痛证，其他的解表药都不能解决这四个痛证，只有麻黄汤可以。所以说方证很重要，我们一定要抓住方证。麻黄汤有麻黄汤的方证，桂枝汤有桂枝汤的方证，小柴胡汤有小柴胡汤的方证。不能说要解表就把所有的解表药都用上，好像银翘散加桂枝，这是什么意思呢？如果连最基本的要求都达不到，分析病机有什么用呢？所以不管用什么理论，都要辨方证。比如说中风，出现妄行、独语不休，这就是防己地黄汤的方证。然后再分析体质如何？适不适合用？有无阴虚？有的话怎么办？没有又怎么办？这样才能掌握方的用法。我觉得经方最基本的思维就是方证。我们要掌握张仲景是怎么用的，但不要过于强求去了解为什么这样用，因为很多情况下是解不了的。就像我们买了电脑或者电视，只要会用它们就行，而不用理解为什么会出图像，会有声音，是吧？我们是临床医生，照用就好。当然，如果能够理解病机的话，就最好了。

具体到这几个病人，我觉得大体都可以从这四条方入手。第一个脑梗死的病人，我觉得可以用四条方的组合：麻黄 15g（先煎），大黄 15g（先煎），防风 15g，生地 90g，石膏 90g（先煎），桂枝 15g，滑石 60g（先煎），龙骨 30g（先煎）。第二个小姑娘，嗜睡，舌苔白腻，用麻黄附子细辛汤合防己地黄汤：麻黄 15g，生地 150g，制附子 25g，防己 15g，细辛 10g，防风 15g，桂枝 15g，甘草 15g。最后一个重症肌无力的病人，可以用续命汤合千金三黄汤：北芪 120g，川芎 9g，麻黄 15g，当归 24g，桂枝 15g，党参 30g，甘草 30g，枳实 20g，干姜 6g。

临床医生：您刚才没有讲到千金三黄汤？

黄教授：千金三黄汤的特点就是黄芪和麻黄同用，非常适合这个病人。

主管医生：我发现这几个病人的处方里面都有麻黄，会不会有副反应呢？

黄教授：我刚刚看了这几个病人的心率都不是很快，麻黄主要的一点副反应就是让人心跳加快。所以《伤寒论》里面讲麻黄要先煎，去上沫。我觉得麻黄的用法就是逐步加量，最安全的用量一般是 12g，但是每个人的耐受能力不同。我通常从 12g 开始，然后慢慢递增到不能耐受为止。如果有急性、刻不容缓的病情，那么就要马上用大剂量。另外，我觉得麻黄一定要和桂枝同用。为什么麻黄汤有桂枝呢？后世的解释是桂枝助麻黄解表，其实不是这样。麻黄该解表的时候自己就能解表了，不需要桂枝，用桂枝的目的是减少麻黄的副作用。《伤寒论》第64条说："发汗过多，其人叉手自冒心，心下悸，欲得按者，桂枝甘草汤主之。"为什么发汗过多会心下悸呢？现在吃西药发汗会不会心下悸？都不会。所有的发汗药中只有麻黄会造成心悸。所以张仲景说的"发汗过多"，是如实地反映临床，这是用了麻黄以后造成的心下悸，可以用桂枝甘草汤解决。所以《伤寒杂病论》里面大部分情况下，麻黄都和桂枝一起用，比如说续命汤、麻黄汤、大青龙汤等都是这样的。刚才的方子里，因为石头没有那么多，所以只能用石膏、滑石，都需要包煎。另外，风引汤里面有大黄。大黄是治疗中风非常好的一味药，特别是针对颅内压高的病人，它可以改善颅内压，但是一定要大剂量。所以研究经方一定先从药入手，再理解方，再理解证。

主管医生：黄教授，我想问一下为什么给重症肌无力的患者用这么大量的甘草呢？

黄教授：为什么我们用经方的时候，很多病人都觉得好像很热而受不了呢？这个时候就要重用甘草和大枣，可以中和温性。如果有些病人热得很明显的话，还可以用石膏。另外，我用甘草还考虑到类似激素的作用，能够调整免疫功能。其实，干姜也有这样的作用。比如说用甘草泻心汤治疗狐惑病，实际上就是口烂，口眼、阴部溃疡，里面用了大量的甘草和干姜。为什么口烂还用干姜呢？其实张仲景不在乎热不热，里面有大量的甘草垫着，所以我们照用甘草泻心汤的效果很好。我日常用麻黄、附子、细辛等辛热药，病人的反馈里并没有喉咙痛、流鼻血等不适，关键就是要掌握甘草、大枣的使用。大家看看当归四逆汤用多少大枣？25个。因为里面有细辛、桂枝、当归等药物都是很热的。吴茱萸汤，也是要重用大枣。可惜临床上大家很容易忽视这一点。

主管医生：今天真的是又上了一堂课，非常谢谢黄教授！原来我们都是从中医内科的角度想问题，现在听您讲完以后，感觉回到了正确的辨证上，相信这对我们临床选方用药都会很有帮助。再次谢谢您！

【编者谨按】

首届国际经方班，黄教授以"《金匮要略·中风》续命汤小议及篇中各方在临床上的运用"为题的讲座广受欢迎，得到一致好评。此次查房不谋而合，恰为中风患者，可谓理论的回顾，临床的实证，课程的延续。三则病案，一则诊断为"脑梗死"，一则考虑"视神经脊髓炎"，一则诊断为"重症肌无力"，若从西医辨病思路着手，疾病南辕北辙，病因迥然不同，难以归纳共通之处，亦难以想象使用类似方药治疗。黄教授崇《内经》及仲景之"中风"，认为传统的"中风"应涵盖痿证，故"视物模糊，嗜睡，反应迟钝"当属"中风"，"右眼睑下垂伴四肢乏力"亦属"中风"。侯氏黑散、风引汤、防己地黄汤、续命汤，他人或重此四方的病机治法，黄教授却更重相应方证，提出经方最基本的思维就是方证，当据仲景所载方证，一一对应，区别适应证和禁忌证，选用合适的方药。第一则病案，典型的"中风"表现，可以四方组合；第二则病案，神志症状明显，故取防己地黄汤，另伴有嗜睡、反应迟钝等阳虚情况，需加麻黄附子细辛汤；第三则病案，从风痹辨治，用续命汤。故虽同为"中风"，治疗却有异。临床识病因、究病机固然重要，但黄教授另辟蹊径而辨方证，亦不失为事半功倍之法！

李赛美教授查房实录

病例 1

【病情介绍】

主管医生：患者李某，男，30岁，因"大便未解、恶心欲呕1周"于2012年9月18日收入院。缘患者1周前无明显诱因下出现大便难解，恶心欲呕，泛酸，四肢乏力，头身困重，胸胁稍苦满，口干口苦，纳差，眠一般，小便黄，在当地医院治疗，查腹部X线示：中腹部散在少量肠道内积气、积粪影，余未见明显异常。肝功能示：ALT 982 U/L，AST 547U/L，GGT 442U/L，T.BIL 19.0μmol/L。予以抑酸护胃、通便等治疗后，患者症状未好转，遂建议住院治疗。后为求进一步治疗，至我院急诊就诊，由急诊拟"①便秘查因；②肝功能异常"收入我科。入院情况：患者精神一般，大便仍一直未解，恶心欲呕，腹胀，泛酸，四肢乏力，胸胁稍苦满，口干口苦，无发热恶寒，无头痛头晕，无胸闷胸痛，无四肢及关节疼痛，胃纳差，睡眠一般，浓茶样小便。舌红，苔黄腻，脉弦滑。入院后查乙肝五项示：HBsAg（+），HBeAg（+），HBcAb（+）。上腹部增强CT示：①肝右后叶低密度灶结节，多考虑海绵状血管瘤；②肝左内叶小囊肿。

中医诊断：便秘（湿热内蕴）。

西医诊断：①病毒性肝炎（慢性、乙型、重度）；②便秘查因：结肠肿瘤？

李教授：现在大便通了没有？

主管医生：已经通了，但是两三天一次。目前还有反酸，头身困重，乏力。

李教授：他的乙肝阳性有多久了？

主管医生：之前没有做过相关检查。

李教授：做什么工作的？

主管医生：工人。

李教授：好，我们去看看病人。

【查房实录】

主管医生：你好，李教授来看你了。

李教授：小伙子，做什么工作啊？

患者：我是做装饰的。

李教授：发现这个病毒性肝炎多久了？

患者：十来天。

李教授：以前从来没有做过这种检查吗？

患者：没有。

李教授：你工作的时候不需要提供体检报告给单位吗？

患者：这个我查过。

李教授：没问题吗？

患者：没问题。

李教授：从来没有发现过问题，等于你自己真正了解这个病就大概十来天。

患者：对，知道的就是十来天。

李教授：你的同事有这些病吗？

患者：没有。

李教授：家里边有没有人得过肝病？

患者：没有。

李教授：平常喜欢到外面吃东西吗？

患者：因为我经常出差，所以一般都是在外面吃。

李教授：最近有没有打过吊针？

患者：很少。我平常除了感冒以外，很少得其他病。

李教授：那现在呢？主要的反应是什么？

患者：肚子胀，想吐咯！

李教授：想吐，但是吐不出来？

患者：对。

李教授：是不是不想吃油腻的东西？现在给你肥猪肉的话，怕不怕吃啊？

患者：我不吃猪肉的。

李教授：平常都是吃斋的吗？

患者：我不是吃素，只是不吃猪肉。

李教授：不吃猪肉，那其他油腻的东西呢？

患者：都吃的。

李教授：现在如果让你去吃油腻的东西呢？

患者：也吃。

李教授：那就是说没有厌油腻。胃胀不胀啊？

患者：以前胀，但是住进来以后就不胀了，只是很想吐，尤其是吃饱的时候。

李教授：总是恶心想吐，胃口还好吗？

患者：还好，我吃得很多。

李教授：大便现在通畅吗？

患者：住院以后的第二天就有了，前天拉了两次。

李教授：大便是软的还是硬的？

患者：软的。

李教授：拉得干净吗？

患者：不知道干不干净。

李教授：颜色呢？

患者：第一次是黑色的，第二次是黄色的。

李教授：什么黄色？

患者：像香蕉一样。

李教授：那就行，大便还挺好的。小便很黄吗？

患者：小便很黄，比茶的颜色还要黄。

李教授：量多不多？排得很顺畅吗？

患者：顺畅啊。

李教授：出汗吗？

患者：很少。

李教授：怕冷吗？

患者：有点怕冷。

李教授：是不是这里的空调开得太厉害？

患者：有可能。我平常都不怎么怕冷。

李教授：有没有发烧？

患者：没有发烧。

李教授：还有什么？咽喉有没有不舒服？

患者：没有。

李教授：有没有咳嗽？

患者：没有。

李教授：平时有没有过敏的状况？比如说皮肤痒啊？

患者：没有。

李教授：有点容易感冒，是吧？

患者：感冒也不多，一年一两次吧。

李教授：也就是说不怎么得病。

患者：我很少去看医生，以前从来没有住过医院。

李教授：会很疲倦吗？

患者：有点累。

李教授：除了肚子不舒服以外，胁肋这边有没有不舒服？

患者：没有。

李教授：胸部有没有不舒服？

患者：这里觉得有气顶住顶住，想吐嘛！

李教授：但是没有吐出来，是吧？

患者：对。

李教授：心烦吗？

患者：有点心烦。

李教授：平时脾气很大的吗？

患者：我平时在家脾气挺大的。

李教授：睡眠好不好？

患者：以前很好，但是这几天不太好。

李教授：口苦吗？口干吗？

患者：都有啊！

李教授：喜欢喝凉的还是热的？

患者：以前都是喝凉的。这几天在医院嘛，喝热的。

李教授：以前身体很好，没什么问题啊？

患者：对。

李教授：我看看你，面色比较黄，甚至黄得有点发黑，嘴唇也很黑。平时你的皮肤比较黑吗？

患者：是，我的皮肤比较黑。

李教授：我找一个白一点的人来对比，因为这个没有对比就看不清楚。（两人对比）大家看一看，真的是差很远。以前讲内科的时候不是讲黄疸吗？老师经常教阴黄和阳黄怎么辨识。大家看到这个病人的面色，是不是觉得比较晦暗呢？是不是一想就想到阴黄呢？这点我坚决反对，这是不搞临床的人才这样讲。因为皮肤本身黑的人出现黄疸，颜色就会比较暗，而皮肤本身比较白的人发黄，颜色就会比较亮一点。所以不能单凭颜色来讲阴黄来了，有些症状需要鉴别。比如他刚才说有点怕冷，但再详细问是不是这么回事呢？原来是空调环境的影响。好，眼睛往下看，再往上面看，我们观察一下眼睛，白睛红丝赤肉，整个布满点点斑斑，说明瘀血还是蛮重的。再看看舌头，首先是把口张大一点，舌头慢慢伸出来，再往前伸。舌质偏淡红，边上有两个地方特别紫，苔是黄白，偏白一点，比较腻。把舌头往上翘，看一下舌下络脉。再把把脉。手很烫啊，手心出汗。平时出汗很多吗？

患者：平时都有。

李教授：抽烟喝酒吗？

患者：不喝酒，抽烟。

李教授：按照寸关尺来分，右手寸脉明显弱一点，关尺脉重取的时候比较强，偏弦滑；左手寸尺脉比较弱，关脉偏细弦。说明他的病位主要还是中焦。来，把两条腿弯起来，我摸摸肚子。真的出了很多汗啊，很紧张吗？

患者：有点怕。

李教授：大家看看这些都是冷冷的汗。我摸肚子是软的，有没有痛啊？

患者：没有。

李教授：现在肚子不胀吧？

患者：还好，就是吃饱了以后想吐。

李教授：好的，我轻轻地按，把肚子鼓起来，好的，下去，再鼓起来，好，慢慢做啊，我摸下你的肝脏看看。虽然他做了 CT 等检查，但我们不要完全依赖，自己的体检还是很重要。如果在基层工作的话，哪有 CT 帮忙啊？甚至有些情况下，哪有什么 B 超啊？这个时候就要靠医生对临床症状和体征的收集，所以基本功还是很重要的。这里不舒服吗？吸气，有没有不舒服？

患者：没有。

李教授：好的。剑突下面有没有不舒服啊？

患者：现在没有，反正吃饱的话，就感觉顶住。

李教授：其他地方都没问题？

患者：没问题。

李教授：背有没有不舒服？

患者：背有点痛，可能睡得太多。

李教授：我看之前的指标是 18 号查的，现在有复查吗？

主管医生：没有，一般没有特别的话，一个星期复查一次。

李教授：应该还是有黄疸的情况，转氨酶偏高，病毒标志物阳性。我们回去再详细看看病历本，讨论一下。你好好休息。

【名师精析】

李教授：这个 30 岁的年轻人，我看了下他的检查结果，乙肝病毒标记物是阳性，而且属于"大三阳"；转氨酶很高，谷丙 900 多，谷草快 400 了，GGT 也很高；有一点黄疸，胆红素偏高，尿胆原阳性；蛋白的情况还好，基本都正常。从前面的发病情况看，之前用大柴胡汤是恰当的，因为病人有典型的口苦、心烦喜呕，对不对？肝病的病人一般最早出现的是消化道症状，比如胃口差，厌油腻，想吐，特别疲倦等。他的症状不全面，但还是有。中医认为年轻人体质壮实，转氨酶比较高，病程比较短，属于阳证，比较好医治，效果也很好。所以一用药下去，应该是有明显的效果。以他的症状为例，吃了大柴胡汤以后，虽然肝功能要等一个星期再复查，但目前来讲病情还是有所改变。首先是大便通了，其次厌油腻、胃口都在改善。现在还有什么症状呢？病人觉得有点恶心，有点疲倦，小便黄，口干口苦；舌质偏淡，舌苔是黄白有点腻，以白为主；寸脉比较弱，右关尺是弦滑脉，左关尺是弦细脉。如果考虑寸脉弱，加上胃口不太好的问题，很容易理解成脾虚，但实际上，从肝病的角度来讲应该是湿热为主。另外，这个病人还有一个最重要的特征就是瘀得很明显。他的球结膜可以看到斑斑点点，舌头上也有两块紫的地方。所以综合来讲，这个病人虽然总体比原来好，但湿热还在，夹有瘀血。病位呢？原来在少阳阳明，用大柴胡汤把腑实通了以后，现在有点朝太阴少阴发展，所以应该是在少阳太阴之间。为什么《伤寒论》里特别重视脾胃呢？为什么小柴胡汤要用参枣草呢？我们讲六经病从太阳、阳明、少阳，再到太阴、少阴、厥阴，少阳是阴阳之枢，又是表里之枢。所以仲景少阳病用小柴胡汤，里面的参枣草一个是扶正以祛邪，另一个是寓意防止邪气传太阴。反过来就是说如果自己没有守住的话，没有及时地把病邪赶走的话，就可能转向阴证，转到太阴。《金匮要略》里面讲"见肝之病，知肝传脾，当先实脾"也是这个意思。

　　具体到用方，第一个考虑，《伤寒论》里面治疗胆热脾寒有一个方——柴胡桂枝干姜汤，既能够清少阳之热，又能够顾护脾胃。第二个考虑，这个病人要活血化瘀。虽然《伤寒论》里面有桃核承气汤、抵当汤这些方药，但是临床上用得比较多的还是丹参、赤芍等。这个病人用桂枝和干姜上去可能过温了一点，所以我建议还是以小柴胡汤为底方，再做加减。牡蛎还是要加上去，既能够散结消水饮，又能够止痛消癥。而且建议要用一点点干姜，防止病邪内传太阴。同时，这个病人有典型的瘀血征兆，所以活血化瘀很重要，可以重用丹参、赤芍。另外，清利湿热的力度要加强，我喜欢在小柴胡汤原方不动的基础上，加白花蛇舌草、夏枯草、土茯苓、田基黄等等。

　　主管医生：病人在口服田基黄胶囊，有没有冲突？

　　李教授：可以改用泽兰，既能够利水，又能够活血退黄。关于肝病湿热，除了可以参考《伤寒论》的论述，还可以结合温病的思想——"祛邪务尽"。我以前在传染科的时候，肝病的病人很少用补药，尤其是急性期的时候，一派苦寒药吃下去以后，肝功能就全部正常了，再带两周的中药，继续地清。叶天士讲"恐炉烟虽熄，灰中有火"，里面好像是没有火了，以为病人的湿热已经清干净了，但是怕它死灰复燃，这就是湿温、湿热病的特点。从伤寒的角度看，少阳除了胆还有什么？三焦嘛！三焦主决渎，是气血、水火、阴阳运行的道路，与水液代谢密切相关。而少阳胆容易郁而化火，在这样的情况下，一边是火，一边是水，湿热就蕴结在一起了，所以这个时候强调茵陈蒿汤合小柴胡汤一起用。不过这个病人大便已经通了，黄疸并不太深，所以可以不用大黄。另外，如果按照辨病治疗的思路，方里面可以加点五味子和垂盆草，加强降酶的效果。所以处方是这样：柴胡 10g，黄芩 10g，生姜 10g，法半夏 10g，大枣 10g，甘草 5g，赤芍 20g，丹参 15g，牡蛎 30g，土茯苓 20g，泽兰 15g，茵陈 30g，党参 15g，白花蛇舌草 15g，干姜 3g，夏枯草 15g，垂盆草 15g。我建议这个方先吃 7 剂，然后做检查，如果没有特别情况，可以继续守方。因为现在这个阶段转氨酶高，说明阳证明显，是最好的机会，要一鼓作气，抓紧时间治疗。如果留下尾巴，变成慢性的话，以后就麻烦了。大家看这个病人的动态过程，前面是大柴胡汤，现在又转回小柴胡汤，同时含有柴胡桂枝干姜汤、理中汤的意思在里面。另外，要重用活血化瘀。你们观察一下这条方，如果效果好的话，可以留下来专门用于肝炎的治疗。我自己是很有信心啊，真的是"三下五除二"，一个多星期就哗哗哗降下来了，非常快。

主管医生：但是像他 GGT 高的话，也可以降吗？

李赛美：不要紧，也可以降下来。

主管医生：是单从中药就能解决，还是要借助西医呢？

李教授：用中药就可以啊，不用西医的。我觉得肝病有一个特点，就是用药越少越好。当然，这跟利益有点相反了。但是很多药物本身就要经过肝脏代谢，所以尽量不要重复用。如果真正有信心的话，西医方面可以用一些最基本的药物，比如说糖盐水、护肝药等，而把重心放在观察中药上面。我觉得临床过程中，最重要的就是为病人着想，用最小的成本来获取最好的疗效。比如说在肝病的某些阶段，中医的疗效就是比西药好，所以不需要搞那么多药来折腾，有时候转来转去也干扰了病情。所以我建议治疗肝病要少用药，可用可不用就肯定不用。刚才讲这个病人GGT高的话，我倾向考虑是一个急性肝炎。我们对急性肝炎的预后还是非常有信心的，如果能够把病人照顾得比较好的话，就可以慢慢恢复。但是如果朝另一方面转化的话，就是另一回事了。

主管医生：李教授，现在使用活血化瘀药对凝血机制有没有影响？

李教授：我刚才看他的凝血机制没有问题，而且目前瘀得非常明显，所以活血化瘀药可以短期用。瘀血跟GGT有关系，GGT高的时候很容易有瘀血，就是有梗阻嘛！所以把瘀血化了以后，GGT也会降。我现在用了赤芍20g，到时候你们可以根据情况再调整，如果黄疸很深的话赤芍能用到30g。如果担心凝血问题，可以把丹参和赤芍去掉一个。

主管医生：好的，谢谢李教授指导！

[病例2]

【病情介绍】

主管医生：患者梁某，男，60岁。因"反复腹胀、双下肢浮肿2周"入院。缘患者8年前体检时发现"乙肝"及"肝功能异常"，患者诉无明显不适，遂未系统诊治。2周前患者开始出现腹部胀满，伴嗳气、反酸，双下肢浮肿，无胁肋疼痛，纳食较前减少，易饱，小便如浓茶样，无尿频尿急尿痛，大便色黄质软成形，睡眠正常，当时未予重视，后症状逐渐加重，腹胀明显，双下肢浮肿，伴身倦乏力，遂至我院就诊，查血常规：WBC 4.32×10^9/L，EO% 9.70%，RBC 3.97×10^9/L，HGB 67g/L，HCT 0.25，PLT 79×10^9/L；肝功八项：ALT 18U/L，AST 42U/L，TP 73.1g/L，ALB 33.9g/L，TBIL 18.62μmol/L，DBIL 7.54μmol/L，TBA 28.07μmol/L。腹部彩超：考虑肝硬化超声改变；胆囊壁水肿；脾增大；腹腔大量积液；余未见明显异常。遂由门诊拟"肝硬化失代偿期"收入院。入院情况：患者精神尚可，腹胀，无腹痛，伴反酸嗳气，少许头晕，非天旋地转样，肢体乏力，偶有咳嗽，无咯痰，无恶心呕吐，无恶寒发热，少食易饱，口干口苦，小便色深黄，量中，大便黄褐色，质软成形，2～3次/天，双下肢浮肿。发病以来体重无明显下降。查体：慢性面容，皮肤黏膜色泽黄染，双下肢浮肿。腹部外形膨隆。腹软，全腹部无压痛、反跳痛，无扪及腹部包块。肝肋下未触及，脾可触及（肋下 1cm)，质地韧。移动性浊音阳性，肠鸣音亢进。

中医诊断：鼓胀（湿热蕴结）。

西医诊断：①肝硬化失代偿期、脾功能亢进；②贫血查因：消化道出血？

【查房实录】

主管医生：阿伯，李教授来看你了。

李教授：目前的表现还是腹胀？

主管医生：以腹胀为主，而且通过这两天的治疗，改善不明显。

李教授：现在小便多不多啊？

患者：不是很多，而且颜色好黄。

李教授：怎么个黄法啊？

患者：像茶叶。

李教授：也像茶叶啊！有出血的情况吗？

患者：没有。

李教授：肝病有 8 年了？

患者：8 年前发现过。

李教授：家里有没有人得跟你一样的病啊？

患者：没有。

李教授：同事呢？朋友呢？

患者：没有。

李教授：这 8 年有吃药吗？还是没管它？

患者：没有管。

李教授：一直等到肚子胀了，有点肿了，才想起找医生？

患者：是啊。

李教授：病拖得时间太长了。现在有哪些不舒服呢？

患者：肚子胀。

李教授：有没有排气啊？

患者：有。

李教授：每天都有大便？

患者：几天有一次。

李教授：大便是一粒粒紧紧的？

患者：恩。

李教授：胃口好不好？

患者：胃口不好，也不敢多吃。多吃的话，肚子胀。

李教授：人很累吗？

患者：累啊！

李教授：平时身体不太好吗？

患者：就是感冒多咯！一感冒就觉得肠胃不好。

李教授：口干口苦吗？

患者：早上起床的时候感觉口又干又苦。

李教授：喜欢喝凉的还是热的？

患者：冻水。

李教授：怕冷多还是怕热多？

患者：跟平常一样。

李教授：没有明显的寒热，怕不怕风啊？

患者：不怕。

李教授：出汗多不多？

患者：没汗出。

李教授：有没有手脚麻木？

患者：有啊！

李教授：眼睛看东西怎么样？

患者：有些花。

李教授：有没有头晕？

患者：比较少。

李教授：有没有心慌胸闷啊？

患者：不感觉。

李教授：好的，坐好点看看。第一印象就是比较瘦，看起来有点萎黄、黧黑。经常在外面晒太阳吗？

患者家属：是啊，经常在外面种菜，晒太阳。

李教授：鼻子那里是怎么了？不是红疹吧？

患者：没有，是前两天有点感冒流鼻涕，所以擦破了皮。

李教授：现在感冒好了吗？

患者：好了好了，就是有时候咳两声。

李教授：胸片有问题吗？

主管医生：没有发现问题。

李教授：好，伸舌头看一看。这个是典型的淡，淡白，正常的舌头应该是淡红嘛！另外，舌头上面有两条明显的瘀线。把舌头翘起来，舌下络脉瘀得很明显。再把把脉，他的手偏凉一些。

主管医生：李教授，把脉有什么讲究啊？

李教授：把脉的手，他左我右，他右我左。首先从高骨这里定关脉，然后根据人的高矮胖瘦，确定寸脉和尺脉的间隙，高的人肯定要搭得宽一点，矮小的人搭得密一点。这个病人是很典型的弦脉，其中寸脉比较弱，关尺脉重按无力。我的硕士导师把这种重按无力的弦脉叫虚弦脉，说明脉弦而无力，重按空空的。好的，把两条腿弯起来，能不能睡低一点？我摸下你的肝脏。很瘦啊，最近是不是瘦得比较明显？

患者家属：最近瘦了十来斤。

李教授：你不要紧张，这些地方（腹部）痛吗？

患者：不觉得痛。

李教授：腹部有点膨大，腹肌有些紧张，不是很软。彩超是说有腹水？

主管医生：对，有腹水。

李教授：肝脾都摸不太清楚，腹壁静脉有点怒张。这边（胁肋）有没有不舒服？

患者：这里咳的话就有点痛，不咳就没事。

李教授：现在下肢不太肿，是不是进来的时候下肢有点肿？

医生：进来的时候有。

李教授：现在基本消了。好的，可以了，你好好休息。

患者：谢谢医生！

【名师精析】

李教授：我们来讨论一下。今天看了两个病人，一个是 30 岁的年轻人，一个是 60 岁的老年人，都是乙肝，辨证思路却不一样。中医首先辨阴阳，一般情况下年轻人阳证多，老年人久病而阴证多。《伤寒论》里面怎么辨阴阳呢？依据寒热，"病有发热恶寒者，发于阳也；无热恶寒者，发于阴也。"其中尤其强调发热，一般发热的都是热证。刚才那个 30 岁的年轻人，虽然说有点怕冷，在医院喝水喝热的，但是反复询问以后，发现怕冷跟空调有关系，平时还是喜欢喝凉的，所以没有明显的寒热。从总体印象看，这两个病人的皮肤都很黑，理论上按照皮肤晦暗的话属于阴黄，但临床实际上不能只按皮肤的颜色，我认为要根据舌脉。一般脉实，舌红苔黄腻的人肯定是实热，跟皮肤颜色并没有很大的关系。

这个病人看起来是一个明显的虚证，中医诊断可以是"鼓胀"，也可以是"虚劳"。因为他年数比较大，病程比较长，久病必瘀，加上长时间贫血，气血亏虚很明显，所以病性属于虚实夹杂。因为有贫血的情况，所以这个病人瘀血的相对证候不是那么典型，没有看到肝掌，也没有明显的蜘蛛痣，但是他的舌上有两条瘀线，舌下络脉怒张。目前的症状主要是人比较疲倦，胃口差，腹胀，早起口干口苦，尿黄，大便偏干，手有点麻痹，视力有点模糊，舌质很淡，脉虚弦，寸脉虚弱。上部脉弱，往往是上焦的问题，肺气虚，还有心血也不足。肺主气，心主血，这个病人说自己平常容易感冒，而且临床表现还有贫血，所以脉症还是比较符合的。我刚才检查他的肝区没有叩击痛，但是腹部饱满，腹肌有点紧张，两胁部有压痛，对不对啊？之前彩超说有点腹水，小便量一般，利尿效果是不是不太好？

主管医生：昨天的小便不多。

李教授：现在处于肝硬化失代偿期，开始出现腹水了。刚才听诊断讲"贫血查因"，考虑消化道出血。其实，贫血的原因除了出血、慢性失血外，很多跟病毒性肝炎有关系。西医现在认为病毒性肝炎可以引起再障，考虑乙肝病毒对骨髓有一定的抑制作用。还有一些研究认为乙肝病毒可以引起很多自身免疫性疾病，比如说类风湿性关节炎等，有些病人治疗很久都不好，最后发现是肝病的问题，等把肝病调好以后，其他症状就改善了。当然，这个病人的贫血问题，应该包括肝硬化、脾亢吧？

主管医生：确实有脾功能亢进。

李教授：嗯，我们要综合考虑，这个病人腹胀，胃口差，大便偏干，整体气血亏虚，所谓"脾主大腹"，脾是后天之本、气血生化之源，所以病位在太阴是肯定的。同时，他也有口苦口干，两胁肋痛，少腹痛等少阳病证。还有一点，这个病人说老是感冒，现在有两声咳嗽，鼻子都擦破了，所以肺气本身比较弱一些，有表证。再加上有腹水，小便不利，这就牵涉到肺脾肾三脏，同时也不排除三焦气化的问题。

主管医生：听起来很复杂，不知道从哪里先着手治疗。

李教授：还是要抓住病位病本，他是以脾虚为本，兼肺肾亏虚，同时邪气未尽，少阳枢机不利，水湿内停。我们讲气血亏虚不可能靠中药一下子补起来，所以现在的治疗主要是解决腹胀的问题，要顾护脾胃，疏肝条达气机，再加上开表、行气、活血、利水的药物。我临床上用得最多的是柴芍六君汤，或者是四逆散合四君子汤，或者是小柴胡汤合四君子汤，另外再加上五苓散。我建议处方用小柴胡汤、四君子汤合茵陈五苓散：柴胡15g，黄芩10g，生姜10g，法夏10g，党参30g，炙甘草10g，茯苓30g，白术30g，桂枝10g，茵陈30g，泽泻30g，大腹皮15g，槟榔30g，紫苏叶15g，鸡内金10g。

主管医生：为什么要重用柴胡？

李教授：大家不要忽略这个病人有几声咳嗽，擦鼻涕都鼻子都擦破了。很多慢性病的老年人，正气不足，发不起烧，外感证往往很隐蔽。但这确确实实可能就是独处藏奸，大家都看到的现象却不认为是核心，而如果忽略这一点的话，会影响疗效。所以我认为有表就应该解表，提壶揭盖，先治外感的问题，再调少阳。如果平时用小柴胡汤，10g就可以了，但如果侧重解表的话，就要加量。这个病人长期容易感冒，属于正虚之人。《伤寒论》里面讲："伤寒二三日，心中悸而烦者，小建中汤主之。"这是什么样的情况呢？其实就是伤寒二三日，病人还是一个表证，但是并没有脉浮、头项强痛而恶寒等典型表现，反而原有心脏不适的病人可能会出现心慌心跳，病情加重了，所以说体质相对比较好的人才能够出现营卫失调、正邪交争的典型表证，而正气不足、邪气内扰的人反映的是原来的痼疾，或者说原来最薄弱的地方受到冲击。所以实际上张仲景把这种情况还是定位在表证，但并没有用开表的药，而是用小建中汤。不过小建中汤是什么呢？还是离不开桂枝汤嘛，桂枝汤原方倍芍药加饴糖，扶正以解表祛邪。临床上表证情况很多，本身有寒热的不同，比如说伤寒有桂枝汤、麻黄汤，温病有银翘散、桑菊饮，不过总的来讲，第一原则就是有表的话肯定要解表。但如果遇到表证不典型的病人，怎么处理呢？这种不典型往往是气血阴阳亏虚造成的，我的方法是曲线救国：先把正气扶起来，佐以开表，让邪慢慢出来。肝病的病人有时候病情比较平稳，但是不小心感冒的话，往往会加重病情。为什么病人用了利尿剂后小便利不出来呢？大家不要总是以为是水的问题，还要考虑其他方面，可能是肺气不降的原因，肺通调水道嘛！这个时候开表，提壶揭盖，水自然就通了。

主管医生：您的方里用紫苏叶也是考虑解表的问题吗？

李教授：大家不要小看这个药，一方面可以加强解表，同时也有利尿的作用。它可以帮助肺气肃降，调好水之上源，通畅水之下源。

主管医生：李教授，您刚才说小便不利还要考虑其他方面的问题？

李教授：比如说肺的问题，如果肺气不利的话，水道不通，小便利不出来。还有阴虚的情况，小便也不利。比如说刘方柏教授治疗肝硬化腹水就认为"血不行则水不利"，常常重用熟地60g滋阴，白术60～90g运化。实际上，我们现在也发现很多肝硬化腹水病人的有效循环血量确实不够，导致抗利尿激素分泌增多，用利尿剂没有效果，而反过来补点液来补充有效循环血量往往疗效会更好。另外，如果说是原发性腹膜炎，单纯利水的效果也不好。我刚才摸这个病人的腹肌有点紧张，虽然不像急腹症的那种腹肌紧张，但也不能轻易忽略。西医治疗原发性腹膜炎，利尿剂往往没有效果，而是往腹腔里面打一点青霉素等抗生素以后，小便就变好了。原发性腹膜炎从哪里来的？我觉得不排除和感冒有关，等于又回到刚才讲的表证问题。大家不要以为外感是个小事情，它对腹胀、小便不利可能都是一个关键的因素。所以利水要从多方面考虑，不是健脾就万事大吉了，包括调三焦、调少阳，包括解表、提壶揭盖，包括养阴都不能忽略。

主管医生：李教授，这个病人蛋白偏低，也影响腹水的吸收，中药对这方面有没有改善？

李教授：蛋白属于中医讲的气血精微范畴，脾为气血生化之源，所以蛋白的问题肯定要健脾，最关键是病人能够消化，能够受纳，能够代谢。这比输蛋白更持久更有效，因为蛋白一输进去，可能一下子就排掉了，治标不治本啊！我们应该顾护脾胃，应该让他自身去造血，去造蛋白。肝硬化的形成经过漫长的时间，治疗也需要漫长的过程，最重要的还是中医讲的补土、顾护脾胃。

临床医生：李教授，您刚才说一些体弱的病人，外感的时候往往表证症状不明显，而可能原发病的症状比较明显，那么这些在脉象上会不会有相应的反映呢？

李教授：刚才这个病人就是很典型的虚弦脉，而且寸脉很弱。一般寸脉弱的人容易外感，"正气存内，邪不可干；邪之所凑，其气必虚。"其实，这类外感也有一些典型症状，比如说不经意间打个喷嚏等。明显的实证是正邪两方都不虚，剧烈交争才出现，否则一个巴掌拍不响，所以肺脾气虚的人往往形成不了。因此这个病人需要长期慢慢地调理，可以考虑玉屏风散、理中丸等中成药合用。

今天看了两个病人，有点容易混淆啊！我们关键要记什么？有时候记样子记不住嘛，关键要抓住特征。那个老人家鼻子那里擦破结痂了，年轻人就是瘀的印象很深刻。中医辨证论证很重要，证怎么辨？尤其是不典型的症状怎么辨？比如说年轻人觉得恶寒，反而老年人不恶寒，是不是就认为年轻人属于阳虚阴证，老人家属于热证呢？我们综合辨证来看，显然不是这样。实际上，年轻人还是以实为主，兼有一点点转虚；老人家以虚为主，兼有实证。所以一个强调祛邪为主，用小柴胡汤合茵陈蒿汤，另一个重心在扶正，用柴芍六君子汤或者理中丸之类的。但是老人家的方为什么又转回小柴胡汤呢？因为他兼有少阳，还有表证。有表的话当然要解表，用小柴胡汤扶正祛邪。同时他还有小便不利，所以加了五苓散。而且五苓散本身也可以治疗表证，"若脉浮，小便不利，微热消渴者，五苓散主之。"五苓散里面有桂枝，不仅能温阳化气，还能开表。《伤寒论》原文里面讲小柴胡汤的加减法也是加桂枝，"若不渴，外有微热者，去人参，加桂枝三两，温覆微汗愈。"所以桂枝加到小柴胡汤里面可以帮助解表。另外再加上一点槟榔、大腹皮解决腹胀的问题，苏叶解表、提壶揭盖，鸡内金、茵陈利湿退黄，好像应该都讲完整了吧！

主管医生：谢谢李教授的指导！

【编者谨按】

中医辨证当首辨阴阳寒热，但临证之时，阴阴阳阳，虚虚实实，难以分辨。今李赛美教授查房，观两则乙肝病案，舍以往单纯肤色鉴别之困扰，综合年龄、疾病新旧、寒热及舌脉，考虑一则为青年患者，病程短，无明显寒热喜恶，口干口苦，舌苔黄白稍腻，寸脉略弱，右关尺弦滑脉，左关尺弦细脉，一则为老年患者，病程日久，平素易感冒，疲倦，腹胀，小便不利，舌质很淡，脉虚弦，寸脉虚弱，故辨证一则属实中夹虚，一则属虚中夹实。至于治疗，第一则病案，李教授将伤寒温病熔为一炉，强调"祛邪务尽"，兵贵神速，一鼓作气，不留丝毫死灰复燃之余地。同时，"治黄必治血，血活黄自退"，需重视活血化瘀。第二则病案，患者病症繁多，虚实夹杂，病涉太阴、少阳、太阳，波及肺脾肾多脏，让人无从下手。李教授抓住病位病本，尤重"独处藏奸"，认为表证于正气不足、邪气内扰者反映为原来的痼疾，或原来最薄弱的地方受到冲击，故有表则当解表，表解后余症皆可缓解。此外，李教授建议治肝病当少用药，可用可不用则肯定不用，提纲挈领地指明肝病综合治疗的用药原则，给临床实证带来新思考。

徐汝奇医师查房实录

【病情介绍】

主管医生：患者伍某，男，39岁，因"延髓及上颈髓髓内胶质母细胞瘤术后头晕、乏力8月"入院。缘患者于2011年12月初自觉后颈部疼痛，于当地诊所以"椎间盘突出"行拔火罐治疗，症状逐渐加重，并伴四肢麻木、肌力减退，感觉异常，复视，伸舌右偏，遂至杭州某医院就诊，行MRI检查提示"延髓部位肿块"。后于2012年1月5日在上海复旦大学附属华山医院行全麻下延髓及上颈髓内病灶切除术，术中发现肿瘤呈灰白色，约2cm×2cm×3cm大小，边界不清，瘤周水肿明显，将肿瘤次全切除，术后病理示：（延髓－颈2）胶质母细胞瘤（WHO IV级）。2012年2月9日至3月22日在中山大学附属肿瘤医院行放疗56Gy，并同期泰道化疗。现患者为求中西治疗遂来我院诊治，由门诊拟"延髓及上颈髓髓内胶质母细胞瘤术后复发"收入我科。入院症见：患者神清，精神一般，头晕头痛，双下肢乏力、麻木，咳嗽咯痰，痰黄质黏，无四肢抽搐，无恶心呕吐，无恶寒发热，无胸闷心悸，纳呆，眠差，小便色黄、量少，大便秘结。舌质淡红，苔薄黄，脉弦。

中医诊断：脑瘤（痰湿内阻）。

西医诊断：延髓及上颈髓内胶质母细胞瘤术后复发。

【查房实录】

主管医生：你好，我们请徐医师过来给你会诊。

徐医师：看起来蛮年轻的。先来把把脉。两边寸脉都稍微弱一点，偏浮。按照脉法辨证来说，如果左寸脉浮大、浮迟，那就属于太阳；如果左寸脉沉，就属于少阴；如果右寸脉浮大，定位在阳明；如果右寸脉弱的话，就在太阴。所以这个病人首先上焦不通。第二个，他关脉弦滑有力，属于实脉，说明中焦有问题。如果单纯地两关脉弦滑，应该归于阳明。如果关脉弱，就属于厥阴。然后尺脉紧弦滑有力，说明下焦有瘀。大便有解吗？

患者：4天没有大便了。

徐医师：小便怎么样？

患者：小便量很少，颜色很黄。

徐医师：大小便不利，都是下焦的问题。我看看舌头。舌质红，舌体干燥、燥裂，而且舌苔是黄的。能吃饭么？

患者：不太想吃。

徐医师：平常喝酒吗？

患者：喜欢喝。

徐医师：头晕头痛？

患者：是的。

徐医师：睡觉怎么样？

患者：睡得不好。

徐医师：还是觉得没有力气吗？

患者：就是两条腿没力，不过比之前好一点。

徐医师：有点咳嗽？

患者：有一点痰，黄色的，黏黏的，不好咳出来。

徐医师：好的，可以了，好好地养病，自己要坚强一点。

【名师精析】

徐医师：这个病人总体的情况是虚实夹杂，如果单纯补虚的话，就会助邪，如果单纯攻邪的话，就会伤正。刚才已经讲了他的脉象特点，我觉得还是要从三阴三阳的思路来辨治。第一个，大便4天未解，考虑在太阴、阳明，上下不通取中央，可以用大柴胡汤。第二个，尺脉紧弦滑有力，下焦有瘀，可以合桂枝茯苓丸。另外，再合小陷胸汤，健脾疏肝，临床疗效非常好。具体的方是这样：柴胡 30g，黄芩 15g，枳实 30g，赤芍 60g，法半夏 40g，大枣 10g，生姜 15g，桂枝 15g，茯苓 15g，丹皮 15g，薏苡仁 15g，厚朴 15g，黄连 15g，瓜蒌皮 60g，桃仁 15g，芒硝 30g（溶服），大黄 15g（后下）。我建议你们按照这个思路处理，现在的关键是通大便，等通便以后，嘴唇不干裂的时候，再用点祛痰的方法。通便很重要，打个比喻说，一条江河，或者小溪，只有上面的水流下来，而没有下面的水流出来，就是沤在那里发臭了，生病了。"凡十一脏取决于胆"，胆跟消化系统的关系非常大。肝和胆、少阳和厥阴相表里，利胆调中焦，其实是调理枢机，就是让流下来的水通畅地再流出去。我觉得可以用这个方试试看，也不是非要吃很多天，就是两三天让他通了大便。另外，如果大便通了的时候，可以把夏枯草、浙贝母、玄参、牡蛎等药大量加进去。

主管医生：徐老师，您的处方剂量比较大，像半夏 40g 会不会有什么问题？

徐医师：半夏本身有毒，但其实跟我们的芋头是差不多的，煮熟了以后就什么味都没了，没有传说中那么大的问题。里面用了 30g 芒硝，这个药要另外煲，先不要加到药里面，等到病人喝药的时候，稍微加点热，冲服在一起喝。

主管医生：其他药全部放在一起煲吗？量还是很大的。原则上服法是什么？

徐医师：大黄最好能够后下。这些药不是要一次喝下去，而是保证 24 小时内分 5 次到 6 次服用，因为要保证药物的有效浓度。如果达不到这个服药时间的话，即使方再好，对病人也没有疗效。这个病人最好是服 5 次，其中两次里面冲芒硝。他吃完以后应该会拉很臭很臭的大便，或者那些果冻样的大便，总之是拉出来膏粱厚味。如果他没有拉的话，预后就不太好了。

临床医生：那么这个药是病人家属拿回去煲还是在医院煲比较好呢？

徐医师：在我那边都是用煎药机，设定好一定的时间就可以了。煎出来的药一定要达到有效浓度，如果达不到的话，就像煮饭一样，成了夹生饭，吃下去很淡，没有什么疗效。

临床医生：徐老师，现在有科学中药，您觉得效果怎么样？

徐医师：我觉得如果是对上呼吸道感染或者肠道感染等疾病，科学中药确实是有效。但要是治疗大病难病的话，混合以后达不到中药的效果。

主管医生：感谢徐医师的指导！

【编者谨按】

徐汝奇医师，从当初经方班的学员一步步成长为今日经方班的讲师，崇尚平脉辨证法，倡导平脉以辨证，辨证参以平脉，"色脉合参，可以万全"，要求尽可能多途径如寸口脉法、趺阳脉法、少阴脉法、辨色、闻声、望神、按腹等诊疗方法精辨病机、甄别证候，同时又提倡诊疗方法的简约化。此则病例即为平脉辨证法之实例。取患者两边寸脉稍弱偏浮，关脉弦滑有力，尺脉紧弦滑有力，结合大便未解，小便不利等情况，徐医师辨证此属上焦不通，中焦有实，下焦有瘀，处方大柴胡汤、桂枝茯苓丸合小陷胸汤，正合"病－脉－证－治"之法！唯方中药量较大，如柴胡30g恐有过汗之弊，法半夏40g不免毒性之扰。中药剂量历来是"不传之秘"，亦为疗效的关键。重剂起沉疴，当出手时则出手，方能力挽狂澜。如明代医家张景岳擅用超大剂量熟地黄，以"张熟地"而闻名；国医大师邓铁涛教授用250g黄芪治疗重症肌无力效如桴鼓。但安全性仍为药物第一要素，增加用量、提高临床疗效切不能以增加安全性风险为代价，更不可肆意加大剂量。剂量当大则大，当小则小，一切均须以临床应用指征为依据，勿盲目跟风，勿随意更改。

陈旺全教授查房实录

【病情介绍】

主管医生：患者农某，男，81岁。因"反复咳嗽20年，加重伴发热、气促1周"入院。入院症见：患者精神一般，咳嗽咳痰，痰色白，可咳出，量中，发热，气促，胸痛，无头晕头痛，无腹痛腹泻等不适，纳眠一般，大便调，小便色黄，尿频尿急。查体：T 37.8℃，P：82次/分，R：22次/分，BP：120/70mmHg；呼吸稍促，右肺叩诊过清音，左肺叩诊实音，双肺呼吸音减弱，双肺可闻及少量湿性啰音。双下肢轻度浮肿。舌淡苔白腻，脉滑。入院检查：血气分析：血氧含量13.4 Vol%，标准pH值7.380，血浆CO_2总量22.6mmol/L，血氧饱和度98.4%，HCO_3浓度21.7mmol/L，动脉血O_2分压111.20mmHg，动脉血CO_2分压31.20mmHg，血液pH值7.453；生化八项：钙1.98mmol/L，氯93.0mmol/L，钠125.3mmol/L，葡萄糖6.95mmol/L；C反应蛋白：70.3mg/L；血常规：白细胞4.86×10^9/L，淋巴细胞(%)2.70%，单核细胞(%)19.50%，中性粒细胞(%)76.80%，血小板323×10^9/L。胸部CT示：①肺动脉CT造影未见异常；②考虑双肺感染并左侧大量胸腔积液；③右肺下叶支气管扩张；④肝脏多发囊肿。入院后行胸腔穿刺引流术，引出胸腔积液600mL，经西医抗感染、止咳化痰平喘、利尿及对症处理，中医以化痰降逆为法治疗后，患者咳嗽气促等症状好转，目前纳差、口干为主，请指导治疗。

中医诊断：①肺胀（痰浊阻肺）；②悬饮（痰浊阻肺）。

西医诊断：①慢性阻塞性肺疾病急性加重期；②胸腔积液（炎症性）；

③支气管扩张合并肺部感染；④双下肢动脉粥样硬化性闭塞症；⑤前列腺增生症；⑥肝囊肿。

【查房实录】

主管医生：阿公，我们请台湾来的陈教授过来给您会诊。

陈教授：伯伯，您好！今年多少岁啊？

患者：84岁。

陈教授：84岁啊，一千减一等于多少？

患者：一千啊？九百九十九。

陈教授：恩，很好！我看一下舌头。这个舌比较没苔，而且有点瘀。血色素都OK吧？

主管医生：没有贫血。

陈教授：会不会喘啊？

患者：以前有，现在没有了，比较少咳。

主管医生：他最初来的时候，除了肺炎还有胸腔积液，喘得比较厉害，入院做了穿刺抽液后，现在就不怎么喘了。

陈教授：有没有咻咻的声音？

患者：没有，不过有很多白色的痰。

陈教授：现在下肢还有没有肿？

患者：已经消了。

陈教授：那很好啊，现在食欲怎么样呢？

患者家属：食欲一直很差，没什么好转。

陈教授：口干口苦吗？

患者：口很干啊。

陈教授：口很干，有没有糖尿病病史？

主管医生：血糖有一点点高，但没有达到糖尿病的指标。

陈教授：好的，你好好休息，我们会开很好的药给你吃，要再活30年啊！

【名师精析】

陈教授：首先讲为什么要问他一千减一呢？就是要测试他的反应。如果知道他的反应怎么样，就能判断他主诉的正确性有多少。为什么我不用一百？因为很多人会，而一千减一就要想多一会。所以我们有时候需要问一下具体的情况，这样我们咨询的信息会比较清楚一点。刚才我问他是不是有点贫血的现象，你们回答说没有，但是我提开眼睑观察，发现确实有这一方面的问题。同时口干舌燥也是属于中医讲的津液不足，所以要滋阴生津。我不知道你们以前的处方是什么样，但如果让我来处方，我认为可以这样……虽然不一定是对的，但是供你们参考。第一个，我觉得病人年纪比较大，病得比较久，气一定会不足，所以要补气。但是过度补气容易产生气滞，所以我会先用黄芪，黄芪是五加科的植物，对提高抗病能力有帮助；然后酌量加党参。如果病人胃肠胀得明显，可以酌量加麦芽。如果气滞胸闷的话，可以用柴胡加减。如果有轻微的发热，可以加地骨皮。

主管医生：现在他的处方是生脉饮合三子养亲汤加减。

陈教授：这个处方很好啊，但为什么没有想到用黄芪？

主管医生：当时没有想到黄芪，只是把党参和太子参加起来同用。而且我们岭南地区用黄芪可能会偏燥热、温热，像邓老就比较喜欢用五指毛桃。

陈教授：实际上党参、黄芪都能够补气，但是方式不一样。我们可以把两个加起来用，但是剂量都要减，比如说用黄芪10g的话，党参大概8g。至于黄芪，这个病人的血糖偏高，一定要用北芪，而不能用箭芪，因为含糖分低一点。如果怕燥热的话，可以加知母和生地进去平衡一下，既补气又滋阴。至于邓老用的五指毛桃，我没有用过，不好评价。所以如果在原来处方上加减的话，我会直接加一个黄芪，然后把太子参改成北沙参，加点知母和生地。刚才是说他的喘比较少了？

主管医生：对，基本上不喘了。

陈教授：之前用三子养亲汤就是为了降气嘛，现在不喘的话，我觉得可以把莱菔子改为广陈皮，因为他的痰比较多，而且是白痰。如果是黄痰的话，可能就要用鱼腥草或者金沸草。另外，现在你们是用山楂、麦芽去改善食欲，对吧？有没有考虑用四君子汤来处理呢？用炒白术运脾，茯苓淡渗。当然，用山楂和五味子本身比较酸，可以刺激胃酸的分泌，促进消化，但又会导致痰液比较多。所以我建议选择五味子的同时，把白术、茯苓用上去。总体处方：党参 15g，北沙参 15g，麦冬 10g，五味子 10g，黄芪 10g，陈皮 6g，白术 10g，茯苓 10g，甘草 5g，知母 10g，炒麦芽 10g，生地 10g。另外，我建议你们要告诉家属，多让患者做一些很慢的练习，让手脚动一动，这样恢复得比较好。

主管医生：谢谢陈教授的指导！

【编者谨按】

此则病案属中医"肺胀"范畴。《金匮要略·肺痿肺痈咳嗽上气病脉证治》云："咳而上气，此为肺胀，其人喘，目如脱状，脉浮大者，越婢加半夏汤主之。""肺胀，咳而上气，烦躁而喘，脉浮者，心下有水，小青龙加石膏汤主之。"认为肺胀是外邪束表，痰饮郁热迫肺，致肺气及周身气机闭郁，以喘息为主要见症的疾病，偏于实证。但后世肺胀之内涵已发生不同程度的变化，名同而证异，多为本虚标实，感邪发作时偏于标实，平时偏于本虚，故治疗有扶正和祛邪的不同。陈教授谨察患者刻下情况，咳嗽、气促等急性症状已明显好转，反以口干、纳差等气阴不足之征象为主，故一改此前温化痰饮等祛邪之法，用生脉饮合四君子汤加味益气养阴，扶助正气，促进恢复。肺胀一证，多属积渐而成，病程缠绵，本虚标实，常需明辨虚实之侧重，祛邪见好可收，方随证变，注重固本，勿犯虚虚实实之戒。此外，摄生有方，规避外邪侵袭，适当体育锻炼，亦有助于患者持病延年。

董延龄教授查房实录

【病情介绍】

主管医生：患者郑某，女，32岁，因"反复四肢关节疼痛4年，加重1周"入院。缘患者于4年前无明显诱因下出现双腕关节、双手掌指关节、双手指间关节、双踝关节疼痛，局部肿胀，肤温不高，轻微晨僵，无腰痛，曾多次外院求治，诊断为"类风湿性关节炎"，予免疫抑制治疗（来氟米特片10mg qd）及对症治疗，症状可缓解，但时有反复。1周前患者不慎感受风寒后出现发热，当时最高体温38.5℃，伴四肢关节疼痛加重，活动受限，无鼻塞流涕，无咳嗽咯痰，无头晕头痛，无胸痛胸闷，无恶心呕吐，无腹痛腹泻等，自服"感冒药"，后发热退，但四肢关节疼痛明显，遂往我院门诊就诊，由门诊拟"类风湿性关节炎"收入院。入院症见：患者神清，精神尚可，四肢多关节疼痛，以双腕关节、双指间关节、双踝关节明显，关节活动明显受限，局部肤温不高，无发热恶寒，无恶心呕吐，无胸闷气促，无咳嗽咯痰，无自汗盗汗，无口干口苦，胃纳一般，二便调。查体：双侧腕关节、双侧指掌关节、双侧指关节、双踝关节畸形，关节活动明显受限，局部肤温不高。舌淡红，苔白腻，脉滑。既往2009年曾因"胃穿孔"在外院行手术治疗，术中无输血。发现"垂体微腺瘤"2年余，长期服用溴隐亭。两次堕胎史。

中医诊断：痹证（着痹）。

西医诊断：①类风湿性关节炎；②垂体微腺瘤；③胃穿孔修补术后。

董教授：病人现在情况怎么样？

主管医生：入院经过西医免疫抑制、消炎止痛、护胃及对症处理，中医健脾清热利湿等治疗后，患者四肢关节疼痛改善不明显，所以想请您给这位病人辨证论治，提出下一步的治疗方案。

董教授：我看你们开的处方还不错，都合乎中医用药的原则。我们先去看看病人。

【查房实录】

主管医生：这位是国际经方班从台湾请来的董教授，专门过来查房。我们很幸运，他们来一趟很麻烦的。现在请他看看你，调整一下治疗方案。

董教授：请把你的情况大概讲一下。现在觉得哪里不舒服？

患者：全身的关节都痛。

董教授：是全身痛还是只有关节痛呢？

患者：就是关节的部分。

董教授：能活动自如吗？

患者：能走路，不过活动有点受限制。

董教授：肌肉痛不痛呢？

患者：只是关节疼痛。（病人指左手肘部）这里、腕部、手指都痛。

董教授：试试握拳，再松开。（病人连续握拳放松）还可以，就是右手食指不太灵活。

患者：那里以前因为血管瘤做过手术。

董教授：脚变形得不严重，只是左脚脚趾有点变形。肌肉也可以，没什么萎缩。脚趾关节也痛吗？

患者：也痛。

董教授：那后脑勺那里呢？脊椎呢？膝部呢？

患者：有时候都会痛。

董教授：精神还不错嘛，不过手凉凉的。

患者：病了快4年，吃很多西药，打针都不好。

董教授：结婚了吗？有小孩吗？

患者：结婚了，没有小孩，怀孕两次都堕胎了。

董教授：大便如何，干还是稀？

患者：每天都有，但是比较干。

董教授：会不会口干？

患者：会。

董教授：我看看舌头，舌苔还好。（董教授候脉）六脉虚数，说明里头有热，气不足。之前开的方都不错，我等会也开一个方，可以试试看。但是你也要勉强运动运动，尤其是要练气。因为你本身气虚，气为血帅，气随血行，血因气功，气弱就动不了。我告诉你一个运动，叫懒人操，就是给在床上的懒人做的。很多病人长时间躺在床上，躺着躺着就真的不会动了，因为气血更加衰弱了嘛，而且越不动就越僵化，甚至萎缩。幸亏你还年轻，要是像我这样的年龄，腿早就萎缩了。我来示范一下，你学会了以后可以早晚各做一次。不过记得吃饱的时候不要做，饿的时候也不要做。做之前最好能喝3到5杯温热水，条件允许的话可以准备温热的姜汤，因为温散嘛。每天坚持做懒人操，长时间做，吃饭均衡，睡眠充足，排便畅通，慢慢就会好起来啦。

【名师精析】

董教授：现在疼痛的疾病非常多，我治好的例子也很多。之前讲过一个韩国的女孩子，用中药和针灸的效果非常好。1984年大陆刚开放的时候，我到哈尔滨参加学术交流，那时候问当地医生什么病比较流行，他们就说疼痛的病人非常多。有一次我去南京开会，刚好碰到邓老，那时候他才80多岁，我们坐在一起，也谈论到疼痛的毛病很多。我有个华裔美国学生，每年都会过来跟我学习一段时间，这次我问她看哪些病最多啊，她也是说疼痛最多。所以疼痛是世界性流行啊！中医讲疼痛属于痹症，与风寒湿有关，这是对的，但是里头变化非常多。比如说这个类风湿性关节炎，与患者本身的免疫力有很大的关系，也与他的气血循环有关系。像我今年78岁了，但是很少有关节疼痛这些病，为什么呢？照理说，像我小时候整天吃不饱，营养不良，住的地方也不好，甚至有一段时间逃难，睡荒野，得这些病的几率应该很大。但是我的运动从不间断，像今早在宾馆起来后也做运动啊！运动非常重要，一方面可以让气血活动起来，另一方面也加强代谢，把身体内风寒湿等不好的东西代谢走。一定要切记，疼痛的病人不能坐着躺着不动，必须让他活动活动。饮食、睡眠、排便、运动这四件事情都要调和得很好，才会长寿。这个病人六脉虚数，说明虚中夹热，我开个方子：白芍 12g，桂枝 9g，知母 18g，川芎 9g，当归 9g，制附子 6g，生地 15g，黄芪 9g，党参 6g，秦艽 15g，甘草 5g，麦冬 9g。你们可以试一试。这边不是用科学中药吧？

主管医生：我们这里都是单味中药材，有做成粉末颗粒的，也有直接用原药的。

董教授：那和我们的方式不一样，我们叫科煲，就是科学煲药，把行之有效的古方浓缩，然后加上像淀粉之类的辅剂。它们吃起来很方便，但有一个很大的缺点，就是只能加不能减。而且有一些药烘干以后性质就变了。像六味地黄丸，本来是一个滋阴的药，烘干以后就比较燥了，显然不合六味地黄丸的本意嘛，所以我建议药厂加上麦冬，后来这个情况也改善了。现在台湾做科学中药的药厂有 120 多家，有些还蛮有规模，甚至出口到世界各地。这个科学中药的规范，就是纳入古人用之有效，经过试验有效而且没有副作用的方。我一般就用这个，效果还不错，不过遇到病不对方的病人，我会自己给他开处方，原则上都是古方加减，自己配伍的处方比较少，因为自己的方还要经过摸索嘛。

董教授：谢谢董教授的指导！

【编者谨按】

正如董教授所言："疼痛是世界性流行啊！"疼痛，症状多样，病位迥异，不仅让患者痛苦不堪，也让临床医生头痛着急。中医将疼痛纳为"痹病"范畴，从风寒湿瘀治疗。此则病案，患者四肢关节疼痛，大便偏干，口干，六脉虚数，董教授辨证属虚中夹热，治以益气通阳，散寒除痹，佐以清热。此外，年近八旬的董教授分享自身养生秘诀，强调饮食、睡眠、排便、运动四事需调和，认为："他们像四根柱子一样，支持生命生生不息。"并亲身示范懒人操，让"懒人"卧床即可完成：侧卧，以右脚踝内侧按摩左小腿内侧经络，强化肝、肾、脾；侧卧，以右脚踝外侧按摩左小腿接近正面及外侧的经络，强化胃、胆；平躺，抬高双脚踩脚踏车，切记盆骨也要跟着动，可以强化双膝；双脚弯曲，以双手紧抱两膝前后摇晃，可拉长脊椎、健胃整肠（每个动作需完成 108 次）。若长期如此，可延年益寿，如董教授般身形依旧，耳聪目明，70 多岁不缩水反长高！

赖荣年教授查房实录

【病情介绍】

主管医生：患者张某，女，40岁，因"阴道流血22天，加重12天"入院。患者近3年来月经不规则，经期延长至半个月甚至20余天不等，周期尚正常，经量时多时少，有血块，有痛经。2009年因"功能失调性子宫出血"在我科住院治疗，经治疗后好转出院。出院后月经仍欠规则，不定期在门诊治疗，病情反复。患者末次月经2012-8-25，当时量少，色暗红，无腹痛，日用1片卫生巾，持续10天后阴道流血未止，患者遂到我院门诊就诊3次，自诉口服中药后（具体不详）阴道流血量增多，日用5～7片卫生巾，夹血块，色暗红，伴有头晕、乏力，无腹痛，无发热恶寒，故再来我院门诊就诊，由门诊拟"功能失调性子宫出血？"收入本科。入院症见：患者精神疲倦，面色稍苍白，双目少神，阴道流血，量多，色暗红，伴血块，乏力，头晕，无腹痛，无发热恶寒，无恶心呕吐，睡眠一般，胃纳差，二便常。查体：BP：140/90mmHg，神志清楚，精神疲倦，形体偏胖，贫血貌，睑结膜、四肢爪甲苍白。外阴已婚已产型，阴道通畅，见中量鲜红色血液流出，夹暗红色血块，宫颈光滑，肥大，无组织物嵌顿；举痛阴性，子宫平前位，子宫增大如孕40天，质软，活动，无压痛，双附件区未扪及异常包块，无压痛。舌暗淡，苔薄白，脉沉弱。

中医诊断：崩漏（肾虚证）。

西医诊断：①功能失调性子宫出血？②高血压病待排。

赖教授：现在阴道还在流血？

主管医生：入院以后我们立即做了诊刮术，同时西医静滴抗生素预防感染，静滴缩宫素促进宫缩，配合中药补益气血、活血调经，阴道流血量稍微减少，但不明显，于是给她口服了妈富隆（0.625mg q8h）止血。现在的情况是阴道少量淡红色血液流出，精神比较差，疲倦乏力，轻微头晕，请您指导下一步治疗。

赖教授：她结婚了吗？

主管医生：结婚了。

赖教授：生过小孩？

主管医生：孕3产3，2个女儿，1个儿子，都是顺产，已经结扎了。

赖教授：进来的时候子宫内膜多厚？

主管医生：这次入院前没有做B超，入院后马上做了诊刮，没有测内膜，当时只是说子宫双附件没有发现异常。诊刮术的病理结果是增生期的子宫内膜。

赖教授：了解，我们去看看病人。

【查房实录】

主管医生：你好！这位是台湾来的赖荣年教授，我们特地请他给你看病。

赖教授：Hi，你好！请把手给我看一下你的脉象。感觉气不太够，平常会不会觉得胸闷？会不会需要深呼吸一下才觉得比较舒服？

患者：有时会有一点点。

赖教授：那会不会感觉中午以后比较容易累，或者晚上回去需要先躺一下才有办法做家务？

患者：还可以吧，有时候会。

赖教授：好，我们了解一下你过去月经的情况。比如说，会不会痛经啊？

患者：有时候会，有时候不会。

赖教授：所以不是每一次都会有痛经。一般痛在什么地方？

患者：痛就痛在这里。

赖教授：就是小腹的地方。月经的血块多不多？

患者：一般第二天、第三天的血块很多，但第一天不多。

赖教授：那你觉得总体的月经量比较多还是比较少呢？

患者：第二、三天比较多。

赖教授：来月经的时候会容易拉肚子吗？或者是容易便秘？

患者：不会拉肚子，也不会便秘，大便都还正常。

赖教授：乳房会胀痛吗？

患者：不会。

赖教授：有没有长痘痘？

患者：没有。

赖教授：Ok，那么人会很累吗？或者是容易感冒？

患者：来月经的那两天觉得腰很疼，不想干活。

赖教授：Ok，了解。平常嘴巴会容易破吗？或者舌头容易破？

患者：嗯，有一点点。

赖教授：把舌头伸出来给我看一下好吗？再伸长一点，好。平常会容易腰酸？

患者：嗯，是。

赖教授：你的体重在月经前后会不会有改变？重一点或者轻一点？

患者：没有注意到。

赖教授：下半身会觉得容易肿胀吗？

患者：不会。

赖教授：没有吗？有没有出现脚肿的情况？

患者：不会。

赖教授：现在出血的情况怎么样？

患者：不多了，还有一点点。

赖教授：自己觉得还有什么不舒服？

患者：我感觉这里（摸腹部）有一点不舒服，不知道是不是吃的药太多了。

赖教授：会头晕吗？或者恶心这些？

患者：这些都不会。

赖教授：好，谢谢你，祝你快点恢复健康。

【名师精析】

赖教授：我刚才瞄了一下这个病人的病史，已经月经不规则 3 年多了，等于是 37 岁到 40 岁，然后现在有比较大量的出血，应该是控制整个荷尔蒙的稳定度比较弱导致的。我想先问一下我们的治疗原则是怎样的？就是打算用中药治好她，还是想要用西药治好她？

主任医师：当然最希望能用中药解决。我们本身是中医院，如果采用西医的方法，诊刮加雌激素，哪家医院都会做，就没有优势了。我们追求的目标是可以不用诊刮加激素的办法，而直接用中药止住血。

赖教授：在查房看病人之前，从当时的病史判断，我觉得她是个虚证。同时从你们的处方上来看，先是朝着肾虚有瘀的方向，比如说用旱莲草、女贞子补肾阴，五灵脂、蒲黄活血化瘀等，后来转向肾阳虚或者是心肾不交的角度，用了艾叶、党参、黄芪、龙眼肉等药。目前病人的情况有所好转，但是还没达到目标，是吧？

主管医生：对，离我们预期的目标还是有点差距。

赖教授：恩，我刚才说认为她属于虚证，但是热证还是寒证呢？这就需要收集多一些资料。比如说我之前问你们她的内膜是厚的还是薄的，实际上对中医辨证有一定的意义。既然现代有这么先进的仪器，那么我们当然希望能把它带进来，用上去嘛！如果内膜是厚的，那么我们相信病人的阴，或者邪，或者郁基本上是足的；如果是薄的，那么病人恐怕就会有所不足，可能需要一些养阴药。所以，开药往往会依据原来的背景去构建。不过这个病人一进来就做了诊刮，没有留下一点点讯息。

主管医生：那我们还是可以借助其他资料来判断吧？

赖教授：对于妇科病人，最关键的资料就是她的月经史，只要我们有足够详细的月经史，那么基本上可以不用看病人，直接开完药了。但是这个详细可能跟平常的问法不太一样。比如说我去年在广州讲真武汤在妇科的应用，真武汤是什么方呢？用于肾阳不足导致相关水证的经方，它在《伤寒论》里面总共两条记载，其中没有一条和月经有关系。但是中医讲辨证论治，我们可以抓住肾阳虚影响水分布的这一个特点，在妇科里面重新去思考。肾阳虚导致的水证会有什么病症呢？比如说月经前后体重会有明显的改变呀，对不对？有些病人过来说自己月经前后差一到两公斤，这就很明显是水没有办法处理好嘛。水是谁在管？主要是肾在管嘛。抓住这一个关键点，其他的证就变成比较次要的证了，可以让病人吃真武汤。

临床医生：经期吃附子会不会伤阴？

赖教授：大家在月经来的时候，用阳药往往比较谨慎，担心血虚的情况下再伤阴，但实际上真武汤搭配其他简单的几味药下去，有些病人的状况会明显改善。

临床医生：经期浮肿的病人是经前还是月经期服用好？

赖教授：经前服用。我刚才讲的是经前浮肿，经后明显消退，这就是阳虚而不制水，所以用真武汤。但如果是经后浮肿，就是血去了以后没能补回来，水留滞在那里，更适合用四物汤或是当归芍药散之类。所以月经史是我们非常重要的判断标准。比如说刚才我们问不出来病人月经前后是不是有这个问题，我们还可以这样问：经过一天工作以后，下半身会不会觉得比较重？有些人的感觉很明显，觉得一天里面上午最清爽，越到下午越重，甚至重到脚肿、走路酸痛等。这就是地心引力把水都沉到底了，而心肾没有办法把它拉回来。所以大家要知道下午以后下半身肿的人一定是肾阳比较弱嘛，可以考虑用真武汤，不过也要注意心阳虚的问题。另外，月经期有没有乳房胀痛、有没有长痘痘等都要详细地问一问，这样比较不容易混淆阴阳。如果乳房胀痛明显，那么我们可以相信病人是郁的，如果用纯阳药的话，那就要小心把肾阳处理的同时，引起心火、胃火或者肝火等火象，需要加一些阿胶、女贞子、白芍、丹皮，甚至连翘等。所以月经的相关情况都要仔细地问清楚，除了判断阴阳以外，还能判断对心肝脾肺肾的影响是什么，有没有牵涉其他脏腑等。

综合观察这个病人以后，我觉得她应该是肾阳有虚，但并没有到虚不治水的程度。所以像这种情况，我主张用中药的治法，考虑采取定经汤，君药是菟丝子嘛。总的药味可以弄单纯一点，如果要加减的话，我会考虑益母草、紫菀等。不过我们用定经汤的经验不是用熬的药，而是科学中药。一般在我的诊所，如果定经汤用对的话，病人会说吃第一包就有效，都不用吃到一天；如果定经汤效果不好的话，大概用药不能超过两天，然后我会回到清瘀血的处理。如果看不出非常典型的肾阳虚的话，那么可能考虑把葛根芩连汤用下去。不然的话，如果说病人有厉害的睡眠问题，用黄连阿胶汤也是蛮合适的，因为它清热补虚的疗效还是蛮好的。不过我们的科学中药里没有黄连阿胶汤，所以我有时候会开葛根芩连汤来代替，这个葛根对胃肠、胎养方面是也有一些帮助的。总的来说，对于这个病人，我起手会先用定经汤，如果过两天没有好进展的话，就要立刻转考虑，想想我们可能没有注意到或者没有察觉到的那些瘀血，包括心火、血热等等。在我以前治疗的例子里面，几乎都可以达到立刻止血的效果。

临床医生：我们这边调月经都是按照月经周期的阴阳消长规律来治疗，选择不同的方药。像您刚才判断这个病人属于肾阳虚，治疗要补肾温阳，那么这个原则是整个周期都不变，还是按照月经的不同时期来调整呢？

赖教授：我觉得周期疗法的正确性需要重新去评估。傅青主没有讲周期疗法，《妇人规》也没讲，《医宗金鉴》也没有提到，对不对？所以我觉得可以弄简单一点，治疗的原则就是辨证论治，反正病人是什么证就怎么治。比如说这个病人本身有肾阳虚，我们给她补肾阳药，然后她吃药吃着吃着，开始长痘痘了，那就要改药嘛，如果开始乳房胀的话，也要改药嘛，但如果吃得很好，干吗要改药？为什么为了周期来周期疗法呢？周期疗法只是把月经的每个阶段讲得更明确而已，我觉得可以接受这个大方向，但是不能太拘泥。比如说单纯从周期疗法来讲，怎么可能在行经期用真武汤呢？因为周期疗法的后段是阳旺嘛，所以按照周期疗法理论，这个时候是不会考虑用阳药的。但实际上，病人就是阳虚，就是需要给阳药，对不对？所以我刚才说最简单的是辨证论治，如果没有证可以辨的话，再考虑用周期疗法。或者另一个思路，我临床上看妇科病人，如果真的没有太多证的话，可以从肾和脾来处理，同时注意肝的问题。妇科病嘛，所以会想到肾，如果平补的话，可以用六味地黄丸。脾胃也是影响身体很重要的部分，很多时候调脾胃恐怕比其他药更快见效。因为病人脾好、肾好的话，本身就可以调节得很好，而不一定需要我们做很多的干预，有时候不恰当的干预反倒使正常的月经变得滴滴答答。所以我觉得在没什么证的情况下，稳妥的办法就是回到脾肾。总的来说，我不完全按照周期疗法，主要还是辨证论治。

临床医生：赖教授，临床上我们常常遇到一类病人，月经前一周左右开始出现一点点阴道流血，然后一直到来月经，而月经周期和经期倒是正常，干净得比较快。不知道对这种病人您有什么高见呢？

赖教授：这个情况分两种，一种是阳虚，如果量基础体温的话，高温期会不够长；另一种是血热，所以经期提早出现滴滴答答地不稳定。如果是属于血热的情况，我觉得单纯用滋阴药的效果比较慢，可能把龙胆泻肝汤直接用下去比较好。或者葛根芩连汤、黄连解毒汤也都下去，等于是用清热解毒药直折其火，再搭配滋阴药，这样的用药力道会不一样。可能单纯用滋阴药需要三个周期好，而我用这种猛药，一个周期就能见效。如果见效以后，热得没有太离谱，那么可以把清热解毒药换成丹皮、地骨皮等。我的个性就是喜欢快，所以没有耐心慢慢弄。

临床医生：但是我遇到的那些经前出血病人好像都没有什么热象啊，多数是特别操劳，或者受打击之后出现的这种情况。

赖教授：其实，妇科有很多内在的问题，大家不一定会问得很详细，或者是病人本身不愿意告诉医生。比如说妇科里面很多都是阴虚的病人，从表面看起来什么都很好，但是我们把阴道打开一看，整个桃红色，一派阴虚血热的状态，这样我们就可以知道病人可能本身就是这样的体质，如果任意发展下去的话，可能就会进一步出现湿热下结、湿浊下流等，表现在白带等问题。所以说我们从外面看并不容易看清楚，很多东西在没有发现以前已经开始存在了。那么当碰到这种情况的时候，怎么办呢？有一个简单的方法，就是试错法。如果排除病人是阳的问题，那么不管她有没有热象，都可以大胆地使用我刚才讲的方式。因为没有阳的问题，肯定就是阴的问题，而阴的问题往往都带有热的问题，不管是潜在的虚热还是湿热。我们讲用阴药最大的问题是什么？比如说我今天给病人用龙胆泻肝汤，用黄连解毒汤，可是这个病人明明是肾阳虚嘛，会怎么样？可能吃了药以后累到没有办法去工作，这显然就不对了嘛！所以，我们用阴药的时候，一定要排除中气下陷、脾胃阳虚、肾阳虚等证候，这样才不会走味。心率下降是什么？显然是肾阳虚，不可能是肾阴虚嘛。月经前浮肿，经后体重减轻，那也一定是肾阳虚嘛。产后乳房越喂奶越小，也是肾阳虚嘛。所以这些关键证候是比较明确的，比较好判断。如果没有相关的情况，那么可以相信病人里面一定有热，而且这个热用温和的方式恐怕不能立刻改善。所以我下刚才那些猛药不会有很大的副作用，最差就是没有那么快有效。

临床医生：如果像这种情况，应该什么时候给病人吃药呢？

赖教授：有症状的时候就给啦。

临床医生：出了血也给龙胆泻肝汤？

赖教授：一样可以给，月经来了照样吃。

临床医生：如果病人吃了您的药感觉好了，血止住了，之后怎么调理呢？

赖教授：我刚才讲的是个性急的开法，如果吃药以后症状改善了，就可以滋阴固本嘛。

临床医生：就是滋阴？

赖教授：对啊，滋阴。比如说现在森林大火，来不及用水把它浇熄，有什么办法呢？一种就是再加油干脆把它烧光，意思是有时候阳病可以用阳药。有些病人说自己睡不着，焦虑等，虽然怎么看都是阳证，但如果给她用真武汤的话，可能结果会不知不觉倒地。有时候就是需要把残存的阳耗光，就像森林大火没办法压住的时候，干脆开一条路让它快点烧光，不要继续拖下去。实际上，中医的很多做法都跟自然现象是一样的，临床上遇到正常途径不行的时候，我们可以换替代的方式去想。

临床医生：赖教授，还有一类病人，剖腹产后月经前两三天会阴道流血，然后正式来月经，月经后又继续拖尾，等于每次都要10天到20天才能干净，要怎么处理呢？

赖教授：这类病人必须要排除一种情况，这里有没有黑板？（黑板板书）比如说这是剖腹产的切口，小孩子从这边抱出来，然后缝起来，但是缝起来以后，这里可能愈合不好，或者线吸收不好，形成一个憩室。当月经血流到这边以后，相当于到了一个水库，没什么好办法解决。

临床医生：西医也是束手无策。

赖教授：但其实有一个很简单的方式，就是让病人再生一次。

临床医生：如果再生一次的话，再缝合的时候也未必能避免这个情况。

赖教授：不会，一定可以，而且这是中医的强项。

临床医生：那要怎么做呢？

赖教授：这就需要回归到生产之前的照顾和生产时的注意。有两种情况，一种是虚热的病人，常常有很多白带的问题，增加了感染机会，所以线就不容易吸收。另一种情况是阳虚，需要把阳虚改善到一定程度。因为阳虚的病人血液循环比较弱，就算伤口没有感染，线头的吸收能力也比较差，从而愈合不好，增加了憩室的形成机会。

临床医生：但是再生一次不太现实啊，我们这边只能生一个。已经形成的憩室有没有办法消失呢？

赖教授：憩室的消失是非常难的。因为它就相当于一条疤嘛，就像现在大家手上的疤痕一样，用什么中西医办法能消失呢？不可能嘛。所以我们要让自己和病人都认知到这是一个既成的疤，已经成为身体的一部分了，不要花太长的时间去治疗。但是，如果要让病人的症状有所缓解的话，也有一些方式。比如说我有时候会在病人月经来的时候用药草熏蒸，减少她月经走的时候留在憩室里的积血，缩短经后拖的时间，像是原本的 15 天变成 10 天的样子。

临床医生：如果在经期用点活血化瘀药会不会对下经血有帮助呢？

赖教授：活血化瘀药一定是在手术完的那一段时候用上去。等到现在已经没有什么帮助了，因为这不是瘀，而是一个很完整的疤痕了。

临床医生：赖教授，刚才您提到生产前的照顾，有什么具体的方法吗？

赖教授：我用保产无忧方十几年了，非常好用。里面每个药都是一钱，轻到不行，看不出来到底治疗哪一方面，但效果很好。我一般会让病人在怀孕的第七个月、八个月、九个月以及要生之前各吃一次。

临床医生：一个月才吃一剂药？

赖教授：对啊，才吃一剂药。所以大家看这个方多好用啊，这些年我那边的剖腹产比率降到非常低。

临床医生：这么厉害？

赖教授：几乎没有剖腹产。当然，这里面还包括一些产前的调养注意。比如说我鼓励病人在生产前体重增加不准超过 10 公斤，最好生出来的小孩不到 3000g。

临床医生：不到 6 斤？

赖教授：对啊，这样子的情况预后会好很多。老外在教科书上讲小孩超过 4000g 就一定要开刀，因为老外的骨盆没有华人好，所以 4000g 以上肯定生不出来。可是华人生超过 4000g 的小孩并不一定都生不出来。但实际上太重是不好的，整个怀孕周期母亲会负担很重，然后生的时候负担更重，生完以后要缩回子宫就更麻烦了。而且更可笑的是，当小孩长到两岁的时候，母亲发现孩子并没有比人家2000多克的小孩大，甚至没有那么高。相当于费了这么大的心血，小孩子只是赢了3个月，值不值啊？母亲生了一个这么重的孩子后，预计过20年后可能需要我们帮她把子宫调上去，或者15年后需要把膀胱调上去，或者阴道撕裂得比较厉害，需要整一下。哎呀，直接增加妇产科的工作量。如果能把前面的事情弄好，那么后面都没有我们的事。

临床医生：但是有时候体重真的很难控制。

赖教授：我讲的是一个大方向。我们从一开始就告诉病人和家属，建议到生的时候体重增加不超过20公斤，如果她们愿意配合的话，自然就会想办法了。目前看来，我觉得淀粉类食品对体重增加做了很大贡献，所以常常建议病人减少淀粉的摄取。淀粉类是甜的、干的东西，比较容易让人处于热的状态，所以湿热、虚热、实热体质的病人尤其要大幅度减少淀粉的摄取。有时候极端一点，我可能还会禁止病人在怀孕的最后一个月吃淀粉，包括米饭、面等。

临床医生：这样的话不饿吗？胎儿发育没有问题？

赖教授：不会啊，吃肉吃菜可以吃到饱嘛！而且胎儿最后一个月都是比较需要蛋白质一类的营养，而淀粉类只会长肥肉，增加重量，没有好处的。如果病人觉得一定要吃一点淀粉类，那也只能在早上或者中午少量吃，晚上尽量不要吃。因为淀粉是短期能量，晚上吃淀粉反倒容易饿，而且还增加体重。如果怀孕期间照顾得比较好，体重控制在一定的程度，那么后面小孩会比较容易生，需要剖腹产的几率也大大降低，完全符合大家的利益。

主管医生：赖教授，我不知道台湾有没有这样的一类产妇，因为社会因素进行剖腹产。就是什么事都没有，没有手术指征，但强烈要求剖腹产。像她们产前没有特别的调养，也没有明显的证候，剖腹产术后要怎么样调理呢？

赖教授：术后还是按照原来坐月子的方式啊，不过有些情况要特别注意。比如说我是原则上禁止她们吃生冷，包括水果等。我一般是怀孕期开始就不让吃水果了，平常来月经的时候也不建议吃水果。因为水果都是生的嘛，我觉得没煮过的东西都不可以吃。因为我们都是熟食的肠胃，并不是像日本人那样吃着冰冰冷冷的东西长大，所以对冰冷食物的处理一定比较弱。

主管医生：水果也不能吃吗？那么维生素那些从哪里来？

赖教授：水果并不是一定要吃的东西啊，很多地方都没有水果可以吃的。如果按照你的说法，那些地方的人怎么办？这不是一个必要条件，而且完全可以用主菜来取代。尤其是考虑阳虚的那些人，如果还吃生冷的东西，身体情况根本不容易改善。如果实在是特别想吃水果，我会建议早上和中午吃。人体的一天就像太阳一样，开始慢慢往上升，等到中午的时候，我们生理机能最旺盛，所以在这期间吃水果是合适的。我们把吃水果的时机叫作金银铜铁，早上吃金，中午吃银，晚上吃铜，如果睡前吃就是铁了嘛！同样的东西，吃的时间不同，对人体的作用也不同。因此大家要知道吃是很重要的。如果药3包，吃相反的东西6包，怎么会有效果呢？

主管医生：如果把水果煮熟以后吃，行吗？

赖教授：这是一种狡猾的办法，也好啊，只要是熟的，问题就不大。实际上，很多东西煮熟以后，原来的特性会发生改变。比如说萝卜寒，但有没有听说吃萝卜拉肚子呢？没有，因为煮熟就一点都不寒了。我认为熟食在妇产科的调理里面也非常重要，我的病人都要乖乖地按照这样去做，不然的话就会医久一点。反正我累一点，你也累一点嘛！

主管医生：这样子病人依从性会比较好一些吧。谢谢您教给我们这么多，这么好的临证思路和方法！

【编者谨按】

或许是8年西医妇产科的积淀使然，抑或是个性偏急所致，赖教授治妇科疾病常有标新立异之法。如患者肾阳虚衰明显时，经期用附子亦无伤阴之虑。如临证可用"试错法"，排除阳的问题后，可尝试清热之法，而不管有无实际之热象。如经期滴滴答答，难以速净，可用葛根芩连汤、黄连解毒汤、龙胆泻肝汤等苦寒直折其火，后期再搭配滋阴之品，临证见效更佳。如一丝阳气难挽时，可欲扬先抑，推倒重来，曲线回阳。如强调生产前应对产妇诸多照顾，鼓励控制体重，不吃甚至少吃水果。赖教授上述思路和方法，偏于"好战"，其中不乏与常识相左之处，但细思内涵亦丰富，值得进一步挖掘。虽妇科疾病有经、带、胎、产之特殊，调气血之侧重，但切不可舍本求末，因恐攻伐伤正，而姑息留寇，反倒愈演愈烈，致邪盛正伤，疾病难愈。临证关键仍在辨证论治，寒当热之，热当寒之，虚当补之，实当热之，邪去正方安。

钟篆礼医师查房实录

【病情介绍】

主管医生：患者温某，男，85岁。因"言语不清、右侧肢体乏力1天"于2012年9月21日入院。缘患者于9月20日早晨8时许无明显诱因下突然出现头晕，伴一过性意识丧失，摔倒在地，撞伤右肩部，摔倒后患者神志转清，无头晕头痛、肢体抽搐、胸闷心悸、恶心呕吐、二便失禁、四肢乏力等症。当时患者未予重视。后于下午3时左右患者突然出现言语不清，右侧肢体乏力，尚可站立及行走，患者仍未重视，未前往医院就诊。次日患者自觉症状未见缓解，遂往我院门诊就诊，行头颅CT：①双侧基底节、放射冠腔隙性梗塞灶；②脑萎缩。为行进一步系统诊治，由门诊拟"脑梗塞"收入我科。既往高血压病病史，最高血压180/？ mmHg，服用药物治疗（具体不详），血压控制不详。入院症见：患者神清，精神疲倦，反应迟钝，言语謇涩，右侧肢体乏力，可站立及行走，无恶心呕吐、嗳气反酸、腹泻、恶寒发热、肢体抽搐、自汗盗汗、咳嗽咯痰、头晕头痛等症，纳眠可，小便可，大便干结。查体：轻度构音障碍。示齿右侧鼻唇沟变浅，口角左歪。伸舌偏右，右侧肢体肌力4级，肌张力正常；左侧肢体肌力5级，肌张力正常。右侧指鼻试验欠稳准，右侧跟胫膝试验欠稳准；双侧生理反射正常。Rosslimo征左阴性右阴性，Hoffmann征左阴性右阴性，Babinski征左阴性右阳性。

中医诊断：中风——中经络（风痰阻络）。

西医诊断：①脑梗塞；②高血压病3级（极高危）。

【查房实录】

钟医师：您好，听得懂普通话吗？

患者：应该还可以。

主管医生：听不懂就翻译一下。

钟医师：睡得好吗？

患者：不好。

钟医师：那今天排便好一点了吗？

患者：好很多了。

主管医生：他昨天拉了 4 次。

钟医师：肩膀会不会酸痛啊？

患者：这个脚和手都会。

钟医师：小便会不会解不出来？

患者：不会。

钟医师：好，我把一下您的脉。提醒一下各位医师，我们在诊脉的时候，会发现他左关部的地方，紧按当中有一种类似像草莓的现象。草莓上面是不是很多刺刺、青青的东西？这就是平常讲的"涩"，形态的涩。再从左手尺关寸看，这个脉的流动有点忽上忽下，大概的意思就是说，如果以尺部当基准点的话，尺部会先到关部，再到寸部，流动不是那么顺畅。而右手边，我们也可以诊到同样的现象。当紧按的时候，右手的寸关尺三部都感觉到很多细细涩涩的颗粒。血脂高不高？

主管医生：高血脂，还有高尿酸。

钟医师：血脂高，血液黏滞性和黏稠度就增大，血液流动性减弱，外周阻力增大，所以这个病人涩脉很明显。不过仔细把关脉这个位置，有些突起，寸外少浮，说明中焦血运不太好。您好，因为现在临床教学查房，能不能让大家给您来诊一下脉？如果让您不舒服，请您原谅。

患者：没关系。

钟医师：好的，谢谢您！大家来尝试一下，病人就是最好的老师了。（手把手教临床医师诊脉）诊脉的时候，把手放平，放轻松了。如果患者的手不方便的话，那么可以把他的手背转过来，轻轻地把三根手指并拢搭上去。

不能像鹰爪一样,不能勾住病人的脉,如果这样的话,会诊察不到病人的脉,因为病人脉的变化是非常细微的,就如同我们之前描述病人的血流变化也是非常细微的。轻轻地搭上去,不要用太大力量,然后让这个食指、中指、无名指轻轻地放在病人的脉管上,中指对上关脉,桡侧的伸肌群为底部,轻轻地举寻按,慢慢地上下左右推移,仔细体察脉里面的各种细微变化。

（临床医生诊脉中）

钟医师：有没有涩的感觉?这个病人就是涩脉,因为它有点呆滞难行的感觉,就像开车子停顿一下,再停顿一下,有没有这样的现象?就是重滞涩的情况。

临床医生：慢慢有一点体会了。

钟医师：好,我们把握时间,不要给病人太大的打扰,他们需要休息。我们回办公室再讨论一下用药吧。

【名师精析】

钟医师：刚才诊察这个病人的脉象,左手的地方见到有动力不足的现象,如同鲑鱼,溯溪而上,快跳到岸上的时候又跑了下来,快跳到岸上又跑了下来,就是气不足,所以可以用承气汤。然后在右手的脉象,关部举寻按的时候,会有一点涩象,代表说中焦转枢的地方血液的代谢功能不佳,所以可以用了黄芩、黄连来处理血液上的问题。我建议这个病人用小承气汤合三黄泻心汤加减：大黄2分,黄芩2钱,黄连2钱,枳实3钱,厚朴2钱,羌活2钱。因为我们那边都是科学中药,所以这个剂量需要等一会换算一下。大家赶快围起来坐下,我们对这个方子做个讨论。

方里面大黄、黄芩、黄连,就是所谓的三黄泻心汤。黄芩、黄连是不是都是苦寒药?我以前学习的时候,需要背药性功能,比如说"黄芩味苦泻心火,活血通淋利小便,黄疸肠痈并泻痢,乳痈烫火皆能医"。所以用黄芩这味药的时候,我会想到黄芩味是苦的,那么"泻心火"是什么意思?心是主血,对不对?说明跟血有关系。后面"活血通淋利小便,黄疸肠痈并泻痢,乳痈烫火皆能医",也都是一些跟血液有关的东西。所以我选择这个方子的目的,就是治疗血的问题。为什么?诊脉的时候可以感觉到血中有很多细细涩涩的颗粒,代表这个病人的血液已经有质变,而且在问病史时也获得验证，病人有高血脂的病情，乃至于有痛风的病情，都代表他血液的杂质非常多了，所以相对的，病人再次中风的可能性也会增加。再来就是大黄、枳实、厚朴，就是所谓的小承气汤，《金匮要略》里面叫厚朴大黄汤。那么把方子调动一下，可以变成厚朴三物汤。厚朴三物汤治疗便秘合并有腹痛，以厚朴为君药，枳实和大黄为臣药。我曾经用厚朴三物汤治疗高血脂、高血压合并咳嗽的病人，厚朴用了五钱，大黄、枳实用了三分。这样的用药依据就是，脉当中的变化告诉我需要行气，厚朴是苦温的药，苦温可以降气，所以咳嗽就会好转。回到上面开的方子，这六味药当中，有采用频服的方式，也有采用顿服的方式。所谓频服，比如说大黄黄连泻心汤，取大黄跟黄连两味药，用麻沸烫水，是不煮的，就是把大黄跟黄连用热水泡过以后，把药材拿起来，取其气而不取其味，意思是说需要大黄和黄连的苦性，而不是取泻下的作用。像这个病人，我们在给予他的时候，用三碗水浓缩成一碗的八分满，相当于180mL的药，然后分成早上跟晚上服用。可以让这个病人坚持服药1个月，然后复查血脂有没有降下来，尿酸情况会不会改善，血压控制得好不好。我想各位医师临床久了以后会发现，让中风病人完全恢复到之前的情况不太可能，所以预防他们的再次中风是我们当医生的一个最重要目标。大家不要太拘谨，难得有机会过来讨论，如果有什么问题的话，当场问都好的。

主管医生：这里用羌活是祛外风为主吗？

钟医师：其实是选用了一个变化方——三化汤，治疗中风外有六经之形证。羌活固然是祛风的要药，但是在这里并不是单纯地祛风，我们需要注意到这个病人的寸部外侧有一个脉比较浮的现象。

实习医生：钟老师，您好！您觉得诊脉的时候是诊病人血管还是诊病人神经，还是有别的看法呢？

钟医师：我跟大家分享的是，诊脉是诊神经对血管的调节，诊气和诊血，而不是单纯诊血管。我们在诊脉的时候，要轻轻地把手搭在病人的脉管上，不是像鹰爪一样，很用力地把病人的脉根压死了。否则大家怎么诊都诊不出脉里面的细微变化。而且定位也很关键，如果脉位定错的话，那么我们对病人身体里面所产生的现象就不能那么清楚明白。像临床上给小朋友看诊，有时候他们会乱动，不让我们诊脉，那么这个时候要诊哪里的脉呢？

诊太溪脉，同样的是三部步指，以内踝上髁当作关。大家会发现穴位几乎都在骨头之间，或者筋跟筋之间，那么为什么我们要定桡骨茎突当作关呢？我觉得这就像一个自然界现象，有了地才能够顶天。如果诊人迎脉，那么取甲状软骨当作关。有时候我自己生病了，不方便诊脉，就以甲状软骨为关，从人迎脉举寻按，然后诊到是什么脉就开什么药。因为时间的问题，所以我只能尽量把基本上的概念跟大家介绍，希望有所帮助。

主管医生：谢谢钟老师！

【编者谨按】

钟箴礼医师是经方班资历较浅的讲师，可谓年轻一辈中勤勉好学、乐于分享之代表！此次来到经方班，钟医师意在介绍从师多年学习的心得与经验，重点特色即为师承一派的脉学。他们认为诊脉是以手指触摸来感觉生命的讯息，是诊神经对血管的调节，故强调诊脉手法应轻巧，将医者三指并拢搭于患者寸口脉处，中指定关脉，桡侧伸肌群做底部。诊脉指法有举（三指轻轻放下不用力）、寻（寸关尺三部浮中沉哪里有问题）、按（自浮部慢慢加压）、提（加压后再放松）、推（左右）、移（上竟下竟）等不同，可举寻按提左右推移用心体会脉中细微变化。诊脉内容有四科，位（三部九候），数（数以纪其多寡），形（挺互于指下而静者，为血之端倪），势（起伏于指下而动者，为气之征兆）。左手诊阳病，（血）体阴而用阳；右手诊阴病，（气）体阳而用阴。此脉法与平素教科书中记载有异，但经钟医师一派系统研究，积累总结，且临证治验，亦不失为一种可贵的脉诊经验，可为临床提供重要的参考价值。

名师访谈篇

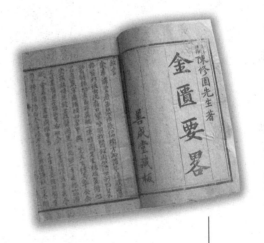

郭子光教授访谈实录

主持人：大家好，今天我们非常荣幸地邀请到我们的国医大师——郭子光教授接受我们的访谈。郭老，您好！

郭教授：你好！

主持人：郭老，请问您是第一次来中山吗？

郭教授：是。

主持人：您觉得中山这个城市怎么样？

郭教授：我读小学的时候就很仰慕中山，因为这是伟人孙中山的故乡。这次非常高兴可以过来这里看一看，真的是人杰地灵啊！

主持人：对，中山现在也发展得很好。希望经方班能够在这个人杰地灵的地方发扬光大。郭老，您是第一次参加我们的经方班吗？

郭教授：是。这次能够参加这个空前的盛会，看到这么多的专家教授，这么多的学员医师，大家齐聚一堂来交流，感到非常的高兴。人们对经方的疗效越来越理解，越来越喜欢，所以越来越多的人参与进来，包括中医的事业向海外扩展的速度也是很快的。

主持人：郭老也是经方的积极推动者之一，在海内外都非常有名的。听说您之前经常出国交流，请问您觉得为什么现在经方会越来越热呢？

郭教授：经方，其实在《伤寒论》里面是指经方和能够反映病机本质的脉证，它们组合成为方证，又可以叫汤证。每一个方证都是经过数千年众多医家不断地验证、不断地完善修改而形成的。每一个方证都是一个典型的事实，而且这个事实在不断地完善。因为《伤寒论》是与时俱进，不断发展的，所以有强大的生命力。事实上，中国古代很多良好的医学思想也包含在方证之中。比如说整体的观点、发展的观点等都在方证中体现，用方证的联系来反映辨证论治的规律。同时，张仲景总结经方的方法也是具有强大生命力的一个重要因素，因为他提供的都是典型的事实，而这个事实能够反映病机本质。我们喜欢说事实永远是事实，对不对？事实不同于理论，事实是封闭的系统，而理论是开放的系统，会随着时间的推移而不断变化。所以理论可能是暂时的，而事实却不然，事实永远都是事实。所以张仲景用事实来说明问题，把一切理论都包含在事实之中，具有强大的生命力。当然，医学作为一门应用学科，疗效也是非常重要的。而历代医家在《伤寒论》的基础上，结合自己的经验，从不同角度不断地修订、规范、完善和优化经方，所以经方的疗效是确切的：只要方证相应，就一定会有效。因此，直到现在，从整体上没有人可以超越张仲景的成就，他在国际化治疗和临床思维上都很前沿。不过，我的看法是时代不断地变化，《伤寒论》也要不断地发展，才能适应当前的需要。

主持人：郭老对于《伤寒论》用事实说话，用疗效说话有自己很深的见解。我们知道您出生在中医世家，也在成都中医学院接受过学院教育，后来还进行过《中医内科学》《各家学说》《伤寒论》等相关课程的教学。能不能请您讲讲中医的学习之道？

郭教授：我家是中医世家，从小就开始背《汤头歌诀》《药性赋》和《伤寒论》。我觉得学中医就是要背。我曾经在很多场合都呼吁，中医要分成 16 级。如果能背很多汤方、很多条文的中医，算是 10 级，可以本科毕业；如果能背得再多一些，才能算研究生毕业。从我多年的临床体会来讲，能够记得很多方，包括经方和名方，很有用处。因为背得出多少方，临床上就有多少手段。以前我跟我的同学之间有一场辩论。他的意见是不背方，只要熟悉了药的药性，然后在临床上根据病情辨证论治，组合药物开出来方。我觉得他这样只可以得出一个时方，却得不出来一个经方。因为经方是要背得住才能开得出。你能把小柴胡汤、金匮肾气丸开到一起吗？乌梅丸、炙甘草汤能开得到一起吗？必须要背了以后才行。所以我提倡人们都要背，尤其是年轻的时候，多背一些，终身受益啊。我以前在旧社会里的私塾读书，老师让我们背"四书五经"，当时我们背下来后完全不知道是啥意思，但现在我感觉获益良多啊！

　　主持人：是不是年轻的时候把汤方等最基础的东西掌握，然后在以后多方面的运用过程中，会逐渐体会到经方的好处？

　　郭教授：是的。我觉得中医还是要看得宽，知识结构应该像三角形底边一样越长越好，然后再形成一个顶。我们老师那时候就是开经方，当然也不排除时方。他看发高烧的病人，都是柴胡2两、葛根8钱，一般最多两付药就能把烧退下来，效果很好啊。还有最多的是小孩的白喉病。老师说白喉不能辛温发散，而要养阴清肺，比较严重的可以加点麝香。那时候用粉末，一天打一枪，最多两天就看不到假膜了，也没有什么后遗症。当时西医用白喉血清治疗，但是备药没有那么多啊。后来有中医研究院出了一个成果叫抗白喉合剂，其实就是养阴清肺汤嘛！我们自己用药，开始时是看老师这样用有没有效果，后来就慢慢有了自己的经验。经方疗效很好，但道理很深，用现代药理方法很多都解释不了，大家千万不要用现代的理论去套住它。比如说我看过一本书，里面写到乌梅丸，就是写胆道蛔虫——乌梅丸。乌梅丸仅仅是治疗胆道蛔虫吗？我们不要自己把自己限制住了。

　　主持人：相信用过经方的人都会对经方的效果深信不疑，因为确实是能看到它的好处。那么郭老，请问您行医几十年来，包括新中国成立前后、改革开放前后等，随着时代的发展，您临床上辨证和用药有什么变化？

　　郭教授：有变化。现在很多中医都会按照西医来用中药。但是我觉得，用中药的时候就要把西医遗忘了。比如说有一个类风湿性关节炎的病人，每天晚上都疼得很厉害，必须要吃激素加止痛药，不然第二天就更不好过。当时他有个典型的症状——口干，我就根据他的这个口干，加上寒热混淆的情况，最后开了乌梅丸。结果吃了两个晚上，他不用吃激素也一点都不痛了。乌梅丸怎么治疗关节痛呢？用现代医学的理论解释不了。所以经方真的是越用越神！我们同班的那些同学，我们的学生们，从老师看病到自己看病，在临床上用中医治好病之后，大家都成了铁杆中医。所以，关键在于疗效。

　　主持人：对，这种切实的疗效就会逐渐加深我们对经方、对中医的信心。

　　郭教授：所以从我个人来说，到了现在的年龄，没有什么过多的想法，成天想的就是利用剩下的时间能够做点什么，能够留下点什么。我希望把这么多年的经验留下来，让更多的病人受益。

主持人：郭老您的这种精神值得我们很多人学习。

郭教授：其实，中医是一门内涵非常丰富的学问，我们现在临床上使用的只是其中很小的一部分，大量的还没有发掘出来。不过现在也有新的问题，比如说中医不能用毒性药品，这直接减低了中医疗效。以前我们学医的时候，砒霜实际上是一个很好的药。那时候用得很多，也没有听说病人吃了以后有什么事的，反倒是效果好好啊。可惜现在买不到，连雄黄都买不到。

主持人：现代社会对中医治疗确实有一些限制，或者说有一些问题存在，包括刚才您说到现在的中医会先想到西医，这是一个很深的影响。作为中医从业者来说，改变不了社会，可以改变自己嘛，首先要让自己从中医角度来思维。另一方面，从病人的角度来考虑，您觉得他们有没有发生什么变化？

郭教授：已经今非昔比了。以前四季分明，春生夏长，秋收冬藏，人们长期适应了这个规律，但现在生活环境、气候都发生了很大的改变。以前春夏秋冬起床的时间都不一样，但现在人们的生活作息习惯也改变了。还有病人本身的医疗环境也在改变。以前张仲景《伤寒论》的经验是在疾病发展完全自然的状态下，不受干扰的情况下总结出来的。但现在人们生了病，往往先自己拿点西药吃，或者先去找西医看病，最后才来找中医，干扰很大。比如说西医的激素一吃，病人的满月脸就出来了。再比如说有些人本身气色并不好，但是化了妆以后望诊就不准确了。另外，我感觉到现在的病人需要也改变了，因为他们的卫生知识普遍提高了。经常会有病人来看病之前买到我的书，看病的时候好像讲得头头是道。我讲个肾虚，他们会反问肾虚有哪几点？甚至有些病人从网上查，自己学，对方、药都有所熟悉了解。

主持人：这是不是说明相对于古人来说，现在的病人对中医生的要求更高了？

郭教授：病人要求很高啊，疗效的判断要求也高了。现在如果只跟病人说个中医的病，他还不满意，一定要讲出个西医的病。如果只是症状好了，他也不满意，一定要西医的化验指标正常了才能算好。所以中医要不断地发展，要适应目前不断提高的需要。当然，这里说的发展，是要突出我们自己的特色、自己的优势。不过，我刚才讲了一些现在的限制因素没有办法解决。比如说现在社会发展了，竞争加强了，到处都要求快，要求方便，所以中医熬药不方便这一点，至少减少了三分之一的服务对象。很多人嫌熬中药不方便，但就是要自己熬药吃才有好效果，吃药房代煎的药等于没吃药。我看不同的病人，开不同的方，不同的量，然后让病人自己回去用砂锅熬药。现在还有一些免煎药，确实比熬药方便，但是达不到熬药的效果。

主持人：看来郭老认为还是原来的煎煮方法比较好，因为现在虽然提高了技术，但却达不到原来的功效。

郭教授：还有药物的质量也差了。黄芪有假的，首乌也有假的，很多药都是假的。有时候我都不想看病了。看了病，开了方，药不好的话，还是没效果。

主持人：所以现在影响中医疗效的原因有很多，不仅需要中医生努力进步，还需要整个社会各行各业一起来改变。您看我们经方班这么火热，这么多学员，其实也是中医未来的希望。因为学员们都是经方的铁杆粉丝，将会逐渐发扬光大经方，而随着经方的广泛运用，它显著的疗效将吸引社会越来越多的关注，就会得到发展了。在访谈的最后，请问郭老对青年学子有什么寄语？

郭教授：我希望你们个个都能成为铁杆中医，对中医有信心，相信中医的生命力。

主持人：我觉得大家都一定会有这个信心，谢谢郭老！

江泳副教授访谈实录

主持人：大家好！我们今天非常荣幸地请江泳老师来到我们访谈的现场。江泳老师是成都中医药大学的副教授，长期从事《金匮》的教学，同时也是国医大师郭子光的弟子。江老师，您好！

江老师：你好！

主持人：请问您是第几次参加我们经方班了？

江老师：如果追溯到最早的一期，应该是 2002 或者是 2003 年。

主持人：那很早啊，当时我还没有入学呢。

江老师：对！第一次参加的时候我还在读硕士，然后基本上两年、三年会来一次。去年国际经方班有事错过了。

主持人：那么您也是看着经方班成长的，请问对于这次的第二届国际经方班，您有什么特别的感受吗？

江老师：我觉得最大的一个特色就是越来越壮大。我今天在听讲座的时候发了一个微博，把我们经方班的照片放了上去，同时在感叹经方班也国际化了。我真的由衷地感到高兴，因为这说明越来越多人重视中医，而且重视最纯正或者最经典的中医。

主持人：经方越来越发扬光大，其实也是很多像江老师这样的经方爱好者或者说仲景粉丝一直弘扬经方学习的结果。现在您是运用经方，坚信经方，弘扬经方，那么之前您是如何学习经方？是怎样走上经方之路或者说怎样对仲景学说开始感兴趣呢？

江老师：我当中医的历程跟很多中医比较相似，我也是家传的中医。在我的高中时代，可能跟你们不太一样，当时最热的专业是金融。而且我看到父母都是医生，感觉一直很忙的样子，所以我并不太想当医生或者中医。但是我们填志愿都是家长做主，而我爸爸特别希望我能继续家学，所以他把 11 个志愿全部填的是医药院校，其中第一个就是他的母校——成都中医学院，之后我就顺利考进去了。刚开始的时候，我确实不太喜欢中医，就是说没有这方面的兴趣。但是过了半年左右，我在杂志上看到一篇文章讲日本人做了一个研究，他们发现切了扁桃体的人比较容易患大肠癌。如果从西医的角度分析，这是不可能解释的。为什么切掉了扁桃体会患大肠癌呢？后来我忽然想到"肺与大肠相表里"这句话，哎呀，中医真的是太博大精深了！从那以后，我就开始专专心心地学习中医，而且越学越有兴趣。读完本科以后，我开始跟随张琦教授学习《金匮》，学完了以后工作了几年，然后又开始跟随杨殿兴教授学习《伤寒》。一步一步走下来，慢慢地自己上临床，能够用经方解决一些非常严重甚至比较疑难的疾病，越来越觉得经方魅力无穷，中医魅力无穷。

主持人：原来您是从"肺与大肠相表里"这一中医基础理论上受到启发，受到震撼，体会到神奇的啊！那么现在您临床上趋向看哪方面的疾病呢？

江老师：我认为自己在临床上还是坚持仲景特色坚持得比较好。因为我硕士学的是《金匮》，就是杂病，所以我现在临床上主要是看杂病，包括内科、妇科、皮肤科，甚至外科不做手术的病。秉承张仲景杂病辨证的思维，所以什么病都在治。我经常跟学生开玩笑，我的病人年龄跨度相当大，小到几个月的婴儿，大到 90 多岁的老人，什么病人都有。

主持人：都是用经方吗？

江老师：对，经方多，然后会有比较多的加减。

主持人：说到加减方面，仲景本身在经方里面就有加减的应用，比如说柴胡桂枝汤就是小柴胡汤和桂枝汤两方合用。不知道您对经方的加减有什么看法？

江老师：我现在主要是用经方加味一些药物，或者经方与时方合方。我觉得现在一些疾病的病机跟原来的有所不同，甚至说更复杂，所以我们有必要进行加减。只要加减的这些药物，没有违背原来的经方，或者经方时方合用了以后，没有违背主方的方向，那么我觉得这样的加减完全是一种发展，而不是一种倒退。张仲景当时的药物选择性比较少，以《神农本草经》来讲，才365味。而我们现在的药物品种，或者说类别，明显扩大了很多，所以可能我们选择其中的药会比当时张仲景用的更合适。我讲一个自己体会比较深刻的例子。大概2004年、2005年的样子，我刚刚开始自己独立上门诊，当时不太想着怎么加减，开的方子基本上是经方原方，最多偶尔经方时方合用一下。有一次给一个老太太看病，具体什么病已经记得不太清楚，只记得开了白虎汤。当时我按照经方的思路跟病人讲，把一把米丢进锅里头去熬药。白虎汤要加粳米嘛，对不对？结果老太太第二次来看病的时候说，你这个医生看病真的跟别人不一样哦，你让我加了一把米以后，整个药熬出来就是一碗稀饭，根本喝不下去。哎呀，我确实没有考虑到这个问题啊！以前张仲景只用四味药，所以熬出来的口感病人不一定不能接受，但是我们现在加了一些中药，那么很可能这个药的口感就会让人无法接受。我们说治疾病的方子开得很好没用，前提是这药必须得先喝得下去，对不对？所以后来我就自己慢慢地摸索，在尊重张仲景用药的基础上加减，比原来的药更好，那不是也可以吗？比如说我用到白虎汤的时候，不再用粳米，而改用山药。我觉得山药一样可以达到健脾和胃，或者说护养胃气的作用，而且不会改变整个方子的药性。当然，熬出来也不会像稀饭那么怪异。

主持人：这就是对仲景经方的发展了。

江老师：对，所以我觉得加减是有必要的，而且如果调配得很好的话，甚至可以效果更好。

主持人：嗯，是不是加减之后可以更符合现代人的体质，或者说更符合现代人得病的方向呢？

江老师：我刚才提到，现在的一些疾病病机可能会比以前更复杂。比如说用白虎汤，当年张仲景觉得病人伤到气阴而用到人参，但现在我们可能会觉得病人气虚的表现重一点，或者阴虚的表现更重一点，那么可以把人参换成北沙参，或者再加点石斛、玉竹等，肯定比单独用原方的效果好。无论怎么样，疗效是金标准。我个人认为有一些加减或者说化裁的应用是非常好的。比如说大家都比较熟悉的，近几年比较火的山西李可老先生。他有个很出名的方——破格救心丹，很多人只是以为它用了大剂量的附片，实际上它也用了大剂量的人参，大剂量的山茱萸。还有一些人说它是仿了张景岳、张锡纯的思路。但我觉得如果追溯到最早的源流，破格救心丹其实是融合了张仲景四逆加人参汤和乌头赤石脂丸的架构。大家都比较熟悉乌头赤石脂丸，它可以治疗胸痹心痛的急症，用现代的话讲就是极严重的心衰。为什么当年张仲景要用赤石脂呢？因为赤石脂是一个收涩药，而且是红色的，可以固护心脉。当阳气大虚的时候，如果只是一味地使用辛温的药物，那么反而会导致阳气耗散，可能救不回来病人了。而李可老先生应该是很好地理解了其中的奥妙，只是把赤石脂换成了山茱萸。我觉得这样换下来更好，为什么呢？因为它一样是红色的，一样是收涩药，一样可以护固心脉，但煎煮的时间可以大大缩短，有效成分比较容易出来。当年张仲景用的是丸药，可以立即拿来吃，但现在李可老先生用的是汤剂，需要急煎。如果用赤石脂的话，一个是口感的问题，本来半昏迷甚至昏迷的病人就不太容易把药喝下去；另一个，赤石脂是矿物质，需要熬的时间很长。所以我觉得这种加减真的是必要的。在平时的临床也好，教学也好，我都提倡学生在不违背主方方向的基础上加减，鼓励学生去思考为什么要加减。比如这个方子，我加了什么，为什么要加，减了什么，为什么要减，都必须得非常明白。

主持人：刚才您说到，如果我们要加一味药，就必须理解这个药怎么加，为什么加。但是通过怎么样的过程可以达到这一点呢？或者说深刻地体会这一点呢？有时候面对类似的很多药，比如说气虚的病人有很多补气药可以选择，怎样来排除或者怎样选最好的、最合适的呢？

江老师：其实，这个问题是很多刚刚开始接触中医临床的人非常关心的问题。大家想加减，或者大家想用药，但是不知道如何去用。我一般跟我的学生讲，把学过的中药重新分一个类。怎么分？分成两个抽屉。第一个抽屉是什么？比如说清热药，按照病位来分，就是按照归经来分，黄连归心经，栀子归到三焦里头，黄芩、夏枯草弄到肝胆里头。当临床上选定基础方以后，就可以加减。比如说肝胆湿热，基础方选小柴胡汤，或者丹栀逍遥散，或者龙胆泻肝汤，然后觉得力度不够，想要加药，那么首先选清热药，而且一定是要找善入肝经，或者胆经的药，对不对？这个时候直接从抽屉里面选就可以了。第二个抽屉是什么？中国的文字是很有讲究的，所以我是怎么要求我的学生呢？他们不能跟我说中气虚，这样不对，为什么？因为必须得讲中气不足，还是中气亏虚，还是中气耗竭。什么意思呢？就是要对病情有一个轻中重的把握。其实张仲景也是这样，同样的病机有很多方。比如我刚刚说的胸痹心痛，为什么张仲景有瓜蒌薤白半夏汤、瓜蒌薤白白酒汤，还有薏苡附子败酱散、乌头赤石脂丸呢？都是针对心阳亏虚，寒邪凝滞心脉，为什么方子有这么大的区别呢？我经常跟学生讲，薤白这些可以随便吃，但没有人会把附子、乌头拿来随便吃，对不对？说明这些方子的差别还是很大。原因是什么？就是有轻中重的不同。所以第二个抽屉是什么？就是归了经以后，按照功效的轻中重再分。比如说清心火的药有竹叶、穿心莲、黄连、滑石等，再分的话，竹叶肯定是最轻的，滑石居中，穿心莲、黄连肯定是力量很好的。当我们确定病机，选好主方以后，就可以按照第二个抽屉来加减。比如说心火旺盛，选用导赤散，但是又觉得心火很盛，方药力度不够，所以需要再加药。这个时候说明病机已经是偏中上了，所以跳进脑袋里面的药可能直接就是黄连、穿心莲了。这样的加减是不是快很多呢？所以一般开始跟我上门诊的学生，抄方都抄不及，一定要回去再整理，为什么？他们觉得我写药写得太快，甚至有时候他们还没有反应过来，我的方子已经开好了。为什么我可以开这么快呢？我只要确定病人的病位，确定病机的轻中重，主方就出来了，而要加的药，跳出来也就比较少的一两味选择嘛！所以我觉得要把加减的东西弄好，一定要多分两个抽屉，不能仅仅像教材那样把功效背下来而已。

主持人：真的很受启发，回去一定要按照江老师这种抽屉的方式，把中药好好地再学一遍。江老师，从您刚才讲的选方用药加减来看，我感觉在面对病人的时候，病位病性辨证非常重要。那么临床上还有六经辨证、脏腑辨证、八纲辨证、气血津液辨证等辨证思路，不知道您平常是如何选择？是优先用六经辨证，还是脏腑八纲一起用？

江老师：坦白来讲，我对《伤寒》的六经辨证和《金匮》的脏腑经络辨证有比较不同的认识。本来想要写一篇文章来专门讲一下这个问题，但最近事情一直比较多，没来得及进行系统的整理。我个人认为，临床上并不是一定要具体讲这些辨证。比如说一个感冒病人来了，一定得讲太阳伤寒才能叫应用伤寒吗？其实不是这样。纵观整个中医里比较系统的辨证模式，包括《伤寒》的六经，《金匮》的脏腑经络辨证，包括后来叶天士的卫气营血辨证，吴鞠通的三焦辨证等，都有一个核心在里面。大家要注意这些中医大家们，尤其是张仲景，从一开始创立辨证论治体系的时候就告诉我们，辨病机的时候，辨病位是相当重要的。而辨病位的重要性在于什么？不仅要知道病在哪里，还得明确这个部位到底有多浅多深。

比如说感冒，病人头痛，恶寒发热，流鼻涕，喉咙痛，咳嗽，大家都知道这些属于肺系，但再往下分是什么？肺卫，肺窍和肺脏，就是要把感冒分成这样三组症状。如果病人的症状以恶寒发热、头痛为主要临床表现，那么他就是偏于表和上，属于肺卫。这个时候一定要发散，不管是辛温发汗，是辛凉发汗，还是扶正发汗，所有的治法都要以发汗为主。如果病人出现西医讲的过敏性鼻炎、咽喉炎，或者急性鼻窦炎等反应，那么他的病位重点就在肺窍。这个时候，解表的同时就要多一个治法，什么呢？就是通窍，于是自然而然会想到加辛夷花、白芷、桔梗、射干这些通窍药。如果病人来看病的时候，发烧、流鼻涕已经不重了，就是咳得很厉害，那么他已经不属于太阳病的范畴，而是属于内伤杂病的范畴了。这个时候要用脏腑辨证了，重点就在肺脏。肺的特点是宣发肃降，而咳嗽的原因就是宣发太过，肃降不及，因此治法应该是降肺，而不是解表。所以按照这样分类以后，我觉得临床辨证不一定非要坚持用六经。我们学习《伤寒》《金匮》，并不是要张口闭口讲太阳伤寒、阳明腑实，而是要真正去领会这些东西的内层含义。包括后世的卫气营血辨证也有这种浅深层次之分，三焦辨证也有浅深层次之分，就是源于仲景病位有浅深的辨证思维。所以我认为辨证体系的方法应该是综合的，我们需要用什么，就可以用什么，但是一定要把握好病位有浅深。我个人认为无论用什么辨证方法，最深邃的点就在这个地方。

主持人：对！一个是病位，一个是浅深，我觉得想要真的抓住这一点的话，也需要一定的功底。刚才听您说现在临床上看杂病居多，那么您在治疗病人范围很广的同时，有没有对现代人的体质进行一些思考呢？比如说有一些人天生就容易得一些病，而我们用药性之偏纠他的体质之偏也许能解决一时的问题，但可能过了两年又犯病了。在这样的过程中，您觉得中医药有没有可能把他彻底治好？或者说是有比较长久的疗效呢？

江老师：我觉得是可以的。先说你提到的体质问题。我非常赞同现在很多名家讲的，现代人的体质发生了很大的变化。因为饮食的影响，环境的影响，现在好多疾病都提前化。比如很简单的骨质疏松，以前我们认为这种退化性的疾病一定是老年人才有，但现在明显提前了。我曾经看过一个最年轻的骨质退化性疾病病人才只有19岁。为什么19岁的骨质就会退化呢？我个人认为这跟饮食添加剂太多有一定的关系。另外，现代人压力真的很大，带来很多情绪疾病。有一个比较官方的统计说，我国14亿人之中，有1亿是属于精神疾患，这些都会导致体质的变化。那么我们要怎么去把握这些变化呢？其实早在仲景时代，他已经非常重视这个问题了。比如说我们经常在《伤寒论》《金匮要略》里头看到一些什么家什么家，对吧？其实他就在告诉我们，不同的生活背景，不同的生活习惯，一定会导致人们体质的改变。比如说《金匮》里面血痹和虚劳放在一篇，都是讲虚证，但是虚损的浅深不一样。血痹是虚在肺卫。为什么呢？因为血痹尊荣人生活条件比较好，养尊处优，至少跟普通的老百姓不一样，能保证吃得好，吃得饱，那么他体内的气血阴阳能够有足够的原料去化生。但由于动得少，所以他的这些气血阴阳不能濡养到肌表，肌表会相对疏松。但即便他虚损，虚的病位也很浅，因此张仲景用的药才会都偏营卫。反过来，换成劳苦大众，他们吃都吃不饱，气血阴阳显然不够，一虚损的话就直接到脏腑了，所以虚劳的方子都是走脏腑的。如果不知道体质或者说生活背景、生活习惯对疾病有影响，那么有些病永远都治不好。

回过头，我们再看看张仲景有没有讲相关治疗的问题。大家平常讲辨证论治是什么？理法方药一线贯通，对不对？我个人认为，这不太能充分地展现张仲景的思维。因为张仲景在每一首比较重要的汤方后面，都会讲怎么熬药，怎么喝药，甚至讲哪些东西不能吃，哪些东西不能做。其实，我经常给学生讲一个概念，理法方药一线贯通不能叫辨证论治，理法方药护一线贯通才叫辨证论治。就是把后面的煎法、服法以及一些调护都总结成一个"护"字。比如说治疗高血压的病人，如果血压很稳定了，我可能会建议他们慢慢地减药，甚至可以尝试着有一段时间不吃药看看，但不是说不吃药就不管他了，这是不对的。怎么管呢？让他们定时作息，不要老是熬太久的夜。如果需要埋头工作的话，大概三四十分钟就需要起来动一动。同时，饮食上不要吃太多的盐，也不要吃动物内脏、肥肉等。另外，要适量运动。我跟他们讲这些调护，如果坚持做的话就可以维持病情稳定。坦白讲，养生从《内经》开始，无论是在张仲景的书，还是后世医家的书里头，大家都会发现，养生其实就是一种非常正常或者合理的生活习惯养成。但是有些人会说实在没有办法去养生，比如说不能不熬夜啊，因为要工作，要应酬，要挣钱，对不对？那么我们可以发挥仲景"治未病"的思想，看这个人的体质，或者生活习惯，或者生活方式里面最容易出现什么问题，然后做出相应的预防。比如熬夜的人怎么办呢？很简单，针对这种习惯可以给一些养生建议。中医讲熬夜的人容易伤阴，因为晚上阴应该是藏的，但在熬夜的话，阴就不藏了。这个阴落实到病位，是哪里的阴呢？大多数的熬夜都是一直熬，熬到两三点睡觉，睡到第二天早上，对不对？中医讲上半夜属于阴中之阴，那么五脏可不可以分阴中之阴呢？五脏属阴，阴中之阴的脏是肾或者肝肾。所以针对这种熬夜习惯的人，我们想要保障他不容易生病，或者保证他身体健康，那么很简单，应该给他做什么推荐？

主持人：顾护肝肾。

江老师：对了，养肝肾之阴，应该要吃六味地黄丸。当然，这个药不一定要照着治疗的方案一天吃三次，可以小剂量的吃。如果实在不想吃药的话，我们还可以给他做一些饮食的推荐。比如像我经常跟病人推荐，如果熬夜的话尽可能不要再喝咖啡了。因为咖啡本来就燥，燥会更容易伤阴了。要怎么办呢？可以喝温牛奶，加点枸杞，护养肝肾之阴。按照这样的方法去做，即便有不正确的生活方式，也同样可以获得健康，或者说获得正常的体质。所以我觉得中医可以把这种知识更多地应用出去，包括得病的民众，不得病的民众都行，有病的治病，没病的防病。这样下去，中医的思想将永远不可能被消灭掉，也不可能被西医取代。

主持人：江老师提到"理法方药护"的"护"这一点确实经常被大家忽略。其实我们用仲景的方法，是可以让人们少生病或者不生病的。从刚才的访谈过程中，可以看出江老师从业多年，对仲景的学说理解得很深，而且有很多自己的想法，我觉得这是非常难得的。因为很多医生从业久了，反而对中医没有信心了，或者是更偏向于西医。那么您觉得您在这么多年的临床中，怎样培养出来这种中医的见解和能力呢？或者说怎样培养出对中医的这种坚定信念呢？

　　江老师：我觉得这种坚定的信念一方面是源于临床运用后疗效的反馈，另一方面是因为认识到中西医之间是有桥梁的。刚才你说的那些人，我们经常开玩笑说是"叛变"，叛到西医那边去了嘛！我们姑且排除那些为了经济利益而转行的人，我觉得很多中医人坚持不下去，是因为他认为自己应用不了中医的东西。现在的中医学生，进入大学以后一定是中西医一起学的，甚至有些院校的西医课程比例更高，大家觉得西医学起来很容易，但是中医学了很久也理解不了，所以容易产生倦怠甚至放弃的情绪。我的理解是，既然针对的都是病人，如果真正了解了中西医之间的桥梁，那么完全可以把中西医结合得更好。

　　我举一个很常见的例子，乙肝病毒携带者，乙肝"小三阳"，这个病在中国蛮多的，但却容易被忽视。为什么呢？如果是"大三阳"，那么西医会有药给他吃；而对"小三阳"，西医往往会说不要管，没有问题。是不是真的不需要管呢？显然不是，如果不管的话，它会逐渐发展的。像我临床上，仅仅上个学期就至少遇到三到四例，病人患"小三阳"而长期不管，逐渐就转化了，其中有一个成了肝癌，有一个是肝细胞损害。等到转化严重以后，他们去找西医治疗，西医说什么呢？可以给药吃，但是效果不好。找中医呢？中医讲，我没把握。其实，这个时候的病人是相当绝望的。不过现在病人的保健意识越来越强了，在"小三阳"的多年过程中，开始管起来了。因为西医说没有药吃，于是来找中医。这部分就是我刚说的有些阵地，中医完全可以拿回来。我们现在在校的学生也好，毕业的学生也好，或者刚刚开始从业的中医师也好，他们没有那么多阵地啊，要如何去发挥中医的好功效呢？如果我们能治的病人西医都能治，那么优势在哪里？有什么可以让我们去坚持呢？所以就要把一些阵地抢回来，把中医优势发挥出来，那么自然而然就能坚持住了。回到乙肝病毒携带者的问题，这个阵地要怎么拿回来呢？我们问他们哪里不舒服呢，没有！很多病人是自己之前不知道，而单位体检查出来，然后单位就说不要他们了，这才开始着急，开始害怕，在网上在书店到处看这个病会怎么样。先去看西医，西医讲没有药可以吃，因为除非肝已经出现损害了，西医一般不会运用干扰素、抗病毒等药物给乙肝小三阳患者。没办法，跑来找中医。中医一问有没有症状，没有！再一看舌头，一摸脉，也正常。这个时候很多中医束手无策呀，说不要管它。那完了，病人真的只有等着肝细胞变性，等着肝硬化，或者等着往更不好的方向走。而同时，这个阵地我们也就失去了。我刚才说要真正了解中西医之间的桥梁，其实这个时候就是能派上用场的。我们完全可以利用中西医结合，把这部分阵地抢回来，使中医的整个声誉大大提高，让中医生的信心大大提升，用学生开玩笑的话说就是"有饭碗吃"。怎么治疗呢？如果从传统中医角度看，四诊都是正常的，凭什么说有病啊？但事实上，就是有病。这个时候我们就要教会学生，运用中西医结合的思维去理解问题。什么叫"中西医结合的思维"？并不是去想中药里头有没有哪个药可以抗乙肝病毒，因为西医早就有抗病毒西药了。我们得指导学生运用中医的东西去思考西医的指标，这才叫中西医结合的桥梁。为什么乙肝病毒会停留在这个人的肝脏，让他携带？中医来看，"小三阳"一定算是邪气，对不对？《内经》讲："邪之所凑，其气必虚。"这个"虚"不只是讲亏虚的问题，还指的是生理功能紊乱。肝的生理功能就两个，肝藏血，肝主疏泄嘛！那就说明是这两个功能首先紊乱了，才让邪气有机可乘，才会停留在体内。所以，考虑这个问题的时候，光想着板蓝根抗病毒，或者五味子降转氨酶是不行的，我们更多地要思考为什么邪恋于肝。当然，这种情况下病人的病机并不是很重，因为如果重的话，就一定有相应的症状。因此，我们应该建立一个治法——疏肝调血，用药比较平和，甚至可以用散剂。拿古方来讲，可以用逍遥散，加点板蓝根，加点五味子，打成散剂，然后让病人很小量地吃，相当于保健品之类的，慢慢吃着吃着，肝的生理功能就逐渐逐渐正常了，邪气也逐渐逐渐无处可恋。甚至像我的一个病人，后来抗体变成阳性，抗原变成阴性了。西医看到这种情况，讲已经好了，因为有了抗体。但是，我们治疗之初有没有想过转阴？没有！我经常跟病人讲，不要让我告诉你什么时候能转阴，因为我没这个概念，我只是调理肝脏的生理功能，让病毒没有地方藏。这就是运用中西医结合的桥梁把中医的一些阵地抢回来，其他例子还很多，由于时间关系就不举了。所以在学生一开始学习西医的时候，就要让他们知道学西医是来干吗的——为中医服务的，不是来"叛变"的。那么学生到了临床，或者从事工作的时候，就绝不会觉得中医没有用，或者疗效不好，或者抵不赢西医，甚至放弃中医。而且在某些领域或某些抢回来的领地上，他们可以证明中医的有效，对中医的兴趣越来越大，信心越来越足，就算叫他们转行都不愿意了。像我的体会就是这样，即使叫我转行，我也不会。因为我就是觉得中医比西医好，觉得中医有很多优势的地方，西医不能治的病，不见得中医都不能治，是吧？真的，我觉得这样确实不容易"叛变"。

主持人：确实很有启发。有些人觉得这个病西医不能治，那么中医也不能治。其实，可能并不是不能治，只是没想到怎么治，或者说望闻问切没有看出问题而没有更进一步思考。如果把西医的指标加到中医辨证里面，判断是哪个证型，哪个病位，或者是到了哪个阶段，那么中医的治疗就更广了，我们用中医的信心也增加了。江老师，我们知道您是国医大师郭子光教授的弟子，现在主要从事他经验的整理工作，也出版了相关书籍，那么从您成长和跟师经历来说，有什么是可以跟我们分享的呢？或者说，怎么样从师傅或者导师身上多学点东西，从而运用到临床实际中呢？

江老师：是的，在郭老 2009 年评了国医大师以后，我被他确定为学术继承人，然后一直跟他上临床，后来还成立了国医大师工作室，做了主要负责人。其实，在跟郭老之前，我还跟了很多我们学校以及成都名老中医。我跟他们学习的一个体会就是：真的能学到东西。但是要怎么样才能学到东西呢？这才是最重要的。并不是跟一个名家，抄抄方，就一定能学到东西。像我现在带的学生，我都要求他们去整理。怎么整理呢？以我自己学医的体会跟大家分享。我跟名家的时候是怎么跟？我每次跟完诊回去，都会把每个病例打进电脑里。刚开始是连感冒这类的简单一般疾病都打，到后来逐渐是感冒这些可以不打，主要打一些疑难杂症。打进去以后，最开始的时候，是每个星期，而后来同批跟三四个名家，就每个月的样子，我都要调出来看，做再次整理。比如说，把某某某病人的病例全部调出来，看他的整个过程有没有变化，老师治疗中有没有一直在用的药物，或者病人复诊的时候说没有效，老师换了药以后效果怎么样，是怎么换的。这是我做的第一件事情。

而第二件事情是什么呢？就是两到三个月左右，我会把一类疾病的病人归在一起，比如说咳嗽的病人放到一堆，心绞痛或胸痹放在一起。然后开始去找，去梳理，慢慢发现规律。比如说 50 个咳嗽的病人里面，15 个病人都用了这样两个药，那么这两个药或者这个药对，或者这个药组，就是老师的经验方，或者经验药对，说明临床是非常有效的。还有一些病，可以发现老师治疗的基础方。基础方怎么来的？都是老师通过几十年的临床积累来的，所以有很好的疗效。但是，老师们可能不一定说出来，这并不是保守，不是不愿意讲，而是没有时间讲，或者没有更多的精力讲了。所以，要整理，要自己发现。如果发现以后出现不确定的时候，可以拿着问题去问老师。比如说，在送他们回家的路上，可以说："老师，我看您经常治咳嗽的时候用这些药，有什么样的想法啊？"这个时候老师就很乐意跟你讲了，而且你也可以一下子就记住了。等到自己独立临床的时候，来一个咳嗽的病人，即使证型的方子不一定出来，但立马可以想到，以前跟着老师的时候用这两个药效果很好，于是先把这两味药开上，然后再根据自己的辨证，拟出方子。所以，经过总结，可以慢慢积累老中医们的经验，从而学到很多东西。

还有我的第三个习惯是什么？就是跟诊的时候进行思考。我从来有一个习惯，就是在跟诊中提出问题。当然，现在在郭老面前不太敢放肆。但是我以前跟学校里一个比较有名的老师时，会跟他讲："老师，我觉得不对哦，好像这个病人舌质比较红，用这么多温阳药有没有问题吗？"如果我当时不能说的话，我会在笔记本上备注，比如说我觉得是阳虚，但老师辨的是气虚或者阴虚时，我会打个问号。然后怎么办呢？等到他们来复诊的时候，特别关注，如果效果好的话，那么就是我辨证错了，因为疗效一定是金标准啊！然后找机会问老师："为什么这个病人明明我觉得是阳虚，而且那些方面说明正是阳虚，但反而您从阴虚考虑用药的效果却真的很好呢？"老师就会说："哎呀，你刚刚才来跟我上班，所以不太清楚。这个病人我治疗很多年了，一直都是阴虚体质。"噢！一下就明白了！原来还辨体质！原来还辨饮食习惯！但是反过来，如果病人说效果不好的话，那么老师一定会换方，就变成跟我最初的思路一样了，这个时候自己就会很有信心了，不会那么容易怀疑自己。所以这就是我说的第三点，在跟诊的时候一定要思考，要善于提问题。如果遇上比较随和的老师，那么可以当着面地提出来。如果觉得对老师比较敬畏，或者刚刚去而不敢造次，那么可以把问题写在旁边，等比较熟悉后再拿出来讨论。其实，老中医们真的都是蛮好的，都会愿意讲。而且他们反而会喜欢提问题的学生，因为他们知道学中医是蛮灵活的思维。

上面说的这三点，在我以前跟诊的时候，即便跟过很多老师，甚至有时候真的很累，但都一一坚持下来了。像现在我电脑里面有很多名家的病例，一个一个，以姓名、日期归档的。这样做下去，我们可以发现一些东西。同时，也觉得即便名家什么都不讲，都能学到东西。

主持人： 从江老师的教导中总结，首先是多做，多整理，然后还要多思考，这样才能更有助于我们的成长和对中医的领悟。今天时间也不早了，非常感谢江老师接受访谈，真的是让我们受益匪浅。谢谢您！

古丹医师访谈实录

主持人：今天我们非常荣幸地邀请到来自美国的古丹医师给我们做一个简单的访谈。古丹老师，您好！

古丹医师：你好！谢谢你。

主持人：古丹老师的中文说得非常好，他是美国西雅图东方医学研究所的老师，同时也是美国 Bastyr University 的教师。请问，您的英文名本来是什么？

古丹医师：我的英文名是 Daniel。

主持人：Daniel Altschuler，那为什么取"古丹"为中文名呢？

古丹医师：因为 Altschuler 里面的"AL"就是"古"的意思，Daniel 是"丹"，于是成了"古丹"。

主持人：挺好的。

古丹医师：对，比较简单。

主持人：我了解到您是在上面说的两所学校里教授一些《伤寒》等中医的课程，请问具体是教授一些什么课程呢？

古丹医师：是说在美国？

主持人：对，在美国。

古丹医师：在美国一般是讲《温病学》《肿瘤学》，有时候会讲《伤寒》《针灸》，基本上各种各样都有。

主持人：那说明您是一个很全能的人了。

古丹医师：对，哈哈哈！

主持人：我们非常好奇您是如何走上中医之路的，能简单介绍一下吗？

古丹医师： 在大学里，我是日文系，方向主要是佛学道教。等到我在研究所硕士毕业以后，想到中国某一个地方多学一点绘画，接触当地的文化，多了解地理等东西。当时刚好有一些人帮我介绍，所以我就到台湾去了。到台湾以后，学了一点语言，打了一点太极拳，还不错，但觉得很无聊，没有书看。然后，我就想要学一点针灸，因为美国中医大部分都是针灸为主。我到处跑，跟了一些老师，直到后来有缘遇上李政育中医师，很快就开始跟他学习。他叫我马上看书，第一本就是《针灸大全》。我花了一年才看完，却还是看不懂。但当时我开始很有兴趣了，于是1年来，1年去，等过了5年后，我觉得这个很不错，可以当作一个行业。

主持人： 就是在学习的过程中把针灸、把中医作为一个行业、一个事业来做了。

古丹医师： 对对对。

主持人： 那之后有再经过相关的进修吗？

古丹医师： 你说在别的地方？

主持人： 对。

古丹医师： 大部分都是在台湾，后来在广州中医药大学修一个博士。

主持人： 那是一个比较完整的学习过程了。

古丹医师： 是，是。

主持人： 那么您觉得作为一个美国人，跟中国人来相比的话，在学习针灸或者学习中医的过程中有什么困难？

古丹医师： 语言是最大的问题。不过，语言也不会很困难。因为中医本来就是一个专门的语言，有专用名词，所以一般的中国人也看不懂中医的书。只要好好地下一点功夫，把中医的字反复来反复去，过了3个月、6个月就可以慢慢了解，所以关键是有一点耐心。其他的没有什么困难，中医也是医学的部分，需要多多地理解病人的生理、病理情况，看看有什么过程。我觉得关键还是花时间，花工夫。

主持人： 我们知道针灸涉及很多解剖位置，您在学习中医针灸之前，有没有学过相关的西医解剖学？

古丹医师： 没有，都没有。

主持人： 是直接从中医学习的？

古丹医师：对，我买了 4 本针灸书，两个古代的，两个现代的，一个穴一个穴来看，然后比较怎么取穴，怎么下针。因为几本书的针灸不是一样的，所以要慢慢比较。

主持人：对，会有各家学说的区分。

古丹医师：对对。

主持人：那么从您开始接触针灸到治疗第一个病人，花了多久呢？

古丹医师：蛮快的！我老师很鼓励我，当时都还没学到什么东西，就已经叫我去帮一个病人下针。我到现在还很清楚记得那个病人，好像是我老师的朋友。那个时候我不懂他有什么病，只是发现他有很多黄斑，而老师让我在好多地方放血。我怕放血针让他很痛，所以下针下得很轻，结果没有透过皮肤，要重新再做。幸好那个病人很客气，说要做就好好做。所以我下次就特别用力地"咔"进去！

主持人："咔"就进去了？他有没有大叫一声啊？

古丹医师：有，肯定有。

主持人：第一针都是让人记忆很深刻。当时效果怎么样？有没有体会到针灸的疗效？

古丹医师：觉得针灸治疗很快。我的老师比较实在，有效果就做，没有效果就不做。

主持人：恩，您是因为这种确实的效果而逐渐对针灸、对中医有了了解，有了信心。那么您什么时候开始开中药呢？

古丹医师：我大部分时间都是在我老师那边，所以主要是看他开什么处方，然后我帮他配药。大概 5 年以后，我开始比较有信心，慢慢开始帮朋友看病开药。

主持人：5 年时间，差不多是我们大学本科的阶段了。

古丹医师：对，大概 5 年的时间有一点像猴子，可以模仿老师，但还不会自己怎么治，自己怎么配。

主持人：您还记得开方治疗的第一个病人吗？

古丹医师：这个我不记得了。

主持人：那您从第一次开方到现在可以比较灵活地辨证论治，又用了多长的时间呢？

古丹医师：我觉得这个问题比较难讲。因为每看一次病人，我都有新的心得，或者每次教书又有一些心得，辨证论治思路在不断地改变，所以我现在看病跟 5 年前看病不大一样了。这个问题我实在不知道怎么回答。

主持人：没关系。我想之前古丹老师是一个很善于思考，经常思考的优秀学生，而现在是一个优秀的中医师了。

古丹医师：是永久的学生，哈哈哈！

主持人：其实我们都是活到老，学到老，永远是一个学习的过程。请问您现在主要看哪些方面的疾病呢？

古丹医师：我主要是看肿瘤病人比较多，再来就是一些精神病，像忧郁症等等，然后其他各种都有看，比如说伤科也有好多病人会来看病。

主持人：肿瘤对中医、西医来说，都算得上是一个世界性的难题了。

古丹医师：对，很难。

主持人：能请您分享一下治疗肿瘤的心得吗？

古丹医师：我觉得肿瘤最好还是用最基本的理论去治疗，关键是不要忘了中医是看一个病人，而不是看一个病。如果忘了病人本身，而一直只看肿瘤，那么就是忘了中医。所以要抓住病人的体质，就体质来下药，肿瘤自然会好转。当然，肿瘤的药方也有一些技巧，有些就是比较有效，可以当作基本方，比方说柴苓汤、仙方活命饮等等。另外，还要配上一些特效药，比方说三棱、莪术、白术、玄参等，看病人比较适合哪一种就加进去哪一种。

主持人：现代科学研究出有些中药，比方说白花蛇舌草、穿心莲、半枝莲等有专门的抗肿瘤作用，那么是不是肿瘤病人都可以用这些药物呢？

古丹医师：可以，不过还是需要辨证。好多药都有抗癌的作用，如果没有抓住病人的体质，或者寒性癌用了温的药、热性癌用了凉的药，那么一点效果都没有。所以不管在实验室里面找出来多少抗癌的药物，并不一定会有效，还是中医最基本的辨证论治最重要。

主持人：没错，辨证论治是中医治疗的一个基本的理论思路。那么您在治疗了这么多病人之后，有没有觉得病人们有一些共同的特点呢？比如说受现在环境污染影响，精神压力大之类的，他们有没有一些相似的东西？

古丹医师：肿瘤病人的西医用药，化疗，放疗，手术等治疗方式不断地使用和变化，都会在一定程度上改变病人的体质。同时，饮食也在不断地改变，比方说今年流行吃这个，而明年流行吃那个，所以当一个医师也要稍微看看外面的人流行什么东西，这点非常重要。

主持人： 那您对您的这些病人在平常的生活或饮食上有些什么要求，或者会给他们一些什么建议呢？

古丹医师： 我最不会在饮食上面要求病人什么，都是叫他们开开心心地吃。一般不要忌口，除非是像麦当劳里可乐一类的不健康食品。只要是健康的菜，病人吃寒的、热的、甜的、咸的，我都不管。因为肿瘤病人很特别，他们的胃口往往会改变。像怀孕的妈妈本来喜欢吃什么菜，而怀孕以后却很讨厌那个菜，肿瘤病人也是这样子。所以有时候，我会跟病人讲，能吃什么就吃什么，想吃什么就吃什么。总之，胃气还是最重要。

主持人： 脾胃乃后天之本，要顾护脾胃之气。那么在美国用药的话，您常用的中药剂型是什么？病人自己回去煲药还是用科学中药？

古丹医师： 都有吧。我诊所里面是科学中药，比较方便，而且配起来很快。但是遇上重病，像肿瘤啊，我会帮他们写个方，然后去外面抓药，用水煎煮。

主持人： 为什么重病会要求煎药呢？是不是煎药比冲剂的效果更明显一些？

古丹医师： 煎药的效果很明显，而且可以控制啊，可以选择先开哪一种药，选择药物的重量。而科学中药是一个基本的。

主持人： 那么您一个方的常用剂量大概是多少呢？

古丹医师： 我会把最重要的一两味药，最多三味药开得比较重，大概20g、30g，如果病人钱多一点的话，就是40g、50g、80g。然后其他的药一般是 9g、12g。因为病人比较不想花钱在买药上面，所以在美国药物的总量比在台湾小一点。

主持人： 是不是在美国吃中药比吃西药更贵啊？

古丹医师： 对，会变得很贵。

主持人： 您曾经在台湾和中国大陆学习，而现在回到美国开药，在这两个地区里会不会有一些改变呢？

古丹医师： 最大的问题是美国有很多另类疗法，所以病人来看病时只是把我们当作一个小医师而已，权力很小。他们大部分都会要求缓解心情，让自己舒服一些。而在大陆、台湾，病人不会去要求说舒服。在美国，下针起针，如果对病人起到安神舒服的作用，那么他们就会觉得这个医师很好，而不管病到底有没有好。

主持人：对，这是一个很重要的观念和差距。

古丹医师：希望未来美国会改善一点。现在美国针灸师的训练就是这样子，他们自己会跟病人说我不会帮你治疗，我就是会让你很舒服。这样子是训练不好的。

主持人：据您所知，现在美国主流的另类疗法有哪些呢？

古丹医师：有一些饮食健康的知识，有整骨科，还有一些新时代的书，乱七八糟，好多好多种。

主持人：那您觉得中医在美国的发展希望如何？

古丹医师：已经很发展了。而最主要的是希望多一点西方人去看那些中医原文，然后回到美国或者其他的欧洲、澳洲等，慢慢地提高水准。现在中医学生毕业以后，都没有什么资料，所以不会再往中医深入，就变成往外面看，去抓别的东西。

主持人：看来，中医的传播还是有待发展的。我们国内无论是古代还是现代，各种各样的书籍都很丰富，但是在美国可能并不是很丰富，这需要一些人才来做这个工作。

古丹医师：对。现在并不是说没有发展，而是水准要慢慢提高。

主持人：这是一个很大的事业了，古丹老师也是在致力于发展这个事业。

古丹医师：对。希望有一点点帮忙。

主持人：我听说您还做过一些志愿工作，比方说免费医疗或者医疗支援工作，可以说是为大众健康服务，请问您是怎样看待这个问题？

古丹医师：嗯，做义诊，其实能够帮忙的程度很有限。因为只能在一个地方待几天，下几天单，用几天药而已。不过有一些病人的效果很快就能出来。我觉得做义诊很好的一点是，可以完全只看病人，而不去想其他的一些东西。

主持人：所以说做义诊等志愿服务的时候，心是纯净的。如果我们中医师面对病人时都有这样的心境，那么疗效肯定会更好。

古丹医师：而且，做义诊的时候，可以看到很多奇奇怪怪的病，像现在很多在医院里面或者稍微有钱、有饮食营养的地区里面看不到的病。在尼泊尔等比较偏僻的地方，因为医疗系统不是很好，很多病人过来描述的问题真的会跟古代人讲的东西一模一样。

主持人：是不是说在比较落后偏远的地区，病人因为没有接受或者说没有受到现代很多不良因素的影响，反而更贴合于几千年前古书上记载的症状？

古丹医师：对，他们的症状和脉象都很明显。而现在看病，常常症状不准，脉不准，舌象也不准，都不准。虽然还是可以辨证，可以治好，但不会像看那种很原始的病人一样。

主持人：恩，这个也是值得我们多思考。中医本身就是在广大劳动人民中成长发扬起来的，所以这部分的人群是我们重点的目标群体，需要好好地下去体验。

古丹医师：对，这个在学校里面学不到。

主持人：像中国的中医师很多都是在门诊，或者在高校附属医院，同时承担一些教学任务或者科研任务。那么古丹老师，您作为一个美国中医师的代表，我们好奇您的一天是怎么样度过的呢？或者说一周是怎样度过的？

古丹医师：在美国，大部分的中医师都是自己开业的。接电话，挂号预约，收钱，追病人，下针，配药等，大概都是一个人。一般1个病人1个小时，还蛮累的。

主持人：1个小时很长啊！

古丹医师：对，很长，所以1天只能看6、7个，特别忙的时候也就10个病人，而不像在这里很快的情况，10个病人10分钟，对不对？在美国看病大概是这样。

主持人：其实时间长了，了解病人的信息更全面，开业更利于辨证论治，下针也会更准确一点。

古丹医师：这个不一定。因为在这1个小时里，病人常常会一直跟你聊天，有一点像心理作用。因为病人去看西医师的话，往往只给10分钟、15分钟，所以觉得没有讲好。到了中医师这里，有1个小时可以全部"blah…

blah…blah"讲出来。

主持人：像这种情况的话，其实医师这个具体的人就是病人的一剂良药了。

古丹医师：对。

主持人：如果想把中医发扬到世界各地，您觉得做哪些工作比较合适呢？是要多一些翻译的人？或者多一些中医从业者到各个地方？

古丹医师：我觉得像这种周末的经方会议就很好，可能以后会有更多一些国外的中医师过来学习讨论，或者在国外也可以办这种。不过，我觉得现在国外的中医比 10 年前已经好很多，慢慢地可以看到新来的中医师非常热心，在认真学习中医，包括文言文等语言。

主持人：对，这也需要一个过程。您刚才说的这群慢慢多起来的新来的中医师主要是以本土的人多还是以大陆、台湾过去的人多呢？

古丹医师：当地人啊！可以看到美国或者加拿大等西方国家的中医、针灸有了自己新的个性。美国有美国的个性，欧洲有欧洲的个性，日本有日本的个性，对不对？把中医文化移到别的地方一定会有改变，但这也是一个好事情。

主持人：对，这也是对中医的一个发展，有利于四处传播和在当地的成长。

古丹医师：我们不能只看明年会怎么样，10 年会怎么样。中医在中国已经流传几千年了，而到美国还没有 100 年。试想一下，再过 50 年，美国的中医大概是"美国中医"，甚至"中医"可以稍微去掉了，对不对？它将会有完全不同的个性，而且它的书也已经会有当地的医师书写了。所以要慢慢来，慢慢来。现在已经有美国中医学校毕业的学生再来教书，培养学生，然后学生又变成老师，等到大概三、四代左右，会有纯美国的针灸师、中医师。

主持人：您描述的场景很让人期待啊！那在美国，会不会像我们国内这样，有名气很大的医生，然后他的病人特别多？比方说某个州的中医师很有名？

古丹医师：也有。不过中医师很多，一般还是要靠朋友介绍或者医师帮你介绍病人。

主持人：会做广告吗？

古丹医师：广告没有用啊！我最初开业的时候，问我的同行他们的生意怎么来的，比如说有没有拍广告之类的。他们说有，但是拍了广告1年，都没有病人来。所以还得慢慢来。

主持人：看来每个国家有每个国家的国情，思维习惯确实有些不同。其实，在我看来您算是一名纯中医，因为之前没有接触过西医的知识，反而是有一些佛教道教的学习。这样的基础会不会有利于您接受中医的思想呢？毕竟，在我们国内，仍然都有很多人认为中医不科学，或者说理解不了。

古丹医师：我已经不管别人说什么了，因为他们不懂。我之前学那些道学佛学，其实就是中国文化的一部分。比如说学五行，里面讲春天是木，夏天是火，长夏是土，对不对？当时我想长夏是什么东西啊，奇怪，搞不清楚，好像是夏天和秋天中间多一些时间。再看土是脾，脾是母，长夏的长可以说是长久，也可以说是延长，那么长夏就是多一点时间的意思，是不是很有道理？所以学这些文学方面的哲学有它好玩的地方。而当真的看到病的时候，把这些移到病人身上，五脏六腑，辨证论治，已经不是抽象的，而是非常非常的实在，就能真正体会到这种哲学方面的优势和好处。所以学中医不是学别的，是要真正地学这些东西。我觉得中国人不是随便想的，真的是有用的，实际的。

主持人：那您觉得平常的美国百姓能不能理解这些东西，或者说容易接受这些东西？

古丹医师：很会接受。

主持人：很会接受？

古丹医师：对。

主持人：哇！这个在我们看来是不可思议的，因为在国内尚且很多人不能接受中医。

古丹医师：当然，总有一些人不能接受，那也没话讲啊！但是喜欢这种东西的人就会非常喜欢，只要稍微给他们一些例子去体会就行了。

主持人：看来，美国人的思维还是比较开阔，比较乐于接受啊！

古丹医师：其实也要看地方吧！像在美国西雅图、洛杉矶等城市，比较开放；但有一些像中部比较偏乡下的地方，可能就会比较难理解。不过，等到他们有一些问题治不好的时候，听朋友说某某地方有什么针灸师疗效好而跑过去，第一次下针觉得很舒服，那么马上就会改变意见。

主持人：马上就改变了？不会说理解不了原理就不接受吗？或者说虽然舒服了，但还是不觉得怎么样之类的？

古丹医师：有些人很喜欢听理论，但有些人并不管理论，只要治好就好了。

主持人：这样看来还是很有希望的。

古丹医师：对，还是不错吧！

主持人：古丹老师，我知道您是第一次来经方班，请问之前有没有参加过类似的学术会议？

古丹医师：在大陆没有，但参加过几个台湾举办的。当时只是去参加，没有发言。

主持人：那么通过这两天的了解和接触，您对我们经方班有什么看法，有什么建议呢？

古丹医师：我觉得你们办经方班办得非常彻底，非常精彩！你们邀请来的教授都非常非常的棒，而我自己只是一个小医师，讲不出来任何东西。

主持人：没有没有。您来给我们分享一些自己的经验，同时让我们了解一些外面的知识，也对我们帮助很大。中国有句古话："三人行必有我师。"真的非常感谢您愿意跟我们做这个分享，谢谢您！

董延龄教授访谈实录

主持人： 今天我们有幸请到台湾的国医董延龄教授来到访谈现场。首先我想代表经方班，代表主办方，表示谢意。董教授一下飞机，稍加安顿就来接受我们的采访，真的是非常支持我们的工作，谢谢您！您是国医级别的大师，恕我冒昧问一句，您今年高寿？

董教授： 今年虚岁 78 岁。

主持人： 听说您一直到现在还坚持临床出诊给病人看病，我们都非常佩服！

董教授： 我现在一个礼拜看三天诊，就是一、三、五看病，二、四、六休息。不过这几年对外的演讲蛮多的，主要是保健方面，其中讲得最多的题目就是教大家选择医疗。因为台湾也好，大陆也好，都是中西医双轨制。而其他国家和地区即便没有中医，也有自然医学。像是美国，讲中医可能不懂，但讲自然医学，针灸医学就懂了。今年 4 月份，我到马来西亚参加一个世界自然医学高峰论坛，他们就是要在马来西亚成立一个世界自然医学的大学。当时他们的卫生部长、财政部长都来了，出钱的出钱，政治运作的运作，看得出来相当地重视。还有一个华人，开完会后很慷慨地捐了一千万元，而且还赞助地皮，说可以提供建大学的校址。而且，有 14 个国家的人来参会，这说明有一个全球化的趋势啊！据我一个留美的朋友——纽约一个大学的食品营养博士，以前台湾蛮有名的教授——介绍，现在美国非常重视自然医学，像在加州这个地方主要有 6 个自然医学的学院，而且今年夏天又开始在圣地亚哥医学院开设，换句话说一共有 7 个自然医学院。实际上，中医是世界最早的自然医学。

主持人： 自然医学包括了中医？

董教授： 它一定要有中医，如果没有中医，它的基础理论很难建立。像我之前在马来西亚演讲的题目是中医的五运六气和自然医学，讲它们的关系是怎么样的。没有中医的五运六气，没有阴阳五行，基础理论要怎么建立呀？我想中医与自然相结合，人本来就是一个自然的产物，对不对？

主持人： 对。中国的传统医学能够一直传承下来，并发展成一个医学，说明它是很特殊的，有自身的理论基础。

董教授： 它有理论，有实际，有系统，而且经过了这么多先圣千锤百炼地临床试验，所以它是经得起考验的东西。它不是迷信，也不是说拿来糊弄人的，对不对？它是实际有东西的。

主持人： 那么在您看来，国际上的自然医学有没有一种这样的趋势，就是说中医学作为一个主体，能够把其他民族、国家的东西吸收进来呢？

董教授： 什么事情都是讲事在人为呀！这是我们中医界共有的希望和努力的方向。大家知道，在我小时候，学西医都要去德国学，或者有部分到英国，少部分到日本，哪有去美国学西医的？没有听讲过。但是二次世界大战以后，德国打败了，美国打胜了，然后大家一股脑地都跑到美国去了，现在得去美国学西医了，是吧？这个实际用的时间很短。我前年去美国演讲，当时说过西医是一个很科学的医学，但是一个很幼稚的医学。科学发展到一个很极致的阶段，把人当机器修，哪里坏了修哪里，不行就割掉，或者换掉，哪里有问题就杀哪里，这在西方叫对抗疗法。其实人是一个整体的呀，不能当机器来修。而我们中医正好是有整体观的，把人体看作一个小宇宙嘛！这是中医非常有优势的地方。大概在我50、60岁之初的时候，我认为中西医结合比较好，但是60岁以后，我却认为中西医有的部分是可以结合的，而有的部分比较难，甚至没有办法结合。我曾经打过一个比喻，一个基督教，一个佛教，两个都是劝人为善，都是对人的心灵有洗涤作用，但是它们能合起来吗？可以变成一个宗教吗？很难很难，如果能把它们摆在一起就已经算是不错了。你想一想，在一个教堂里头，这边一个讲圣经，那边一个讲佛经，很不容易吧，对不对？所以，我觉得中西医结合，我们中医可以采西医之长补己之短嘛！比如说检查部分，我们靠三指禅把不出来的疾病可以用西医检查检查看；而西医检查不出来的那些，像阴虚阳虚，我们中医可以知道呀，对不对？

　　我以前在台湾立法会里面干了 28 年的中医，和西医一起共事；在科学院呆过 12 年，也是和西医一起工作，所以我大概知道临床上哪一些病西医擅长，哪一些病中医擅长，像去年我很多场演讲的题目都是《中西医体制下如何选择正确的医疗》。我觉得这点很重要，不要治不好的病也硬要去治，不然医师自己也感到很苦呀，对不对？当然，病人更苦。如果能够知道中医的特长，西医的特长，然后告诉病人，让他们自己去选择，是不是更好呢？我的体验是这样，当然你们不一定要照着这个用。我觉得西医没有药物是热的或是凉的概念，而且用的都是化学药，对不对？它的成分比较单纯，单刀直入，那么效果会很快，但也有最大的坏处，就是治了这里会伤了那里，治了那里会伤了这里。现在来讲，不管做什么事情，都要有一个 Team 嘛，就是群体的工作，才能圆满完成。但是西药一吃下去，绝对是治了这里又伤了那里，所以我从这里得了一个结论：现在为什么医院越多，医师越多，而病人也越多呢？就是这样搞出来的。像中医治病，治好了，有的病好些年都不会再犯。拿最简单的感冒来说，中医都是有一个处方，把各方面都顾及，而西医可能就顾及不到，对不对？常常是把感冒治好了，却一直咳嗽不好，咳了再咳，要不然变成了气喘，要不然变成了过敏性鼻炎，厉害的还有肺炎、肾炎等等，这常常在临床上遇到嘛，对不对？但中医不会这样。中医讲究的是自然的东西，不会像西医那样硬碰硬地对抗，而是顺势疗法。所以我 60 岁以后就觉得中西医结合不太可能了。况且现在西方医学本身有时候也很难结合呀！像台湾最大的医院——台大医院，分很多科，越分越细，里面最大的好处是对病人的认识越来越清楚，但治疗上却很糟糕了。我们说需要找到源头，才能弄清楚治疗，结果在下面越搞越乱，迷失在里头，见树不见林，怎么治病呢？

　　主持人：像我们内地也是这样，越分越细，但是现在有个趋势，就是各个科室进行会诊，大家一起来看，一起定方案。我想这也是他们意识到分开的问题，觉得不能绝对地分割开来。

　　董教授：我来讲一个比喻，像修房子，肯定要从总体来看，这才叫工程师嘛！然后修电线的修电线，修电灯的修电灯，修水管的修水管。而我们是医师！所以我们看人体也要当成整体，不要把自己搞成像工匠一样。我非常推崇贵校的邓铁涛前辈，以前有一年到南京演讲遇到他，我觉得他的观念非常好，学中医达到他的境界真的不容易啊！前年我到北京开会，遇到一个老医师，他说中医师要会天地人的学问，还说中国很强但不会拿武器去打人家，而是会把好的中华民族文化推广出去，造福人类，像孔孟思想、中医中药、中餐文化、茶文化等就是很好嘛！我回去以后仔细想想，觉得真的很好，从思想到日常生活、医药保健、休闲文化，都说到了。中国以前宗教不发达，但社会上有非常高尚的休闲活动，饮茶、作诗等真的都很好。我之前去美国演讲，听说美国加州有61所孔子学习，都是教老外中国文化的。所以我觉得自己在有生之年责任重大啊，要努力地把中华传统文化推广出去，希望好的东西能让世人了解。像是退休这几年反倒越来越忙，到处去演讲，想想再好的东西没人知道，怎么办呢？我现在年纪大了，临床40年了，看了很多西医的坏病，一个病变成两个，两个变四个，轻病变重病，实在是痛惜！我曾经问西医的朋友说西医有没有"法"的概念。他们说没有。我觉得"法"就是原则，是方向。像我们在台北要去台南就是要往南走嘛，只要方向对了，交通工具都不是问题。而西医没有这个东西，乱枪打鸟，对抗疗法，病当然治不好。

主持人：很多复杂的疾病找不到点，西医就需要一个点一个点地打。像那些糖尿病患者，一开始只吃几颗药，而到后面一天吃十几颗药，效果也不知道怎么样。

董教授：我们要把中医的目标找好，虽然世界的趋势是越分越细，但分久必合，合久必分，中医有整体，有细化，有法有方，都是可以综合适应的。

主持人：听说您以前是公务员，后来才转向中医，当中的过程是什么样的呢？

董教授：虽然我之前是公务员，但我父亲、祖父都是当中医的。从小父亲就教我很多东西，当时年纪小，也不懂，叫我干什么就干什么。后来30岁出头才开始加紧研究中医，还好运气不错，1974年，通过特别困难的考试才取得执照。当时好像得了一场大病，觉得太痛苦了！后来，我很幸运地遇到几个老师，其中有一个是在韩国的中国人，之前在天津学习，是施今墨的学生，他教了我临床方法；有一个是针灸很出名的老将军；另外还有南怀瑾先生，他给我讲周易，虽然他不懂医学，但是知道医学的逻辑学，给了我很大的启发。我先后拜访了很多老师，有些是真正拜师，有些是交流，好的老师真的给多启发。当然，自己的悟性也很重要。

主持人： 那么想问，像您这样从小受中医熏陶，但并没有系统学习中医，关于理论这块是怎么领悟的呢？怎么样把这些都融入中医架构体系中去学习呢？

董教授： 比如说我小时候读过孔孟，念过《大学》《中庸》，而且背诵了其中一部分，在大学读的是中文系，后来又跟南怀瑾先生学习易与医，还是奠定了一些文化功底。我觉得中国医学离不开平衡，人体间要平衡，宇宙间也要平衡，所有东西无论大小都需要平衡。而平衡最透彻的是："中也者，天下之大本也；和也者，天下之达道也。致中和，天地位焉，万物育焉。"（《中庸》）所以中医很多处方和治病原理都是中和。《内经》讲："寒者热之，热者寒之，虚则补之，实则泻之。"不就是中和，不就是平衡吗？掌握了这个原理，中医的基本理论都会了解，就会明白疾病并不是西医割掉、放疗就可以好的。我再举一个例子，在一个国家里，大家要和平相处才行，不能有几个坏人就杀掉几个，而是要教育，要感化，让他们改邪归正，否则杀不好就危险了。所以中医在理论上也好，在实际中也好，是一个宇宙观点，是一个平衡。

主持人： 这是大原则，是根本的出发点。刚才听您讲传统文化中平衡的问题，请问您是在从医过程中发现这一块需要去研究，还是本来对这一块就有研究？

董教授： 我曾经看过一些书，而且在临床上发现的确要从这个基本的论点着手。比如刚刚说的平衡，比如说阴阳五行，五运六气，都是中医的基本理论，也是最核心最重要的。它们就像是一些公式，套到哪里就可以用到哪里，在病理上、身体上都可以用得上。我们讲五行，并不是只讲金木水火土，而是要讲很多东西。比如说它们可以代表五种不同的能量，金是内聚的力量，木是外展的力量，而水是液体，会向下流，火是向上的，土是一个平展的。我们可以把它们推衍开来。

主持人： 可是很多时候，很多人把五行看作是一种物质的东西，看成死的。

董教授：中医是活的医学，千万不要把它看成死的。而实际上，西医是一种死的医学，因为它都是解剖尸体，缺少一个气，一个经络的观念，所以他们像我们经常讲"治病不明经络，开口闭口便错"，只会头疼医头，脚疼治脚，哪里长个结子就割掉，哪里坏了就换掉，单纯看这样子而已。这也是为什么我不主张中西医结合。因为它们的起源不同，用药、诊断也不一样。中医的起源是神农尝百草，当然按我的解释，这并不是指一个人，而是一个朝代，可能是几百年或者几千年。那时候的人可能哪里不舒服，于是找来了野生植物来试试看，慢慢地积累下来，才有了后来的中医，所以说中医是从最自然的东西发展出来的。我有一个朋友，专门研究药性植物的，他说植物的叶子孤生、对生不同，圆的长的不同，作用也不同。中医是经验医学，所以经验是最可贵的东西。很多年前，我跟一个中药委员会的委员聊天，他是从大陆过去的，没有受过现代教育。当时正是中医最不景气的时候，他问我中医将来要何去何从。我说中医也要现代化，把医馆那些不合时宜的东西，像符咒之类的淘汰掉，但是这个需要很大的人力、物力、财力，同时还要很长的一段时间。我觉得大陆这一部分做得很不错，把古代的东西重新整理。

主持人：现在确实有一大批人在做这个事情。

董教授：中医要现代化，还是要走科学化的道路。但是，不能用西医的方法去套中医，不能说只是单纯地把中药成分抽出来。像从麻黄里面抽取出麻黄素，那还是麻黄吗？麻黄的本性已经失掉了。像维他命永远不能当大米饭来吃，维他命就是维他命，对不对？所以我们要掌握中医的核心问题，不要把方向失掉了，如果搞西化的中医就不是中医了，相当于披着中医的外皮搞西医了。这个时代讲究多元化，而医学的关键是临床，不临床就是一句空话，讲了一辈子理论而不会看病的话就是空的。

主持人：所以还是要按照中医的根本去发展。

董教授：对，如果脱离了就不是中医了。我们还是要走中医的正路。

主持人：董教授讲的内容真的很值得我们后辈去聆听。之前我在网页上看过您的简历，发现您在这个年纪仍然坚持出诊，当时的感觉只是停留在这样一个层面：董教授一方面是为患者延龄，让患者寿命延长；另一方面自己肯定也是注重保健，可以保持精力充沛为病人诊治。而经过和您访谈之后，发现已经是另一个层面了，您积极地去治病救人，积极地去奔波演讲，其实更多地是为了把中医文化传承发扬下去，实在让人佩服！非常感谢您接受我们的访谈，谢谢！

赖荣年教授访谈实录

主持人：我们今天非常荣幸地邀请到台湾的赖荣年教授来跟我们做一个简短的交流访谈。赖教授，您好！

赖教授：你好！

主持人：赖教授，我们非常好奇您的中医成长之路或者经方之路是怎样走过来的？

赖教授：我本来是一个西医的妇产科医师，做了8年。不过实际上，在大学里面我中西医都有学习，虽然不知道自己毕业后会不会走中医，但我想既然学习就该认真一点。在实习的时候我已经拜师了，当时我看师傅看这么多病人，就觉得中医肯定有一定的治疗能力，所以才会有需求。我在20多年前还是学生的时候，常常会想一个问题，像是被诊断成某一个肺癌或肝癌等疾病，几乎只有3年或者5年的存活率而已，感觉医疗能力原来是这么糟糕啊！而等到真正实习的时候，才发现虽然诊断可以非常的精准，但治疗的工具手段并不是那么多。像我性格比较急，而且做一件事情就想把一件事情做好，这种情况让我觉得自己走错行了，不适合当一个医生。我当时想自己去修理一个车子，或是修理一个脚踏车也好，至少不会让人家每个礼拜需要回来看我。可惜那时候已经毕业考完执照了，在不是太可能转业的条件下，我挑了一个自己当时觉得比较能够像治病的妇产科。因为即使是20多年前，妇产科的癌症被诊断后还有机会因为手术而痊愈，活个二三十年没有问题，比起其他内科的癌症要好太多了！等到我升到主治医师以后，看比较多的门诊病人，另一个问题就发生了。虽然妇产科疾病通过开刀确实可以解决一部分，但还有一些是没有办法的。而中医不管治得好治不好，至少可以有一个角度可以切入。比如说年轻女孩子的月经不调，西医往往用避孕药，但都是在不排卵的情况下才调得准，而且可以选用的药物并不多，也就那么两三种。所以我觉得西医对病人的治疗有一定程度的局限性，才会走上中医的道路，希望能够增加可以治愈病人的工具、方法和经验。

中医的门派其实很多，但在台湾并没有像大陆这么多，大概不是经方就是时方。我以前拜师的师傅实际上是用时方，以《万病回春》为主的流派，然后加上台湾的一些本地草药。不过他类似是家庭医学科，看很多病种，而我是妇产科背景，所以比较聚焦在妇产科。从门诊很多病人的病症出发，我开始去想什么样的方会比较有效。当时看了《妇人规》《医宗金鉴》《妇人良方》等比较出名的书籍，然后发现药方实际上并不一定像前人写得那么好用。于是我慢慢地请教了一些前辈，他们推荐了傅青主的方子，然后我就开始去留意，逐渐发现傅青主的方子用于台湾的妇科病确实可以达到比以前更精准的疗效。不过随着我能够治愈的病人越来越多，来看病的人也越来越多，就会碰到一些困难。而在这个时候，经方成为一个选择。虽然《伤寒》《金匮》中用于妇科的药方有限，比如说当归芍药散、桂枝茯苓丸等，但它们的确有一定的成效。甚至对一些蛮严重的病症，像妇科的一些肿瘤，或者子宫内膜异位症引起的严重痛经，有时候可以达到蛮明确的疗效。所以我开始越来越想要对经方里的其他方子进行深的了解认识，以至于后来熟读经方的各个条文，进而用妇科的眼光把这些原来以外感为主的《伤寒》六经辨证和方子应用到以脏腑辨证为主的妇科临床中。这常常需要跳出原来经方的六经辨证的诊断模式，比如说真武汤，从脏腑辨证来讲，是一个肾阳虚不制水的方子，那么如果妇科里肾阳虚的病人出现跟水有关的情况，就可以大量使用。这样一来，即使很多方的条文并没有写到妇科的治疗，但我们却可以用在妇科上取得很好的成效。我觉得《伤寒》或者《金匮》，或者傅青主的方子都比较精简，不会太杂，而且组方很明确，比如说君药是什么重用，臣药佐药是什么比较轻用，然后如果用对的话，都会快速地达到明显的效果，符合我这种急性子的人啊！所以很喜欢在临床上用经方。

主持人：从您的走向中医之路，或者说走向经方之路可以听出来，您是非常认真负责地为病人着想，才会因为中医的疗效而最终走上中医这条路！您说的急性子其实是急病人之所急，想让他们快点好，而且好得彻底一点。刚才您提到经方在妇科的新用，实际上是对经方的一种发展。那么请问，您觉得这种经方的发展有些什么方向，比如说是不是有些病症用某些经方会比较有特效？

赖教授：比如说我刚才讲的真武汤，它可以用于治疗妇科的不孕。但实际上在条文里面完全没有提到它可以治疗妇科病，更不用提什么不孕症了。但我们透过条文，可以明白它代表了肾阳虚导致的水泛凌心，才会出现或心悸、或咳、或喘、或胃肠道症状等等。台湾的前辈张步桃老师甚至直接说真武汤是"治水的圣剂"，所以大凡治水说不定都可以列入考虑。我们把这种观念用在妇科中，用在不孕、经前经后身体的肿胀、白带等治疗里面，疗效都不错。像这些就是一个不同于原来经方的治疗范围，因为大家可能之前比较少讨论这些经方在妇科中怎么用或者为什么这么用。

主持人：赖教授其实是从经方的实效开始，然后以脏腑辨证的角度去分析经方取效的病机，再广泛运用到合适的妇科病症中。之前您提到曾经做了 8 年的西医妇产科医生，那么现在当您面对一个妇科病人的时候，会偏向于纯中医还是中西医结合呢？您怎样看待西医，比如说激素类药物对病人的影响？

赖教授：我是从西医妇产科医师过来的，现在一个礼拜还有一次门诊看西医，但其他的都是看中医。如果问到用中医还是西医，我觉得有一个原则：可以用中药治好的，就不用西药。就是说，过来一个妇科病人，我起手就是要用中药。当然要注意区分急症和缓症：如果是缓症的话，那么在治疗的过程中辨证论治就可以了。如果是急症，比如说血崩的病人，可能有贫血甚至晕倒的情况，那么用中药的同时，需要小心地观察，一两剂、一两天里面就要有结果。如果说一时辨证没有达到立刻取效的程度，那么这个时候用西药可能会比较快一点止血，虽然西药的机理有违背病人正常荷尔蒙运作的风险。像我之前讲的女孩子月经不调，从中医的角度看，把月经调到正常，然后正常排卵嘛。而用西药的话，避孕药会弄成不排卵来调月经，这样虽然看起来月经好像很准，貌似有效果，但问题是不排卵啊，显然不符合我们认为的病人的最健康状态。可是在病人血崩到不行的时候，中西医搭配在一起还是很有必要的，关键是病人的生命啊！还有一些病人也是一定要搭配的。比如说不孕的病人，输卵管或许是过去各种因素导致完全被截断，那么单独用中药的治愈率的确不高，一定要进行试管婴儿。而在试管婴儿的前提下，我们可以用中药的方式来增加受孕的机会，并减少催孕激素的使用量。因为那些不孕病人用激素，不仅需要花大量的钱，而且有副作用，也不保证成功。把中药一起搭下去，能够增强疗效，又可以减少花费，实际上是不伤身体又花得少。当然，在大多数情况下，不管是急的病，还是缓的病，我们都可以在刚才讲的原则下处理好，只剩下这样一部分病人需要彼此搭配。

主持人： 这也是为病人考虑，无论从疗效还是经济上，选择比较好的方式治疗。那么您觉得在治疗女性疾病的时候，需不需要考虑月经周期的问题？

赖教授： 我觉得随着西医妇产科对生理病理的研究越来越清楚，才会有一些中医想出所谓经前，排卵期前或者排卵期后的阴阳周期疗法的理论，其实不用也没有关系。但是什么时候可以适当用呢？就是当这个病人实际上诸症并不是那么明显的时候。比如说治疗一个痛经的妇女，或者经前证候群比较明显的妇女，总是要等到月经来的时候才会知道疗效怎么样，而平常的时候，她没有月经的问题啊，吃也好，睡也行，症脉还算平顺，怎么办？还是可以调她的身体，这个时候周期疗法就是可供选择的理论治法之一。排卵期前本来是阴偏多一点，如果病人阴稍微不足，那么可以稍微把它补强一下；排卵期后本来是阳偏多一点，如果病人阳的部分反倒不太足，那么可以在这上面去加强一下。所以即使病人证候不是太明显，但我们可以通过周期获得多一些信息作为参考，使用药更加灵活。可是，如果病人本身有病症，那么恐怕不一定要完全照着周期来治疗，关键还是先从证出发。

主持人： 恩，对。您刚才提到有些疾病，比如说不孕症或者痛经等，我们知道西医认为有一些特定的疾病引起这些情况，比如说多囊卵巢综合征导致的不孕症，那么您是从病症结合的角度来辨证，还是根据体质，而不去考虑西医的化验结果呢？

赖教授： 这是一个好问题。我觉得西医还是有它的必要性，这也是为什么我仍然保留西医的门诊。当我看中医的时候，往往没有时间开西药或者做西医检查，而我们的病人肯定会有一些是你刚才说的那些情况。其实，西医的病理生理诊断对中医治疗绝对是一个非常重要的参考资料，可以为我们的治疗策略提供多一点的考量。比如说中医理论讲气病容易治，血病难治，对吧？我们把气血对应起来，有长出东西就叫血病嘛，所以当检查出有东西时，一定就是治疗比较难一点嘛！我举个痛经的例子，如果是子宫内膜异位症，不管是子宫腺肌症还是巧克力囊肿，是不是都能看到有东西长出来？这个就是血病，对吧？而如果是原发性痛经的话，左看右看都没有东西，就叫作气病嘛！所以我们可以从西医的检查来理解气病和血病，理解同样疾病的病人。当然，如果不做检查的话，我们也可以慢慢地去理解。比如说这个痛经的病人治得很快就好了，说明她原来只是气病的部分；而另一个主诉痛经的病人，治起来好像没有这么快，可能需要花一两个月的时间来改善气血，然后痛才会缓解。所以如果事先知道西医的检查结果，可以心里有个底，然后知道治疗的过程，也可以跟病人讲清楚。

还有一点，如果对西医的病理生理了解得比较明确的话，其实可以有利于中医的辨证用药。比如说知道这个病人是子宫内膜异位症，那么可以理解成中医的瘀血，使用活血化瘀药。这样一来，说不定可以把经方的桂枝茯苓丸用上去，因为桂枝茯苓丸是治癥，化瘀嘛！再比如说多囊卵巢综合征，它的中西医合治效果比较好。同样是月经不调，或者同样是闭经，多囊卵巢综合征的病人如果光吃中药的话，可能3个月、半年、甚至1年都来不了，显然就会不相信中医的疗效而跑掉。所以如果我们对多囊卵巢综合征能够多一点认识的话，那么可能会觉得中西医一起治会比较好，病人的焦虑不会这么大。为什么？因为我们开刀下去看的话，多囊性卵巢跟一般卵巢长相不一样，它就像是白化的珊瑚一样，而且墙壁很厚。我曾经看过西医的老师开刀下去，拿一根针戳戳戳，就是要破坏这个墙壁，因为它比蛋壳还要厚啊，使得里面的"蛋"每一次都破不出去，等下一个循环来的时候又是下一个，还是破不出来，总是在里面。那么从中医角度理解，这个蛋壳这么厚，已经像是结疤了一样，如果用中药一时化不掉的话，可以考虑同时配伍一些杀伤力不强的促排卵西药。如果病人能够怀孕，就可以了，对吧？再举一个例子，现在有很多新病，比如说卵巢过度刺激，古籍里面肯定没有提过这个病。怎么得的呢？就是妇女患不孕症，需要打激素使卵变大，然后准备试管婴儿之类的，但做完试管婴儿以后，原来小小的卵巢变成很大了，而且很多很大的卵泡。

主持人： 相当于是现在做出来的病了。

赖教授： 对，这个做出来的病甚至会导致腹水，然后出现喘，脉沉，讲话没有力，胸闷等等。我跟台湾其他中医师同道的认识不太一样，他们诊断是真武汤，而我用龙胆泻肝汤，怎么回事呢？如果从中医辨证的话，可能属于真武汤证，因为脉沉，水肿了嘛，没有元气。可是，如果懂得西医病理的话，就会知道它跟真武汤的腹水不一样。为什么？真武汤的腹水是清澈如水，而卵巢过度刺激导致的腹水都是黄黄的，是高蛋白，是血管中的蛋白漏到肚子里面了，所以只要有水在血管里面的话，渗透压可以把这些蛋白抽回到肚子里。有时候西医为了治疗会给病人打白蛋白，可白蛋白很快就又漏到肚子里去了，一直在恶性循环，但这个动作实际上属于阳的病，而血管中的血液因为水被抽走而变得黏稠性很高，这就属于血热的状态了。所以在这种条件下，我们要防其血热，再用真武汤下去就完蛋了，对吧？如果纯用辨证，那么很有可能会不小心诊断成真武汤证。而如果真正了解这个新制造出来的病为什么会变成这个样子，那就可以从清热泻火的角度来考虑用药。我还记得治疗的第一个因为卵巢过度刺激而导致腹水，甚至出现喘的病人。她当时正在怀孕，然后像这种腹水很厉害的时候，在没办法的情况下只能让小孩子流产，然后救回大人。但是人家弄了半天治不孕，花钱花精力，实在是没有办法接受啊！

主持人： 确实很遗憾啊。

赖教授： 但是不得已嘛！我当时经验并不多，不过还是用了龙胆泻肝汤。当时考虑到早期怀孕用黄连，我比较有点担心，所以用的剂量会比较小一点。这个病人吃了以后有所改善，后来还抽了2000cc的腹水，最终把胎儿抱住了，生了一对双胞胎。

主持人： 那很幸运啊。

赖教授： 从那以后，我开始相信自己的判断是对的。因为之前没有碰到过这个病，也没有人教，所以通过第二个病人，第三个病人，第四个病人，慢慢地我的剂量就变大了，而且之后的病人不需要再被抽腹水。有一个专门给不孕症做试管婴儿的医生，他发现我这样的治疗有所帮助，所以只要碰到相关的病人都会介绍过来。如果没有刚才讲的那个背景，光从辨证论治出发，不一定可以想到要这么治，而且我一直坚持自己的观念在做，从来没有一次阳的治法。为什么呢？因为我心里清楚它的情况。治疗不孕的那个刺激卵巢排卵的药物，其实属于中医的肾阳药嘛，卵巢属肾，那些药物刺激出来很多蛋，对吧？你想想，一直在用肾阳药，怎么可能还会要用补肾阳的真武汤去治疗呢？反倒要注意这些肾阳药下去以后，也许会出现相火太旺等阳亢，或者阴虚等后续问题。所以把西药当作中药来做辨证的分类，有时候也是我们必须要考虑的一点。

主持人： 赖教授其实给了我们一种非常开拓的思路，前面讲到利用西医检验或检查的结果，增加中医的望闻问切的穿透力，辨别预后，后面又具体谈了如何把西医病理生理等认识融入中医的应用中，增加中医辨证的准确度，真是西为中用，效用更优啊！

赖教授： 终究还是在用中医的治法，但是可以从更丰富的角度出发，多方进行考虑。《孙子兵法》不是说"多算胜"嘛，这也是一样的。

主持人： 这些确实给了我们很多启发，让我们意犹未尽。但时间也不早了，我们的访谈即将结束。最后，想请您谈几句对我们经方班或者青年学子的寄语吧。

赖教授： 就我个人的经验，我觉得第一个是要有兴趣。我最初觉得自己不是很适合当医生，直到后来找到了妇科，找到中医这条路。实际上，都是基于把病人治好的心态，才会让我不断追求自己要做的东西，自然而然地从西医变中医，从傅青主或者经方再去追求更好的治疗情况，甚至做一些科学研究来检视我们的治疗，希望拿出证据给科学界。这一路坚持下来还是觉得蛮愉快的，会回馈一些成就感，简单来讲就是这样。

主持人： 赖教授是一个好的医生，也是一个好的老师。非常感谢您接受我们的访谈！辛苦了！

钟篆礼医师访谈实录

主持人： 大家好！借着第二届国际经方班的契机，我们邀请到台湾庆祥中医诊所的院长钟篆礼医师进行访谈。钟医师，您好！

钟医师： 大家好！

主持人： 钟医师毕业于中国医药大学（台湾）中医学系，曾经担任过台湾林长庚医院针灸科医师，中国医药大学附属医院针灸科医师，擅长将针灸和经方结合，运用到临床上治疗非常多的疑难杂症。今天希望可以请您跟我们分享一下临床经验以及治学道路。钟医师，首先想问一下您，是一种什么样的契机把您带入针灸道路？又是什么契机让您跟针灸有这样的缘分？

钟医师： 坦白跟大家分享，家父也是一名针灸医师，所以我从小就接受父亲的调教，像是背经穴循行等等。然后，在服兵役的时候，有一次用针灸帮了很多同事的忙，因此开始对中医有了兴趣。于是我服完兵役就投考了中文药学院的针灸科学习，毕业后做了针灸科医师。现在是自己开诊所执业。

主持人： 所以您是中医世家的背景，然后从学院一步步走过来的。

钟医师： 中医世家不敢当。

主持人： 您的父亲也是专门做针灸研究的么？

钟医师： 因为没有相关的环境，在台湾做研究是比较困难的，大多数是从临床着手。像家父的话，比较擅长中风后遗症、腰椎间盘突出症、坐骨神经痛、面神经麻痹、三叉神经痛等疾病。而我最初对中医有兴趣，刚刚提到是在服兵役的时候用中医针灸帮了大家的忙。比如说有一个腰腿痛

435

很久的病人，针灸得气的时候，他竟然可以不用再撑着拐杖走路。还有一个咳嗽了三四个月的同事，我用麻杏甘石汤治疗，他服了药就不咳嗽了。

主持人：那么像您这样，既有中医家庭背景，又有学院经历的情况，怎么看待传统中医"师带徒"的传承方法和学院培养的不同呢？对于我们这种单纯学院培养的学生来说，您有什么建议？

钟医师：我从两个方面来跟大家分享。第一个，我觉得传统中医的"师带徒"在中医的学习里面是很有必要的。不瞒大家讲，我现在每周五一大早就会去老师看诊的地方跟诊，学习老师怎么样看诊，像察言观色，开出什么方剂等等。然后再回到我自己的临床，验证从老师学习的知识，这样才能够再传承，往下交给学弟学妹。第二个，像单纯学院的话，大陆这边是所谓的"中西一源"，还是西学中的情况？

主持人：都要学习一些西医的知识，大概是一半一半。

钟医师：我觉得这种情况下，更要强调经典。像家父一开始教我学中医的时候，就是叫我背方歌，《药性赋》《伤寒心法》等等，甚至我现在也会随时去复习药用性能。在我们临证的时候，有了这些基本的条文，基本的思想框架，就可以结合经典，结合脉证，结合临床的学习来处方用药。即使病人的情况很复杂，甚至是从来没有见过的病情，都可以给出适当的处方。

主持人：就是说，打好扎实的中医经典功底后，对于一些没有见过的疑难杂症也不会心慌，而会心里有底。所以对于中医学习者来说，加强中医经典的训练是非常必要的。现在很多人都建议，中医初学者或者年龄不是太大的人，最好加强背诵功夫来学习经典。您觉得背诵在您个人的成长里面是不是也有着非常重要的作用？

钟医师：背诵是非常必要的。像我现在都会随身带着小册子，有空的时候就拿出来翻阅学习。（展示小册子）

主持人：您这个册子做得非常的漂亮啊！

钟医师：我常常拿这个当作给学弟学妹的见面礼。

主持人：我们在这本册子上可以看到很多中医经典歌括，经络的循行歌赋，还有一些针灸、经络、中药的主治病症等等，总结得非常全面到位，而且印刷排版的字迹也非常的漂亮。您有这么好的理论读物总结，那么在临床方面，有没有可以给我们分享的经验总结，比如说感觉非常得心应手的病证之类的？

钟医师：得心应手还是不敢当。比如说我们背《刺灸心法要诀》的时候，里面讲："内庭主治痞满坚，左右缪灸腹响宽，兼治妇人食鼓胀，行经头晕腹疼安。"这段话就是说，内庭可以治疗痞证。《伤寒论》里面也有谈痞的问题，对不对？这有一个需要鉴别诊断的地方，就是要配合《伤寒论》的条文，判断是气痞，还是虚痞，还是气血不能沟通所致的寒热交缠痞证。我们可以从脉里面去感受变化，比如说五苓散证，是水气导致的痞证，就会出现寸脉浮，关脉紧，尺脉小弱。这种情况下不能取内庭穴，而是要考虑用祛湿的穴位，行气的穴位，这样才能把痞解决掉。

主持人：虽然是一个简单的例子，却可以看出钟老师深厚的中医经典功底和针灸临床功底。您刚才提到配合《伤寒论》条文，那么您认为《伤寒论》在针灸临床中有什么重要的指导意义呢？

钟医师：我觉得针灸配合经典，可以相互考量运用。比如说《伤寒论》里面提到过营卫的生成，而针灸有个禁忌说"大饥大饱莫行针"，对吧？延伸出来的意思可以这么理解，我们在诊查的时候，如果要施针的话，这个病人应该是体实。有时候病人外观上看起来是强壮的，但一诊脉，发现脉滞，那就不可以再刺激，不能用针，反而要用灸的方式。有时候病人趺阳脉浮虚而涩，表示胃气不足，那就需要培固中焦之气，应该适当给予施针。所以不管是用针还是用灸，还是用火熨，都要先诊查清楚，而这部分可以结合经典去考量。

主持人：所以针灸和经典可以说有一个相互补充的作用，经典对于针灸的病机辨证很有帮助。在和赖老师交谈的过程中，我很明显有一个感觉啊，就是您对中医很坚信，非常有信心一直走下去。而反观现在中医院校的学生，很多毕业以后就不从事中医了，或者很多从事了也没信心。针对这一点，您能不能给我们一点心灵上的借鉴或者一些建议呢？

钟医师：我的确深信中医，热爱中医，甚至我可以坚定地说在我的有生之年，我都会一直徜徉在仲景的海洋中。为什么呢？我们确实可以从病人那里获得正面疗效啊！举个例子，我诊所里有位中年妇女病人，眩晕得很厉害，西医说是"美尼尔氏综合征"。我诊查到她寸脉浮缓，于是决定用桂枝汤。当时还没有科学中药，都是开汤方。我在诊所的厨房帮她把药熬好，然后先给她针了风池，再服药，结果最后她可以很正常地走出我的诊所了。

主持人：这是伤寒讲的"先刺风池、风府，却与桂枝汤则愈"啊！

钟医师：对，这就是经典，也是我日以继夜不断学习的东西。跟大家分享一下，我现在没有看诊的时候，差不多凌晨5点的时候就会起来背书。

主持人：一直坚持到现在吗？

钟医师：一直到现在。

主持人：真的是太让我们佩服了！像我们现在的学生，都很难5点钟起来背书。

钟医师：因为我觉得随着年纪增长，记忆会减退，所以要不断地去记忆。当我们不断努力的时候，说不定可以为病人获得更好的疗效。比如很多人说治皮肤病是治血的问题，但我却常常用桂枝汤、桂麻各半、桂二越婢一、桂二麻一等来治疗。这一类病人能不能针灸呢？考虑他们皮肤表面很容易感染，所以大部分时候我都不选择针灸，而是先开汤方来处理。我觉得当一个中医师，应该要知道病人是适合用针，还是用灸，还是开内服药。

主持人：相当于三种方法各有侧重？

钟医师：对，各有侧重。

主持人：可是我们院校学习的同学，往往对中医的接触并不像您这样广阔，要不就是学内科开开药，学外科动动手术，要不就是扎针用灸，而且很多时候还看不到好的临床疗效。于是很多同学都觉得自己学不好中医，也学不好西医，不知道怎么把医学之路走下去。您作为过来人，有什么好建议吗？

钟医师：这就是刚才讲的"师带徒"的重要性了。像我也会担心那些学弟学妹的学习，经常在医学研读之外，多注意他们心情上的喜怒哀乐。如同你刚才所讲，其实关键在于验证自己的疗效。当看到前辈治疗病人取得成效的时候，他们往往很欣喜。这个时候就要分析前辈取效而他们没效果的原因，鼓励他们多运用，多实践，多总结。比如说用葛根芩连汤治疗病人腹泻，就要教他们从脉象上和理中的腹泻、四逆的腹泻、黄芩汤的腹泻等作区分。等他们学到这个基本技巧以后，再到临床看诊，然后慢慢凝聚自己知识的力量，取得越来越好的疗效，这样就会对自己所学很感兴趣，而且乐于跟其他人分享。我这次过来广州，其实就是想跟大家分享自己数十年跟我的老师们学到的东西。

主持人：说到您的老师，今年中医界有一件非常不幸的事情，台湾著名的中医师——张步桃前辈仙逝了。您曾经跟过张老学习，能不能跟我们谈一谈他对您的影响？

钟医师：我觉得张步桃老师是一位非常努力，非常值得尊敬的长者。他对病人关怀备至，非常为病人着想。比如说有些家境不好的病人，他都会酌收医药费，或者不收医药费。我觉得这是一位仁医的风范。而且他四处讲学，提携后进，包括成立张仲景文教基金会赞助中医事业，都是希望中医这个宝贵的医学能够沿袭下去。这点是我觉得要一直跟他学习下去的地方，也是他的精髓所在。

主持人：张老真的非常值得我们怀念和学习，可以说他为了中医奉献了自己一生的心血。张老生前对我们经方班非常支持，曾多次担任授课老师，也给了我们很多宝贵的建议。您现在来到我们国际经方班，能不能谈几句感想或者寄语？

钟医师：首先，我非常感谢你们的辛劳，把事情都安排得这么完善。然后也感谢你们提供给我这个学习的机会，让我能够跟大家分享数十年来学习的心得。我觉得这样子的研讨是非常有必要的，像过去经方班所出版的书籍，我自己都会私下买来研读。而且讲座加上查房，是一种很务实的做法，也很有特色，因为学理论就是要跟临床结合在一起才有用嘛！我非常肯定这边的做法，也希望以后能多有机会一起学习。

主持人：好的，也欢迎您常来！今天非常感谢您百忙中抽空接受我们的访谈，谢谢您！